实用
儿童血液病学

戴云鹏 等/编著

吉林科学技术出版社

图书在版编目（CIP）数据

实用儿童血液病学 / 戴云鹏等编著. -- 长春：吉林科学技术出版社, 2018.4
ISBN 978-7-5578-3891-1

Ⅰ.①实… Ⅱ.①戴… Ⅲ.①小儿疾病—血液病—防治 Ⅳ.①R725.5

中国版本图书馆CIP数据核字(2018)第075568号

实用儿童血液病学

出 版 人	李 梁
责任编辑	孟 波　孙 默
装帧设计	韩玉生
开　　本	787mm×1092mm　1/16
字　　数	612千字
印　　张	25.5
印　　数	1-3000册
版　　次	2019年5月第1版
印　　次	2019年5月第1次印刷

出　　版	吉林出版集团
	吉林科学技术出版社
发　　行	吉林科学技术出版社
地　　址	长春市人民大街4646号
邮　　编	130021
发行部电话/传真	0431-85635177　85651759　85651628
	85677817　85600611　85670016
储运部电话	0431-84612872
编辑部电话	0431-85635186
网　　址	www.jlstp.net
印　　刷	三河市天润建兴印务有限公司

书　　号	ISBN 978-7-5578-3891-1
定　　价	168.00元

如有印装质量问题　可寄出版社调换
版权所有　翻印必究　举报电话：0431-85659498

前　言

21世纪是一个信息化的时代，医学领域知识的更新日新月异，各基础学科的迅速发展为儿童血液病学的研究奠定了坚实的基础。基础理论研究与临床实际紧密结合，将极大地推动儿童血液病的综合防治，尤其是提高儿童恶性血液病的长期生存率及治愈率。

本书系统的介绍了常见的儿童血液病的病因、发病机制、临床表现、实验室检查、诊断和治疗，并介绍了部分近年来临床上出现的一些少见疾病。本书的编写遵循了科学性、先进性、实用性的原则，希望本书能够为广大的临床医务工作者提供一定的帮助。

本书编者是正在从事小儿血液病医疗的专家，具有丰富的临床经验和较高的学术水平，这也为本书的编写质量奠定了基础，本书的执笔者是来自我院一线工作的中青年临床医师，他们在繁忙的临床、科研和教学工作之余为本书的编著倾注了巨大的热情，但是鉴于编者水平有限，时间仓促，编写中肯定存在许多不足之处，恳请读者不吝指正，希望能在本书再版时加以补充和修正。

目 录

红细胞疾病篇

第一章 贫血总论 ………………………………………………………………………… (1)
  第一节 贫血概述 ……………………………………………………………………… (1)
  第二节 贫血的临床表现 ……………………………………………………………… (4)
  第三节 贫血的诊断 …………………………………………………………………… (5)

第二章 铁代谢性疾病 …………………………………………………………………… (9)
  第一节 缺铁性贫血 …………………………………………………………………… (9)
  第二节 铁负荷过多 …………………………………………………………………… (15)
  第三节 铁粒幼细胞性贫血 …………………………………………………………… (17)

第三章 巨幼细胞性贫血 ………………………………………………………………… (20)
  第一节 营养性巨幼红细胞性贫血 …………………………………………………… (20)
  第二节 非营养性巨幼红细胞性贫血 ………………………………………………… (25)

第四章 骨髓再生不良综合征 …………………………………………………………… (27)
  第一节 红细胞再生不良 ……………………………………………………………… (28)
  第二节 遗传性骨髓衰竭综合征 ……………………………………………………… (36)
  第二节 再生障碍性贫血 ……………………………………………………………… (45)

第五章 溶血性贫血 ……………………………………………………………………… (64)
  第一节 自身免疫性溶血性贫血 ……………………………………………………… (64)
  第二节 红细胞膜缺陷性溶血性贫血 ………………………………………………… (71)
  第三节 红细胞酶缺陷性溶血性贫血 ………………………………………………… (76)
  第四节 血红蛋白病 …………………………………………………………………… (89)

第六章 继发性贫血 ……………………………………………………………………… (103)
  第一节 慢性炎症性疾病性贫血 ……………………………………………………… (103)
  第二节 慢性肾功能不全性贫血 ……………………………………………………… (105)
  第三节 肝病性贫血 …………………………………………………………………… (107)

第四节	急性失血性贫血	(108)
第五节	石骨症	(111)
第六节	骨髓纤维化	(112)
第七节	脾功能亢进	(114)

第七章 血红蛋白代谢异常性疾病 (117)
| 第一节 | 高铁血红蛋白血症 | (117) |
| 第二节 | 硫化血红蛋白血症 | (121) |

第八章 卟啉病 (123)
第一节	红细胞生成性原卟啉病	(123)
第二节	先天性红细胞生成性卟啉病	(125)
第三节	获得性卟啉病	(126)

第九章 红细胞增多症 (128)
| 第一节 | 红细胞增多症的分类 | (128) |
| 第二节 | 新生儿红细胞增多症 | (129) |

白细胞疾病篇

第十章 中性粒细胞疾病 (132)
| 第一节 | 中性粒细胞减少症 | (132) |
| 第二节 | 中性粒细胞功能不全综合征 | (143) |

第十一章 嗜酸性粒细胞增多症 (150)
第一节	热带嗜酸性粒细胞增多症	(150)
第二节	嗜酸性粒细胞增多性哮喘	(151)
第三节	嗜酸性粒细胞肺浸润	(151)
第四节	流行性（爆发性）嗜酸性粒细胞增多症	(153)
第五节	嗜酸性粒细胞淋巴肉芽肿	(153)
第六节	特发性嗜酸性粒细胞综合征	(154)
第七节	高嗜酸性粒细胞综合征	(154)

第十二章 白血病 (156)
第一节	急性淋巴细胞白血病	(156)
第二节	急性髓细胞性白血病	(175)
第三节	特殊类型白血病	(197)
第四节	慢性粒细胞性白血病	(210)
第五节	中枢神经系统白血病	(216)
第六节	微小残留白血病	(225)
第七节	骨髓增生异常综合征	(230)
第八节	类白血病反应	(238)

第十三章　淋巴增生性疾病 (240)
第一节　自身免疫性淋巴结增生综合征 (240)
第二节　巨大淋巴结增生症 (243)
第三节　坏死增生性淋巴结病 (245)
第四节　EB病毒相关的淋巴组织增生性疾病 (246)

第十四章　单核-巨噬细胞系统疾病 (252)
第一节　朗格汉斯细胞组织细胞增生症 (252)
第二节　单核-巨噬细胞系组织细胞增生症 (260)
第三节　恶性组织细胞增生症 (264)

第十五章　恶性淋巴瘤 (270)
第一节　霍奇金淋巴瘤 (270)
第二节　非霍奇金淋巴瘤 (275)

第十六章　先天性溶酶体病 (284)
第一节　戈谢病 (284)
第二节　尼曼-匹克病 (289)

出血性疾病篇

第十七章　出血性疾病总论 (292)
第一节　凝血机制 (292)
第二节　出血性疾病分类 (293)

第十八章　血管结构及功能异常 (296)
第一节　遗传性出血性毛细血管扩张症 (296)
第二节　维生素C缺乏症 (300)
第三节　过敏性紫癜 (303)
第四节　爆发性紫癜 (309)

第十九章　血小板减少及血小板减少性紫癜 (312)
第一节　免疫性血小板减少症 (312)
第二节　Evans综合征 (320)
第三节　药物性免疫性血小板减少症 (324)
第四节　新生儿血小板减少症 (325)
第五节　感染性血小板减少症 (329)
第六节　血栓性血小板减少性紫癜 (330)
第七节　输血后紫癜 (336)

第二十章　血小板增多症 (338)
第一节　原发性血小板增多症 (338)

第二节　继发性血小板增多症 …………………………………………………………（340）
第二十一章　血小板功能缺陷病 …………………………………………………………（343）
　　第一节　遗传性血小板功能缺陷病 ……………………………………………………（343）
　　第二节　继发性血小板功能缺陷病 ……………………………………………………（349）
第二十二章　凝血因子异常性出血性疾病 ………………………………………………（352）
　　第一节　先天性凝血因子缺乏 …………………………………………………………（352）
　　第二节　血管性血友病 …………………………………………………………………（366）
　　第三节　弥散性血管内凝血 ……………………………………………………………（371）
　　第四节　维生素K依赖因子缺乏症 ……………………………………………………（382）
　　第五节　抗凝物质所致的出血性疾病 …………………………………………………（388）
　　第六节　易栓症 …………………………………………………………………………（390）
参考文献 ……………………………………………………………………………………（396）

红细胞疾病篇

第一章 贫血总论

第一节 贫血概述

贫血是指周围血液中单位体积血液中红细胞计数、血红蛋白含量及血细胞比容低于相应年龄的正常值,是儿童时期常见的一种症状或综合征。它可能是某种疾病或某种疾病的一个症状。由于地理环境因素的影响,上述三项正常值国内外均有差异。一般儿童贫血血红蛋白标准(WHO)以海平面为标准:大于1个月的儿童Hb<90g/L;大于4个月的儿童Hb<100g/L;6个月～6岁的儿童Hb<110g/L;6～14岁的儿童Hb<120g/L,诊断为贫血;国内诊断标准为:出生后10天内Hb<145g/L;10天～3个月龄的儿童Hb<100g/L;3个月～6岁的儿童Hb<110g/L;6～14岁的儿童Hb<120g/L,诊断为贫血。海拔每增高1000m,Hb升高约4%。

一、贫血程度的分度

根据红细胞和(或)Hb减少程度,贫血可分为以下四度(表1-1)。

表1-1 贫血程度的分度

分度	红细胞($\times 10^{12}$/L)	血红蛋白(g/L)
轻度	3.00～4.00	91～120
中度	2.00～3.00	60～90
重度	1.00～2.00	31～60
极重度	<1.00	<30

二、贫血的分类

贫血的病因比较复杂,为便于临床查找病因和指导治疗,常采用以下几种分类方法。

(一)形态学分类

其分类基础是依据红细胞平均容积(MCV)、红细胞平均血红蛋白量(MCH)和红细胞平均血红蛋白浓度(MCHC)直接测定结果或依红细胞数、血细胞比容和血红蛋白含量计算出红细胞指数,将贫血分为三类,见表1-2。

表1-2 小儿贫血的红细胞形态(或指数)分型

分型	MCV(fl)	MCH(pg)	MCHC(g/L)
正常值范围	80~94	27~32	320~380
大细胞性贫血	>94	>32	320~380
正细胞性贫血	80~94	27~32	320~380
小细胞性贫血单纯小细胞	<80	<27	320~380
小细胞低色素性	<80	<27	<320

形态分类法除依据红细胞指数外,尚应强调血片细胞形态学观察,可较清晰地观察红细胞形态改变。对贫血病因诊断极有帮助,为进一步检查和诊断提供初步线索。

(二)异常红细胞形态分类

1. 靶形红细胞性贫血 即地中海贫血或异常血红蛋白病。其外周血片中靶形红细胞>10%,伴红细胞大小不等,以小细胞为主,且中央浅染区扩大。

2. 球形红细胞贫血 一般小球形细胞可达25%,但溶血严重者仅偶见小球形,需作孵育红细胞脆性试验可确诊。

3. 椭圆形红细胞增多症 正常人血液中占1%~15%,过多可引起溶血。

4. 镰状细胞性贫血 红细胞外形呈镰刀状,见于黑色人种。

5. 口形红细胞性贫血 正常人血液中此类细胞<4%。

6. 棘状红细胞性贫血。

7. 矩状细胞 体内B脂蛋白代谢异常引起。

8. 锯齿形细胞性贫血 数目>10个。

9. 婴儿固缩红细胞性贫血。

(三)病因分类

依据疾病发生的原因和发病机制进行分类对诊断及治疗均有指导意义。

1. 红细胞及血红蛋白生成障碍

(1)营养性贫血:巨幼红细胞性贫血(维生素B_{12}或叶酸缺乏)、维生素C缺乏性贫血、维生素B_6缺乏性贫血、蛋白质缺乏性贫血及甲状腺素低下性贫血。

(2)骨髓衰竭

1)红系祖细胞衰竭:先天性纯红细胞再生障碍性贫血(diamond-blackfan贫血)、获得性纯红细胞再生障碍性贫血。

2)三系细胞衰竭:体质性(Fanconi贫血、家族性不伴畸形再生障碍性贫血及先天性角化不良);获得性再生障碍性贫血(特发性,继发性)。

3)骨髓受浸润:白血病,淋巴瘤,神经母细胞瘤。

(3)造血不良性贫血:红系造血障碍,铁利用障碍(感染,肾衰竭,结缔组织病及播散性恶性肿瘤)。

2.失血性贫血。

3.溶血性贫血。

三、贫血的病理生理

红细胞的主要功能是向组织细胞输氧,正常血液1gHb能携带1.34ml氧,贫血时Hb含量减少,总携氧能力减低,致组织缺氧。引起机体一系列病理生理改变。

组织和器官功能减退而产生各系统症状:①血容量减少,血液黏稠度下降,心率加快,心搏出量增加;②重新分配血供,对缺氧敏感的心肌、脑和肌肉供血量增加,随贫血加重而减少,皮肤组织(皮肤苍白)和肾的供血减少;③肺代偿功能是对缺氧的一种反应,呼吸加深加快;④红细胞生成亢进,贫血患儿除再生障碍性贫血外,其红细胞生成素产生增加(与贫血程度成反比),骨髓红系造血亢进;⑤氧离解曲线右移,使组织在氧分压降低时能摄取更多的氧;组织缺氧引起乳酸产生增加,组织中血红蛋白与氧亲和力减低,氧释放增多的Bohr效应,改善组织供氧。

四、贫血的诊断

贫血是由各类病因引起,发生于多种疾病的一种状态或综合征。为此尚需查明贫血原因。可根据以下步骤研究确定。

(一)详细病史

特别注意以下方面:①性别、籍贯(与遗传性血液病有关)、出生、喂养及生长发育史等;②过去史:以往贫血、黄疸、急慢性失血史及围生期病史;③家族史:家族中类似病者(贫血、黄疸及胆红素脑病等);④服药或化学药物接触史:多种药物(包括中草药)、化学品及蚕豆等可诱发贫血或再障。

(二)细致的体格检查

特别注意营养及发育状况,是否伴畸形,检查皮肤黏膜(肤色、黄疸及出血倾向)、淋巴结、肝脾和骨骼等。

(三)贫血的实验室筛选检查

1.全血细胞检查 血红蛋白、白细胞、血小板计数,红细胞指数(MCH、MCV、MCHC和血细胞比容)及网织红细胞数。以确定贫血仅为红细胞,或伴有白细胞、血小板数异常。网织红细胞数可反映骨髓红系造血速度。

2.血涂片观察血细胞形态 红细胞形态(结合MCV可决定贫血的形态学特点,如表1-1所示)、白细胞、血小板形态及幼稚细胞。

3.骨髓检查 直接了解骨髓造血细胞的质和量的改变。评价骨髓红系造血程度(正常幼红细胞、巨幼红细胞或铁粒幼红细胞);骨髓涂片应作铁染色以评估铁储备及铁粒幼细胞。

第二节 贫血的临床表现

贫血的临床表现与其病因、轻重程度、发生急缓等因素有关。一般急性贫血（如急性溶血或失血）时，虽然贫血程度不太重，但也可引起严重症状甚至休克；而慢性失血时，由于机体各器官的代偿功能，早期可无症状或仅有轻微症状，只有到了代偿功能不全（血红蛋白降低到80g/L以下）时才会出现组织、器官缺氧的一系列症状。

一、一般表现

皮肤黏膜苍白为贫血最突出的表现，以皮肤、口腔黏膜、结膜、手掌、甲床等处较明显。但如伴有黄疸、发绀或皮肤色素沉着时，可掩盖贫血的表现。慢性溶血的患儿，皮肤可呈蜡黄色。病程长者，可出现疲倦、乏力、生长发育迟缓、营养低下、毛发干枯等症状。

二、造血器官反应

小儿贫血（尤其是婴儿期），往往出现骨髓外造血，表现为肝、脾及淋巴结肿大（除外再生障碍性贫血），末梢血中可出现有核红细胞及幼稚粒细胞。

三、各系统症状

1. 循环与呼吸系统　可出现心动过速、脉搏加快、呼吸加快、动脉压增高（哭闹活动后更明显），为机体对缺氧的代偿反应。重度贫血时，代偿功能失调，可出现心脏扩大，心前区可闻收缩期杂音，严重者发生充血性心力衰竭。
2. 消化系统　消化功能减退，胃肠蠕动减弱，消化酶分泌减少，出现食欲不振、恶心、腹胀或便秘等。偶有舌炎，舌乳头萎缩。
3. 神经系统　表现为精神不振、嗜睡或烦躁不安，注意力不集中，情绪易激动，对外界反应力差，慢性贫血者还可出现智力减退。年长儿可诉头痛、头晕、眼前发黑、耳鸣等。巨幼细胞性贫血可出现震颤、腱反射亢进。
4. 其他　溶血性贫血可有黄疸及血红蛋白尿，甚至肾功能衰竭。重型β-地中海贫血，由于骨髓造血功能极度活跃，骨髓腔扩大，引起"特殊面容"等骨骼改变，还可并发血色病。

第三节 贫血的诊断

贫血是一个综合征而不是一种疾病。必须查明贫血的病因及性质才能进行合理而有效的治疗。慢性溶血性贫血如乱投大量铁剂补血，不但无效反而加重含铁血黄素沉积症。小儿贫血的诊断必须首先从病史及体检中发现线索，再针对性地进行有关化验检查，才能做出正确的诊断。

一、病史

1.发病年龄　发病年龄可提供诊断的线索。小儿不同年龄期发生贫血的病因不同。

(1)新生儿期：新生儿期最常考虑的贫血为失血性贫血、溶血性贫血及新生儿再生不良性贫血。刚出生就有严重贫血者，首先考虑是否分娩过程的失血所致的失血性贫血；生后48小时内出现的贫血、黄疸者，以新生儿溶血症可能性大（以ABO或Rh血型不合常见）。

(2)婴幼儿期：①婴儿2～3个月时出现的轻度贫血，以生理性贫血可能性大。②6个月至3岁为营养性缺铁性贫血的高发期，除早产儿及双胞胎外，营养性缺铁性贫血很少在6个月前发生，尤其3个月以前。此外，也可发生巨幼细胞性贫血。③感染性贫血，可伴随各种感染增多而发生。④某些遗传性溶血性贫血，如重型β-地中海贫血多在1岁左右发病；自身免疫性溶血性贫血多在3岁内发病。

(3)儿童期：应多考虑为慢性失血、再生障碍性贫血或造血系统恶性病（如白血病、淋巴瘤等）引起的贫血。

2.病程经过及伴随症状　起病急、发展快者提示急性失血或急性溶血；起病缓慢者提示慢性溶血、营养性贫血、慢性疾病性贫血等；伴有黄疸及血红蛋白尿提示溶血；伴有骨骼疼痛提示骨髓浸润性疾病；伴有神经系统症状，如震颤、腱反射亢进，提示维生素B_{12}缺乏的巨幼细胞性贫血；贫血呈进行性加重，伴发热、肝脾、淋巴结肿大，要注意白血病等恶性病变。

3.喂养史及饮食情况　详细询问喂养史（如是否母乳喂养？有无增添辅食？有无偏食或素食？）对诊断营养性贫血（缺铁性贫血及巨幼细胞性贫血）十分重要。发病前是否进食过特殊食物？如在我国南方，病前进食蚕豆引起溶血，要考虑G-6-PD缺乏症。

4.过去史　询问过去有无全身系统疾病史，有无服过药物引起黄疸、贫血史，以及有无皮肤紫癜、呕血、便血史，对诊断某些溶血性贫血、慢性疾病性贫血及出血性疾病均有帮助。

5.家族史　与遗传有关的贫血（如地中海贫血、遗传性球形红细胞增多症、红细胞酶缺乏等）及出血性疾病（如血友病），均有明显家族史。

6.其他　病史中还需注意患儿的性别、籍贯、家庭居住环境、有无接触化学毒物等，这些情况均对某些贫血的诊断有帮助。

二、体格检查

1.生长发育　慢性贫血病人常伴有生长发育迟缓,某些遗传性溶血性贫血,特别是重型β-地中海贫血,除有发育障碍外,还有特殊面貌(颧、额突、眼距宽、鼻梁低平等)。含铁血黄素沉着症的患者可有性成熟迟缓。

2.营养状况　营养性贫血的患儿常伴有营养不良。

3.皮肤黏膜苍白　苍白程度一般与贫血程度成正比。小儿因自主神经功能不稳定,故面颊潮红与苍白有时不一定能正确反映有无贫血。要注意观察甲床、结膜及唇黏膜的颜色才较可靠。如伴有黄疸,常提示溶血性贫血,伴有皮肤淤斑,要排除白血病及出血性疾病。

4.指甲及毛发　缺铁性贫血有指甲变薄、易脆,严重者指甲扁平或反甲;巨幼细胞性贫血常有毛发变黄、干枯。

5.肝、脾及淋巴结肿大　轻度肿大提示骨髓外造血;明显肿大且以脾大为主的,则提示溶血性贫血;肝、脾、淋巴结明显肿大伴贫血时,应考虑造血系统恶性病,如白血病、恶性淋巴瘤等。

三、实验室检查

贫血的实验室检查必须由简到繁。根据病史及体征综合分析,选择初步的实验室检查,可做出初步诊断。病情复杂者,再进一步选择必要的检查以确定病因。

1.基础的血液检查

(1)红细胞(RBC)数及血红蛋白(Hb)量:按不同年龄的正常低限值判断贫血的程度。结合红细胞指数(MCV、MCH、MCHC),进行贫血的形态分类。

(2)红细胞比容(Hct):是反映单位容积的红细胞总量。对贫血的诊断有重要的指导作用。在小儿贫血中,不少改变是出现在红细胞大小、形状及厚度上,测定红细胞比容更具可信性。判定小儿贫血的 Hct 低限值:6~23个月为 0.31,2~5 岁为 0.34,6~12 岁为 0.37。

(3)网织红细胞计数(Ret):是反映骨髓中红系造血功能的指标,增多提示骨髓造血功能活跃,见于急、慢性溶血或失血性贫血;减少提示造血功能低下,见于再生障碍性贫血、营养性贫血等。此外,治病过程中定期检查网织红细胞计数,有助于判断疗效。网织红细胞计数有几种表示法:

网织红细胞百分数:正常值为 0.5%~1.5%。

网织红细胞绝对值:可更准确地反映红系造血功能,不受成熟红细胞数的影响,正常值为 $24\times\sim84\times10^9/L$,急性溶血时可$>100\times10^9/L$;再障危象$<15\times10^9/L$。其计算公式:

网织红细胞绝对值($\times10^9/L$)=网织红细胞百分数×红细胞计数($\times10^{12}/L$)/100

网织红细胞生成指数(RPI):经用红细胞比容和血中网织红细胞成熟时间(成熟系数 MC)校正得出。能更准确反映骨髓造血功能。

RPI=(患者 Hct/0.45)×[网织红细胞百分率(%)/血中网织红细胞成熟时间]

红细胞减少时网织红细胞百分率增加而产生误差,用患者 Hct/0.45 校正,0.45 为正常的 Hct。

网织红细胞成熟时间与 Hct 的关系为:Hct 为 0.45、0.35、0.25、0.15 时,血中网织红细胞成熟时间(天)相应为 1、1.5、2.0、2.5。

正常 RPI 为 1。在急性溶血性贫血时,RPI 应大于 3。如小于或等于 2,则提示与贫血程度不一致,有骨髓造血功能受损。RPI 降低,表示骨髓造血功能降低,提示有无效性红细胞生成。

(4)红细胞形态:这是诊断贫血最重要和最简单的项目。仔细观察血涂片上红细胞大小、形态及染色情况,对贫血诊断有较大意义。如红细胞小、染色浅、中央淡染区扩大,多提示缺铁性贫血;红细胞呈小球形、染色深,提示遗传性球形细胞增多症;红细胞呈小细胞低色素,又有异形、靶形、碎片者,多提示地中海贫血。

(5)红细胞分布宽度(RDW):RDW 是反映红细胞大小变异的指标。由全自动血细胞分析仪测定得出的参数,统计学实质是红细胞大小的变异系数(CV)。计算公式:

$$RDW=[红细胞容积标准差(s)/MCV]\times100\%$$

正常参考值:11.5%～14.5%。RDW 增大(超过上限)反映红细胞大小不均。见于免疫性溶血性贫血、缺铁性贫血、叶酸或维生素 B_{12} 缺乏、铁粒幼细胞贫血、地中海贫血、骨髓纤维化、急性淋巴细胞白血病等。RDW 与外周血涂片红细胞大小相关,若红细胞大小均匀,RDW 值小;相反,RDW 值增大。可根据 MCV 和 RDW 对贫血进行分类,如缺铁性贫血 RDW 可异常升高。

(6)白细胞数及血小板数:可协助诊断及排除造血系统其他疾病(如血小板减少性紫癜、白血病、再生障碍性贫血等)。

2.骨髓检查　骨髓检查可直接了解骨髓造血细胞生成的质和量的变化。病理情况下每一种血液成分的紊乱,能较外周血更早、更明显地出现在骨髓中,对某些贫血的诊断有决定性意义,如白血病、再生障碍性贫血、巨幼细胞性贫血等。常见贫血的骨髓诊断特征如下:

(1)溶血性贫血:骨髓增生活跃,主要是幼红细胞增多,粒细胞生成也可能活跃。

(2)再生障碍性贫血:骨髓增生低下,髓系、红系及巨核系的细胞成分均明显减少;非造血系细胞如淋巴细胞及浆细胞增多。

(3)缺铁性贫血:骨髓增生以红系为主,嗜碱性幼红细胞增多,粒细胞生成无改变,巨核细胞有时增加。铁染色细胞外铁消失,铁粒幼细胞明显减少或消失。

(4)巨幼细胞性贫血:骨髓以红系增生为主,各阶段幼红细胞明显巨变,可见双核、核碎裂及染色小体;粒细胞相对减少,可见巨晚幼粒细胞、巨杆状核粒细胞及多分叶粒细胞;巨核细胞增加并见异形。

(5)造血系恶性病:如白血病、某些转移瘤(神经母细胞瘤),骨髓检查可发现特征性的病理细胞,有确诊意义。

3.有关溶血性贫血的检查

(1)一般检查:血清胆红素测定(间接胆红素增高),游离血红蛋白(增高),结合珠蛋白(降低),红细胞寿命测定(用核素 [51]Cr 标记红细胞,溶血时明显缩短)。

(2)特殊检查:①红细胞脆性试验:增高提示红细胞膜的缺陷。②红细胞酶的检查:活力降低可诊断红细胞酶病。③血红蛋白分析,如血红蛋白电泳、血红蛋白碱变试验及包涵体生成试验等,对地中海贫血及异常血红蛋白病诊断有重要意义。④抗人球蛋白试验:阳性可诊断自身免疫性溶血性贫血。

4.有关铁代谢的检查 常用铁代谢检查有:血清铁、总铁结合力、转铁蛋白饱和度、血清铁蛋白、红细胞游离原卟啉(FEP)、血清转铁蛋白受体等,有助于对缺铁性贫血的诊断。

第二章 铁代谢性疾病

第一节 缺铁性贫血

缺铁性贫血(IDA)是由于体内储铁缺乏,致使血红蛋白合成减少而发生的一种小细胞低色素性贫血。由于缺铁导致许多含铁酶活性降低,影响细胞代谢,可出现免疫功能、行为和发育、运动、胃肠道及皮肤黏膜等非血液系统表现。本病易发生在婴幼儿。

铁缺乏(ID)是最常见的营养素缺乏症和全球性健康问题,据估计世界1/3人口缺铁。6个月以后的婴儿如仅哺喂母乳将会致铁严重缺乏。美国1999~2000年全国流行病学调查,1~2岁儿童ID和IDA患病率分别为7%和2%,其中西班牙裔儿童ID患病率仍高达17%。WHO资料表明,发展中国家5岁以下和5~14岁儿童贫血患病率分别为39%和48%,其中半数以上为IDA,而ID患病率至少为IDA患病率的2倍。中国2000~2001年儿童铁缺乏症流行病学的调查研究发现,我国7个月~7岁儿童ID总患病率40.3%,IDA患病率7.8%;婴儿缺铁和IDA患病率分别为44.7%和20.5%,显著高于幼儿和学龄前儿童,而农村儿童IDA总患病率12.%,显著高于城市儿童(5.6%)。2岁以内的儿童是脑发育的最关键时期,铁缺乏将直接影响小儿脑发育。婴幼儿严重缺铁影响认知、学习能力和行为发育,甚至不能被铁所逆转。因此,ID的早期诊断、及时干预对预防缺铁导致的儿童健康损害具有十分重要的意义。

缺铁产生贫血的过程一般分为三期:①铁缺少期(ID):贮存铁减少,血清铁蛋白(SF)降低,骨髓细胞外铁减少;②红细胞生成缺铁期(IDE):贮存铁耗竭,血清铁(SI)、骨髓铁减少,SF降低,红细胞游离原卟啉(FEP)增高,血红蛋白(Hb)不降低;③缺铁性贫血期(IDA):除上述改变外,Hb降低,出现不同程度的小细胞低色素性贫血。

一、病因

1.先天储铁不足 足月新生儿从母体获得的储存铁和生后红细胞破坏所释放的铁可维持生后3~4个月造血所需。胎儿自母体获取储存铁以妊娠最后3个月最多,故早产、双胎或多胎、胎儿失血和孕母严重缺铁以及异常的胎-母输血和胎-胎输血等均可使胎儿储铁减少。孕母孕早期IDA与早产和低出生体重密切相关,而孕期补铁有可能降低早产和低出生体重儿发生率。

2. 后天补铁不足　这是导致缺铁性贫血的主要原因,乳品食物的含铁量较低,人乳含铁0.05mg/100g,吸收率为50%,牛乳含铁量0.05mg/100g,吸收率为10%。过长的哺乳期或未及时添加辅食可引起缺铁。动物性食物中铁的吸收率高。如瘦肉及肝脏中铁吸收率为22%,鸡、鸭、猪血及鱼肉次之;植物性食品中铁的吸收率低,如菠菜含铁量高达(3～5)mg/100g,但吸收率仅1.3%,大豆含铁11mg/100g,吸收率为7%,谷物中含铁量更低,如不及时添加含铁丰富的辅食,婴儿容易发生缺铁性贫血。可促进铁吸收的因素有:柠檬、菜花、土豆、肉类、果糖、氨基酸、脂肪及维生素C等;可抑制铁吸收的因素有:植物酸、茶叶、咖啡、蛋、鞣酸及含纤维素高的麦麸等。

3. 生长发育速度快　婴幼儿期及青春期生长发育速度较快,随着体重的增加,血容量也增加较快。1岁时血液循环中的血红蛋白增加2倍;未成熟儿的体重及需要合成的血红蛋白增加的倍数更高,如不及时添加含铁丰富的食物,则易致缺铁。

4. 铁吸收障碍　例如食物搭配不合理可影响铁的吸收;慢性腹泻也可致铁的排泄增加而吸收不良。

5. 铁的丢失过多　正常婴儿在生后2个月内,每天经粪便排泄的铁比由食物中吸收的铁还多,由皮肤也丢失一部分铁。对牛奶过敏的婴儿可发生轻微肠道出血。肠息肉、梅克尔憩室、膈疝、胃肠炎或消化道畸形、钩虫病、鼻出血和月经过多等都可造成长期慢性失血,每失血1ml,即损失0.5mg铁。

二、临床表现

发病缓慢,一般表现为皮肤黏膜逐渐苍白,以唇、口腔黏膜及甲床较明显,易疲乏,不爱活动,年长儿可诉头晕、眼前发黑及耳鸣等。髓外造血反应表现,如肝、脾可轻度肿大。年龄越小,病程越久,贫血越重者肝、脾大越明显。但肿大程度少有超过中度者。淋巴结肿大较轻。出现非造血系统症状:消化系统可出现食欲减退,少数有异食癖(如嗜食泥土、墙皮及煤渣等),呕吐、腹泻、口腔炎、舌炎或舌乳头萎缩,严重者可出现萎缩性胃炎或吸收不良综合征;神经系统症状可出现烦躁不安或萎靡不振,易激惹,精神不集中,记忆力减退、多动、智力发育迟滞及感觉异常;心血管系统在严重贫血时可出现心率增快,心脏扩大甚至发生心功能不全;其他症状可有易感染以及皮肤干燥、毛发易脱落和反甲。

三、实验室检查

1. 血象　血红蛋白降低比红细胞计数减少明显,呈小细胞低色素性贫血。病情发展到一定程度后红细胞数量才减少并体积变小。平均红细胞容积(MCV)<80fL,平均红细胞血红蛋白含量(MCH)<27pg,平均红细胞血红蛋白浓度(MCHC)<30%。血涂片可见红细胞大小不等,以小细胞为多,中央淡染区扩大,形态各异,易见棒状及椭圆形,偶见靶形及有核红细胞。网织红细胞数正常或轻度减少。红细胞寿命缩短。白细胞、血小板计数正常,个别极严重者可有血小板减少,体积变小。

2.骨髓象　骨髓象显示增生活跃,以中、晚幼红细胞增生为主。各期红细胞均较小,胞浆少,边缘不规则,染色偏蓝,显示胞浆成熟程度落后于胞核。粒细胞和巨核细胞系一般无明显异常。骨髓铁染色检查细胞外铁减少或消失(0~+),铁粒幼细胞数<15%。

3.血液生化

(1)血清铁、总铁结合力和转铁蛋白饱和度(血浆铁含量指标):血清铁(SI)<10.7μmol/L,转铁蛋白饱和度<0.15,总铁结合力(TIBC)>62.7μmol/L可诊断缺铁性贫血。

(2)血清铁蛋白(SF):是体内贮铁的敏感指标,ID期即已降低,在IDE期和IDA期降低更明显。<16μg/L则提示缺铁。由于感染、肿瘤、肝脏和心脏疾病时血清铁蛋白明显升高,合并缺铁时SF可不降低,可测定红细胞内碱性铁蛋白(不受以上因素影响),有助诊断。

(3)红细胞内游离原卟啉(FEP):红细胞内缺铁时FEP升高,当FEP>0.9μmol/L即提示细胞内缺铁。FEP值增高还见于铅中毒、慢性炎症和先天性原卟啉增多症。

(4)血清转铁蛋白受体(TfR):TfR是细胞膜上的一种跨膜糖蛋白,能特异性结合血浆携铁的Tf,并经受体介导的胞饮作用将铁运至细胞内。是用于诊断缺铁性贫血的一项新指标,其意义为:①评估铁状态:TfR是组织缺铁的敏感指标,与组织缺铁的严重程度呈正比,且不受炎症、肝病的影响,对于合并感染的IDA患者,评估铁状态较SF更可靠。②鉴别缺铁性贫血与慢性病引起的贫血:铁缺乏成为主要原因时,TfR升高,而慢性病引起的贫血,超过8.5mg/L时视为增高。血清TfR在ID期正常;IDE期,当组织缺铁达到5mg/kg时,血清TfR可为正常的2倍;IDA期,血清TfR可为正常的3~4倍。幼红细胞在成熟过程中膜TfR逐渐减少并经水解被释放入血清中而成为可溶性TfR(sTfR),sTfR水平与细胞的TfR总量呈正比,不仅能敏感反映骨髓红细胞生成过程中缺铁程度,并与体内铁储存状况密切相关,不受炎症、肿瘤和肝脏疾病的影响,稳定性和可靠性好。因而sTFR对于鉴别IDA与慢性疾病继发性贫血很有价值。

四、诊断

中华医学会儿科学分会儿童保健学组2008年建议:

(一)缺铁诊断标准

1.具有导致缺铁的危险因素,如喂养不当、生长发育过快、胃肠疾病和慢性失血等。

2.血清铁蛋白<15μg/L,伴或不伴血清转铁蛋白饱和度降低(<15%)。

3.Hb正常,且外周血成熟红细胞形态正常。

(二)IDA诊断标准

1.Hb降低,符合WHO儿童贫血诊断标准,即6个月~6岁<110g/L;6~14岁<120g/L。由于海拔高度对Hb值的影响,海拔每升高1000米,Hb上升约4%。

2.外周血红细胞呈小细胞低色素性改变,MCV<80fl,MCH<27pg,MCHC<310g/L。

3.具有明确的缺铁原因:如铁供给不足、吸收障碍、需求增多或慢性失血等。

4.铁剂治疗有效:铁剂治疗4周后Hb应上升20g/L以上。

5.铁代谢检查指标符合IDA诊断标准:①血清铁蛋白(SF)降低(<15μg/L),建议最

好同时检测血清CRP,尽可能排除感染和炎症对血清铁蛋白水平的影响;②血清铁(SI)<10.7μmol/L(60μg/dl);③总铁结合力(TIBC)>62.7μmol(350μg/dl);④转铁蛋白饱和度(TS)<15%。

上述4项中至少满足两项,但应注意血清铁和转铁蛋白饱和度易受感染和进食等因素影响,并存在一定程度的昼夜变化。

6.骨髓穿刺涂片和铁染色:骨髓可染色铁显著减少甚至消失、骨髓细胞外铁明显减少(0～±)(正常值:+～+++)、铁粒幼细胞比例<15%仍被认为是诊断IDA的"金标准"。对于诊断困难或诊断后铁剂治疗效果不理想的患儿,有条件的单位可以考虑进行骨髓穿刺涂片和铁染色,以明确或排除诊断。

7.排除其他小细胞低色素性贫血:尤其应与轻型地中海贫血鉴别,注意鉴别慢性病贫血、肺含铁血黄素沉着症等。

凡符合上述诊断标准中的第1项和第2项,即存在小细胞低色素性贫血者,结合病史和相关检查排除其他小细胞低色素性贫血,可拟诊为IDA。如铁代谢检查指标同时符合IDA诊断标准,则可确诊为IDA。基层单位如无相关实验室检查条件可直接开始诊断性治疗,铁剂治疗有效可诊断为IDA。

五、鉴别诊断

1.地中海贫血 主要与轻至中型地中海贫血鉴别。地中海贫血可有:①家族史;②轻度的肝、脾大;③Hb电泳异常;④FEP正常;⑤血清铁及骨髓可染铁增多;⑥可检出地中海贫血基因。

2.慢性感染或结缔组织病性贫血 可呈小细胞正色素性贫血,血清铁和铁结合力可降低,但Hb降低不明显,总铁结合力可正常或降低,骨髓中铁粒幼细胞增多,对铁治疗无反应。

3.特发性肺含铁血黄素沉着症 铁动力学改变与IDA相同,但临床表现为发作性苍白、咳痰及咯血,痰和胃液中可找到含铁血黄素细胞,网织红细胞增高,X线胸片肺野中可见斑点状,粟粒状或网点状阴影。

4.铁粒幼细胞性贫血 血清铁及SF正常或增高,总铁结合力降低,骨髓中细胞外铁明显增加,中、晚幼红细胞的核周围可见铁颗粒呈环状排列。

5.铅中毒 铅中毒患儿红细胞中可见嗜碱性点彩,血清中铅含量增加,红细胞中及尿中原卟啉明显增加。

六、治疗

(一)查明和去除病因
如有慢性失血性疾病,如钩虫病、肠息肉或肠道畸形等,应及时给予相应治疗。

(二)饮食疗法
喂养不当者应改善膳食、合理喂养,增加含铁丰富的食物及富含维生素C的食物,以增加铁的吸收。

(三)药物治疗

铁剂治疗:尽量给予铁剂口服治疗。

1. 口服铁剂　二价铁盐容易吸收,临床一般使用二价铁盐制剂。常用的口服铁剂有硫酸亚铁、富马酸铁、葡萄糖酸亚铁、枸橼酸铁及多糖铁复合物(力蜚能,含元素铁46%)等。口服铁剂的剂量为元素铁 2～6mg/(kg·d),分 3 次餐间口服,可同时服用维生素 C 增加铁的吸收。牛奶、茶、咖啡及抗酸药等与铁剂同服均会影响铁的吸收。

2. 注射铁剂　注射铁剂较容易发生不良反应,甚至可发生过敏反应致死,故应慎用。有以下情况可考虑选用:①口服铁剂发生严重副作用,经调整剂量和对症处理仍不能坚持口服者;②因长期腹泻、呕吐或胃肠手术等严重影响胃肠对铁的吸收者。可供肌内注射的制剂有:右旋糖酐铁和山梨醇枸橼酸铁复合物,专供静脉注射的有含糖氧化铁和葡聚糖铁等。能用肌内注射者尽量不用静脉注射。所需剂量:给予 2.5mg 元素铁/kg 可增加 Hb 1g/kg,此外再加 10mg/kg 以补充储存铁及注射部位损失铁量。总剂量分次肌内注射,首次量宜小,可用 12.5～25mg,如无反应,以后可每次剂量不超过 5mg/kg(每次最大剂量不超过 100mg),每 1～3 天注射一次,于 2～3 周注射完毕。

3. 铁剂治疗反应　治疗后如有效,一般在 3～5 天开始网织红细胞升高,7～10 天达高峰,2～3 周后降至正常,这是早期观察铁剂疗效的可靠指标。Hb 于治疗后 1～2 周开始上升,直至用药第 4 周上升均较快,一般平均每周增加 10～20g/L,3～4 周达正常水平。红细胞数量通常在 1～2 个月内恢复。治疗疗程应在 Hb 达正常水平后继续补铁 2 个月,恢复机体储存铁水平。必要时可同时补充其他维生素和微量元素,如叶酸和维生素 B_{12}。间断补充元素铁每次 1～2mg/(kg·d),每周 1～2 次或每天 1 次亦可达到补铁的效果,疗程 2～3 个月。

如正规用药 3～4 周无效则应考虑:①诊断错误:如轻型地中海贫血、铅中毒贫血、维生素 B_6 缺乏贫血及铁粒幼细胞贫血等均可表现为低色素性贫血;②患者未按医嘱服药;③缺铁原因未去除:如钩虫病、胃肠隐性失血、反复鼻出血、月经过多及感染炎症性疾病;④影响铁吸收的因素存在:如腹泻、饮浓茶及咖啡、服用抗酸剂等药物;⑤恶性肿瘤干扰铁利用。应进一步检查或转专科诊治。

4. 副作用　口服铁剂后可出现食欲减退、恶心呕吐及腹痛腹泻等症状,对确需铁剂治疗的缺铁患者不应轻易停药,可适当减少剂量、对症处理,待情况改善后逐步恢复原治疗方案。注射铁剂的反应多而且重,如局部疼痛及皮肤变色、面部潮红、头痛、肌肉关节痛、发热及淋巴结肿大,甚至可有过敏性休克、发生死亡者。

急性铁剂中毒的治疗:①1.5%碳酸氢钠 1000ml 加入 2g 去铁胺洗胃,然后用 5～10g 去铁胺溶于 1.5%碳酸氢钠 25～50ml 胃内保留,中和铁剂;②轻型患者肌内注射去铁胺 40mg/kg,每 4～8 小时一次。严重者尤其有低血压时,应按不超过每小时 15mg/kg 的速度静脉滴注,每天最大剂量不超过 360mg/kg,总量不超过 6g。病情改善后逐步改为每小时 10～40mg/kg;③抗休克治疗。

(四)输注红细胞

红细胞输注的适应证:①贫血严重,尤其是发生心力衰竭者;②合并感染者;③急需外科手术者。贫血越严重,每次输注量应越少。血红蛋白在 30g/L 以下者,每次输血 5～7ml/kg。血红蛋白在 30～60g/L 者,每次可输注浓缩红细胞 4～6ml/kg。输血速度宜慢,以免发生心功能不全。

七、治疗评价标准

1.治愈
(1)临床贫血症状消失。
(2)血象 WBC、BPC 正常。Hb:男＞130g/L,女＞120g/L[或红细胞男＞0.45×10^{12}/L(450 万/mm^3),女＞0.4×10^{12}/L(400 万/mm^3)]。
(3)血浆铁＞1.43μmol/L(80mg/dL)。
(4)骨髓细胞内外铁含量正常。
2.显效
(1)临床症状改善。
(2)血象 Hb 比治疗前增加 30g/L 以上,但未达基本治愈标准。WBC、BPC 正常。
3.无效 经充分治疗,临床症状及血象无改善。

八、预防

1.健康教育 指导合理喂养和饮食搭配。
2.孕期预防 加强营养,摄入富铁食物。从妊娠第 3 个月开始,按元素铁 60mg/d 口服补铁,必要时可延续至产后;同时补充小剂量叶酸(400μg/d)及其他维生素和矿物质。
3.早产儿和低出生体重儿 提倡母乳喂养。纯母乳喂养者应从 2～4 周龄开始补铁,剂量 1～2mg/(kg·d)元素铁,直至 1 周岁。不能母乳喂养的婴儿人工喂养者应采用铁强化配方乳,一般无需额外补铁。牛乳含铁量和吸收率低,1 岁以内不宜采用单纯牛乳喂养。
4.足月儿 由于母乳铁生物利用度高,应尽量母乳喂养 4～6 个月;此后如继续纯母乳喂养,应及时添加富含铁的食物;必要时可按每天 1mg/kg 元素铁的剂量补铁。未采用母乳喂养、母乳喂养后改为混合部分母乳喂养或不能母乳喂养的人工喂养婴儿,应采用铁强化配方乳,并及时添加富含铁的食物。1 岁以内应尽量避免单纯牛乳喂养。
5.幼儿 注意食物的均衡和营养,纠正畏食和偏食等不良习惯;鼓励进食蔬菜和水果,促进肠道铁吸收;尽量采用铁强化配方乳,不建议单纯牛乳喂养。
6.青春期儿童 青春期儿童,尤其是女孩往往由于偏食畏食和月经增多等原因易于发生缺铁甚至 IDA;应注重青春期心理健康和咨询,加强营养,合理搭配饮食;鼓励进食蔬菜水果等,促进铁的吸收。一般无须额外补充铁剂,对拟诊为缺铁或 IDA 的青春期女孩,可口服补充铁剂,剂量 30～60mg/d 元素铁。
7.筛查 IDA 是婴幼儿最常见的贫血类型,因此 Hb 测定是筛查儿童 IDA 最简单易行的指标。根据我国现阶段的社会经济现状,建议仅对缺铁的高危儿童进行筛查,包括:早产儿、低出生体重儿,生后 4~6 个月仍纯母乳喂养(未添加富含铁的食物及未采用铁强化配方乳)、不能母乳喂养的人工喂养婴儿以及单纯牛乳喂养婴儿。早产儿和低出生体重儿建议在生后 3~6 个月进行 Hb 检测,其他儿童可在 9~12 个月时检查 Hb。具有缺铁高危因素的幼儿,建议每年检查 Hb 1 次。青春期儿童,尤其是女孩应常规定期进行 Hb 检测。

第二节 铁负荷过多

铁负荷过多是指多种原因引起的铁供给超过铁需要,体内总铁量过多,多种组织出现铁沉积,导致组织损伤,引起各种病理现象的铁代谢紊乱性疾病,又称血色病。它包括遗传性和继发性(最常见的病因为无效红细胞造血、胃肠外铁超负荷和慢性肝病等)两类。

正常成人每天由外部摄入 1~2mg 铁即可满足生理需要。摄入铁>60mg/kg,可诱发严重中毒症状。服用铁剂>180mg/kg,可致死。临床上再生障碍性贫血、骨髓增生异常综合征及地中海贫血等疾病往往需输血治疗以维持生命,长期反复输血导致铁过载,是继发性铁负荷过多常见病因。

一、铁负荷病因

1.胃肠道吸收增加
(1)遗传性血色病。
(2)红系无效造血导致红系增生:重型 β-地中海贫血、中间型 β-地中海贫血、血红蛋白 E/β-地中海贫血、先天性红细胞再生不良性贫血、丙酮酸激酶缺乏症、铁粒幼红细胞贫血及先天性红细胞生成异常性贫血(CDA)。
2.无转铁蛋白血症及其他铁运输障碍疾病。
3.反复输注红细胞。
4.围生期铁负荷。
5.遗传性高蛋氨酸血症。
6.脑肝肾综合征。
7.新生儿血色病。
8.局部铁潴留。
9.特发性血色病。
10.慢性血红蛋白尿。

二、临床表现

1.急性铁负荷 当血清铁>90μmol/L 时,转铁蛋白及去铁蛋白清除铁的功能饱和,产生有毒性的游离铁氧化产物,中毒症状严重。急性期肠道激惹症状:恶心、呕吐、腹痛、腹泻,少数患者有呕血及血便。恢复期:可无临床症状。部分患者发展至3期。进展期:铁中毒性脑病,发作性意识改变,严重者休克,有代谢性酸中毒、急性肾小管及肝坏死。康复者可以发生高位肠梗阻,甚至幽门段,多发生在患者康复后2～6周。

2.慢性铁负荷　常见于患者食谱中铁吸收增加或接受反复输血患者。慢性铁负荷组织受损程度与以下因素相关:吸收的铁总量、铁累积速度以及在组织中的分布。铁沉积在吞噬细胞内无临床毒性,但沉积在脏器细胞内时往往表现明显组织损伤。在组织中沉积时,超量的铁剂超过保护性的铁结合蛋白(转铁蛋白及铁蛋白)量,导致游离铁以铁离子的形式存在于血浆及组织中,促进氧自由基产生,氧自由基损伤细胞内的脂肪、核酸及蛋白质,破坏细胞器,分解溶菌酶,释放大量水解酶,进一步破坏细胞结构,引起细胞死亡及周围组织坏死,纤维形成。引发机体主要脏器如心脏、肝脏及内分泌腺体(胰腺、甲状腺及垂体等)合并症(如肝硬化、心衰、糖尿病及发育障碍等),甚至死亡。

(1)铁过载的心脏损伤:铁过载的心脏损伤对输血依赖患者生活质量和存活率的影响尤为突出。导致的心血管系统损伤包括内皮细胞功能异常、动脉粥样硬化、血管疾病、冠状动脉疾病、心力衰竭及心律失常等。心脏铁沉积早期可无任何症状,心功能不全一旦发生常表明患者处于疾病的晚期,预后很差。磁共振T2能够较好地反映心脏铁过载。

(2)肝脏铁过载:肝脏是体内铁代谢的重要器官,也是体内最大的贮铁器官。肝脏铁过载可形成两种严重的病理后果:肝纤维化和肝细胞肿瘤,肝纤维化可进展为肝硬化,甚至肝癌。

(3)内分泌腺体损害:铁过载使许多腺体结构受损,从而导致内分泌功能异常,如胰腺。机体铁负荷过高是糖尿病发病的危险因素;在脑垂体,可出现矮小症;性腺出现性功能减退、青春期延迟及不育症;甲状腺和甲状旁腺分别出现甲状腺及甲状旁腺功能减退;肾上腺可出现肾上腺功能缺乏。

(4)神经退行性疾病:铁的过度积累导致细胞严重的氧化损伤和氧化应激造成神经退行性疾病,出现阿尔茨海默病和帕金森疾病。

(5)铁过载还会引起皮肤色素沉着、肺脏疾病及关节疾病等。

三、诊断

每单位红细胞(200ml全血)含铁100mg,患者输注红细胞20U或铁蛋白(SF)＞1000μg/L,即可诊断为铁过载;当转铁蛋白饱和度过高(＞60%～70%)时,血浆中即可检测到非转铁蛋白结合铁,沉积在组织器官,形成不稳定的血浆/细胞铁。

四、治疗

治疗原发病,改善骨髓造血,减少输血依赖。当原发病不能治愈,密切监测铁代谢状况,及早进行去铁治疗可避免组织器官铁过载损伤。

1.急性铁中毒　摄入铁剂＞20mg/kg时,需要洗胃,如果不能耐受洗胃,则用催吐剂;摄入铁剂＞40mg/kg或表现严重时,洗胃后需住院观察;当超量摄入时,口服去铁胺防止胃肠道铁吸收,静脉滴注去铁胺去除已吸收的游离铁。

2.慢性铁负荷(含铁血黄素沉着症) 输血依赖性铁过载患者的去铁治疗主要依赖铁螯合疗法。英国血液学标准委员会推荐再生障碍性贫血患者去铁治疗应在血清铁蛋白>2000μg/L时开始。NCCN 2010指南推荐,对于已接受20~30U红细胞输注,并将继续输注的MDS患者,应启动铁螯合治疗。MDS和再障患者去铁治疗的目标是血清铁蛋白降至1000μg/L以下,并每3个月检测一次铁蛋白水平。

第三节 铁粒幼细胞性贫血

铁粒幼细胞性贫血(SA)是由不同原因引起的铁利用障碍,致铁在体内储积、血红素合成障碍的一种小细胞、低色素贫血。血红素合成过程中某一种酶或某一环节发生障碍,即可引起血红素合成障碍和铁利用减少,导致有核红细胞胞浆内非血红素铁[以铁蛋白和(或)铁聚合体形式]过量堆积,产生大量环形铁粒幼细胞及血红蛋白合成障碍造成贫血。本病儿童少见,易误诊为缺铁性贫血,采用补铁治疗可加重病情。

一、分类

1.遗传性

(1)X连锁遗传(XLAS):由于红细胞系统特异性δ氨基γ酮戊酸合成酶ALAS2基因突变所致。

(2)常染色体隐性遗传:维生素B_6反应性/难治性贫血。

(3)线粒体病:骨髓-胰腺综合征(Pearson综合征)。

(4)红细胞内生成的原卟啉升高综合征。

2.获得性

(1)原发性铁粒幼细胞性贫血:主要亚型是原发性获得性SA(IASA),难治性贫血并环状铁粒幼细胞增多(MDS-RAS)属于获得性SA。

(2)继发性铁粒幼细胞性贫血

1)药物性:异烟肼、吡嗪酰胺、环丝氨酸、氯霉素、氮芥、硫唑嘌呤及乙醇。

2)化学毒物:三乙烯羟化四甲胺二氢氯化物、D-青霉胺、铅及锌铜缺乏。

3)合并有环状铁粒幼细胞增多的疾病:血液系统疾病(白血病、真性红细胞增多症、溶血性贫血及巨幼红细胞性贫血)、肿瘤(恶性淋巴瘤、癌症及骨髓增生性疾病)、炎症性疾病(自身免疫性疾病、类风湿关节炎、结节性动脉炎及感染)、内分泌疾病(毒性甲状腺肿)、尿毒症及黏液性水肿。

4)继发于维生素B_6反应性贫血。

二、临床表现

遗传性铁粒幼红细胞性贫血（IASA）极为罕见，X连锁遗传较常染色体遗传多，均为男性。1/2女性后代为携带者。贫血可在出生时或婴幼儿期出现。病程发展缓慢。大剂量维生素B_6治疗对部分病例有效。

继发血液系统疾病患者：早期即表现严重贫血。贫血进行性加重，铁剂治疗无反应，或婴儿早期重度巨细胞贫血。可有食欲减退、衰弱，皮肤可呈淡柠檬黄色，部分患者有出血倾向，半数有肝脾轻度肿大。血色病可导致心、肝功能衰竭死亡。骨髓-胰腺综合征是一种线粒体病，表现为先天性渐进性多系统损害，包括胰腺外分泌功能障碍、乳酸中毒及肝肾功能不全等。

三、实验室检查

原发性呈小细胞低色素性贫血，多在70～100g/L；继发性多为双色性（低色素和正色素）贫血。红细胞大小不一、异形，网织红细胞降低或正常，白细胞正常或减少，单核细胞增多，可伴血小板减少。骨髓象呈红系增生，偶见巨幼红细胞，有核红细胞可呈核固缩、胞浆空泡，幼红细胞浆少；骨髓外铁增加，细胞内铁剧增。铁染色铁粒幼细胞＞40%～50%，出现环状铁粒幼细胞（可达到100%），病理环形铁粒细胞增多（＞15%），其特征为铁颗粒数目6个以上，铁颗粒分布紧靠着细胞核或近细胞核的内1/3胞浆带内。幼红细胞胞浆PAS阳性物质含量常低于正常。血清铁剧增，总铁结合力正常，铁蛋白饱和度＞50%，未饱和铁降低，FEP增加（40～300μg/dl）。血清铁蛋白增加。血清铁清除率增加，利用率减低。红细胞寿命正常或轻度缩短，红细胞脆性降低。含铁血黄素沉着，导致血色病。持续的代谢性酸中毒和高乳酸血症。

四、诊断和鉴别诊断

诊断要点：①贫血形态学属低色素或双色，网织红细胞正常或降低；②白细胞数正常或减少，血小板数一般正常；③骨髓红细胞系增生，可有巨幼红细胞，铁染色显示大量环形铁粒幼细胞；④血清铁增高，血浆TIBC降低，运铁蛋白饱和度增加；⑤细胞内、外铁皆增高；⑥铁剂治疗无效。

1. 继发性铁粒幼细胞性贫血与IASA鉴别　继发者有明显发病原因，病态造血不及原发病例明显，铁粒幼细胞特别病理环形铁粒幼细胞数目随着病情发展而增减，并且往往呈一过性。一旦消除铁利用障碍原因或合成Hb酶活性恢复正常时，病理性环形铁粒幼细胞可相继消失或恢复正常。IASA幼红细胞PAS染色阴性；病程长，中位存活时间长达10年；患者的存活曲线与正常人群相同，而不呈恶性疾患模式。

2. 继发性铁粒幼细胞性贫血与骨髓增生异常综合征（MDS）RARS型　继发性铁粒幼细胞性贫血病理环铁粒幼细胞多出现中晚幼红细胞胞浆中，而且胞浆铁粒幼细胞数目多，常分布在靠核浆带内，病理环铁粒幼细胞阳性率＞20%，多高于30%；而MDS出现病态造血巨幼细胞浆内,其颗粒数多在7~15个,弥散分布靠核浆带中,病理环铁粒幼细胞阳性率较低,多为15%~25%,很少超过30%。

五、治疗

去除病因,治疗原发病,低碳水化合物饮食。可选用以下药物治疗:

1. 维生素 B_6 20~200mg/d,肌内注射,约1/3~1/2获得性或继发性病者有效,遗传性者部分有效。

2. 叶酸 15~30mg/d,部分有效。

3. 色氨酸每次50mg,每天3次,连用4周,对维生素 B_6 无效者有效;贫血重者可输血,并用去铁胺;发生血色病者则需静脉放血治疗。

4. 雄性激素和泼尼松各 1mg/(kg·d),单用或连用3个月以上,有一定效果。

5. EPO对部分患者有效。

6. 先天性者可行异基因骨髓移植(以白消安+环磷酰胺4天预处理)已获成功。

第三章 巨幼细胞性贫血

巨幼细胞性贫血又称大细胞性贫血,以骨髓及外周血存在巨幼红细胞为特征。主要病因为:①维生素 B_{12} 和/或叶酸缺乏(占95%以上)。②先天性叶酸及维生素 B_{12} 代谢紊乱。③维生素C、维生素E、维生素 B_1 缺乏等。各种因素引起造血细胞核DNA合成障碍,核分裂延迟,核发育落后于胞浆,致骨髓中巨幼红细胞增生,形成大细胞高色素性贫血。本病血液学特点为:①外周血红细胞体大,呈高色素性(MCV 96~146fl,MCH 27~32pg),红细胞大小不均、异形。中性粒细胞大而分叶过多。②骨髓出现巨幼红细胞增生,并可见巨幼杆状核及巨幼粒细胞,巨核细胞分叶过多;重症可出现中性粒细胞减少及血小板减少。本病可分两大类,一类为营养性巨幼细胞性贫血,主要由维生素 B_{12} 及/或叶酸缺乏引起;另一类为非营养性巨幼细胞贫血,可由肝病、内分泌病、药物引起。此外较少见还有恶性贫血、先天性代谢异常(遗传性乳清酸尿症),先天性运钴胺Ⅱ缺乏等。本章主要叙述营养性巨幼细胞性贫血。

第一节 营养性巨幼红细胞性贫血

营养性巨幼细胞性贫血主要是由于营养性维生素 B_{12} 和/或叶酸及维生素C缺乏引起。发病年龄以6~18个月多见,2岁以内者占96%以上。临床以贫血、神经精神症状及骨髓出现巨幼红细胞为特征。在我国华北、西北、东北、西南等地农村较多见。

一、病因及发病机制

1.病因

(1)维生素 B_{12}、叶酸及维生素C摄入不足:常见于:①单纯乳类喂养,尤其是羊乳喂养儿(羊乳中叶酸含量极低),未按时添加富含维生素 B_{12}、叶酸的辅食。②年长儿严重偏食、挑食,少食肉、菜、水果等,以及烹调方法不当、食物煮沸时间太长等均可使食物中的叶酸被破坏。③长期素食的母亲,婴儿的维生素 B_{12} 先天储存不足,且母乳中维生素 B_{12} 含量也低。

(2)严重的营养不良或吸收障碍:见于慢性腹泻、局限性回肠炎、回肠切除术、回肠远端结核或淋巴瘤等,均可导致小肠吸收障碍。此外,肠瘘及小肠憩室等致肠内细胞过度繁殖,以及肠内阔节裂头绦虫寄生等,可在肠内竞取维生素 B_{12}。

(3)需要量增多或消耗增加:婴儿(尤其早产儿)生长发育迅速,需要量增加,或合并严重感染(如肺炎)可使维生素 B_{12}、叶酸消耗增多。因此本病以 6～18 个月婴儿多见。

2.发病机制

(1)维生素 B_{12}、叶酸对血细胞发育的影响:维生素 B_{12}、叶酸是维持机体正常代谢及 DNA 合成的重要物质。正常 DNA 合成是细胞分裂增殖的基本条件。叶酸在体内叶酸还原酶作用下,转变为具有活性的甲酰四氢叶酸。这一过程需维生素 B_{12} 及维生素 C 的催化与参与。甲酰四氢叶酸起辅酶作用,与核苷酸及 DNA 合成密切相关。叶酸缺乏可影响核苷酸,尤其胸腺嘧啶核苷酸的合成,使 DNA 合成减少,导致细胞核分裂增殖障碍,胞浆 RNA 相对增多,DNA/RNA 比值降低,细胞变大,核染色质疏松,核浆发育不平衡("核幼浆老"),形成巨幼红细胞。维生素 B_{12} 参与体内叶酸代谢,维生素 B_{12} 缺乏也可通过叶酸代谢障碍而影响 DNA 合成,主要使同型(高)半胱氨酸转变为甲硫氨酸的过程受阻,使甲基四氢叶酸不能形成四氢叶酸,间接地影响了 DNA 合成,产生巨幼红细胞,这种细胞在骨髓内幼红细胞阶段即被破坏,造成无效造血。粒细胞核及巨核细胞核的 DNA 也减少,导致粒细胞胞体增大形成巨幼粒细胞,且分叶过多。巨核细胞也分叶过多。

(2)维生素 B_{12} 对神经系统发育的影响:维生素 B_{12} 使 L-甲基丙二酸辅酶 A 转变为琥珀酸辅酶 A,参与三羧酸循环,后者与神经髓鞘中脂蛋白形成有关。维生素 B_{12} 缺乏时,这一转变过程受影响,甲基丙二酸在体内大量堆积,引起神经髓鞘病变。也有人认为,维生素 B_{12} 缺乏导致蛋氨酸和 S-腺苷蛋氨酸的合成障碍,引起脊髓亚急性联合变性和大脑损害。目前发病机制尚未完全清楚。

(3)叶酸缺乏对神经精神的影响:国外研究发现,长期缺乏叶酸可引起弥散性代谢性脑病,特别在老年人中发生失眠、健忘、易激动,甚至发生痴呆。有报道称,用叶酸治疗后,痴呆病人有不同程度的改善。叶酸缺乏的神经精神症状如能早期诊断并予补充,甚易消退。因此,巨幼细胞性贫血出现神经精神症状必须查明叶酸与维生素 B_{12} 的相互关系。有人认为,维生素 B_{12} 缺乏主要影响周围神经,而叶酸缺乏者则影响大脑功能,其机制未完全清楚。但叶酸缺乏对神经精神的影响在小儿中的研究报道不多。

二、临床表现

1.贫血 面色苍黄,睑结膜、口唇、指甲则明显苍白,毛发干、细、黄而稀疏,乏力。患儿虚胖呈泥膏样。可有轻度肝脾肿大,淋巴结肿大不明显。

2.消化道症状 常有厌食、恶心、呕吐、腹泻(由于胃肠黏膜萎缩),舌面光滑,无舌乳头,呈"牛肉样"红色。口腔及舌尖下溃疡(震颤摩擦所致),晚期病例有吸吮或吞咽困难、声音嘶哑、喉部痰响等。

3.神经精神症状 ①智力及动作发育落后,甚至"倒退"。②表情呆滞、目光迟钝,嗜睡或易怒不安,少哭不笑,哭而无泪,无汗。③锥体束及锥体外系受累,末梢神经炎。常出现头部、肢体或全身颤抖,手足无意识运动。先见于唇、舌、手,继而上肢、颜面、头部颤抖,最后全身发抖。偶有呼吸辅助肌颤动,难以维持规则的呼吸。轻者睡眠时颤动消失,重者睡眠时亦颤动,精神刺激可使颤动加剧。少数病人有肌张力增强、腱反射亢进、浅反射消失,以及踝阵挛、位置觉丧失、步态不稳,甚至共济失调、视力障碍等。神经症状主要是由于维生素 B_{12} 缺乏引起,其症状轻重与贫血程度无相关性。叶酸缺乏者一般无神经症状,但也有报道部分病人可有狂躁、抑郁,定向力、记忆力减退等精神症状,称之为"巨幼细胞性痴呆"。

4.其他 易发生感染和出血,可见浮肿,年长儿偶见黄疸(24.4%)。

三、实验室检查

1.血象 多为中度至重度贫血,红细胞数减少较血红蛋白量下降更明显。MCV＞96fl(96～146fl),MCH＞32pg,MCHC正常。血涂片可见红细胞体增大,大小不等以大细胞为主,中央淡染区不明显,多为卵圆形巨细胞。网织红细胞正常或减少,嗜多色性及嗜碱点彩红细胞易见。重症者有白细胞偏低,中性粒细胞胞体增大,核分叶过多(常超过4～5叶),可见巨杆状核粒细胞及巨晚幼粒细胞。血小板减少,板体大。粒细胞改变常出现于骨髓红细胞改变之前,对早期诊断有帮助。

2.骨髓象 骨髓象呈红系细胞增生,粒/红比例倒置。以原红及早幼红细胞增多为主,尤其前者增加更有意义。各期幼红细胞出现巨幼变,核浆发育不一,呈"老浆幼核"现象,PAS染色阴性或弱阳性。巨幼红细胞高达30%～50%,是诊断本病的主要依据。粒细胞系可见巨中、晚幼粒细胞及巨杆状核粒细胞,中性粒细胞核分叶过多,巨核细胞也出现核分叶过多现象(＞10叶),血小板较大。用维生素 B_{12} 和/或叶酸治疗48小时后巨幼细胞即消失。因此,作为本病诊断依据的骨髓检查,需在治疗前进行。

3.生化检查

(1)血清维生素 B_{12} 测定:维生素 B_{12} 缺乏时水平降低,正常人200～800pg/ml(148～592pmol/L),缺乏时＜100pg/ml(74pmol/L)。

(2)血清叶酸及红细胞叶酸含量测定:

1)血清叶酸:正常值5～6ng/ml(11.7～13.6nmol/L),叶酸缺乏时,血清叶酸＜6.81nmol/L(＜3ng/ml)。

2)红细胞叶酸:巨幼细胞贫血时红细胞叶酸＜227nmol/L(＜100ng/ml)。

由于血清中叶酸水平易受叶酸摄入情况的影响,不一定准确代表体内叶酸状况。红细胞叶酸则能代表组织内叶酸状况,在维生素 B_{12} 缺乏时,红细胞叶酸水平也会降低。为鉴别是叶酸缺乏还是维生素 B_{12} 缺乏,最好同时进行血清维生素 B_{12}、血清叶酸及红细胞叶酸3项检查。单纯维生素 B_{12} 缺乏者,血清维生素 B_{12} 及红细胞叶酸水平均降低,血清叶酸水平正常或增高;单纯叶酸缺乏者,则血清叶酸及红细胞叶酸降低,血清维生素 B_{12} 水平正常;二者均缺乏时,则3项均降低。

(3)血、尿甲基丙二酸(MMA)测定:尿MMA正常值:0～3.5mg/24小时尿。维生素 B_{12} 缺乏时,尿中排出MMA增多。血MMA正常值:70～270nmol/L,维生素 B_{12} 缺乏时升高,可达 3500nmol/L。

(4)脱氧尿嘧啶核苷抑制试验：维生素 B_{12} 或叶酸缺乏时，脱氧尿嘧啶核苷利用减少,3H 标记的胸腺嘧啶核苷（3HTdR）的掺入量较正常人（<10%）明显增多（>20%），并可被维生素 B_{12} 或叶酸纠正。

4.其他检查 胃酸量减少，游离酸降低，血清铁正常或稍高。黄疸者的间接胆红素增高。血清内因子抗体测定可用于恶性贫血的辅助诊断。遗传家系分析有助于遗传性维生素 B_{12} 吸收、转运及代谢性疾病的诊断。

5.试验性治疗 每天试用小剂量叶酸 0.2mg/d，口服，如 10 天内网织红细胞上升，血象好转，则可诊断叶酸缺乏症，但小剂量叶酸对维生素 B_{12} 缺乏无效；肌内注射小剂量维生素 B_{12}（5μg/d），连用 10 天，维生素 B_{12} 缺乏者网织红细胞在治疗 3 天后开始上升，5~8 天达高峰，可达 20%，骨髓巨幼红细胞在 48 小时转为正常形态。

四、诊断

诊断标准：①发病年龄及有维生素 B_{12} 或叶酸缺乏的病因证据；②巨幼红细胞性贫血或伴有神经精神症状；③中性粒细胞核右移，5 叶以上>3%，或 4 叶占 15%~25%高度提示维生素 B_{12} 或叶酸缺乏；④治疗前骨髓象呈巨幼样变，凡原红细胞>2%，早幼红>5%或两者>10%即应考虑本病；三者分别为 5%、10%及 15%以上时可肯定诊断；⑤经维生素 B_{12} 和（或）叶酸治疗血象恢复正常 1 年以上无复发。

五、鉴别诊断

1.营养性混合型贫血 血象中红细胞呈大细胞，低色素；骨髓象既有巨幼红细胞又有血红蛋白化不良现象。

2.红血病或红白血病 若巨幼红细胞性贫血末梢血出现有核红细胞、骨髓红系统极度增生伴巨幼样变等极似红血病，此患儿多有过不足量维生素 B_{12} 叶酸或维生素 C 治疗。但该病有神经系统表现；骨髓内粒系比例正常伴巨幼变，有核红细胞 PAS 染色阳性（巨幼红细胞性贫血骨髓中巨幼细胞糖原染色阴性）；HbF 正常或稍高及维生素 B_{12} 治疗有效等可与红血病鉴别。

3.恶性贫血 我国儿童罕见，其鉴别要点见表 3-1。

表 3-1 营养性巨幼红细胞性贫血与恶性贫血鉴别点

	营养性巨幼红细胞性贫血	恶性贫血
年龄	任何年龄	>40 岁者多见
神经系统症状	少见，婴幼儿患者可有典型症状，经治疗后消失	亚急性脊髓联合退行性变性
胃酸	改变不明显，治疗后恢复	不可逆胃酸缺乏

续表

	营养性巨幼红细胞性贫血	恶性贫血
骨髓	巨红细胞占30%~50%,主要为原红及早幼红增加;病态白细胞及核右移为早期诊断指标,重症可见巨核细胞减少及分叶过多	巨红细胞并有病态白细胞及巨核细胞
预后	一次治愈后不易复发(除非未去除病因)。病死率为1%	终身反复发作

4.黄疸性肝炎 少数患者出现黄疸,消化道症状、肝大、尿胆原阳性及血胆红素升高易误诊为黄疸性肝炎。但患儿有中-重度贫血,肝大而无叩痛,骨髓象改变及维生素 B_{12} 或叶酸治疗后黄疸迅速消退,网织红细胞迅速上升等可与肝炎区别。

5.MDS-RA 巨幼贫(MA)常伴随两系、三系减少,与 MDS 的临床特点相似。但 MDS 骨髓除有巨幼样变外,还有淋巴样小巨核、奇数核及巨大红细胞等病态造血现象,发育不平衡的双核和奇数核最具特征;粒系分叶过少,红系各阶段体积大小不均匀,多数为胞体增大而细胞核未见明显增大,核肿胀不明显;可染铁常为内外铁均增多;应用叶酸和维生素 B_{12} 治疗无效。MA 成熟红细胞大小较一致,以大椭圆形红细胞为主;中性粒细胞核分叶过多(分五叶者>5%);血小板大小均匀,骨髓三系血细胞的巨幼变程度比 RA 明显,呈典型巨幼变。红系早期巨变;典型的巨大晚幼粒及杆状核粒细胞,粒细胞均有胞核肿胀的特征;巨核细胞以多分叶及多圆核细胞为主,分多个小核的巨核细胞是 MA 的形态学特征。

此外少数缺铁性贫血、维生素 B_6 反应性贫血及慢性溶血性贫血骨髓象可见巨幼变,再障亦可见类巨幼变,注意鉴别。本病的精神神经症状易误为脑发育不全,但后者智力低下,精神神经发育落后自生后即逐渐出现。结合血液学检查,治疗反应不难鉴别。

六、治疗

1.治疗基础病 如喂养不当应予纠正,慢性腹泻应予以治疗,对于不能根治的先天性缺陷,只能采用补充或替代治疗。对慢性溶血患者或长期服用抗癫痫药者应给予叶酸防治,恶性贫血、全胃切除及先天性 IF 缺陷者应每月预防性肌内注射维生素 B_{12}。加强营养及护理,按时添加辅食,治疗开始2~3天可鼻饲喂养。

2.药物替代疗法

(1)维生素 B_{12} 大剂量突击疗法:500μg 一次肌内注射,适用于不便多次注射的患儿;小剂量持续疗法:每次100μg,重症加倍,每周2~3次肌内注射,连用2~4周,或至血象恢复正常为止。维生素 B_{12} 治疗适用于母乳喂养儿及神经系统症状明显者。经治疗2~3周后精神好转,网织红细胞增加,6~7天后达高峰,继之红细胞及血红蛋白上升,神经系统症状恢复较慢,甚至可暂时加重,伴神经系统症状者对治疗的反应不一,需大剂量500~1000μg/(次·周)长时间(半年以上)的治疗;单纯维生素 B_{12} 缺乏者不宜加用叶酸,以免加重精神神经症状。

(2)叶酸 5~20mg/d,口服或肌内注射7~14天或持续数月,同时口服维生素 C 200mg/d

以促进叶酸的利用,适用于人工喂养儿,对维生素 B_{12} 治疗反应差或无明显神经症状者。因使用抗叶酸制剂致病者用甲酰四氢叶酸钙 3~6mg/d 肌内注射。叶酸治疗后,1~2 天食欲好转,2~4 天网织红细胞上升,4~7 天达高峰,2~6 周血红蛋白及红细胞可恢复正常。骨髓中巨幼红细胞大多于 24~48 小时内转为正常幼红细胞。如叶酸缺乏伴维生素 B_{12} 缺乏者,单用叶酸治疗是禁忌,须同时应用维生素 B_{12},以防神经系统病变恶化。除了存在营养不良性慢性疾病如剥脱性皮炎及溶血等,不提倡长期用叶酸。维生素 B_6 有助于神经症状恢复。

3.补钾、补铁　严重巨幼红细胞贫血患儿在治疗开始 48 小时后,血钾可突然下降,加之心肌因慢性贫血缺氧,可发生突然死亡,严重 MA 患儿,治疗时应同时加用氯化钾 0.25~0.5g,每天 3 次,以防低血钾致患儿猝死。恢复期需要大量的铁,要适当加服铁剂以供造血细胞所需。严重贫血伴心功能不全或其他并发症者。应少量多次输红细胞悬液。

第二节　非营养性巨幼红细胞性贫血

一、幼年型恶性贫血综合征

幼年型恶性贫血综合征是由于先天性内因子缺乏或吸收障碍等多种因素(除营养性外)引起的维生素 B_{12} 缺乏导致的巨幼细胞性贫血。在我国小儿罕见。

【临床表现】

与成人恶性贫血基本相似,有严重的巨幼细胞性贫血及神经系统亚急性联合退行性变性,伴有胃黏膜萎缩及胃酸缺乏。本病小儿极罕见。

【治疗】

1.病因治疗。

2.维生素 B_{12}　治疗儿童每次 15~30μg,年长儿或青少年每次 100μg,肌注,每周 3~5 次,连用 2~4 周,或用至血象恢复正常。随后改维持治疗,每月 1 次 100μg 肌注,直到终生。如神经系统症状明显,需加大剂量,每月肌注 1000μg,终生治疗。

二、维生素 B_1 反应性巨幼红细胞性贫血

维生素 B_1 反应性巨幼红细胞性贫血是一种先天性的 DNA 合成紊乱所致的、对大剂量维生素 B_1 治疗有血液学反应的巨幼红细胞性贫血。

【临床表现】

1.贫血和神经性耳聋症状为主,无肝脾、淋巴结肿大,不伴脚气病。

2.巨幼细胞性贫血改变,无环形铁粒幼细胞。

3.尿中葡萄糖和氨基酸(缬氨酸和赖氨酸)排泄量增加。

4.脑电图示基础波成熟迟缓。

5.维生素 B_1 50～100mg/d 肌内注射有效。

【鉴别诊断】

见表 3-2。

表 3-2 叶酸代谢异常性巨幼细胞性贫血的鉴别

疾病	巨幼细胞性贫血	智力障碍	FIGLU排泄量	血清叶酸含量	有效治疗
乳清酸尿症	有或无	无	正常	增加	尿胞苷 1g/d
维生素 B_1 反应性贫血	有	无	正常	未测定	维生素 B_1 50～100mg/d
四氢叶酸反应性贫血	有	无	增加	正常	四氢叶酸 100μg/d
先天性家族性巨幼细胞性贫血	有	无	增加	增加	大剂量叶酸加维生素 B_{12}
N_5-甲基四氢叶酸转移酶缺乏症	有	有	正常	增加	无

注:FIGLU:尿中亚胺甲基谷氨酸

三、药物性巨幼红细胞性贫血

药物性巨幼红细胞性贫血是由于应用某些药物引起的巨幼细胞性贫血。可引起本症的药物通过对 DNA 合成过程中不同环节的作用延缓其合成速度,使细胞出现巨幼样改变。

1.影响叶酸吸收、代谢的药物 甲氨蝶呤、氨苯蝶啶、乙胺嘧啶、苯妥英钠、鲁米钠、柳氮磺胺吡啶及异烟肼等影响叶酸吸收而引起巨幼红细胞性贫血,可加用叶酸治疗。

2.影响维生素 B_{12} 吸收代谢的药物 如甲氨蝶呤、二甲双胍、苯乙双胍、秋水仙碱、新霉素、硝普钠、对氨基水杨酸及避孕药等,分别通过影响维生素 B_{12} 吸收、甲钴胺代谢及维生素 B_{12} 在血清中结合和运转等导致血清维生素 B_{12} 水平下降,而出现舌乳头萎缩、脊髓后索及侧索体征等表现。

艾滋病患者接受抗反转录病毒治疗(ART),ART 抑制 DNA 合成,半年内可导致巨幼细胞性贫血;苯可以抑制造血干祖细胞分裂及分化成熟,抑制骨髓细胞合成 DNA 和 RNA,甚至引发染色体异常。对于苯中毒,尤其是慢性者所致的贫血或血细胞减少,须注意其是否向骨髓增生异常综合征发展。鉴于许多药物及化学相关性贫血会转化为骨髓增生异常综合征和白血病,应长期严密随访,评价发生骨髓增生异常综合征的可能,并及时治疗。

一旦明确或怀疑化学物及药物所致的贫血,应迅速脱离对上述物质的暴露。有条件尽可能进行血药浓度监测,使血药浓度达到治疗目的,减少药物剂量。必要时可同时服用叶酸或加维生素 B_{12} 以预防巨幼红细胞性贫血。化学物及药物对造血干祖细胞损伤所致的贫血常合并粒细胞缺乏和血小板减少,并且骨髓抑制较长,要加强支持治疗。

第四章 骨髓再生不良综合征

再生不良(低下)性贫血是由各种原因引起的骨髓的多能、定向干细胞(种子)、微环境(土壤)的损害或机体免疫功能改变(虫子),导致骨髓造血功能衰竭、全血细胞(或纯红细胞)减少的一种综合征。

病因分类如下:

【先天性(体质性)】

罕见,约2.5%。

1.全血细胞减少 Fanconi贫血、家族性再生不良性贫血型(不伴畸形,无染色体断裂)、先天性角化不全症、再生不良性贫血伴染色体异常、Dubowitz综合征(先天畸形,智力障碍和再生不良性贫血)及免疫不全伴再生不良性贫血。

2.纯红系细胞再生不良 Blackfan-Diamond综合征、Aase综合征及先天性红细胞生成异常性贫血(CDA)。

【获得性(后天性)】

约占小儿再障的60%~70%。

1.纯红细胞性再障(PRCA)。

2.特发性再障(占70%以上)。

3.继发性再障

(1)药物及化学因素:抗生素类(如氯霉素、四环素、磺胺药、青霉素、利福平及异烟肼等)、化学物质(苯及其衍生物)、抗白血病及肿瘤药物(如氮芥、环磷酰胺、6-MP、阿糖胞苷、甲氨蝶呤及多柔比星等)、解热镇痛药(如保泰松、氨基比林、安乃近及非那西丁)、抗癫痫药(扑痫酮、苯妥英钠及三甲双酮)、抗组胺药(异丙嗪)、镇静药(甲丙氨酯、氯丙嗪及氯氮等)、抗寄生虫药(乙胺嗪、氯胍及有机砷)、利尿药(乙酰唑胺)、其他(奎尼丁,金制剂,胺苯硫脲,铋、汞化合物,化肥农药,染发剂,沥青,糖精等)。

(2)物理因素:放射性或电离辐射物质。

(3)生物因素:细菌(败血症、粟粒性结核、伤寒及白喉)、病毒感染(甲、乙、丙型肝炎病毒、HIV、EB病毒、人类细小病毒、麻疹病毒、疱疹病毒、CMV、流感及副流感病毒)及原虫等感染。

(4)某些血液病可致一过性再障(再障危象):遗传性球形红细胞增多症、自身免疫性溶血性贫血、丙酮酸激酶缺乏症、地中海贫血及镰状细胞疾病等。

(5)其他:SLE、胸腺瘤、慢性肾衰竭、移植物抗宿主病(GVHD)、MDS、PNH、恶性营养不良及妊娠等,免疫缺陷亦可导致再障,如嗜酸性细胞筋膜炎及低免疫球蛋白血症等。

第一节 红细胞再生不良

单纯红细胞再生障碍性贫血(PRCA),又称红细胞再生不良或再生低下性贫血。本症仅骨髓红细胞系增殖分化障碍,而不影响粒系及巨核细胞系的一组异质性贫血综合征,特点是骨髓单纯红细胞系造血缺陷,外周血红细胞减少,网织红细胞极低或缺乏,而粒细胞和血小板正常。本病发病率约占再障总数的3%。

一、先天性单纯红细胞再生障碍性贫血

先天性单纯红细胞再生障碍性贫血(CPRCA),又称Diamond-Blackfan贫血(DBA)。DBA为一种罕见的先天性PRCA,于1938年首次由Diamond及Blackfan报道,迄今已报道500余例。本病男女患者之比约为1.1:1。

【病因与发病机制】

DBA病因及发病机制比较复杂,可呈常染色体显性或隐性遗传。患者可能存在c-kit原癌基因和/或SI基因突变。前者定位于4号染色体上,编码c-kit受体,表达于造血干细胞;后者在12q22~24,编码KR配体即SCF,表达于基质细胞。患者骨髓集落培养显示,红系祖细胞(BFU-E及CFU-E)显著减少或阙如;患者体内不存在与其红系造血缺陷有关的细胞及体液免疫功能紊乱,且骨髓基质支持造血功能良好。另有报道称染色体19q13有异常。较一致的观点认为,DBA患者红系祖细胞存在内在性的质的异常,导致其对多种红系祖细胞分化与增殖的造血生长因子(HGFs)反应性降低。有研究发现,小于1岁的DBA患儿骨髓BFU-E、CFU-E数接近正常,体外对SCF、IL-3、EPO反应良好,而大于3岁患儿骨髓BFU-E、CFU-E明显减少,体外对上述因子反应明显降低,提示部分患者造血缺陷可能累及早期造血细胞,并随年龄增长而逐渐加重。

【临床表现】

贫血为主要临床表现。约35%患儿出生时即表现有贫血,65%在6个月以前发病,超过90%患儿在1岁内确诊。多无肝、脾及淋巴结肿大,无黄疸和出血倾向。30%~45%患儿伴先天性发育畸形,主要有低出生体重以及Cathie面容、智能低下、肾输尿管畸形、骨骼异常、畸形指(趾)(拇指三节畸形,称Aase综合征)、先天性心脏病、眼发育不良、腭裂、颈蹼及生殖器发育不全,约1/6病例呈Turner综合征。

【实验室检查】

1.血象 呈中度至重度贫血,个别出生时血红蛋白<100g/L,至2个月龄时平均40g/L,网织红细胞<2%,多为正细胞正色素性贫血,1/3病例为大细胞性(MCV>90)。白细胞和血小板数正常或血小板数轻度升高,但脾功能亢进时可减少。红细胞寿命正常,具胎儿样红细胞特点:巨红细胞症,胎儿血红蛋白及胞膜抗原i增加,胎儿红细胞糖酵解及戊糖旁路酶(转氨酶、醛缩酶、磷酸果糖激酶和谷胱甘肽过氧化酶)活性增加。此外,红细胞腺苷脱氧酶(ADA)

活性特异性升高,有助于与儿童暂时性幼红细胞减少症(TEC)鉴别。

2. 血清铁、TIBC　血清铁增加,TIBC下降。

3. 骨髓象　90%患者红系增生减少或极度低下或阙如,粒/红系比例达50∶1~200∶1,有核红细胞极少(<0.01)或阙如(<0.05可确诊,<0.1为可疑),红细胞成熟停滞,少数可见原红细胞呈巨幼样变。血小板和粒细胞系增生正常。

4. 造血干细胞集落培养　大多数患者BFU-E和CFU-E缺乏,少数患者正常,但停滞于原始红细胞水平。贫血越重,SCF受体数越少。

5. 染色体　染色体异常呈非特异性断裂和易位(19q),DNA交联分离剂诱导淋巴细胞,染色体无特异性断裂现象,可与Fanconi贫血鉴别。

【诊断】

本病诊断要点:①生后12个月内即发生大细胞(或正细胞)正色素性中、重度贫血;②网织红细胞明显减少(<0.01);③骨髓增生活跃,伴选择性红系前体细胞明显减少;④血清促红细胞生成素水平增高;⑤白细胞正常或稍降低;⑥血小板数正常或稍增加;⑦除外继发性PRCA。

【家系调查】

对DBA患者,应进行家族史调查:家系成员有无先天畸形,贫血(包括怀孕期间需输血,巨幼细胞性贫血)史;应对父母及同胞进行筛查,筛查项目包括血细胞计数、网织红计数、HbF检测和eADA活性。

【鉴别诊断】

1. 新生儿溶血症(Rh/ABO)不合所致晚期增生低下性贫血,可持续数月之久,但罕见。

2. 儿童暂时性幼红细胞减少症(TEC)。

3. 注意与Fanconi贫血、Shwachman-Diamond综合征、Pearson综合征、先天性Dyskeratosis、MDS(5q-型)、单体7、8、9三倍体及B_{19}病毒感染鉴别。

【治疗】

目前的主要治疗方法:纠正贫血,选用肾上腺皮质激素免疫抑制剂或异基因造血干细胞移植。

1. 肾上腺皮质激素　首选激素治疗。80%患者初次治疗时有反应,治疗开始越早,疗效越明显。若发病3个月内开始治疗,几乎100%患儿出现治疗反应。若发病3年后才开始服用泼尼松,则疗效极差。一般可输注红细胞使Hb达90~100g/L,1~2周后开始激素治疗,开始剂量泼尼松2.0mg/(kg·d),分3次口服,每周查血常规及网织红细胞计数,有反应者在用药2~4周时出现网织红细胞和骨髓有核红细胞增加,4~6周后血红蛋白达正常,当不依赖输血而Hb水平高于90g/L时,认为激素反应好。Hb达正常后可逐渐减量(每月减1/4量,观察反应)至最小有效维持量[不能超过0.5mg/(kg·d),或1mg/kg,隔天1次,或部分患者仅需每周服1~2次],服0.5~1年停药。开始激素治疗4周的过程中,Hb仍进行性下降并依赖输血者,认为激素无效。不建议大剂量或延长激素试验时间。激素部分反应是指激素治疗期间Hb维持在80~90g/L,停激素患者能正常生长发育。如果激素减量后需依赖输血,则认为激素无效。如果激素无效或仅部分反应,可以12~18个月后再尝试激素治疗,因为部分患者可以有效。

激素对生长发育及神经认知发育的副作用较大。在婴儿期,建议推迟开始激素治疗的时间,可先输红细胞纠正贫血,1岁后才开始激素治疗。但如果血制品提供困难,安全性不能保障,或静脉通道损伤的,可考虑早开始激素治疗。激素或输血的目标是维持血红蛋白水平以保证生长发育及认知系统发育的正常。建议每次输浓缩红细胞10~15ml/kg,维持Hb在80~110g/L。直系亲属的血制品不能使用,因为会对以后移植产生不良影响。

因激素的长时间使用,5岁开始需进行骨密度监测,发现骨密度严重降低者,需立即开始激素减量及输血。发生病理性骨折时需暂停激素。反复骨折或骨质缺失患者,可选用磷酸盐制剂。需监测白内障及青光眼。

2.二线用药 对激素无反应者可予二线用药。选用免疫抑制剂如环磷酰胺(CTX)、环孢霉素A(CsA)、ATG、6-巯基嘌呤(6-MP)及长春新碱(VCR)等。如CTX 3mg/(kg·d)或6-MP 2~2.5mg/(kg·d)连续口服2个月,症状好转后逐渐减量至小剂量维持治疗1~2年,可与皮质激素联合应用。

3.造血干细胞移植 二线药物治疗无效者或有并发症者,可选用异基因造血干细胞移植。随着HLA配型技术的提高,患者在9岁以前行相合的同胞供体造血干细胞移植总存活率可达90%±9.5%,非血缘相关或同胞1个位点不全相合的移植存活率可达87.5%±13.2%。由于移植效果的显著提高,有条件地区已作为本病目前的一线选择。

对泼尼松不敏感者往往依赖定期红细胞输注,保持Hb 80g/L左右。长期输血可引起含铁血黄素沉着症及血色病等。严重者可应用去铁胺,改善和推迟铁蓄积作用。激素及依赖输血患者建议每6个月~1年进行1次眼科、心脏彩超及内分泌专科的检查。对药物治疗无效,而又需要频繁输血、无条件作异基因造血干细胞移植者,可行切脾以减少输血。有应用雄激素、丙戊酸或亮氨酸等成功治疗DBA的报道。

【预后】

10%~20%患者可自发缓解,自发缓解平均年龄7岁。对皮质激素反应者,缓解率60%~70%,并需小量激素维持,5%~10%则需高剂量激素维持。乳幼儿病例多可治愈,无效者占30%。部分患者治疗效果较差,主要靠输血改善症状,易引起血色病,多于10~20岁死于充血性心功能衰竭,少数可发生白血病、恶性淋巴瘤及各种实体瘤等。

二、获得性纯红细胞再生障碍性贫血

获得性纯红细胞再生障碍性贫血(PRCA)是指多种病因所致的骨髓单纯红细胞生成障碍,粒系和巨核系增生正常或轻度受累的贫血。确切发病率不详,与性别、年龄、地域及人种无明显相关性。

【病因】

按病因分为原发性和继发性。后者又称儿童暂时性幼红细胞减少症、一过性原始红细胞缺乏症、急性造血功能停滞或急性再障危象。

1.原发性 病因不明,多与B淋巴细胞和(或)T淋巴细胞异常免疫有关。

2.继发性 病因可能与下列因素有关:

(1)胸腺瘤及某些实体瘤:胸腺瘤是继发性 PRCA 最常见的病因,约 50% PRCA 患者为胸腺瘤。女性多见(为男性的 3~4.5 倍),不伴胸腺瘤的 PRCA 则多见于男性(男性是女性的 2 倍)。

(2)感染:各种细菌、病毒(EB 病毒、腮腺炎病毒、HPV-B$_{19}$病毒、CMV 病毒、HIV、T 细胞白血病/淋巴瘤病毒、肝炎病毒及流行性出血热病毒等)及支原体(肺炎支原体)等。

(3)恶性血液病:恶性淋巴瘤、慢性粒细胞白血病(CML)、血小板减少性紫癜(ITP)及急性淋巴细胞白血病(ALL);PRCA 可发生于 B 或 T 淋巴细胞增殖性疾病,T 细胞大颗粒淋巴细胞白血病(T-LGLL)是继发性 PRCA 最常见的病因。美国单中心研究表明,大颗粒淋巴细胞白血病(LGLL)是继发性 PRCA 最主要的潜在疾病,而在日本,LGLL 是继发性 PRCA 的第二潜在疾病,在表现出明显的淋巴细胞增殖前,PRCA 为其主要表现。要求骨髓形态学检查、免疫分型及淋巴细胞 TCR 重排分析,排除 LGLL。染色体检查排除染色体异常。

(4)药物和毒物:最常见的有异烟肼、硫唑嘌呤和甲基多巴,其他还有哌嗪类、有机磷酸盐、氯霉素、青霉素、D-青霉胺、解热镇痛药、磺胺类、丙戊酸、苯妥英钠、镇静剂和杀虫剂等;HIV 感染的患者应用高效抗反转录病毒药物齐多夫定及拉米夫定治疗过程中可发生 PRCA,在停药后病情很快缓解。近期有抗病毒药物齐多夫定及化疗药物氟达拉滨导致 PRCA 的报道。

(5)慢性溶血性贫血:如遗传性球形红细胞增多症、镰状细胞贫血、β-地中海贫血及获得性溶血性贫血等。

(6)结缔组织病(SLE、类风湿性关节炎、混合性结缔组织病及 Sjogren 病):SLE 患者的血清中存在抑制因子,如抗红系祖细胞或抗 EPO 抗体,也有报道存在异常 T 细胞,抑制红系祖细胞的生长。

(7)自身免疫性疾病:自身免疫性甲状腺功能减退症、自身免疫性慢性肝炎、血管免疫性母细胞淋巴腺病及 ABO 血型不合异基因造血干细胞移植后及 EPO 治疗后抗 EPO 抗体等。

(8)其他:严重营养不良、严重肾衰竭及妊娠继发 PRCA。

【发病机制】

目前认为 PRCA 主要病理机制为 T 淋巴细胞介导的骨髓红系暴增性集落形成单位(BFU-E)及红系集落形成单位(CFUE)免疫损伤。在上述患者体内 Tγ 及自然杀伤(NK)细胞数量明显增高,体外培养显示 Tγ 细胞对 BFU-E 及 CFU-E 均表现出明显的抑制作用,从而抑制红系造血。无论是原发还是继发,发病机制多认为与异常免疫相关,涉及多个因素。

1.病毒直接损害 在抑制红系的病毒感染中,人类微小病毒 B$_{19}$病毒(HPV)是最常见的因素。这种 DNA 病毒具嗜血细胞性,对 BFU-E 和 CFU-E 具特异趋向性及高度亲和力,病毒结合在细胞膜的 P 抗原上,受体为红细胞糖苷脂,B$_{19}$病毒侵入 BFL-E 及 CFU-E 后迅速在红系祖细胞中增殖,其非结构蛋白直接诱导红系祖细胞凋亡,直接损伤红系祖细胞,抑制 CFU-E,骨髓红系造血抑制,导致网织红细胞显著减少及中到重度贫血,但不影响髓系细胞。在健康宿主很少诱发 PRCA,多数病例发生在淋巴细胞增殖性疾病、人类免疫缺陷病毒(HIV)感染以及应用免疫抑制剂等免疫缺陷状态。免疫功能缺陷及应用免疫抑制剂治疗的患者易并发持久性 HPV 感染,导致慢性难治性 PRCA。肝炎病毒诱发 PRCA 多为丙肝病毒,与肝炎病毒诱发再生障碍性贫血(AA)的机制相似,可能为病毒直接攻击红系祖细胞,或者产生的抗病毒抗体不能识别自身红系祖细胞而阻滞其生长。已有EB病毒感染相关PRCA及重症甲型肝炎相关PRCA的报道。

2.机体免疫功能异常　感染(特别是病毒如甲、乙型肝炎病毒)或肿瘤(如胸腺瘤)可诱发患者免疫调节紊乱,产生抗遗传型抗体IgG或IgM,抗自身正常祖细胞;及抑制性T细胞($CD8^+$细胞)介导红系祖细胞的损伤。患者$CD3^+$细胞和$CD8^+$细胞亚群升高,$CD4/CD8^+$比值下降并倒置,异常增高T淋巴细胞的活化程度也明显增高。这些增高并活化的CTL通过直接或间接作用抑制红系造血,成为引起PRCA的一个重要因素。部分患者血清干扰素水平、T抑制细胞数量及NK细胞活性均有增加;CD10阳性的激活淋巴细胞数量增加;约60%患者血清含红系造血干细胞的抑制因子,25%患者检出抑制红系造血干细胞的$CD8^+$细胞,尚有部分患者可检出抗EPO抗体。这些免疫抑制因素可分别抑制红系祖细胞或抗相应红系造血刺激因子,从而使红系造血干细胞增殖分化停滞于原始阶段,骨髓BFU-E和CFU-E生成减少。胸腺瘤所致获得性PRCA与克隆性T细胞增殖有关,患者体内可产生抑制性T细胞,抑制红系分化。这些患者可表现为外周血B淋巴细胞计数下降、$CD4^+$T淋巴细胞降低以及$CD4/CD8^+$细胞比值倒置。

3.药物相关性　某些药物对BFU-E及CFU-E有直接毒性作用或血清中有IgG抑制物在药物参与下抑制红系生长。

4.ABO血型不相合的异基因干细胞移植　ABO血型不合,特别是ABO主侧血型不合的异基因造血干细胞移植后,是由于受者体内残存的浆细胞分泌抗A或抗B同种凝集素持久存在,抑制了供者的红系祖细胞,A抗体是导致PRCA的主要危险因素。移植后血红蛋白和网织红细胞处于较低水平,A抗体浓度较高。用泼尼松治疗后,A抗体逐渐下降,贫血逐渐纠正。还可能与输血有关的B_{19}感染、非ABO凝集素抗体及CsA使用有关。受者/供者间血型为O型/A型的移植与PRCA的发生显著相关。移植前采用供者血型的血浆作血浆置换有可能防止PRCA的发生。

5.抗促红素抗体　慢性肾病贫血患者长期使用rHuEPO过程中,体内产生抗rHuEPO抗体,既针对外源性EPO,也针对内源性EPO,导致红细胞生成缺陷,成为应用rHuEPO治疗的严重的不良反应,皮下注射的发生率高于静脉注射;有研究发现,在抗体介导的rHuEPO所致的PRCA患者中,HLA-DRB1*09等位基因的发生频率明显增高,两者之间具有相关性。

【临床表现】

起病缓慢,贫血是最突出的临床表现,于1～4周贫血逐渐加重。继发性者有明确的原发病或诱发因素,在诊断前1个月,半数以上患者有呼吸道或消化道病毒感染史。任何年龄均可发病,多见于6个月～4岁龄,中位年龄23个月。约10%患者在3岁以上。男女发病均等。以散发病例为主,亦有个例同胞同患本病者。多数(约占60%)突然发生苍白、无力,贫血明显加重(100%),少数起病缓慢,于1～4周内贫血逐渐加重,病情则相对轻。偶有轻微皮肤黏膜出血(20%)。偶有癫痫发作、憋气及短暂缺血发作等。可轻度肝、脾大(27%),浅表淋巴结肿大(20%)。无先天性畸形。

【实验室检查】

1.外周血象 Hb 22~125g/L,平均 56g/L。红细胞 MCV 正常,为正细胞正色素性贫血。大部分患者的网织红细胞<0.001 或 0。WBC 正常,少数患者(约 10%)中性粒细胞减少(ANC<1.0×10^9),20%的患者可能由于合并感染出现 WBC>10×10^9/L。血小板数多正常,减少者约 5%。可全血细胞减少。

2.骨髓象 红系明显受抑制,各阶段有核红细胞明显减少(0.03~0.05),常伴有成熟障碍;粒红比例为(6.5~173):1,淋巴细胞比例相对增多。粒细胞系轻度改变,成熟停滞于晚幼阶段,中性粒细胞轻度巨幼样变,核分叶过多或畸形,胞浆空泡,中毒颗粒;巨核细胞系统异常增加,可有核左移,分叶过多,血小板形成功能差。继发性者易见巨型原始红细胞,胞体 20~60μm,呈类圆形或不规则形,胞浆深蓝,有环核淡染带,有伪足,空泡,偶有嗜天青颗粒;胞核大呈圆形或卵圆形,偶见多核,染色质疏松呈网点状,紫红色,偶有空泡,核仁 1~2 个,大小不等,形态不一,偶见胞核分叶状,可见核分裂。易见巨大网状细胞,均为急性造血停滞的特征之一。恢复期红系呈反跳现象,出现幼红及大量红系有核细胞的异常有丝分裂。

3.原发性者可有低丙种球蛋白血症、单克隆免疫球蛋白、补体下降、抗核抗体、抗人球蛋白试验阳性以及淋巴细胞 γδ 受体基因重排等。

4.其他 病毒相关检查,如 BV19-DNA;影像学检查(X 线胸部后前位、侧位和 20°斜位摄片,CT 扫描)排除胸腺瘤或其他肿瘤。

【分型】

按血象及骨髓增生程度将本病分为三型:①纯红细胞再生障碍性贫血型:血象仅红细胞减少,骨髓增生活跃或明显活跃,红系增生低下或缺如,易见巨型原红细胞,网织红细胞 0~0.005。②中间型:血象中有两种血细胞减少,偶有全血细胞减少。网织红细胞 0~0.002,骨髓增生活跃,呈纯红细胞再生障碍性贫血,易见巨型原红细胞。③再生障碍型:骨髓增生低下或明显低下,不易见到巨型原始细胞,血象中全血细胞减少,网织红细胞 0~0.002。

【诊断与鉴别诊断】

国外诊断标准:①显著的慢性正细胞正色素或大细胞正色素性贫血,伴网织红减少或缺如。②骨髓有核红细胞显著减少直至缺如。粒系、巨核细胞系正常。③周围血白细胞数和分类正常。④血小板数正常,无出血现象。⑤无髓外造血证据。

国内诊断标准:

1.临床表现 有贫血症状和体征,无出血,无发热,亦无肝脾大。

2.实验室检查 ①血红蛋白低于正常值,网织红细胞减少,白细胞计数及血小板计数均在正常范围内(少数患者可有轻度白细胞或血小板减少),白细胞分类正常。②红细胞比容较正常减少,平均红细胞体积、平均血红蛋白含量及平均血红蛋白浓度在正常范围内。③骨髓象中红细胞系统各阶段显著低于正常值。幼稚红系应少于 5%,粒细胞系及巨核细胞系的各阶段在正常范围内。红系严重减少时,粒系的百分比相对增加,但各比例正常。④Ham 试验、Coombs 试验及尿 Rous 试验均阴性。

本病需与先天性纯红细胞再生障碍性贫血(DBA)相鉴别。

【治疗】

发病机制主要是免疫介导,尤其是细胞免疫,因此免疫抑制治疗仍然是首选。应根据不同的致病机制制订治疗策略。

1.治疗基础疾病及去除病因　诊断明确后,必要时予输血治疗。原发性者,10%~12%患者表现为短病程或自限性,建议至少观察1个月,如果1个月后红系造血无改善,才考虑免疫抑制剂治疗。药物诱发的PRCA停用可疑药物,多数患者停药后可自行恢复。rhEPO诱导的PRCA可以停药、换剂型及加用免疫抑制剂治疗;继发于胸腺瘤者,胸腺切除后约50%的患者贫血可望4~8周恢复正常红系造血,无需其他治疗而获得完全缓解(CR)。效果不佳者继用硫唑嘌呤等免疫抑制剂能改善贫血。其他肿瘤患者也应积极治疗原发病。

2.糖皮质激素　为本病一线治疗用药,特别是自身免疫性疾病、胸腺瘤切除后无效及ABO血型不合移植后的PRCA等可选用泼尼松治疗。泼尼松1~2mg/(kg·d),分次口服直至缓解,一般2周(5~15天)网织红细胞上升,2~3周血红蛋白增加,2~6周可达100g/L以上,40%患者4周内有效,逐渐递减,3~4个月停药。泼尼松治疗无效,可试用大剂量甲基泼尼松龙治疗,加用丹那唑等雄激素可提高疗效。但有80%患者在停药后复发。

3.IVIG　用于r-HuEPO相关的PRCA、微小病毒B_{19}感染及泼尼松治疗无效的病例,剂量0.4g/(kg·d),连用5天。大剂量IVIG可通过其Fc受体阻断单核-吞噬细胞系统功能,起到免疫调节作用,同时亦有抗感染效应,对于微小病毒B_{19}感染诱发的PRCA,应用大剂量IVIG冲击治疗可取得较好疗效,但大多需要反复多疗程输注,直至病毒清除。

4.免疫抑制剂

(1)CsA对原发者可作为一线治疗药物,剂量为3~8mg/(kg·d),血药浓度调整到150~250ng/ml,疗程不短于3个月,多数患者需要服用1~2年。CsA对预防复发有重要作用。复发病例可以CsA联合皮质激素,仍有40%~60%患者达缓解。胸腺瘤相关PRCA对CsA的反应良好。

(2)糖皮质激素和CsA失效患者及T细胞介导的PRCA,可以使用抗胸腺细胞球蛋白(ATG)或抗淋巴细胞球蛋白(ALG),其应用方法和疗程同重型再生障碍性贫血的治疗,有效率接近50%,有效病例在数天内即可获缓解。可与其他免疫抑制剂联合使用。

(3)环磷酰胺、硫唑嘌呤及干扰素等也可用于自身免疫性疾病相关的PRCA。CTX的用量:成人从50mg/d开始口服,加甲基泼尼松龙(PSL)20~30mg/d,在白细胞及血小板允许情况下,CTX每1~2周加50mg直到最大剂量150mg/d,维持该剂量直到缓解或出现骨髓抑制,有效患者平均11~12周见到效果。见效后PSL逐步减量停用,达到血液学缓解后3~4个月内逐渐减量停用CTX。长期使用CTX对性腺有毒副作用及容易引起肿瘤,建议CTX作为诱导缓解,口服给药,6个月后转CsA维持。

5.血浆置换和免疫吸附　可清除血浆中的抑制物。

血浆置换术:对于ABO血型不合的allo-HSCT后并发的PRCA还可采用供者血型的血浆置换术,停用免疫抑制剂(如CsA)或者是行供者白细胞输入以增强移植物抗宿主反应,也可应用rHuEPO。有报道采用人类脂肪组织来源间充质干细胞(AMSC)挽救治疗,$1.5×10^6$/kg静脉输注。

6. r-HuEPO　r-HuEPO可增加其他药物治疗PRCA的疗效(患者体内EPO水平<200U/L)。开始治疗前,有条件者应先测定患者EPO水平及是否存在EPO抗体。

7. 单克隆抗体(单抗)　美罗华(CD20单抗)用于B细胞介导的体液免疫诱发的PRCA,推荐剂量每次375mg,每周1次,共2次,同时配合应用其他免疫抑制剂,疗效显著。即使小剂量也取得了很好的疗效[利妥昔单抗150mg/m²,每周1次,连用3周(总剂量900mg)]。对于ABO血型不合的allo-HSCT后继发PRCA患者,CD20单抗亦是有效的治疗方法之一。Alemtuzumab(Campath 21H,CD52单抗)应用于T细胞介导的细胞免疫因素导致的PRCA(如T-CLL、大颗粒淋巴细胞白血病及LGLL),仅在传统免疫抑制剂无效的难治性PRCA患者使用,但需要CsA维持。CD20单抗和CD52单抗可能对氟达拉滨导致的PRCA治疗有效。达利珠单抗为抗白细胞介素2(IL-2)受体的单克隆抗体,IL-2受体表达在活化T细胞上,阻断IL-2受体可降低活化T细胞的活性和增殖,达利珠单抗可显著降低T细胞活性,应用于T细胞介导细胞免疫因素导致的PRCA。

8. 切除脾脏　药物治疗无效需要频繁输血的病例,可考虑切除脾脏治疗,有效率仅14%,术后需继续用免疫抑制剂。

9. 造血干细胞移植　难治及复发者可做HLA相合的造血干细胞移植。

【预后】

本病复发风险高,需要维持治疗,尤其需要免疫抑制治疗的患者,在取得一定疗效后仍应维持,缓慢减量。用免疫抑制剂治疗的缓解率68%,80%的复发发生在2年内,复发后用原治疗药物仍有效。小剂量的免疫抑制剂应维持1~2年。5%~10%的患者可自行缓解。

三、先天性红细胞生成异常性贫血(CDA)

先天性红细胞生成异常性贫血(CDA)是一组遗传性难治性贫血,具特征性"无效红细胞生成"(髓内红细胞死亡)及骨髓中形态异常的多核幼红细胞增加。本病原因未明,认为CDA是膜蛋白显著缺陷或红系定向干细胞缺陷,导致幼红细胞DNA合成紊乱,形成异常幼红细胞群体,引起无效造血,或膜抗原的异常(I与i抗原存在),红细胞寿命缩短,和(或)造血微环境异常等导致贫血。

【临床表现】

(一)CDA Ⅰ型

CDA-Ⅰ型发病率占CDA总数的15%左右,高发于以色列贝多因人。为常染色体隐性遗传,致病基因CDAN1位于15号染色体(15q15.1-15.3)。从初生到中年均可发病,大部分在儿童和青年时期确诊,平均年龄10岁,个别病例在出生前确诊。

组蛋白合成异常导致有核红细胞有丝分裂障碍,红细胞生成减少;也有人认为与核膜缺陷有关,包括内质网在内整个膜系统损伤,使细胞核、内质网、线粒体,甚至溶酶体多种细胞器参与CDA-Ⅰ型的病理过程,导致幼红细胞破坏和异常增殖。

1. 临床特点　贫血、黄疸及肝、脾大。婴幼儿患者血红蛋白更低,溶血严重,常死于铁色素沉积引起的器官衰竭。大部分患者血红蛋白多在60~110g/L。大细胞性贫血,骨髓红系增生亢进,占 25%～80%,红系巨幼样变,可见多嗜性红细胞,红细胞大小不等、双核红细胞、核不规则、核碎裂和核溶解、点彩及 Cabot 环红细胞,可发现红细胞间染色质桥。电子显微镜下典型表现红细胞核染色质不均匀聚集形成海绵样结构或瑞士奶酪样外观,核孔增宽,细胞核低密度区与胞质相通,似细胞质进入核内。可有骨骼畸形、身材矮小、皮肤色素沉着、脊椎体扁平及右侧第三肋骨缺失等先天异常。血胆红素及乳酸脱氢酶升高,酸溶血试验阴性。

2.治疗及预后　20%患者需要输血;脾切除术对部分患者有效;胆结石者行胆囊切除术;并发含铁血黄素沉着症者需驱铁治疗;α-干扰素治疗部分病例有效;同胞供体骨髓移植可治愈本病。

(二)CDA-Ⅱ型

CDA-Ⅱ型占总发病率的 2/3,为遗传性多核红细胞伴酸溶血试验阳性,呈常染色体隐性遗传。发病年龄从出生到成人,平均 14 岁。致病基因 CDAN12 位于 20 号染色体(20q1.2)。CDA-Ⅱ型红细胞上存在 HAMPAS 抗原,被正常血清中的 IgM 抗体识别,引起溶血。

1.临床特点

(1)贫血程度较 CDA-Ⅰ型严重,常见肝、脾大、黄疸和胆结石,严重铁负荷致肝硬化及心力衰竭。

(2)Hb 30～150g/L,MCV 正常,网织红细胞可轻度升高,血涂片见红细胞大小不等及异形红细胞(泪滴形、不规则皱缩及核碎裂),偶见球形红细胞及点彩红细胞,可见有核红细胞。

(3)血清胆红素和乳酸脱氢酶活性增高。酸溶血试验阳性。

(4)骨髓红系明显增生,占 45%～90%,有核红细胞多为双核或多核,偶见核碎裂,但核间无染色质桥,电镜见不连续的双层膜结构。吞噬细胞有吞噬有核红细胞、网织红细胞及成熟红细胞现象。

2.治疗和预后

(1)维生素 E 有一定疗效。

(2)输血、脾切除或胆囊切除。铁负荷过重者去铁。

(3)多死于肝硬化及心脏并发症。

第二节　遗传性骨髓衰竭综合征

遗传性骨髓衰竭综合征(IMFS)是罕见的基因异常所致的不同程度的骨髓三系造血生成减少,从而表现为贫血、血小板减少和中性粒细胞减少。根据骨髓红系、粒系和巨核系三系受影响程度的不同分为:①全血细胞减少型,如范可尼贫血(FA);②仅一系受累者如先天性纯红细胞再生障碍性贫血及桡骨缺损性血小板减少症。遗传性骨髓衰竭综合征多伴有畸形(包括骨骼、颅面部、心血管、肺部、胃肠道及肾脏等),还可伴有神经系统或免疫系统的异常。临床常见的 IMFS 主要包括:FA、先天性角化不良、严重先天性中性粒细胞减少症(SCN)、先天性无巨核细胞血小板减少症(CAMT)、diamond-blackfan 贫血(DBA)及 Shwach-mand'Diamond 综合征(SDS)。

一、范科尼贫血

范科尼贫血(FA)是一种以进行性骨髓衰竭伴多种先天性畸形为特征的常染色体隐性遗传性疾病,其发病率为$(1\sim3)/10^7$,基因携带频率为1/300,10%～30% FA 患者的父母为近亲婚配。多于儿童(4～12岁)发病,最小15天、最大20岁,男女患者之比为2:1。

【发病机制】

本病患者染色体修复系统中基因相关疾病的基因突变率高(14.4%),DNA 修复能力缺陷,引起染色体畸变率增高,导致机体功能障碍及脏器畸形。骨髓微环境中有体液抑制因子或造血细胞介质受抑制,致多能干细胞功能缺陷。亦有研究表明部分 FA 患者纤维母细胞持续产生超量的细胞生长因子,认为这可能与其易发生白血病有关。

【遗传异质性与互补群及其与临床的关系】

利用体细胞融合杂交技术和 FA 细胞对交链因子异常敏感的缺陷研究 FA 的遗传异质性,称互补分析。即用 EB 病毒活化 FA 患者的 B 淋巴母细胞,建立传代细胞系。这样的 FAB 淋巴母细胞系仍具有 FA 细胞的缺陷,即对交链因子敏感。将来源于不同 FA 患者的细胞系融合杂交,检查子代杂交细胞的 FA 样缺陷,如果子代杂交细胞这一缺陷得到纠正,称为互补,表示其父代的两株 FA 细胞存在不同的基因缺陷,属于不同互补群;如果子代杂交细胞这一缺陷得不到纠正,称为不互补,表示其父代的两株 FA 细胞存在同一基因缺陷,属于同一互补群。Joenje 等借此法,至今已发现 FA 至少有 8 个互补群(A、B、C、D、E、F、G、H)。

在 FA 中不同互补群可能代表不同的基因。FANCA、FANCC 和 FANCG 基因已克隆,FAD 已定位于 3p22～26 的区域。

互补群的分析有以下意义:可通过互补群在人群中的分布估计 FA 不同基因在人群中的分布;互补群分析法为克隆不同的基因提供了基础;经互补群分析,如患者为 FANCA、FANCC 和 FANCG,则可进一步进行突变分析,了解患者的分子缺陷,为基因治疗提供依据。因此,本研究领域的多数专家建议对 FA 的诊断还应包括互补群的分析。不同互补群与患者的临床表现无明显关系。

1. FANCC 基因、突变及分子缺陷与临床的关系 FANCC 基因的 cDNA 长度约为2.3kb,FANCC 基因位于染色体 9q22.3,长 1674bp,含 14 个外显子,大小为 53～204bp,编码一个 558 个氨基酸的蛋白质。分析 FANCC 患者的基因,发现存在各种不同突变,例如框移突变、剪接点突变、错义突变、终止突变等,且分布于不同的 DNA 区域。

AuerBuch 分析 FANCC 基因型与表型的关系,发现基因缺陷与临床表现有一定关系,并将 FANCC 分为 3 组:①IVS4 突变;外显子 14 至少含一个突变,如 R548X 或 L554P。②外显子 1 至少含一个突变,如 322delG 或 Q13X。③无外显子 14 的突变。IVS4 突变或外显子 14 突变的患者造血系统异常发生早,发展为急性髓系白血病(AML)早,平均年龄分别为 10.8 岁和 15.9 岁,预后差;而外显子 1 突变组发展为 AML,平均年龄为 21.9 岁。

2. FANCA 基因、突变及分子缺陷与临床的关系 FANCA 基因的 cDNA 长度为 5.4kb,开放阅读框架为 4348bp,1.1kb 的 3'URT,31nt 的 5'URT。FANCA 基因定位于染色体

16q24.3 的区域,长度超过 80kb,有 43 个外显子组成,外显子含 34~188bp,编码一个 1455 个氨基酸的蛋白质。

分析欧洲 97 例 FANCA 患者,发现在基因的各个区域均有突变,28 例患者中有 27 种突变,他们包括框移突变、终止突变、剪切点突变、错义突变和大片段缺失突变。其中最多的突变是 1263delF,5 个无亲缘关系的患者均为此突变。另有 13 个错义突变,因在 1 名正常人中查出,尚无法肯定是病理突变还是基因的多态性。

FANCA 分子缺陷与临床表现的关系尚不清楚。

3.FANCG 基因、突变及分子缺陷与临床的关系　FANCG 基因的 cDNA 长约 2.5kb,其中含 1869bp 的开放阅读框架,编码相对分子质量约 70×10^3 的蛋白质。FANCG 基因与人 XRCC9 基因有着相同的开放阅读框架和 3′UTR 序列。而 XRCC9 基因具有逆转丝裂霉素 C(MMC)敏感的中国仓鼠细胞系 UV40 细胞对 MMC 敏感的缺陷的功能,XRCC9 可能参与 DNA 复制后的修复或细胞周期调控。分析 4 例 FANCG 患者,发现 2 种突变:终止突变和错义突变。由于 FANCG 病例太少,尚无法分析其基因缺陷和临床表现的关系。

【临床表现】

FA 是高度异质性的疾病或综合征,且疾病呈进展性,临床表现更加多样化。部分患者可仅有再障而无畸形,或只有畸形而无再障;患者常有家族史,患者和家族成员恶性肿瘤发生率很高。

1.再障临床表现　多于 4~5 岁出现贫血症,免疫力低下,易感染。常见自发性皮肤黏膜出血,少数患儿于新生儿期即出现紫癜。多伴有体格智力落后和营养不良。

2.先天畸形　表现为身材矮小和多种类型先天畸形,但大多数患者仅具有其中一种畸形。

(1)外貌异常:常见身材矮小(62%)、小头畸形(28%)、小眼及小嘴。

(2)皮肤色素沉着:51%~80%有皮肤色素异常沉着,典型表现为褐色沉着斑,偶有色素沉着与减退相混杂,呈"咖啡牛奶斑"。

(3)骨骼畸形:以多指及拇指缺失多见,或桡骨缺失伴同侧拇指缺失(50%),下肢畸形(9%),耳朵畸形(11%)。

(4)内脏畸形:以肾脏为主(24%),可有心、肺及胃肠道畸形。

3.肿瘤易患性　至少 20% 的 FA 发展为恶性肿瘤,40 岁时发生血液肿瘤和非血液肿瘤的风险分别为 33% 和 28%。桡骨结构正常和无明显先天性畸形的患者发生恶性肿瘤的危险性更高于桡骨缺陷和多发性先天性畸形的 FA 患者。FA 患者最常发生的恶性肿瘤是急性髓系白血病(AML)和骨髓增生异常综合征(MDS)。骨髓造血细胞遗传学检查出现染色体 1q 易位、单体 7/7q-或 3q+染色体异常高度提示有发生 AML 或 MDS 的危险。FANCD1 和 FANCN 患者较其他基因型患者肿瘤易患性更高,发生髓母细胞瘤、肾母细胞瘤或 AML 的时间非常早,到 5.2 岁时恶性肿瘤的累积发病率高达 97%。FANCD1 患者发生 AML 概率大,发生时间也明显早于其他基因型 FA。

FA 患者亦容易罹患实体瘤,如头颈部鳞癌、妇科鳞癌、食道癌、肝脏肿瘤、颅脑肿瘤、皮肤肿瘤及肾脏肿瘤,部分患者可同时或先后发生不同组织器官的多发性恶性肿瘤,应用雄激素治疗 FA 伴发 BMF 患者,罹患肝脏肿瘤风险明显增大。FA 患者恶性肿瘤发生率是正常人群恶性肿瘤发生率的44倍,其中实体瘤发生率增高26倍,AML发生率增高868倍。发生恶性肿瘤的中位时间分别为AML 14岁,肝脏肿瘤13岁,所有的实体瘤26岁。年轻FA患者主要以骨髓造血髓系肿瘤明显增加为主,20岁以后则实体瘤发生风险增加更为明显。

4.生殖系统异常 女性可有初潮延迟、月经不规则及绝经早;男性精子成熟障碍。男女皆可有性功能减退。

回顾性研究表明,相同基因型FA其临床表现型可明显不同,而相同临床表现型又可由不同的基因型所导致。一些临床表现型仅见于某些特定基因型。最轻临床表现型FA基本不见于FANCB、FANCE及FANCF基因型患者;回复体嵌合现象也仅见于FANCA和FANCC等部分FA基因型;FANCD1和FANCN基因型患者恶性肿瘤发生风险极高、发生时间更早,基因型与临床表现型关系明确,并且与在其他基因型FA患者表现不同;FANCD1和FANCN基因型相对于突变类型而言,对临床表现型的影响更大。尽管基因型众多、临床异质性极大,但FA细胞表现型相对一致、稳定,表现为自发性染色体断裂和染色体畸变、交联剂敏感性增高、细胞周期紊乱、氧敏感性高、RAD51灶性形成障碍凋亡失控。DEB诱导染色体断裂分析(DEB试验),至今仍被广泛用做FA的标准诊断试验。除FA外,有些患有罕见的染色体断裂综合征,如Nijmegen断裂综合征患者细胞DEB试验也可阳性。只有临床表现型符合及细胞表现型典型方可明确诊断FA。

【实验室检查】

1.血液学异常 血液学改变程度和类型呈高度异质性:①重型再障,雄激素治疗无效;②中度至重度AA,雄激素治疗有效;③轻度贫血、病情稳定,骨髓衰竭,中性粒细胞轻度减少,血小板减少症,高MCV,高HbF和Ⅰ抗原;④血液学正常,HbF升高或降低。

2.骨髓象 骨髓象类似于获得性再障,增生减低,红系和粒系比例下降,有时可见红细胞巨幼样变。巨核细胞明显减少,淋巴细胞、组织嗜碱性粒细胞及网状细胞等非造血细胞增多。

3.染色体分析 外周血淋巴细胞染色体畸变率高,呈断裂、结构异常、核内复制和单体交换,环形染色体、三射体、γ射体和双着丝点等,姐妹染色体交换数目减少,特别是对DNA交链因子,即丝裂霉素(MMC)/环氧丁烷(DEB)异常敏感,在低浓度的MMC/DEB诱导下FA患者的染色体断裂率明显高于正常人。染色体断裂试验也可用羊膜细胞、绒毛膜细胞和胎儿血细胞作染色体断裂试验作产前诊断。虽然MMC/DEB试验对FA高度特异,但在体细胞嵌合患者常不适用。

4.FA基因检测 对于确诊多采用体细胞融合杂交技术和FA细胞对DNA交联剂的高度敏感性研究FA的遗传异质性称为互补分析。将来源于不同FA患者的经EB病毒活化的B淋巴细胞系融合杂交,检查子代杂交细胞的FA样缺陷,如果子代杂交细胞这一缺陷得到纠正,称为互补,代表其父代的2株FA细胞存在不同的基因缺陷,属于不同互补群。如果子代杂交细胞这一缺陷不能纠正,称为不互补,代表其父代的2株FA细胞存在相同基因缺陷,属于同一互补群。利用互补分析,可以确定FA患者的基因型。目前多采用SSCP法筛查FAA基因突变。对于一个高度怀疑为FA但DEB试验阴性的患者,目前可用患者骨髓间充质细胞代替皮肤成纤维细胞,以避免皮肤活检。

5.造血细胞培养及造血生长因子 造血低下的FA骨髓细胞体外培养,其造血细胞呈正常增殖、分化。成纤维细胞分泌 SCF 及 M-SCF 正常,对 IL-1 诱导的 G-CSF、GM-CSF 及 IL-6 的反应呈高敏或迟钝状态。

6.其他 HbF 增高达 3%～15%。红细胞长期存在 I 抗原,TNF-α 含量明显升高,可有 NK 细胞活性下降。半数患者出现氨基酸尿,以脯氨酸尿多见。

【诊断】

最可信的实验诊断方法仍然是 DNA 交联剂处理后的染色体断裂检查。仅根据临床特征很难诊断。另外,由于 FA 患者进展为恶性肿瘤的风险较高,需要适当地给予肿瘤监控。目前对于 FA 的共识是对表现有发育不良或再障或血细胞减少的幼儿或青年进行筛查。对于伴有 MDS 或 AML 体征的幼儿和青年和(或)骨髓中存在 FA 相关染色体异常如/q+ 或 3q+ 的幼儿都进行筛查。

【鉴别诊断】

10 岁前再生障碍性贫血皮肤色素沉着和多发性先天畸形(以骨骼畸形为主),HbF 增高及诱变剂(MMC/DEB)诱发的染色体断裂数目增加者可诊断为 FA,DEB 诱变阴性者为 FA 的另一类型。

1.需与其他三系减少性疾病,如后天性再障、MDS、骨髓纤维化及夜间阵发性睡眠性血红蛋白尿(PNH)等鉴别。在疾病早期尤其需要与血小板减少性紫癜(ITP)鉴别。

2.与获得性再障鉴别:鉴别要点为,获得性再障无先天畸形,无明显智力发育落后,骨髓抑制常更为严重。

3.其他罕见的先天性再障

(1)Blackfan-Diamond 综合征为再障伴单发畸形。

(2)Zinsser-Engmancole 综合征为再障无骨骼畸形、皮肤萎缩、黏膜白斑及无染色体畸形等。

(3)Schwachmam-Diamond 综合征为再障伴胰腺外分泌功能不全、腹泻及发育落后。

(4)Estren-Dameshek 综合征亦为仅有先天性再障和家族史,但无先天畸形。

此外还需要与 Vater 综合征、Holt-Oram 综合征及无巨核细胞性血小板减少症伴桡骨缺如(TAR)等鉴别。

【预后】

影响 FA 预后的最主要因素是基因型。人类 FANCD2 和 FANCI 失功能性双等位基因突变往往是致死性的。FANCD1 型 FA 产前病死率高,即使存活,FANCD1 和 FANCN 患者也很早就发生恶性肿瘤,平均生存期最短。与 FANCA 和 FANCG 患者相比,FANCC 患者存活率明显降低。大多数 FA 成年人患者为 FANCA 基因型,FANCA 在 FA 的所有基因型中所占的比例最高(57%),然而随着年龄的增长,FANCA 成年人患者所占的比例也逐渐增高,20～29 岁组为 68%,40～49 岁组为 71%,50 岁以上组为 100%。FANCC 成年人患者中带有 c.67delG 突变的患者比例仅次于 FANCA 成年人患者,大多无严重畸形,平均身高,无需雄激素治疗、血制品输注或同种异体干细胞移植,同样具有良好预后。血液系统回复体嵌合现象是 FA 良好预后因素。此外,女性、突变轻微、先天性畸形积分较低以及接受过造血干细胞移植治疗的 FA 患者预后相对较好,目前对于雄激素治疗是否影响 FA 的预后尚存争议。

【治疗】
造血干细胞移植是目前唯一可治愈FA患者骨髓衰竭的方法,有合适供体者造血干细胞移植应作为首选治疗方案。由于FA细胞对DNA损伤剂高度敏感,预处理时化疗剂量需减低。对使用含TBI预处理方案者,放疗时屏蔽胸腺可降低造血干细胞移植后感染的发生率。以氟达拉滨为基础的不含TBI的预处理方案可降低移植相关并发病。雄激素、糖皮质激素及造血细胞生长因子等疗效难以持续,且只能改善症状,不能治愈。FA的基因治疗目前仍停留在体外和动物试验阶段。

1. 造血干细胞移植 异基因造血干细胞移植是根治FA的唯一手段,需用低剂量的预处理方案[以环磷酰胺20mg/(kg·d),共4天加5Gy胸腹照射],同胞HLA相合骨髓移植,5年存活率达75%。

2. 雄激素和皮质类固醇激素雄激素 可增加EPO产生,刺激红系干细胞,提高血红蛋白水平。可用康力龙0.1mg/(kg·d),每天3次口服。有效率约75%。治疗2~3个月后Hb开始上升,可持续几个月至20年不等;停药后复发。多与皮质类固醇激素联合治疗,加泼尼松5~10mg/d,隔天口服。适用于等待HSCT者或无条件作HSCT者。

3. 细胞因子 G-CSF或GM-CSF可增加中性粒细胞数,因有促发白血病、MDS或7号染色体单体活化风险,仅适用于严重中性粒细胞减少者。

二、Shwachman-Diamond综合征

Shwachman-Diamond综合征(SDS)为常染色体隐性遗传,88%~100%的患者有SBDS基因突变,主要为胰腺外分泌功能不全和骨髓衰竭,易发展为MDS和AML。

【发病机制】
90%以上的SDS患者均为7号染色体上的单一基因异常,该基因被命名为Shwachman-Bodian-Diamond(SBDS)基因。定位于7q11,编码250个氨基酸。但目前为止其编码的蛋白质的功能不详。该基因的转录在胰腺、骨髓及白细胞上大量表达,可能与这些组织正常功能的维持密切相关。SDS患者由于该基因的异常,导致胰腺及骨髓等相关器官功能异常。

【临床表现】
可新生儿期发病,症状轻重不等。

1. 胰腺和胃肠道症状 儿童的胰腺外分泌不足主要见于胰腺囊性纤维症,其次见于SDS。其他疾病如皮尔森综合征及重度营养不良者非常罕见。50%SDS患者的胰腺被脂肪组织所替代,胰腺外分泌不足,肠胰酶、脂酶和淀粉酶缺乏。主要表现为吸收不良综合征和消化不良综合征,脂肪痢在约50%的SDS患儿6个月以内出现,90%患儿在1岁以内发生。由于脂肪吸收障碍常导致脂溶性维生素吸收障碍,部分患儿维生素K依赖的凝血酶原时间延长。60%的SDS患者转氨酶升高,肝脏肿大。15%患者脂肪肝。

2. 造血系统异常 SDS是除范可尼贫血和Diamond-BlacUan贫血以外的第三常见的先天性骨髓衰竭综合征。主要为不同程度的血细胞减少和易发生MDS和AML。患者血液系统异常的临床表现多种多样,导致诊断困难,很多SDS的诊断为回顾性,直到家族中出现类似

的患者或发展到 AML 等。最常见(80%)的表现是中性粒细胞的持续或间歇性减少,常<$0.5×10^9$/L,且常伴有中性粒细胞迁移和趋化功能障碍。由于中性粒细胞的减少和功能障碍,患儿易合并严重感染,以中耳炎、肺炎和败血症最常见,也可发生口腔黏膜和牙龈感染。其次是贫血,多为轻度或中度贫血,且多为正细胞正色素性贫血,少部分患者可出现血小板减少,若患者出现血小板明显减少,提示 AML 可能。全血细胞减少类似再障,此外,SDS 患者的血液系统异常也可能系骨髓基质异常所致。骨髓活检常见骨髓增生低下,脂肪组织增多,一般以髓系增生减低最常见,可见中性粒细胞核左移。如果三系明显增生减低,提示已向 AML 转变。骨髓细胞遗传学异常提示可能发展为 MDS 或 AML,25% 有 i(7)(q10)染色体异常的患者发展为 MDS。AML 的发生率为 5%。

3.生长和骨骼系统异常　SDS 患儿出生时为小于胎龄儿,其身高和体重正常。生后生长发育迟缓,脊柱发育异常。骨龄延迟,如身材矮小、出牙延迟、40%~80% 患儿长骨干骺端软骨发育不全、发育不良、毛发稀少及弓形足等。由于维生素 D 和维生素 K 吸收障碍,患者常发生骨质疏松和骨软化,从而导致脊柱畸形和骨折。30%~50% 的患儿出现胸廓畸形及肋缘外翻等。肢端畸形如多指和手指弯曲。1/3 的 SDS 患儿常存在牙釉质异常、龋齿和蛀牙。对于成年患者,身材矮小是最常见的症状。

4.心理异常　部分 SDS 患儿存在神经及心理异常,主要表现在学习和认知障碍,行为异常及情感控制异常。

5.患者常存在 T、B 淋巴细胞功能缺陷,主要表现为血清 IgG 水平低下或特异性抗体生成障碍。

【诊断】

对于 SDS 的疑似患者,主要的胰腺外分泌不足和血液学异常的诊断标准如下,骨骼畸形、身材矮小和肝功能异常均为诊断的辅助条件。

1.胰腺外分泌不足(至少满足一项)

(1)定量的胰腺刺激试验异常。

(2)血清胰蛋白酶原降低。

(3)72 小时大便脂肪增高和超声波证实胰腺脂肪组织过多。

2.血液系统异常(至少满足一项)

(1)慢性(至少间隔 6 周 2 次检查)一系或多系血细胞减少,并有骨髓细胞学证据。中性粒细胞<$0.5×10^9$/L,Hb 降低<2 个标准差,血小板<$150×10^9$/L。

(2)MDS。

3.分子生物学检出 SBDS 基因。

【治疗】

采取综合治疗的方案,并定期随访进行药物剂量的调整,对于骨骼畸形可以外科手术矫正者予择期手术。注意病情的进展,以及时对症处理。此外,注意患儿的心理和行为异常,及时给予干预。

1.胃肠道的治疗　主要是给予胰酶治疗并给予高热量膳食,以改善生长发育迟缓。对于胰酶的补充和热量的供给,应根据患儿的脂肪痢情况和生长曲线定期调整。随着年龄的增加,患儿对胰酶的需要量逐渐减少,以往的研究发现,约50%的患儿4岁时可以停止胰酶的补充。此外,还要注意补充脂溶性维生素。

2. 血液系统的治疗　主要是抗感染治疗和必要时造血生长因子、成分输血等对症处理。

3. 根治　造血干细胞移植可根治SDS,一般在发展为AML之前行造血干细胞移植,i(7)(q10)染色体异常一般不推荐干细胞移植。适合减低强度的预处理方案。

三、先天性角化不良

先天性角化不良(DC)是一种先天性中胚叶及外胚叶发育不良综合征。又称Zinsser-Engman-Cole综合征。显著的临床特征为皮肤和黏膜畸形、骨髓衰竭和肿瘤易感性三大特征。本病预后差,尤其早期有骨髓衰竭表现及伴发肿瘤者的预后更差。

【发病机制】

DC已被证实是与编码角化不良蛋白基因(DKC1基因)、编码端粒酶的RNA组分基因(TERC基因)和编码端粒酶的反转录酶基因(TERT基因)突变相关引起的基因病,这些基因表达的产物分别是角化不良蛋白、端粒酶的RNA组分及端粒酶的反转录酶,是端粒酶的主要成分。其遗传方式主要为X连锁隐性遗传,少数为常染色体显性遗传或常染色体隐性遗传。男女发病比为10:1。X连锁隐性型的致病基因位于Xq28,常染色体显性遗传致病基因定位于3q21-q28。常染色体隐性遗传基因定位目前尚不清楚。DC合并再生障碍性贫血的患者与TERT基因突变相关,TERT基因位于5P15.3。DC致病基因主要累及需要端粒酶维持的快速增殖组织,如表皮、骨髓和胃肠道黏膜等。此外亦可累及中胚层,导致骨骼发育不全、肾脏畸形。

【临床表现】

1. 血液学表现

(1)贫血和血小板减少,逐渐发展至全血细胞减少,骨髓衰竭,约50%的X连锁的男性患者和70%的常染色体隐性遗传的患者发展至骨髓衰竭(约10多岁),常染色体显性遗传的患者骨髓衰竭的发生率较低。

(2)大红细胞,HbF升高。部分患者血清免疫球蛋白水平低下,T、B细胞数量减少;淋巴细胞增殖反应能力低下。

2. 非血液系统表现

(1)皮肤色素沉着(约89%),多于10岁以内出现。可见于面部、颈部、胸部和四肢等,呈进行性加重,偶见毛细血管扩张性红斑;88%的患者指甲萎缩,重者可发展为指甲的消失;约78%的患者黏膜白斑,常见于口腔黏膜,亦见于结膜、肛门和泌尿生殖道。

(2)其他症状:流泪、手掌足底多汗、脱发、结膜炎、斜视及口腔溃疡;牙齿脱落、骨质疏松、睾丸发育不全、尿道下裂及食道狭窄;肝肿大、肝硬化及肺纤维化;生长发育迟缓及智力低下等。

3. 发生肿瘤　一般于30~40岁时发生,约10%的患者发生肿瘤。常见消化道的鳞状上皮癌和腺癌。MDS和AML的发生率低。多于30岁左右死于骨髓衰竭和恶性肿瘤。

【诊断】

DC 的诊断至少包括口腔黏膜白斑、指甲营养不良、皮肤异常色素沉着及骨髓衰竭中的至少 2 条及非皮肤黏膜表现的至少 2 种。

1. 血小板减少或贫血是 DC 患者的首发症状，继之发生全血细胞减少，早期骨髓细胞增生活跃，逐渐发展致骨髓增生减低，50% 患者发展为骨髓衰竭。但骨髓衰竭也可以是首发的临床表现。

2. 皮肤组织病理检查特征性改变是真皮上部有噬黑色素细胞。

3. 家族史：应与再障鉴别，特别是免疫治疗无效者，应根据细致的体检和家族史排除 DC。有部分 DC 患者，误诊为再障，行造血干细胞移植后出现皮肤黏膜症状者才被确诊。对于高度拟诊患者可行 DKC1 和 TERC 基因检测以确诊。通过检测胚胎羊膜或绒毛可进行产前诊断。

【鉴别诊断】

本病需与以下疾病相鉴别：①Fanconi 综合征；②Rothmund-Thomson 综合征[多见于女性，以身材矮小及皮肤异色为主要表现，有明显的光敏史，无黏膜白斑和指(趾)甲损害]；③血管萎缩性皮肤异色症（表现为混杂的色素沉着和色素减退、毛细血管扩张和皮肤进行性萎缩，而无指甲营养不良及黏膜白斑）。

【治疗】

1. 2/3 患者对羟甲雄酮治疗有效，部分患者细胞计数可维持在正常水平数年。最低有效剂量为 0.25mg/(kg·d)，必要时可加大剂量至 2~5mg/(kg·d)，主要的副作用为肝脏损害。G-CSF、GM-CSF 联合 EPO 有短期疗效，可用于等待行 HSCT 的患者。

2. 造血干细胞移植对于采用标准预处理方案后行同胞 HLA 全相合供体 HSCT 者，3 年存活率低于 50%，且移植后肺部并发症高，可能与 DC 患者染色体不稳定，不能耐受 TBI 和白消安有关。近年采用减低强度含氟达拉宾，不含 TBI 和白消安的预处理方案，3 年存活率明显提高。

四、先天性无巨核细胞血小板减少症

先天性无巨核细胞血小板减少症(CAMT)为常染色体隐性遗传，主要为骨髓中巨核细胞缺如或极度减少所致血小板生成不足引起的出血性综合征，可发展为再障或 AML，伴有或不伴有畸形，临床较为少见。

【发病机制】

主要为编码血小板生成素(TPO)受体的基因(c-Mpl)突变，导致 TPO 受体生成障碍。患者血清中 TPO 水平明显升高。TPO 是巨核细胞生成、发育、成熟和特异性表面抗原表达的最主要细胞因子，TPO 需要和细胞表面的特异性受体结合产生作用。除了对巨核细胞的作用外，TPO 还作用于是造血干细胞，因此 CAMT 患者多发生全血细胞减少和 AML。可出现神经系统发育异常，其发病机制未能明确。部分 CAMT 患儿为 c-Mpl 基因的无意义突变，该突变导致 TPO 受体完全不能合成，称为 CAMT I 型。有少部分患儿为 c-Mpl 基因的错义突变，该突变主要导致 TPO 受体细胞外的区域功能障碍，称为 CAMT II 型，该型患儿症状较轻。

【临床特征】

临床表现主要为巨核细胞和血小板的减少或缺如导致的出血,表现为皮肤黏膜、消化道、肺和颅内出血。出生时即可有严重的血小板减少,血红蛋白及白细胞正常,骨髓中巨核细胞减少或缺如,形态正常,无病态造血。部分患者最后发展为 BMF 和 AML。先天畸形较少见,主要为神经和心血管系统畸形。表现为生长发育延迟、脑萎缩、小头畸形及各种类型的先天性心脏病等。少见的畸形如马蹄肾、腭裂及高腭。

【诊断和鉴别诊断】

巨核细胞和血小板减少,特别在出生时或 1 岁以内发生,免疫治疗无效,有家族史的患儿均应高度怀疑该病。血清中 TPO 明显升高,骨髓 CFU-F 生成障碍,结合 c-Mpl 基因检测等可明确诊断。但对于出血症状不重的患儿容易漏诊。2005 年根据患者基因变异的不同将 CAMT 分为三型:①CAMT Ⅰ 型:发病早,出血症状重,发生 BFM 的时间早。血小板计数极度降低,$\leqslant 21 \times 10^9$/L。c-Mpl 基因功能完全缺失。②CAMT Ⅱ 型:血小板减少多发生于 1 岁以后,BMF 多于 3~6 岁或更迟发生。c-Mpl 基因功能部分保留,血小板计数多为 $(35 \sim 132) \times 10^9$/L。③CAMT Ⅲ 型:巨核细胞无功能,但无 c-Mpl 基因缺陷。

主要与新生儿免疫性血小板减少性紫癜、TRA 及 Wiskott-Aldrich 鉴别。鉴别要点为:①CAMT 患者血小板输注有效,免疫治疗无效;②CAMT 患者外周血和骨髓中血小板和巨核细胞形态正常;③CAMT 患者不具有特殊的畸形和皮疹。

【治疗】

1.造血干细胞移植　HLA 相合同胞或非血缘相关 HSCT 可治愈 CAMT。但对于三系明显减少的患者移植成功率低,非血缘相关 HSCT 者 GVHD 发生率高且严重。出血死亡率为 30%,移植相关死亡率为 20%,主要为 GVHD。对预处理的毒性耐受性较 FA 等好。目前建议预处理方案为白消安、环磷酰胺和抗胸腺球蛋白,GVHD 的预防采用环孢素联合甲氨蝶呤。

2.雄激素联合糖皮质激素短期有效,IL-3、GM-CSF、PIX321、TPO 或 IL-11 均可短期改善骨髓造血。

3.成分输血　血小板明显低下出血者可予血小板输注,输注的所有血制品均予照射。

第三节　再生障碍性贫血

获得性再生障碍性贫血(AA)是一组由化学、物理、生物因素、药物及不明原因引起骨髓干细胞及造血微环境损伤,以致骨髓脂肪化、骨髓造血不良(或低下)和外周血中全血细胞减少为特征的"综合征"。它包括特发性再生障碍性贫血和继发性再生障碍性贫血。

一、特发性再生障碍性贫血

特发性再生障碍性贫血(IAA)是指一种获得性骨髓造血功能衰竭,以骨髓脂肪化、造血增生不良(或低下)和外周血全血细胞减少,导致贫血、出血和严重感染为特征的"综合征"。其实质是一种以 T 细胞免疫异常介导的以骨髓造血组织为靶器官而引起的造血组织免疫损伤的自身免疫性疾病。IAA 以儿童及青少年人群多见，仅次于小儿白血病。欧美地区发病率为 $(2\sim6)/10^6$，亚洲地区发病率比欧美地区高 2～3 倍，我国发病率约 $7.4/10^6$，男女比约 1.93∶1。

【病理生理】

再障的发病机制甚为复杂，涉及多种病理生理因素。至今未完全明了，人们认识 AA 已经很多年，1904 年 Chaufford 提出 AA 名称，1959 年随着造血干细胞发现，才观察到 AA 患者造血干细胞减少，1971 年又提出造血微环境病变。20 世纪 80 年代之前，主要凭骨髓细胞形态学检测及除外其他疾病诊断 AA。传统认为物理、化学或生物因素引起 AA，在早期的 AA 骨髓造血组织的体外细胞培养实验中发现三种克隆形成类型：①去除 AA 骨髓的淋巴细胞可增加造血祖细胞集落，若加到正常人骨髓中则抑制造血集落；②去除了淋巴细胞的 AA 骨髓，其集落生长不良；③骨髓的基质细胞集落生长不良。从而提出了"种子、虫子和土壤"的发病机制假说，初步意识到，免疫机制在造血功能衰竭"综合征"中起到部分作用。10 年前人们观察到经预处理[环磷酰胺加 TBI 和（或）ATG]作异基因 BMT 的 AA 自身造血恢复痊愈及大多数无预处理的同基因骨髓输注无效均提示 AA 的免疫病理机制，AA 对 IST 反应性也是免疫病理生理最好的佐证，由此促使人们对该领域的研究。细胞生物学、分子生物学、遗传学、免疫学和流式细胞术发展为深入研究和评价 IAA 的病理生理改变提供了平台。对 AA 发病机制研究有如下发现：

（一）骨髓造血功能低下或无效

骨髓细胞涂片及病理活检显示 IAA 患儿骨髓或增生减低（甚至重度减低）或增生活跃（甚至明显活跃）。增生减低者，髓系细胞总容量减少（百分数可不低），非造血细胞相对增多，提示外周成熟血细胞减少源自骨髓造血功能低下；增生活跃者髓系细胞总容量不少（或可增多），与外周成熟血细胞减少成明显"反差"，说明此类患者存在骨髓无效造血。进一步体外造血干细胞培养及流式细胞术分析发现 AA 患儿骨髓干细胞量和质的缺陷：①髓细胞中 $CD34^+$ 细胞，特别是 $CD34^+CD38^-$ 细胞明显减少，长期培养起始细胞（LTC-IC）及卵石区形成细胞明显缺乏，单个 $CD34^+$ 细胞克隆形成不良，且对造血生长因子反应不佳；②骨髓间充质干细胞质和量缺陷，与 AA 严重程度及病程相关。揭示 IAA 骨髓造血功能衰竭与造血细胞形态及功能相关的病理生理学基础。

（二）T 细胞介导的破坏或抑制造血细胞导致骨髓造血功能衰竭

IAA 患者骨髓造血功能低下或无效成因，是免疫介导的造血细胞损伤。免疫效应细胞损伤靶细胞的作用机制并不完全明了。

1.Th1/Th2、Tc1/Tc2 细胞极化平衡失调　IAA 患者外周血及骨髓 $CD8^+$ 细胞比例增加，$CD4^+$ 细胞比例下降，$CD4^+/CD8^+$ 细胞比例下降，$CD4^+CD25^+FOXP3regT$ 细胞缺陷，T 细胞 T-bet 蛋白升高，T 细胞免疫球蛋白黏蛋白基 3 表达增加及树突状细胞异常等。γδT 细胞和 $HLA-DR^+$ 细胞比例增加，表达近期活化指标 CD137 的 T 细胞，Th1/Th2 平衡向 Th1 漂移，Th1 和 Tc1 细胞占优势，效应细胞是激活的细胞毒 T 细胞，包括细胞内表达 IFN-γ 的 $CD8^+$ 或 $CD4^+$ 细胞，上述活化 T 细胞群体多寡与 IAA 严重程度和 IST 疗效相关。

2. 特异抗原激活的 T 淋巴细胞克隆优势增殖　AA 患者存在寡克隆或多株克隆性 CD8$^+$ 或 CD4$^+$ T 细胞优势增生,多见为 υβ5 及 υβ$_1$3 亚家族,核苷酸序列相同。HLA-DRB1*15(＋)AA 患者更多见寡克隆 T 细胞,提示 AA 发病可能与遗传易感性相关。

3. 各类免疫效应细胞及相关因子作用机制　目前初步认为有以下两种功能途径:①激活的细胞毒性 T 淋巴细胞直接损伤造血细胞,大多数 AA 患者的自身淋巴细胞抑制造血克隆形成,纯化的增殖的寡克隆 CD8$^+$ 或 CD4$^+$ T 细胞选择性杀死(溶解)自身造血祖细胞;②Th1 类免疫反应细胞因子诱导凋亡,激活的 T 细胞(CD8$^+$ 或 CD4$^+$)功能亢进,分泌 Th1 反应的细胞因子(IFN-γ、TNF-α、IL-12、IL-2……)增加。IL-12 诱导 Th1 分化和增殖。而 Th3 细胞功能不足,分泌的免疫抑制因子 TGF-β$_1$ 水平明显降低,与 CD8$^+$ 细胞呈负相关,它促进 Th1 细胞功能活化及 T 细胞对自身抗原耐受力降低。已证实 IFN-γ 可诱导 FaS 表达,导致细胞凋亡,IAA 患者 CD34$^+$ 细胞 FaS 抗原表达明显增加(CD34$^+$CD95$^+$),基因表达谱显示 CD34$^+$ 细胞的细胞死亡和凋亡相关基因表达增强,高度提示 Th1 反应因子诱导造血干/祖细胞凋亡,在典型 IAA 患者骨髓涂片中易见晚幼红细胞"碳核",一种红系凋亡细胞,最终导致骨髓造血细胞数减少和严重的全血细胞减少的骨髓衰竭。

T 细胞介导骨髓衰竭模型:在已建立的免疫介导小鼠骨髓衰竭模型中及人骨髓细胞培养中外源或分泌的 IFN-γ(或 TNF-α)可有效诱导 CD34$^+$ 细胞凋亡,减少人造血干/祖细胞数量和 LTC-Ics 量,而 ATG 或 CsA,IFN-γ 或 TNF-α 单抗可治愈或消除上述效应;临床上以免疫介导理论为依据 IST 及非清髓(以强化免疫抑制为主)骨髓移植可治愈和改善大多数 IAA,有力佐证 IAA 是一种自身免疫性疾病。但有关体内或体外何种抗原启动细胞毒性 T 细胞活化、机体的免疫耐受如何被打破以及有哪些遗传危险因素起作用等深层次问题有待进一步研究去揭示,而且仍有 30% 重型 IAA 未检出免疫病因学证据及对 IST 无效,提示尚有其他或附加病理生理学机制。

(三) 病毒感染与造血功能衰竭

病毒感染与 IAA 发病可能有关,特别是微小病毒 B$_{19}$ 乙肝病毒、巨细胞包涵体病毒、EB 病毒、人类免疫缺陷病毒、登革热病毒、疱疹病毒和流感病毒等。但对外来抗原的"流行病学"调查及抗原鉴定并无结论性公认的结果。病毒感染可能通过下列三种途径导致再障:

1. 感染造血干细胞　肝炎病毒、人类微小病毒 B$_{19}$ 和巨细胞包涵体病毒等可直接感染造血干细胞,并在细胞内复制,抑制造血干细胞分化增殖而导致造血功能衰竭。肝炎病毒可在体外感染骨髓中单个核细胞;肝炎患儿血清可在体外抑制正常人造血干细胞培养集落形成,但患儿血清如经加热或免疫吸附等处理后则抑制作用将消失。应用 PCR 技术可以检测到肝炎病毒、人类微小病毒 B$_{19}$ 和巨细胞包涵体病毒等感染骨髓细胞或 CD34$^+$ 细胞。有报道发现,人类微小病毒 B$_{19}$ 感染骨髓干细胞后致患者持续造血功能衰竭,经应用大剂量免疫球蛋白治疗清除病毒之后,造血功能随之恢复。

2. 感染骨髓基质细胞　病毒可感染骨髓基质细胞而损伤造血微环境,通过影响造血因子生成或干扰正常基质细胞—造血细胞间的相互作用而影响微环境中造血或造血调节中的作用。目前已发现肝炎病毒、巨细胞包涵体病毒、人类微小病毒 B$_{19}$ 以及人类免疫缺陷病毒等均可致骨髓基质细胞感染。

3.干扰免疫系统导致免疫负调控　目前认为,再障患者的 T 淋巴细胞亚群比例和功能异常,以及多种淋巴因子活性异常,均可由病毒感染所致。上述免疫功能异常状态均可造成造血祖细胞和造血微环境损伤,导致造血功能抑制。例如病毒感染可激活抑制性 T 淋巴细胞($CD8^+$细胞),后者合成并释放大量 γ-IFN 和肿瘤坏死因子(TNF)等造血负调控因子抑制造血干细胞生长。

从再障患者血清中筛查自身抗体及相应抗原研究中极少发现自身抗原。Kinectin 是一种广泛表达的蛋白,在体外可活化细胞毒性 T 细胞并抑制人造血干细胞克隆形成。大约 40% 再障患者存在 Kinectin 及抗 Kinectin 抗体,但是再障患者体内未发现抗 Kinectin 的 T 细胞。

(四)遗传学异常与 IAA 易感

在某些群体中遗传学异常可能使 AA 易感性(危险因素)增加,采用遗传学及分子生物学手段,可借鉴某些遗传性骨髓衰竭综合征[如 Fanconi 贫血、先天性角化不良(DC)、Shwachman-Bodian-Diamond(SBDS)综合征……]已确定的突变相关基因或自身免疫性疾病与遗传相关性入手,去探索特发性 AA 群体易感性。发现亚洲人种 IAA 发病率显著高于白种人。HLA 表型与自身免疫性疾病发病有一定关联,有资料表明 IAA 人群中 HLA-DR2(HLA-DRB*15 及 HLA-DRB*16)频率(65%)高于正常人群,50% 特发性 AA 患儿为 HLA-DRB*15(+),且更多见寡克隆性 T 细胞,对 IST 反应更优,高度提示 HLA-DRB*15 可能是儿童 IAA 的易感基因之一。

端粒缩短及端粒酶基因突变是再障发病机制的另一方面。1/3~1/2 再障患者白细胞端粒缩短,导致再障患者白细胞端粒缩短的原因包括"造血压力"和端粒酶基因突变等。再障患者端粒酶基因突变主要为 TERC 或 TERT 基因突变,致单倍体剂量不足,端粒缩短,细胞增殖能力减低,伴有端粒酶基因突变再障患者免疫抑制治疗疗效差。有报道表明,携带该基因的患者亲属无临床症状,血象轻度异常,$CD34^+$细胞减少,造血细胞克隆形成不良,造血生长因子水平升高,对 IST 有效,表明端粒酶复合突变可能也是 AA 的遗传危险因子,而且几乎儿童 AA 都有 SBDS 基因杂合子突变或 DC 的 DKC1 基因突变,这些基因都与端粒的修复相关,表明这些基因遗传突变可能是获得性 AA 的遗传危险因素,附加获得性因子作用下(如免疫攻击),而导致骨髓衰竭。

【临床表现】

IAA 的临床以贫血、出血和感染三大症状为特征。可同时或 1~2 种症状先后出现。临床大多数为起病隐匿,进展缓慢,直至症状明显时才被发现,此时常难以肯定确切的起病时间,偶有轻型病例于体格检查时发现。而急性再障起病急骤,进展迅速,病情呈进行性加重。患者可急剧或进行性面色苍白,呈轻-重度贫血,伴有相关症状:头晕、心悸、多汗、疲乏无力及食欲下降等。

粒细胞下降导致感染倾向,极易合并细菌、真菌或病毒感染,且一旦发生感染则往往较难控制。也可造成口腔黏膜溃疡。

血小板减少导致皮肤紫癜、出血倾向、鼻出血以及消化道和泌尿道出血。出血程度与血小板减少程度相关。出血可为首发症状,颅内出血是主要致死原因之一。一般长期依赖输血者,可继发血色病。无肝、脾、淋巴结肿大是再障较为特征性的表现之一。

再障主要临床症状的严重程度主要取决于血红蛋白、血小板和粒细胞下降的程度,与再障的类型也有一定关系。按我国再障类型分述如下。

1.急性再障(重型再障-Ⅰ型,SAA-Ⅰ)　急性再障起病急骤,进展快,病情凶险。贫血呈进行性加重,输血频度高,且常出现即使大量输血仍难以纠正的重度贫血,感染和出血又可加重贫血。由于免疫功能紊乱和粒细胞减少,常伴有严重感染。由于粒细胞缺乏($<0.5\times10^9/L$)常致感染扩散,易并发败血症。病原体以革兰阴性杆菌和金黄色葡萄球菌为主,也易出现铜绿假单胞菌及阴沟肠杆菌等耐药菌株感染,也常因反复应用广谱抗生素而继发真菌感染。由于血小板明显减少($<20\times10^9/L$)致出血倾向严重,除有皮肤紫癜瘀斑外,儿童常见鼻黏膜大量出血而需行临时鼻腔填塞止血,或因龋齿、换牙或损伤致牙龈或口腔黏膜渗血不止。此外,又易并发内脏出血,如便血和血尿,尤其是颅内出血危及生命,常需输注大量血小板方有可能控制。严重感染和颅内出血多为急性再障致死原因。曾有统计资料显示,如不进行骨髓移植或有效免疫抑制治疗而采用一般药物和支持治疗,SAA-Ⅰ的严重程度绝不亚于急性白血病。

2.慢性再障(CAA)　CAA指非重型再障(NSAA),即一般慢性再障。起病隐匿,进展缓慢,外周血象下降未达到重型再障程度。因此,贫血、出血和感染程度不及重型再障严重。但由于血象下降程度不一,因此临床表现差异很大。部分轻症者血象中可仅有一系或二系受累,不必依赖输血,可以维持基本生活,也无明显感染和出血倾向。然而有少数患者虽然外周血下降程度未达重型再障水平,但可有明显依赖输血者,或明显感染和出血倾向者。大多数慢性再障的病情处于前两者之间,部分慢性再障者可于病程中出现病情加重,达到重型再障的程度而转化为慢性重型再障。

3.慢性重型再障(重型再障-Ⅱ,SAA-Ⅱ)　慢性再障如病情恶化,随着病情进展,外周血象下降到一定程度达到重型再障的标准即为慢性重型再障。虽然慢性重型再障的外周血象三系下降严重程度与急性再障相似,但临床表现不如急性再障凶险。如血红蛋白下降虽较明显,常达重度贫血程度($<60g/L$),但由于进展缓慢,且病程较长,患者耐受性提高,因此输血频度一般低于急性再障。感染和出血的频度和程度也常不如急性再障严重,一般也较易控制。但如果临床疗效不佳,病情长期未见转机,则危险性逐年增高。如果患者长期处于重度贫血,反复输血导致含铁血黄素沉积到重要脏器,而损害重要脏器功能,对感染和贫血的耐受性下降。如果经常反复输注血小板,可诱导产生抗血小板抗体,使输注血小板寿命缩短甚至输注无效。因此,慢性重型再障如病情不能控制或长期无好转,则最终死亡率仍很高。

【实验室检查】

1.血象　血常规检查呈现全血细胞均一地减少,红细胞和血红蛋白一般成比例减少,为正细胞正色素性贫血,少数患者可出现大红细胞。网织红细胞绝对值减少,重症和急性患者血片中甚至找不到网织红细胞。白细胞总数明显减少,主要为粒细胞减少,淋巴细胞比例升高或不减少。血小板计数减少,出血时间延长,血块收缩不良,血小板的体积正常。血涂片:常见红细胞大小不均,中性粒细胞中可存在中毒颗粒。血小板分布稀疏,体积变小。

2.骨髓检查应进行骨髓涂片和骨髓活检。骨髓涂片易见骨髓小粒(以非造血细胞为主),否则诊断可能并非再障。骨髓涂片尾部可见增生低下,脂肪组织显著增多,残留数量不一的造血细胞。红细胞系造血显著降低甚至缺如,常见明显红细胞系病态造血,巨核细胞和粒细胞均减少或缺如,但无该两系的病态造血。淋巴细胞、巨核细胞、浆细胞和肥大细胞显著增多。疾病早期尚可见明显噬血现象。骨髓活检对判断骨髓增生状况、了解残余造血细胞形态和排除骨髓异常浸润极为重要。AA时骨髓呈"向心性"萎缩,髂骨先于胸骨脂肪化,与外周血象改变较一致;骨髓增生程度可分为:①增生极度减低型:多部位骨髓标本未发现或仅见少许造血细胞,多为网状细胞、浆细胞、组织嗜碱性粒细胞、淋巴细胞及脂肪细胞。②增生减低型:多部位或部分骨髓原始或幼稚细胞缺如,仅见少量造血细胞,以成熟型为主。非造血细胞增多。③增生(正常)型:骨髓增生正常,但巨核细胞数明显减少,非造血细胞增多。④增生活跃型:红系或粒系较正常多见,但原粒及原红减少,巨核细胞明显减少,非造血细胞不多见,该型应除外溶血性贫血。急性重型AA多增生低下或重度低下,非重型(即慢性)多呈增生不良或灶性增生。在"不典型AA"的骨髓增生活跃或低下时,以下骨髓细胞改变具有特征性:①非造血细胞增多,如网状细胞、脂肪细胞、浆细胞、淋巴细胞和组织嗜碱性粒细胞;②易见以非造血细胞为主(>50%)的骨髓小粒;③晚幼红细胞"碳核"增多;④淋巴细胞比例升高等有利于AA诊断。

3.肝功能和病毒检查 应常规检查肝功能,明确有无肝炎。应作肝炎病毒(甲、乙、丙)抗原、抗体和EB病毒的血清学筛查。如作骨髓移植,还需作CMV和其他病毒的血清学检查。

4.细胞免疫功能检测 IAA多数为Tc1细胞或Th1细胞升高,可伴Th2升高。自身免疫性疾病相关AA(如SLE及桥本甲状腺炎等)多为Th2和$CD20^+$细胞升高,抗核抗体和抗DNA抗体可阳性或Coombs试验阳性。

5.PNH克隆细胞检测 流式细胞术检测磷脂酰肌醇聚糖锚定蛋白(如CD55和CD59)的灵敏性更高。儿童特发性AA 40%~70%存在不同程度(3%~30%)的$CD55^-$和$CD59^-$细胞(PNH克隆细胞)增加,以红细胞$CD55^-$细胞升高多见,认为是良性骨髓衰竭的表现。

6.细胞遗传学检查 骨髓增生极为低下者可作荧光原位杂交,IAA细胞遗传学异常的比例高达11%。常见8-三体、6-三体、5q-及7号和13号染色体异常,异常细胞克隆比例小,可自发消失或免疫抑制治疗缓解后消失。7号染色体单体易转化为白血病。

7.铁代谢测定 血清铁增高,转铁蛋白饱和度增高,与贫血的程度不成比例,反复输血的患者铁蛋白增高。

8.抗碱血红蛋白 抗碱血红蛋白(HbF)在急性期正常或轻度减低,慢性期明显增高。红细胞2,3-二磷酸甘油酯(2,3-DPG)降低,说明老化的红细胞增多,新生的红细胞减少。G-CSF和EPO的血浆浓度常是增高的,24小时EPO的尿内排出量增高。

9.^{52}Fe和^{59}Fe 用^{52}Fe和^{59}Fe标记骨髓造血组织或用^{99m}Tc、^{113}In或^{198}An标记骨髓间质,可全面估计造血组织分布和骨髓受累程度。急性再障正常造血部位明显减少,慢性再障正常造血部位减少常见局部代偿造血。胸部X线检查、腹部B超或胸腹CT可排除肺部感染或发现淋巴结肿大(可能恶性淋巴瘤)及肾脏畸形或异位(可能Fanconi贫血)等。患者和家庭成员的早期HLA配型有助于及时进行造血干细胞移植治疗。

【诊断】

目前诊断IAA既要有细胞形态学骨髓衰竭证据,又要有T细胞免疫功能亢进的证据。骨髓活检是重要的,并非"金指标",活检部位的局限性和同一部位先取骨髓涂片后取活检影响活检组织对全身骨髓造血状态的"代表性"。目前认为判断全身造血功能降低或衰竭与否,一要多部位(特别包括胸骨)骨髓穿刺以保证骨髓"抽样"的代表性;二要骨髓涂片(主要反映骨髓细胞成分,判断造血功能盛衰)与活检(主要反映骨髓结构及特殊成分如纤维和石骨等,判断骨髓是否纤维化)相结合。胸骨多保留造血骨髓。

对于典型的再障,可根据外周全血细胞减少,无肝脾淋巴结肿大,骨髓有核细胞增生不良,并排除其他可引起全血细胞减少的疾病即可诊断。国内目前多参照1987年第四届全国再障会议修订的再障诊断和分型标准,具体如下。

(一)诊断标准

具备下列5项者可作出诊断。

1.全血细胞减少,网织红细胞绝对值减少。

2.一般无脾大。

3.骨髓至少一个部位增生减低或重度减低(如增生活跃,需有巨核细胞明显减少),骨髓小粒非造血细胞增多(有条件者应作骨髓活检等检查)。

4.能除外引起全血细胞减少的其他疾病,如骨髓增生异常综合征中的难治性贫血、阵发性夜间血红蛋白尿症、急性造血功能停滞、骨髓纤维化、急性白血病及恶性组织细胞病等。

5.一般抗贫血和补血药物治疗无效。

(二)分型标准

明确再障诊断之后需根据病情进行分型,对选择治疗方案和判断预后极为重要。具体分型标准如下。

1.急性再障(亦称重型再障-Ⅰ型,SAA-Ⅰ)的诊断标准

(1)临床表现:发病急,贫血呈进行性加剧;常伴严重感染及内脏出血。

(2)血象:除血红蛋白下降较快外,需具备3项中之2项:①网织红细胞<1%,绝对值<15×10^9/L;②白细胞明显减少,中性粒细胞绝对值<0.5×10^9/L;③血小板<20×10^9/L。

(3)骨髓象:①多部位增生减低,三系造血细胞明显减少,非造血细胞增多。如增生活跃需有淋巴细胞增多。②骨髓小粒中非造血细胞及脂肪细胞增多。

2.慢性再障的诊断标准

(1)临床表现:发病相对缓慢,贫血、感染及出血均较轻。

(2)血象:血红蛋白下降速度较慢,网织红细胞、白细胞、中性粒细胞及血小板常较急性再障为高。

(3)骨髓象:①3系或2系减少,至少1个部位增生不良,如增生良好,红系中常有晚幼红(碳核)比例增多,巨核细胞明显减少;②骨髓小粒中非造血细胞及脂肪细胞增加。

3.病程中如病情恶化,临床、血象及骨髓象与急性AA相同,称重型AA-Ⅱ型(SAA-Ⅱ)目前国外沿用Camitta(1976年)提出的主要依据外周血象与骨髓造血盛衰程度判断AA的严重程度:外周血中性粒细胞<0.5×10^9/L,贫血及网织红细胞<1%。具备上述3项中2项,并有骨髓增生重度减轻(低于正常的25%),或增生减低(为正常的25%~50%),其中非造血细胞>70%,即可诊断为重型AA;未达到上述标准者为非重型AA。近年来,不少学者将中性粒细胞<0.2×10^9/L的重型AA定为极重型AA(VSAA);非重型又分为中间型及轻型。

2003年英国血液学委员会提出的临床分型标准：

(1)重型再障(SAA)

1)骨髓有核细胞成分<25%,或25%～50%,其中残余造血细胞<30%。

2)血象符合以下任意两条：①ANC<0.5×10^9/L；②血小板(PLT)<20×10^9/L；③网织红细胞(Ret)<20×10^9/L。

(2)极重型再障(VSAA)：同重型再障标准,其中ANC<0.2×10^9/L。

(3)非重型再障(MAA)：未达重型和极重型再障标准。

IAA诊断要求：①符合上述AA诊断标准；②细胞免疫功能异常；③排除先天性遗传性AA,如Fanconi贫血；④找寻可能病因,除外继发性AA。

国际AA分型标准与国内标准相比,标准简单明确。依特发性AA的免疫病理学及IST资料提示,轻、重型AA(或急、慢性AA)的免疫发病机制基本一致,免疫功能异常程度与疾病的严重程度相关,免疫抑制疗效相似,而且绝大多数儿童IAA为急性起病,进展快,只有病情轻重,不能因为病情轻当为慢性,给予非免疫抑制为主的治疗(如合成雄激素、一叶萩碱或中药分型用药),而延误病情。据追踪观察,约2/3MAA病例都发展为重型而延误治疗。可见,对儿童MAA应积极加以干预,进行IST治疗,以获得更好疗效。我们认为儿童IAA诊断分型应采用国际AA分型标准,更切合疾病本质,便于指导治疗、判断疗效及预后。

(三)诊断步骤

儿童AA包括先天性遗传性AA(如Fanconi贫血和Blackfan-Diamond综合征等)与获得性AA,后者包括IAA和继发性AA(有明确病因的AA)。继发性AA可能的病因：①物理因素：主要是各类电离辐射(X-射线及各种放射性核素等)；②化学因素：苯及其衍生物(汽油和农药等)、有机磷及有机氯；药物如氯霉素、细胞毒性药物、解热镇痛药、青霉胺、别嘌醇及氯喹等；③感染：尤以病毒感染为主,如肝炎病毒、HIV病毒、EB病毒及CMV等；④自身免疫性疾病等。采集病史时应注意涉及上述可能病因相关病史资料。

1.病史 一个完整的病史可以为"骨髓衰竭综合征"的诊断提供重要线索。尽管许多表现单独看是非特异性的,但综合在一个AA患者,则提示医生要对其病情进行仔细思考。

出生史：如宫内生长迟缓、低出生体重、身高、皮肤、指甲及毛发生长情况、牙齿发育情况、眼睛和耳朵异常、湿疹及胃肠道综合征。少见病原体感染、骨骼发育及心肺异常等有关资料。

家族史：家族成员是否存在癌症易感性病史,遗传性疾病史,不明原因的血细胞减少或再障家族史。非血液学表现(如肺纤维化、肝纤维化或骨质疏松),无法解释的流产或先天畸形家族史。应对患者同胞及父母作相关检测。

2.体格检查 除了一般血液性疾病重点体格检查外,特别注意外观、头部、骨骼、皮肤及心脏/泌尿生殖器畸形。

3.实验室检查评估 注意外周血象三系血细胞各项指数、血涂片细胞形态、网织红细胞及异常细胞的评估,再进行骨髓象观察可获得初步印象。可应用上述诊断标准,对于典型再障不难作出诊断。但应注意需同时作出临床分型,争取得到病因诊断,尤其是对非典型再障进行必要的鉴别诊断。

4.诊断中应注意的问题

(1)对于外周血象中1系以上减少者,应及时复查包括有网织红细胞、红细胞形态学及血小板计数等项目在内的全套外周血象检查,以全面了解外周血3系情况和病变累及范围。

(2)对于3系均有下降者,或者是在血小板和网织红细胞绝对计数减少的基础上有1~3系减少,尤其是不伴肝脾淋巴结肿大者,需高度重视再障的可能性,应进一步行骨髓检查。

(3)对于临床考虑再障或疑似再障者行首次骨髓穿刺检查时,应同时行骨髓活检。有条件时最好同时抽取一定量的骨髓液作造血祖细胞(如CFU-GM等)体外培养,疑为Fanconi贫血可作淋巴细胞染色体断裂试验。以利尽早全面了解造血组织和造血功能病变情况,为及时明确诊断创造条件。

(4)归纳临床资料,参照诊断标准逐条进行分析,进行必要的鉴别诊断,以最后明确诊断。对于少数不典型再障的诊断必须慎重,宜采取下列措施:①复习病史,动态观察病情演变;②多部位反复性骨髓穿刺涂片检查;③必须取骨髓活检进行病理学检查,全面反映骨髓病变情况;④有条件时结合骨髓核素扫描和造血干细胞体外培养等检查;⑤全面观察结合分析,着重排除其他可引起全血细胞减少的疾病,如骨髓异常综合征(MDS)等。

(5)明确诊断之后,需复习病史,归纳起病时间和病情进展情况,结合外周血象和骨髓象参照再障分型标准进行疾病分型。明确重型或非重型再障(即急性或慢性再障)。

(6)进行免疫系统功能检测,包括T淋巴细胞亚群(含CD20和CD19)、细胞因子IL-2、IFN-γ及TNF-β,骨髓单个核细胞Coombs试验,有利于IAA诊断及制订治疗方案。

【鉴别诊断】

1.急性白血病(AL) 特别是白细胞减少和低增生AL可呈慢性过程,隐匿起病,病情轻,病程较长,且外周血若无幼稚细胞易与再障混淆,主要靠骨髓细胞形态学检查和骨髓病理活检鉴别。

2.阵发性血红蛋白尿症(PNH) PNH与AA间密切关联或重叠,约50% PNH在病程中呈现AA,少数以AA为首发症状,视为AA-PNH综合征。不典型病例无血红蛋白尿发作,临床主要为慢性贫血,外周血三系血细胞减少,骨髓也可增生减低,易被误诊为再障。但PNH患者出血及感染均较轻,网织红细胞绝对值大于正常,有直接或间接溶血证据,一般糖水试验或酸化血清溶血试验和蛇毒因子溶血试验(CoF)多阳性。$CD55^-$及$CD59^-$细胞百分比增高(尤以骨髓单个核细胞中$CD59^-$细胞具特异性)。

3.骨髓增生异常综合征(MDS) 非重型再障与MDS的难治性贫血(RA)鉴别较困难,因多数RA的主要表现为慢性进行性贫血,偶有皮肤出血点,血象示一系以上或全血细胞减少,网织红细胞有时不增高,甚至降低。但RA以病态造血为特征,外周血显示红细胞大小不均、异形,偶见巨大红细胞和有核红细胞,单核细胞增多,可见幼稚粒细胞和巨大血小板。骨髓增生多活跃,偶有核浆发育不平衡,可见核异常和分叶过多。巨核细胞不少或增多,偶见淋巴细胞样小巨核细胞。骨髓活检可发现不成熟早期细胞异位(AL-IP)。染色体核型可异常。

4.急性造血功能停滞 有明确的原发病或诱因,多见于感染过程中,特别常发生在溶血性贫血等疾病的基础上,某些诱因如感染使外周血一系以上血细胞尤其是红细胞骤然下降,网织红细胞可降至0,骨髓红系减少,与再障有相似之处。但病程早期骨髓出现巨大原始红细胞,本症是一种自限性疾病,经 7~10 天可自然恢复。

5.血小板减少性紫癜综合征　当患者发生血小板减少性出血性紫癜或伴有红系和(或)白细胞(主要为中性粒细胞)减少时,需注意与轻型 AA 或 MDS 早期鉴别。骨髓细胞学检查是重要鉴别手段;ITP 对皮质类固醇或静脉注射丙种球蛋白治疗有良好反应。

6.骨髓转移瘤骨髓　中有转移瘤细胞也可以导致造血功能降低,血象可显示全血细胞减少,与再障相似。仔细检查骨髓涂片可发现成簇的转移瘤细胞,有时还伴有骨髓坏死,部分患者可显示原发病的症状和体征。

【治疗】

(一)治疗原则

1.早诊断,早治疗　根据长期临床探索和经验总结中可以发现,再障与许多慢性疾病相似,病程短者临床疗效好。病程越长,骨髓病变加重受累范围扩大,则造血功能逆转的可能性就越小。

2.分型治疗　需根据病情严重程度和病程的长短,按诊断分型标准进行分型。然后按临床分型选用合理的治疗方案。

3.坚持治疗　再障接受任何有效的药物治疗之后至明显起效至少需 2~3 个月。因此一旦确定治疗方案,需坚持治疗 3~6 个月以上,在明确患者对方案药物的反应后再判断疗效。一旦出现疗效则应坚持治疗;如疗效不佳再作适当调整或增加其他治疗。切忌疗程不足而频繁换药,导致治疗混乱,甚至误入歧途。

4.个体化治疗　再障需坚持长期治疗,某些药物有明显毒性副作用,患者对药物的疗效反应不一,对药物毒性的耐受性也不同。如雄性激素有各种剂型,疗效与副作用各有利弊,患者肝脏对各种剂型的耐受性不一。因此需长期治疗中力争探索最佳剂型和剂量,既获得理想疗效又能尽量降低毒副作用。

5.支持治疗　再障治疗起效时间较迟,周围血三系下降所致贫血,感染和出血等症轻者干扰治疗,重者危及生命。此外,长期重度贫血和各种急慢性感染均可进一步抑制骨髓造血,也可影响药物疗效。因此,在治疗中需注意合理的成分输血以纠正重度贫血和预防因血小板极度下降所致严重出血;积极控制急慢性感染。病程中也注意适当的营养和加强护理。

(二)辅助治疗

1.预防　严格防止接触对骨髓造血功能有毒性损害的各种药物、化学毒物和物理射线,以免病变的骨髓进一步受到损害。

2.积极预防感染　感染可进一步抑制骨髓造血功能,严重感染将危及生命。感染危险性取决于患者中性粒细胞和单核细胞的数量。AA 患者容易发生细菌和真菌感染。重型或极重型 AA,严重中性粒细胞减少(和单核细胞减少),常发生内源性革兰阴性杆菌感染,曲霉菌感染的死亡率很高。当外周血粒细胞低于 $1.0\times10^9/L$ 时,感染机会明显上升,须加强隔离,以防交叉感染;可酌情适当短期应用 G-CSF 和输注免疫球蛋白以提高免疫力。预防性应用抗生素,口服两种非吸收抗生素(如庆大霉素及百炎净),口服非吸收性抗真菌药两性霉素 B 或伊曲康唑,而氟康唑对曲霉菌及部分念珠菌无效。除骨髓移植外,无需用百炎净预防卡氏肺囊虫肺感染,应使用阿昔洛韦预防病毒感染。重度中性粒细胞减少的患者($ANC<0.2\times10^9/L$),

应预防性使用抗生素和抗真菌药,对中等感染风险的患者[ANC<(0.2~0.5)×10^9/L],尚无一致意见,应根据患者既往感染发生的频率和严重度判断是否用药。

预防接种可导致骨髓衰竭或 AA 复发。应于骨髓移植后 1 年及 IST 停药 6 个月后进行。

3.**感染的治疗** 所有中性粒细胞减少的患者,一旦发热均需住院治疗,未有细菌学检查结果前,选择两种具有协同作用的抗生素联合经验性治疗,如氨基糖苷类和 β-内酰胺类抗生素,或广谱抗生素如碳青霉烯类,而抗生素的准确选择取决于细菌的敏感性/耐药性、中性粒细胞减少持续时间、既往感染史和近期抗生素使用情况(包括早期使用两性霉素 B 等),综合考虑选择抗生素。

如发热持续不退,应早期静脉使用抗真菌治疗。中性粒细胞减少可能持续很长时间,一旦感染曲霉菌,治疗极为困难。如有真菌感染既往史、确诊真菌感染或怀疑真菌感染时,应联合使用静脉注射两性霉素 B(或伊曲康唑等)和一线抗生素。需长期治疗的患者,可予伊曲康唑或两性霉素脂化制剂,或其他抗真菌药(如伏立康唑和卡泊芬净),以免严重的肾毒性。重型 AA 患者出现肺部浸润和感染形成窦道,高度提示真菌感染。发热或持续发热者应常规进行胸片检查或高分辨 CT。

4.**积极防治严重出血** 红细胞及血小板输注对维持患者血象处于安全水平极为重要。应保持患者 Hb≥70g/L 和 PLT≥20×10^9/L 的安全水平。血小板明显减少者易出现严重出血,一般止血药多不能奏效,是导致再障死亡的主要原因之一。局部出血如鼻腔和齿龈出血可尝试局部加用止血药物的压迫止血。糖皮质激素能降低毛细血管脆性,有助于控制浅表出血,但注意只能短期足量使用,一般不应超过 7~10 天。外周血小板计数<10×10^9/L 或≤20×10^9/L,伴发热,可预防性输注血小板,有明显出血倾向则需治疗性输注浓缩血小板。提倡输注单采血小板,血小板得到明显提高,既能有效控制严重出血,又能有助于避免血小板抗体的产生。若确定为 HLA 抗体所致,可使用 HLA-A/B 相合的血小板,如为多种 HLA 抗体所致并急需血小板输注,此时父母/同胞血小板最为匹配。但受血者可能有骨髓移植的次要组织相容性抗原致敏,增加移植排斥的机会。计划移植者尽量少输血及常规加过滤器。

5.**红细胞输注** 一般血红蛋白低于 60g/L 时应考虑输血,以纠正严重贫血,提高机体耐受性和全身一般情况,同时也有利于改善骨髓血供和营养,提高再障药物治疗疗效。但长期反复输血可发生因体内铁元素大量沉积所致血色病,导致肝、胰、肾及心脏等重要脏器不可逆损害而加重病情。因此,临床须严格掌握输血指征,除参考外周血红蛋白值之外,还需要根据患儿对贫血的耐受程度(如观察患儿活动能力和心功能情况以及有无头晕及心悸等症状),来确定输血时机与输血量。一般每次每 kg 体重输血 6ml 可提高血红蛋白 10g/L。对于长期反复输血者,应监测血清铁蛋白等体内贮存铁情况,并考虑适量使用除铁剂(去铁酮及去铁胺)治疗,以防血色病。

6.**细胞因子** 大多数再障患儿体内各类造血生长因子(HGF)水平未见明显降低。残存造血功能的轻型及部分重型患儿临床应用足量细胞因子仍有良好反应。如应用 EPO 可促进红系造血,减低输血频度;G-CSF 和 GM-CSF 等可用于测试骨髓髓系造血功能及免疫抑制治疗后造血恢复情况;有反应者中性粒细胞可升高,有助于防治感染。如用 3~5 天无效应停用。

(三)特异性治疗

目前国际上一致公认 IAA 的标准疗法是 IST 和 BMT,要确定一个患者更适于 BMT 还是 IST,需要考虑 AA 的分型、有无适合的同胞移植供体以及经济承受能力,还要考虑诸如病程、输血史及活动性感染等危险因素。特殊治疗前,患者的临床状况必须稳定,出血和感染已被控制。在感染或出血未控制前开始 IST 很危险。但真菌感染时可进行骨髓移植,移植成功,中性粒细胞恢复,有利于控制真菌感染,而延迟移植则可能会增加真菌感染扩散的危险。AA 很少早期自发缓解,一旦明确诊断、患者临床稳定、评估了疾病严重程度、完成 HLA 配型和制订治疗方案,就应开始特殊治疗。糖皮质激素治疗 AA 无效,且增加细菌和真菌感染机会,当血小板显著减少时可诱发严重胃肠道出血。

1. 异基因造血干细胞移植(AHSCT)

(1) HLA 相匹配同胞供体 BMT(MSD-BMT):Allo-HSCT 是可根治儿童 AA 的治疗方法,无克隆疾病演变问题,频率低,但存在移植物抗宿主病(GVHD)、后期并发症及继发肿瘤等风险。MSD-BMT 是儿童 IAA 治疗首选。根据 AA 的免疫发病机制特点,试图通过极强的免疫抑制为主的预处理及 GVHD 预防方案从而摧毁患者异常的免疫系统,重建造血和正常的免疫体系,达到治愈 IAA。但期望获得高植入、低排斥率,低或无 GVHD 发生,对于儿童 AA,特别是 SAA 或 VSAA 的最佳选择是 HLA 相匹配的同胞供者 HSCT。自 20 世纪 70 年代早期应用高量免疫抑制剂环磷酰胺(Cy)为基础的预处理方案,BMT 治疗 SAA,成功率有限,移植排斥达 30%,后来发现 AA 患者反复成分输血,异基因致敏及低干细胞量与高排斥率相关,54% 受体呈供受体混合嵌合,极易发生晚期排斥。而试图加入清髓性放疗和增加干细胞数降低排斥率,但明显增加远期合并症(生长发育障碍、间质肺炎、继发肿瘤……)。含 Cy+ATG 的强免疫抑制而无放疗的预处理及含 CsA 的 GVHD 预防,排斥率从 32% 降至 4%,aGVHD 为 3%,cGVHD 为 26%,长期生存率达 80% 以上。目前认为反复输血及移植前 IST 增加移植排斥,儿童 AA-经诊断应尽快进行 HSCT,加上改良的预处理方案[如氟达拉滨 180mg/m^2+Cy60mg/(m^2·d)×2+ATG 或低量 TBI+Cy+Campath(抗 CD50 单抗)方案]及 GVHD 预防改善及更好支持治疗,儿童 SAA 经 MSD-HSCT 长期无病生存率达 93%~97%。含 Campath 方案,cGVHD 发生率更低,明显优于 IST。但 MSD-BMT 仅可用于少数患者(因同胞间 HLA 匹配约 1/4),在我国则更为困难。输注的骨髓单个核细胞数>$3.0×10^8$/kg,CD34$^+$ 细胞最少量为 $3.0×10^6$/kg,否则移植排斥风险升高。

(2) 替代供体的 AHSCT:缺乏 MSD(达 70%)且对 IST 无效的儿童特发性 SAA,必须考虑替代供体的 HSCT,替代供体包括 HLA 全相合非血缘供体(MUDs)、不全相合非血缘供体(MM-UDs)和不相合血缘供体(MMRDs)。采用替代供体 BMT 方案不管应用 MMRDs、单倍体相合或 MUDs 移植,主要是高移植失败和 GVHD 发生率,以致长期存活率低于 30%~50%,试图以更强的预处理方案克服此类患者移植物不合的 HLA 屏障及预防长期输注血制品引起异基因致敏的排斥,并未取得预期效果,却增加移植相关死亡率。从国际骨髓移植组资料证实 HLA 不合是危险因素。为此采用更精确增加抗原位点(A、B、C、DR 及 DQ)高分辨 HLA 配型标准及减少预处理强度,减低相关毒性,加强免疫抑制,促进植入的改良方案如 Cy

(60mg/m^2)+ATG(4天)与非清髓量TBI(200～300cGy)或移植前campath-IG/I-H(代替ATG)或fludarabine(180mg/m^2)/Cy(60mg/m^2)+ATG方案均达到极佳的效果(分别为100%植入率和2年存活率84%),与MSD-BMT相当。采用fluda/Cy/ATG预处理方案时最常用GVHD预防是环孢素A(CsA)+短程MTX,或采用fluda/Cy+campathl-H时采用CsA方案,其他tacrolimus、sairolimus和骁悉(MMF)等制剂也在临床试验中。

(3)AA患者移植后的处理:同种异基因骨髓移植后迟发性移植失败率较高,常见于移植后CsA停用太早或血药浓度低者。CsA应至少连续使用9个月,然后才逐渐减量至停药。CsA血药浓度为150～250ug/L可降低其毒性。应密切监测供受者嵌合现象,尤其在CsA减量期间。如通过PCR检测短串联重复序列等方法证实存在显著嵌合现象(受者细胞比例>20%),或者受者细胞比例明显增高,提示迟发性排斥发生的可能大,此时CsA不能减量或停药。

2.免疫抑制治疗(IST) IST是直接针对IAA异常免疫的,即使allo-HSCT预处理亦是以更强的免疫抑制为主,因此,它是特发性AA患者的"扛鼎"治疗。缺乏HLA相匹配同胞供体或虽有合适同胞供体而无经济承受力的SAA/VSAA及MAA患者则首选IST。欧洲骨髓移植组(EBMT)单用ATG治疗5年存活率达61%。一般单用CsA或大剂量甲基泼尼松龙短疗程冲击疗效仅50%左右。若用多药联合方案(ATG+CsA+G-CSF)又称强化免疫抑制方案,可明显缩短起效时间,降低治疗失败率,8年实际存活率>85%,成为不适于HSCT的AA患儿的治疗选择。

(1)抗胸腺细胞球蛋白(ATG)/抗淋巴细胞球蛋白(ALG):ATG/ALG是取人类胸腺细胞或淋巴导管中T淋巴细胞免疫动物(如马、兔及猪等),使其体内产生针对人胸腺细胞(T淋巴细胞)的特异性抗体,将其精制和提纯后所得到的生物蛋白制品。

1)剂量与用法:目前常用的ATG/ALG制剂及其应用剂量为,国产(武汉生物剂品研究所)猪-ATG(P-ATG)为20～25mg/(kg·d)。法国Merieux公司:兔-ATG(R-ATG)为2.5～5mg/(kg·d);马-ATG(H-ATG)为10～20mg/(kg·d)。德国Fresenius公司:兔-ATG,剂量同前。上述剂量ATG/ALG应用生理盐水稀释后,行缓慢静脉滴注,连用5天为1个疗程。

2)疗效:欧洲骨髓移植协作组(EBMT)Bacigalopu等曾总结应用ATG和BMT分别治疗291例和218例SAA,结果6年生存率分别为61%和63%,说明其有效率不亚于BMT。因此ATG曾被誉为BMT的替代治疗。根据多年来资料分析,ATG/ALG治疗SAA疗效可达50%～70%。作者曾报道应用ATG治疗30例儿童再障总有效率56.7%,其中21例SAA总有效率68.4%。如首次应用ATG/ALG治疗无效,可改用另一剂型ATG/ALG再次治疗,如应用H-ATG治疗无效者,再用R-ATG后30%仍可获得明显疗效。目前我科采用兔-ATG作为一线治疗,总有效率为84.8%。

3)常见副作用及其防治:ATG/ALG是异种动物蛋白类免疫抑制剂,其主要副作用为类过敏反应、血清病、免疫损伤血小板和(或)白细胞和免疫功能抑制等。常见副作用的防治原则分述如下:

①类过敏反应:类过敏反应是最常见的副作用,发生率几乎达100%。主要表现为中重度

发热及皮疹,重者可发生血压下降甚至休克。因此治疗前需进行过敏试验。国产 P-ATG 有专用皮肤过敏试验针剂。法国产 R-ATG 和 H-ATG 应用静脉过敏试验,具体方法如下:于静脉内适量应用皮质激素(如地塞米松)和 H_1 受体阻滞剂(如异丙嗪)后,以 1/10 支 ATG/ALG(即 R-ATG 2.5mg 和 H-ALG10mg)加入生理盐水 100ml,缓慢静脉滴注 1 小时,观察如无上述过敏反应表现者为静脉过敏试验阴性,大多数患者仍会出现发热及皮疹等轻度过敏反应,于治疗第 1 天最多见,需暂停输注 ATG/ALG,适当抗过敏和对症治疗,待症状消失后再继续治疗。除非极少数患者出现血压下降及休克等严重反应必须中止治疗外,一般轻症反应容易控制,并不影响治疗。

②血清病:血清病多见于疗程结束后 1～3 周,常表现为高热、皮疹和关节酸痛,少数有血尿和血小板破坏。是 ATG/ALG 治疗后出现的Ⅲ型变态反应(抗原抗体复合物反应)。一旦出现血清病,须立即应用足量皮质激素治疗,如氢化可的松(HC)或甲基泼尼松龙(MP)等静脉滴注疗效显著,一般情况下数天内病情可以得到控制或消失。如有血小板明显下降,则应及时补充血小板,以防严重出血。

③血小板下降:ATG/ALG 可因制剂含有包括抗血小板抗体的多种抗血小板抗体,或因淋巴细胞和血小板具有共同抗原,致使 ATG/ALG 治疗期间破坏体内残存的血小板,致血小板进一步下降而发生严重出血。因此,在 ATG/ALG 治疗期间需常规预防性输注血小板,使血小板计数维持于 $40 \times 10^9/L$ 以上,方能有效防止严重出血。

④感染:ATG/ALG 治疗过程可致淋巴细胞及中性粒细胞下降,又具免疫抑制作用,治疗期间又需应用皮质激素,SAA 原有粒细胞缺乏和免疫力下降,诸多因素致 ATG/ALG 治疗后可有感染倾向加重。因此,采用包括肠道消毒在内的预防感染和加强隔离等措施均非常必要。但治疗并非必须在层流病房进行,普通病房如空气流通、环境清洁,与感染患儿进行适当隔离即可。如应用大剂量免疫球蛋白,可有利于预防感染。

(2)环孢素 A(CsA):CSA 是一种含有 11 种氨基酸残基的环型多肽。具有较强的免疫抑制作用,常用于器官移植。自 Finlay 等人于 1984 年首次报道 CSA 治疗 SAA 成功后,因其使用方便(可口服),副作用相对较轻,而疗效又相当确切,故已被广泛应用于治疗再障。

1)剂量与方法:目前常用制剂为 CSA 溶液(50mg/ml)或胶囊(25mg,50mg),剂量为 5～8mg/(kg·d),每天剂量间隔 12 小时,分 2 次口服。疗程一般至少>6 个月,可达 3～4 年,一般 1～2 年。治疗中需监测药物血浓度,如全血谷浓度(服药前)150～250ng/ml,全血峰浓度(服药后 4 小时)300～500ng/ml;血清谷浓度 200～400ng/ml。上述检测方法的结果和意义基本相同,故上述指标均属有效与安全范围。

2)疗效:1995 年第 34 届美国血液年会总结历年来 CSA 治疗总有效率 50%～60%。中国医学科学院血液病研究所汇总国内外 368 例资料结果,总有效率为 57%,其中 SAA 为 60%,CAA 为 59%,纯红细胞性再生障碍性贫血(PRCA)为 48%。上海同济大学附属同济医院儿童血液肿瘤专科近期总结应用 CSA 治疗 34 例儿童再障,结果总有效率为 67.6%;其中 29 例 SAA,总有效率为 65.5%;其中 11 例 SAA-1,联合应用 ATG 或 HDIG,总有效率为 81.8%(9/11)。但总体来看,CSA 治疗 SAA(尤其是 SAA-1)的疗效,包括有效率、起效时间与显效质量等均不及 ATG/ALG。

3）主要副作用与防治：CSA 的常见副作用为肝肾损害、高血压、多毛症及齿龈肿胀等，但均为可逆性。其中最为严重的是肾脏损害和高血压，两者常同时出现，多与剂量过大、血浓度过高有关，降低药物剂量可以恢复正常。严重齿龈肿胀者常导致局部渗血不止和继发感染，也是不得已减低剂量（将影响疗效）或停止治疗的重要因素，肝脏毒性一般不严重，但需同时适当应用护肝药物以避免肝功能损害。多毛症等副作用并不影响治疗，治疗结束后也能逐渐消失。CSA 虽为免疫抑制剂，但并无明显增加感染机会的倾向。

（3）大剂量甲基泼尼松龙（HDMP）治疗再障有近 20 年历史，由于疗效不太显著，而毒副作用又较明显，故目前已较少使用。凡 HDMP 治疗有效者，治疗前 NK 水平较高，反之则较低。

HDMP 能减低 ATG/ALG 的类过敏反应和血清病发生率和严重程度，又有协同免疫抑制反应，在强化免疫方案中短程联合使用。

（4）大剂量免疫球蛋白（HDIG）：大剂量应用免疫球蛋白可达到抑制诱发再障的免疫介导致病机制，故 HDIG 仍属 IS 治疗范围。Sadowitz 等认为，HDIG 治疗再障的作用机制可能为：①杀伤某些抑制骨髓造血的淋巴细胞克隆；②与 γ-IFN 等 I 类因子结合，去除其对造血干细胞的抑制作用；③根除骨髓中可能导致再障的病毒感染，如 CMV、EBV、HPV-B_{19}、HBV 和 HCV 等。此外，大剂量免疫球蛋白进入体内，有可能通过免疫负反馈，调节 T 淋巴细胞亚群分化或抑制某些活性亢进的淋巴细胞克隆。

自 Atrah 等于 1985 年首次报道 HDIG 治疗 SAA 有效后，国内外报道治疗方法有两种：一种为 0.4g/kg，静脉滴注，连续 4～5 天，一次完成（方法类似于特发性血小板减少性紫癜的治疗）；另一种为每天 1.0g/kg，静脉滴注，每 4 周 1 次，共 6 次。由于下列因素，作者认为第二种方法较为合理：①再障治疗是一个长期的过程；②免疫球蛋白体内半衰期为 28 天，每月使用一次符合药物代谢规律；③一次应用剂量过大可产生免疫封闭反而不利于免疫防护。

HDIG 可与 CSA 及 ATG/ALG 等联合使用，除能有免疫协同作用外，尚能提供免疫防护，以利其他 IS 治疗顺利进行，因此是组成联合免疫抑制治疗的药物之一。

（5）强化 IS 治疗：联合 IS 治疗在理论上具有下列优点：各种 IS 制剂作用机制不同，联合治疗时药理作用范围显然大于单药治疗；在不增加单药剂量情况下，联合治疗可能获得协同作用；联合治疗有可能反而有利于 IS 治疗的顺利进行，如 CSA 和 HDMP 可减轻 ATG/ALG 的类过敏反应和血清病，HDIG 可提供免疫防护等。

ATG 具有细胞溶解作用，静脉注射后头几天淋巴细胞数下降，随后经 1～2 周恢复至治疗前水平，优先耗竭活化 T 细胞，产生免疫耐受状态，同时具有重要的免疫调节作用。CsA 直接抑制核调节蛋白，选择性影响 T 细胞功能，减少 T 细胞增殖和活化。两者联用具有协同作用，应用时注意两者的毒副作用。目前标准强化 IST 方案是：马 ATG[20mg/(kg·d)×4]或兔 ATG[2.5～3.5mg/(kg·d)×5]，加入甲基泼尼松龙 2～3mg/(kg·d)，2～3 天，半量递减至 2 周停药，以防血清病，CsA 5～8mg/(kg·d)，分 2 次服，一周后监测血清浓度，调整用量（维持血清浓度 150～250ng/ml），血象及骨髓三系恢复正常后逐渐减量，在疗程中加用 G-CSF，有反应者可促进血液学恢复，减少感染发生率。IST 治疗血液学恢复起效慢，3、6、12 个月的完全反应率和总反应率(CR+PR)分别为13%、39%、55%和61%、74%、80%,少数病例迟至18个月。疗程6个月时,检测患者Th1/Tc1或寡克隆T细胞仍呈高水平,在12个月才近正常及异常克隆T细胞消失。因此判定IST无效以4个月为准,维持治疗则需1～2年,甚至5～6年。目前对MAA也倾向于IST,且强化免疫抑制反应率优于单用CsA或ATG。免疫抑制治疗的SAA患者仍有10%～30%无效,其机制仍不十分明了,可能与下述因素有关:①IST(特别是ATG)剂量不足,ATG剂量不足,难于达到清除介导异常免疫的活化细胞毒性T淋巴细胞及免疫调节作用;②AA患者骨髓HSC池耗竭,当HSC凋亡达某一阈值时,即使去除了异常免疫,残存的HSC也不能重建自身造血功能;③非免疫因素导致的骨髓衰竭:放/化疗、某些有毒化合物诱发或先天遗传性骨髓衰竭综合征(如Fanconi贫血、先天性角化不良症……),对此类患儿需要更精细的遗传学及分子生物学评估,以深入探讨其免疫因素以外发病机制。

3.免疫抑制治疗疗效预测　至今临床上缺乏IST疗程早期预测指标,治疗方法选择上存在盲目性,非HSCT就是IST,预测IST(ATG/CsA)疗效反应是目前AA临床研究的热点领域之一。此外它可为选择IST及IST无效后进一步治疗(解救或替代治疗)方案制订提供更多信息,从而减少治疗的被动性和盲目性,实现个体化治疗。这种预测疗效指标应该是治疗前有哪些临床及实验室指标可帮助选择IST,IST后又有哪些可预测远期疗效的指标。

(1)AA确诊时IST疗效的早期预测指标

1)AA病程长短对IST有一定影响:病程<12个月者IST6个月反应率(88%)明显好于12个月(33%),可能与持续的免疫损伤耗竭骨髓造血干/祖细胞有关。

2)治疗前外周血WBC>$5.0×10^9$/L者疗效优于<$5.0×10^9$/L,粒细胞<$0.2×10^9$/L者早期反应率高,骨髓涂片中红/粒系>0.60有效率高。体外骨髓GM-CFU加入CsA后集落明显增加者,治疗有效。

3)G-CSF早期治疗反应:有助于评估AA患者残存的造血功能,治疗无反应者IST反应也差。

4)免疫活化指标:特发性AA是免疫性疾病,下列免疫活化迹象可作为IST疗效指标:①通过流式细胞仪测定$CD8^+$淋巴细胞内IFN-γ水平($CD8^+$-IFN-γ+)可区分大多数有效者和无效者,$CD8^+$-IFN-γ/+患者96%有效,不表达IFN-γ者仅32%有效;②利用T细胞受体(TCR)υβ基因型识别被激活细胞毒T细胞中TCR池的寡克隆表达,若阳性者是IST疗效更直接指标;③HLA-DRB1*15阳性表达:另有研究发现儿童AA中HLA-DRB1*15阳性率高,对IST反应率也高(达92%),但易产生CsA依赖。

5)PNH阳性细胞:IAA患者可表现为单纯红细胞或粒细胞CD55或CD59表达降低,若$CD55^-$及$CD59^-$细胞>0.03%即为PNH阳性细胞,40%～70%IAA有数量不一的PNH阳性细胞,其IST反应率优于PNH细胞阴性者(86%～91% vs 25%～48%),且更多见于HLA-DRB1*15(+),且白血病发生率低,也不演变为PNH,认为PNH阳性细胞是良性骨髓衰竭的表现。

6)细胞遗传学异常影响IST:具有13q-,三体-8对IST有效。

(2)IST治疗反应对预后的影响:ATG治疗后对G-CSF早期反应是整个治疗获得成功的

良好预示,治疗 3 个月血象反应(PLT>50×10^9/L 或网织红细胞 50000/ul)可预测远期预后。

(四)免疫抑制治疗疗效标准

1987 年全国再障会议在修订再障的诊断和分型标准的同时,又修订了再障的疗效评价标准,具体如下。

1.基本治愈 贫血和出血症状消失。血象上升达到:血红蛋白:男>120g/L,女>100g/L;白细胞>4.0×10^9/L;血小板>80×10^9/L,随访 1 年以上无复发。

2.缓解 贫血和出血症状消失。血象上升达到:血红蛋白:男>120g/L,女>100g/L;白细胞>2.0×10^9/L;血小板也有一定程度恢复;随访 3 个月病情稳定或继续进步者。

3.明显进步 贫血和出血症状明显好转。不输血,血红蛋白较治疗前 1 个月内常见值上升>30g/L,并维持 3 个月不降。评定疗效时应 3 个月未输血(排除输血对血红蛋白值的影响)。

(五)免疫抑制治疗的远期并发症

欧洲骨髓移植协作组(EBMT)的研究发现此类患者日后发生克隆性疾病的机会较高,如阵发性睡眠性血红蛋白尿(PNH)、骨髓异常增生综合征(MDS)和急性白血病等。但是,并发克隆性疾病与 IS 治疗的确切关系目前尚无定论。再障的发病存在明显的造血系统内在缺陷,很可能是获得长期生存之后出现克隆性疾病的根本原因。

目前未有统一公认的临床和实验室指标可将特发性 AA 分为 IST 敏感型及不敏感型,而选择 IST 还是 BMT,结合我国情况,建议儿童特发性 AA 治疗选择原则如下:①有 HLA 完全相合同胞供体者,并有经济承受力,一经确诊,应尽快作 BMT;②经济承受力佳,又有 HLA 高分辨率(涵盖 A、B、C、DRB1 和 DQB1 抗原位点)匹配相合替代供体者,也应优先考虑 BMT;③无适合 HLA 全相合同胞供体或非血缘全相合供体者,或经济承受力难于负担 BMT 者可选择 IST,若治疗 3～4 个月有反应者继续治疗 1～2 年后逐渐减量停药;④若第一疗程 IST 无反应或复发者则有报道考虑第二疗程 IST;⑤IST 难治或有反应而复发者的解救治疗,应考虑替代供体移植;⑥轻型 IAA(或慢性 IAA)应积极应用免疫抑制剂(如 CsA 或 ATG+CsA)或与司坦唑醇(康力龙)联合治疗。

二、继发性再生障碍性贫血

继发性再生障碍性贫血主要指除外一类 T 淋巴细胞功能亢进,经 CTL 直接杀伤或凋亡骨髓造血干细胞导致的造血功能衰竭的全血细胞减少综合征。它包括以下几类:①细胞毒药物、化学药物、苯、农药等有机化合物及物理因素(γ射线)等所致骨髓造血干细胞损伤,导致骨髓衰竭(如化疗药物、射线损伤及清髓性 HSCT 后骨髓衰竭);②病毒、细菌等微生物感染,经微生物直接或经免疫间接损伤造血,如 EBV 相关传染性单核细胞增多症合并再障;③自身免疫性疾病(SLE、类风湿关节炎及免疫性甲状腺炎等)合并再障;④免疫相关性血细胞减少或全血细胞减少(IRP)症。本章节主要叙述 IRP 症。

IRP 症是一类由 T 淋巴细胞调控失衡导致 B 淋巴细胞数量/亚群/功能异常,产生抗骨髓干/祖细胞自身抗体,抑制或破坏造血功能,引起血细胞减少综合征。

【临床特征】

临床主要表现贫血、出血或感染,部分患者有造血系统外组织受损(主要为自身免疫性疾病)表现。多为全血细胞减少;网织红细胞百分数多正常或>1.5%;部分血涂片可见有核红细胞;中性粒细胞百分数可正常或降低,可见未成熟粒细胞。骨髓象多为增生活跃或明显活跃,少数可降低或明显降低。红细胞系比例多升高,可见红细胞系增生,如多核红细胞、点彩、核分裂及 Howell-Jolly 小体等,部分患者可见"红细胞系造血岛"和"噬血现象"。粒细胞系比例可正常、升高或降低,核左移。巨核细胞多正常或增多,也可减少。免疫学表现为 Th1/Th2 平衡明显向 Th1 降低倾斜,向 Th2 升高漂移;Th1 型细胞因子 IFN-γ、IL-2 及 TNF 明显降低;Th2 型细胞因子 IL-4、IL-10 蛋白及 mRNA 表达明显升高;Th2 细胞数量及功能升高。骨髓 B 淋巴细胞(CD19)数量及 $CD5^+$ B 淋巴细胞质内 Ig 量明显增加。约半数患者 BMMNC-Coombs 试验阳性,流式细胞仪分析(FACS)及双标单克隆抗体可检出骨髓细胞免疫自身抗体,阳性率>90%,以 IgG 多见,其次为 IgM 和 IgA。约 1/3 的患者可有其他自身免疫性指标异常;少部分可有其他脏器受累的实验室表现。

【诊断与鉴别诊断】

1. 诊断标准

(1)拟诊标准:血象三系或两系、一系血细胞减少,但网织红细胞和(或)中性粒细胞百分比不低;骨髓红细胞系和(或)粒系百分比不低,或巨核细胞不少,易见红细胞系造血岛或噬血现象;除外其他原发和继发血细胞减少症。符合以上条件者可拟诊 IRP(三系血细胞减少)或 IRH(一系或两系血细胞减少)。

(2)确诊条件:符合拟诊条件,或测及骨髓造血细胞膜结合自身抗体后确诊(治疗前确诊),或未测及该类自身抗体,但经足量肾上腺皮质激素和(或)大剂量静脉丙种球蛋白治疗有效(脱离成分输血且一系、两系或三系血细胞有不同程度恢复)后确诊(治疗后确诊)。

2. 鉴别诊断 该病主要需与下列疾病鉴别。

(1)特发性再生障碍性贫血:现已纯化为一类 T 淋巴细胞功能亢进,通过 CTL 直接杀伤或凋亡骨髓导致的造血功能衰竭症。该症具有以下特征:血象呈网织红细胞及中性粒细胞百分数明显降低、淋巴细胞百分数明显升高的全血细胞减少;骨髓降低或重度降低,红细胞系、粒细胞系及巨核细胞系均减少,淋巴细胞比例升高;T 细胞亚群倒置,Th1 细胞比例升高,Th1 型细胞因子明显增多,激活的 T 细胞($CD25^+$ 或 $HLA-DR^+$)增多;Th2 细胞及其细胞的因子水平不高;无造血细胞膜结合自身抗体;对肾上腺皮质激素或静脉丙种球蛋白治疗反应不好,对 ATG 为代表的抑制 T 细胞的治疗反应好。

(2)其他:MDS、急性造血功能停滞、Evans 综合征及 PNH。

【治疗】

1. 支持治疗。

2. 免疫抑制治疗

(1)肾上腺皮质激素:泼尼松 0.5~1mg/(kg·d),直至血象恢复正常可减量。

(2)IVIG:0.4g/(kg·d)×5天,以0.1~0.2g/(kg·次·周)连续数周维持治疗。适应于肾上腺皮质激素疗效欠佳,合并病毒性肝炎或其他感染,或血细胞重度减少者。

(3)环孢素A:小剂量长疗程,0.5~3.0mg/(kg·d),待Th细胞及其产生因子正常后停药。主要用于辅助其他免疫抑制剂后巩固维持治疗。

(4)利妥昔单抗(美罗华):适应于CD20$^+$淋巴细胞增多者,375mg/(m^2·月),酌情用1~3次。

(5)细胞毒免疫抑制剂:非细胞毒免疫抑制疗效差或禁忌证,且骨髓增生明显者适用。如COP方案及氟达拉滨等。

(6)应用于免疫抑制治疗后,可用造血生长因子如G-CSF、EPO及IL-11等。

3.自体HSCT 上述治疗无效,难治者可考虑。

第五章　溶血性贫血

第一节　自身免疫性溶血性贫血

自身免疫性溶血性贫血(AIHA)是一种获得性免疫性疾病。由于免疫调节机制发生变异,机体血液中出现抗自身红细胞的免疫抗体,使红细胞破坏,寿命缩短而产生溶血性贫血。是溶血性贫血最常见的一种。

一、温抗体型自身免疫性溶血性贫血

温抗体型 AIHA 是一种较常见的溶血性贫血。主要为血管外溶血,部位在脾脏,抗体量多时肝脏内溶血亦明显,若有补体参与亦可发生血管内溶血。本病临床表现多样化,除溶血和贫血外无典型征象。

【病因及发病机制】

根据发病原因,本病可分为原发性(或特发性)和继发性(或症状性)两大类。小儿 AIHA 以继发性多见,感染为小儿 AIHA 的主要病因,胶原性疾病及淋巴系统恶性肿瘤也是小儿 AIHA 病因之一。

目前已知原发性或继发性 AIHA 可能通过遗传基因突变或/和免疫功能紊乱或/和血细胞细胞膜的抗原性改变,刺激抗体形成器官产生了相应的红细胞自身抗体或交叉反应抗体,导致红细胞寿命缩短、红细胞破坏加速,进而发生血管外或血管内溶血。

1.原发性 AIHA 的病因及发病机制　原发性者发病率约占 20%,其发病原因及机制目前尚未清楚,可能与以下因素有关。

(1)遗传因素:动物实验及临床研究表明,遗传素质在自身免疫性疾病中起着主要作用。遗传素质不同,自身免疫疾病所损伤的靶细胞不同。新西兰鼠 AIHA 动物模型酷似人类 AIHA,此种鼠的纯系世世代代维持同样的病理表现。现已证明至少有两对等位基因控制这些症状的表达。近年通过对 DNA 序列分析,发现直接抗人球蛋白试验(DAT)阳性患者的 HLADQ6 与其溶血程度呈负相关。

(2)免疫功能紊乱:免疫功能紊乱对本病发病起着重要的作用,最主要的学说是 T 细胞平衡失调学说。1984 年国外学者报道了两例儿童 AIHA 应用 OKT8 和功能试验确诊为 T 抑制

细胞功能缺陷。随后有学者发现 AIHA 及 Evans 综合征患者外周血 T 细胞功能混乱，T 抑制细胞比例降低，T 辅助细胞比例正常或升高，$CD8^+/CD4^+$ 比值降低。此外，IL5 或 IL10 对 B 细胞分化成自身抗体产生细胞起重要作用。体外试验表明，AIHA 患者单核细胞产生的 IL10 明显增加。IL5 可诱导抗红细胞抗体转基因小鼠产生 AIHA。

(3) 血细胞膜蛋白成分异常：血细胞膜蛋白的分子缺陷导致红细胞形态改变，血液流变学改变，从而加速血液循环中红细胞破坏。通过免疫杂交及免疫沉淀法已测知温抗体型 AIHA 的自身抗原为 Rh 相关蛋白。有动物实验证实由于自身抗原的存在，刺激 Th1 自身反应细胞，导致 B 细胞激活，从而产生相应抗体。通过 SDS 电泳发现，AIHA 患者带 3 蛋白或 4.1、4.2 蛋白量减少，而带 3 蛋白为离子通道蛋白，对膜蛋白支架及脂双层的稳定起重要作用。因此，由于自身抗原—抗体反应的存在，红细胞膜蛋白修改，导致膜成分丢失，从而红细胞形态改变、破坏加速等，引起溶血。

2. 继发性 AIHA 的病因及发病机制　继发性 AIHA 主要与感染(特别是病毒及支原体感染)、其他自身免疫系统疾病、某些药物、造血干细胞移植及淋巴系统肿瘤等有关。

(1) 继发于感染：常常与感染同时出现或先后出现，以病毒(CMV、EBV、HBV、HCV、单纯疱疹-水痘病毒、腮腺病毒、流感病毒、肠道病毒、腺病毒等)和支原体感染多见，其次为细菌(伤寒杆菌、链球菌、金葡菌、结核杆菌等)感染，真菌感染相对少见，亦可见于疫苗接种后。微生物(如病毒、支原体)作用于红细胞膜，改变其抗原性，机体产生抗这些抗原抗体或交叉反应抗体(即抗微生物也抗红细胞)，引起 AHIA。

(2) 其他自身免疫系统疾病并发 AIHA：已证实许多自身免疫系统疾病如系统性红斑狼疮、类风湿性关节炎、溃疡性结肠炎、自身免疫性甲状腺炎等，以及某些免疫缺陷病如 Nezelof 综合征、先天性低丙种球蛋白血症、丙种球蛋白不全症及 WisrottAldrich 综合征等常并发 AIHA，可能与以下因素有关：潜在的遗传因素、触发因子的存在、产生的非红细胞抗体与红细胞具交叉反应性。

(3) 造血干细胞移植后引起的 AIHA：近年来有造血干细胞移植应用治疗顽固性 AIHA 成功的报道，但同时亦有因为造血干细胞移植后发生 AIHA 的报道。联合免疫缺陷病的患者在去 T 细胞骨髓移植和外周血造血干细胞移植后发生 AIHA。其发生的原因与患者本身以及预处理引起的免疫系统紊乱有关。

(4) 继发于某些淋巴系统肿瘤：淋巴瘤、慢性淋巴细胞白血病患者可能由于免疫功能障碍或免疫内环境失衡继病毒感染时淋巴细胞分化抑制，失去调节功能，恶性 B 淋巴细胞产生自身抗体。霍奇金病患者由于 T 细胞数减少及功能受损，细胞介导免疫应答受损、细胞毒 T 细胞数降低，导致了自身抗体的产生。有资料表明肿瘤患者的红细胞自身抗体发生率远高于非肿瘤病人。

温抗体分为不完全抗体及自身溶血素两种。温性不完全抗体主要为 IgG，其次为 IgM，单纯 IgA 很罕见，迄今未发现 IgD、IgE。IgG 型不完全抗体分为 4 种亚型，主要为 IgG1、IgG3，IgG2 少见，IgG4 罕见。AIHA 红细胞破坏机制为 Ⅱ 型变态反应，即包括调理吞噬、补体依赖细胞毒作用和抗体依赖性细胞介导细胞毒作用(ADCC)。

温反应型抗体 IgG 致敏红细胞常被脾或肝的吞噬细胞截留、调理吞噬而发生血管外溶血。MΦ对致敏红细胞的调理吞噬包括识别、附着、摄入三阶段。识别阶段由 MΦ 表面的 IgGFc 受体（IgGFcR）及 C3b 受体（C3bR）共同介导，附着主要依赖 C3bR，而摄入主要依赖 IgGFcR。可见 IgG 与 C3 有协调作用。IgG 及 IgA 的 FcR 有三类：FcRⅠ、FcRⅡ、FcRⅢ（IgM 无 FcR），不同 IgG 亚型对 FcR 亲和力不同，单体 IgG1、IgG3 对 FcRⅢ具高亲和力，远大于 IgG4，IgG2 无亲和力。各型 IgG 二聚体对 FcRⅡ亲和力为：IgG3＞IgG1＝IgG2＞IgG4；对 FcRⅢ的亲和力为：IgG3＞IgG1，而 IgG2、IgG4 几乎无亲和力。致敏红细胞的识别、摄入主要依靠 FcRⅡ、FcRⅢ，尤其是 FcRⅢ，故 IgG 各亚型致 AIHA 以 IgG3 亚型溶血最明显，IgG1、IgG2 次之，IgG4 型溶血最轻。

单独不完全抗体 IgA 致敏红细胞罕见，IgA 常与其他免疫球蛋白（常为 IgG）和补体同时存在，有协同作用，可导致严重溶血，其致敏的红细胞主要在脾脏破坏，切脾可提高红细胞数。

温性自身抗体 IgM 必须结合补体，激活补体系统经典途径，最终形成攻膜复合物，导致血管内溶血。另有部分 IgM 则黏附于肝脏中巨噬细胞的补体受体，引起红细胞在肝脏破坏。主要表现血管内溶血、肝肿大。

单纯补体型 AIHA 红细胞的破坏也是由单核-吞噬细胞介导，破坏的方式不是通过吞噬作用，而是通过溶酶体释放酶在细胞外溶解，破坏场所主要在肝脏，溶血并不明显。

伴有血小板减少的病例称为 Evans 综合征，一般认为在这种病例中同时存在一种抗血小板抗体。

【临床表现】

临床表现随病因及抗体类型而异。以急性起病，发展迅速者多见。就诊前病程＜0.5 个月或＜1 个月者分别占 47.6% 和 59.3%。病情轻者溶血可以很轻；重者病情凶险，严重威胁患者生命。伴有淋巴瘤的病例，可随原发病的病情变化，溶血性贫血时轻时重。

1.急性型　多见于小于 4 岁的婴幼儿，偶有新生儿病例。男性多于女性。多数病前常有病毒或细菌感染，突然起病，贫血进展很快，婴幼儿可呈暴发性。最常见的症状是发热、苍白、乏力、食欲不振、呕吐、腹痛；黄疸多见，有时是最早引起注意的症状，皮肤和巩膜黄染轻重不一，尿色变深呈茶色、酱油样尿或洗肉水样尿（血红蛋白尿），输血可能引起溶血和黄疸加重。少数患者可始终不出现黄疸；肝脏及脾脏肿大，后者更明显；常可发展为溶血危象或再障危象，甚至可出现心、脑、肾功能不全表现。临床经过呈自限性，起病后 1～2 周溶血可自行停止，病程一般不超过 3 个月。

2.慢性型　各年龄组均可发病，多为年长儿。病程呈进行性或间歇发作性溶血，可达 10～20 年，反复感染者可加重病情，甚至呈溶血危象。50% 的病例为继发性，常合并淋巴瘤、系统性红斑狼疮、类风湿性关节炎等，有原发病的症状和体征。75% 病例有轻至中度的黄疸，面色苍白，肝脾肿大。Evans 综合征患者伴有紫癜。

【实验室检查】

1.外周血象　贫血程度轻重不一。急性型贫血较重，MCV 大多正常或轻度增高。网织红细胞计数大多增至 5%～30%。但慢性型者 Hb 可以在 100～110g/L，网织红细胞可以不高，伴有恶性病或感染的继发性病例亦不高，甚至减低，因为抗 IgG 抗体可与幼红细胞及网织红细胞起免疫反应，导致骨髓中幼红细胞减少，网织红细胞减少，甚或再障危象。外周血涂片可见红细胞形态改变如大小不等、异形、碎片、嗜多染和嗜碱性点彩红细胞增多,较突出的是球形红细胞明显增多,少数有核红细胞和 HowellJolly 小体。白细胞计数因不同的伴发疾病而高低不一,急性溶血发作时白细胞计数大多增高,可以增高至 $30\times10^9/L$,中性粒细胞增多并有左移现象,出现少数晚幼和中幼粒细胞,偶尔有较明显的类白血病反应。血小板计数大多正常,但 Evans 综合征时血小板可以明显减少。

2.骨髓象 多数病例红细胞系显著增生,但因感染、SLE、恶性病等继发性病例骨髓红细胞系可以不增多,甚至减少。有时可出现类巨幼红细胞改变,这种变化可能因为长期幼红细胞增生而叶酸或维生素 B_{12} 缺乏引起,但血液中叶酸和维生素 B_{12} 浓度并不减少,用叶酸和维生素 B_{12} 也不能改变骨髓象。

3.免疫学 抗人球蛋白试验是诊断温抗体 AIHA 最重要的试验。直接 Coombs 试验大多阳性,直接试验是测定患者血液中有无附着于红细胞上的不完全抗体。约 2/3 的患者间接 Coombs 试验阳性,间接试验是测定患者血清中有无游离的不完全抗体。2%～4%的患者的临床表现特点与 AIHA 完全相同,对糖皮质激素或切脾有效,但 Coombs 试验始终阴性,这可能与抗人球蛋白血清的广谱性不够或红细胞上免疫球蛋白分子太少有关。近年来采用抗 IgG、抗 IgM、抗 C 等特异性抗人球蛋白血清做直接抗人球蛋白试验时,可以鉴别吸附在红细胞上的自身抗体属于哪一种免疫球蛋白。也有应用广谱抗人球蛋白血清者,从而提高了诊断的阳性率。此外,红细胞表面有 IgG 及补体 C_3 附着或有 IgM(可发生于系统性红斑狼疮)的病例,血液在体外冷却时可出现红细胞自身凝集。

以特异单价抗人球蛋白血清测定结果可将儿童 AIHA 分为以下几型:①$IgG+C_3$ 型:最常见,占 60%,IgG 及 C_3 在巨噬细胞吞噬过程的识别、附着与摄入中起明显协同作用,故溶血严重。②IgG 型:约占 16%,抗 IgG Coombs 试验阳性,抗 IgM 及抗补体 Coombs 试验阴性。具抗 Rh 系统、抗 e 或 c 抗原特性,患者血型易误诊为 AB 型和 Rh 型。常见于继发性 AIHA,溶血不严重。③补体型:约占 25%,抗 C_3 或 C_4 补体 Coombs 试验阳性,抗 IgG 及 IgM Coombs 试验阴性。较常见于急性型,溶血轻。④IgM 型:抗 IgM Coombs 试验阳性,可致血管内及血管外溶血。⑤混合型:有 $IgG+IgM+C_3$ 型、$IgG+IgM+IgA$ 型、$IgG+IgM+IgA+C_3$ 型,较少见。但临床上以 $IgG+IgM+C_3$ 型溶血最重。

4.其他 球形红细胞增多时,红细胞渗透脆性亦增高,球形红细胞越多,渗透脆性试验增高越显著。血清胆红素增高,可达 $42.8\sim85.5\mu mol/L$。血浆结合珠蛋白浓度减低或消失。溶血严重者之血浆游离血红蛋白增多,尿中出现血红蛋白或/及含铁血黄素颗粒。尿中尿胆原排泄量增多,但无胆红素。

【诊断与鉴别诊断】

根据 Coombs 试验阳性的结果,结合患者的临床表现特点,诊断一般不难。但应注意有少数病例 Coombs 试验可为阴性。诊断成立后,应进一步明确病因,区分是原发性或继发性,明确发病原因,对治疗和预后均有重要意义。

1.诊断 温抗体型 AIHA 的诊断标准(1987 年上海全国溶血性贫血会议):①近 4 个月内无输血或特殊药物服用史,如直接抗人球蛋白试验阳性,结合临床表现和实验室检查,可诊断为温抗体型自身免疫性溶血性贫血。②如抗人球蛋白试验阴性,但临床表现较符合,糖皮质激素或切脾术有效,除外其他溶血性贫血(特别是遗传性球形细胞增多症),可诊断抗人球蛋白试验阴性的自身免疫性溶血性贫血。

2.鉴别诊断　本病须与其他溶血性疾病如遗传性球形红细胞增多症、药物引起的AIHA和肝炎等鉴别。

(1)遗传性球形红细胞增多症。

(2)药物引起的AIHA:此类AIHA仅甲基多巴型为自身免疫型,患者有服药史,起病缓慢,自服药开始3～4个月至1年才开始出现,一般病情较轻,停药后溶血大多于1～2周即明显减轻。

(3)肝炎:AIHA急性发作时转氨酶可增高,应与肝炎鉴别。一般肝炎无贫血,黄疸属肝细胞性,只要仔细分析,不难鉴别。

二、特殊类型的免疫性溶血性贫血

特殊类型的免疫性溶血性贫血是指接受嘌呤核苷类似物或ABO血型不合的异基因造血干细胞移植(allo-HSCT)相关的免疫性溶血性贫血。

(一)与嘌呤核苷类似物治疗相关的自身免疫性溶血性贫血

接受嘌呤核苷类似物(如氟达拉宾和克拉屈宾)治疗的恶性血液病者发生的自身免疫性溶血性贫血,认为是氟达拉宾通过影响T淋巴细胞,从而干扰免疫调节的T细胞所致。多在1～4疗程后(约几周)出现严重溶血,甚至死亡。若联合环磷酰胺或利妥昔单抗治疗可防治自身免疫性溶血性贫血。

(二)输血相关的自身免疫性溶血性贫血

多次输血可同时或单独发生自身抗体或同种异型抗体的溶血性贫血,约1/3的患者自身抗体产生与新近输血所致同种异型免疫有紧密联系。多次输血的血红蛋白病者约8%发生温抗体。

(三)异基因造血干细胞移植相关的免疫性溶血性贫血

异基因造血干细胞移植相关的免疫性溶血性贫血有以下三种类型。

1.供受者次要ABO血型不合　属于"过客淋巴细胞综合征",即供者淋巴细胞快速增殖,产生针对受者红细胞抗原的抗体,致自身免疫性溶血。大多发生于供者血型为O型、受者血型为A型时,发生率达10%～15%。溶血发生于患者预处理后全血细胞减少至免疫功能重建期多在移植后2周内。可突然起病,溶血严重,可合并血管内溶血及肾衰竭。溶血持续5～16天,受者不相容的红细胞溶解,代之以供体型红细胞,产生抗体的淋巴细胞不植入,溶血停止。危险因素为单用CsA而未用MTX预防的GVHD外周血干细胞移植(高于BMT)、降低剂量预处理及非亲缘性HLA相合供者。采用以下措施:①减少供者干细胞制品中供者血浆体积;②输注相合血型或O型红细胞(若受者为AB型,供者为A型或B型,可输供者血型红细胞);③血小板及血浆制品输注,需使用受者血型,以减少输抗A(或-B)抗体;④常规应用激素或加美罗华。严重溶血者需换血,将患者抗体阳性的红细胞替换为O型红细胞。

2.供受者主要ABO血型不合　即受者产生针对供者红细胞抗原的抗体,可发生于供者为

A或B型,受者为O型。受者中ABO血型抗体持续存在,可持续数月溶血。去除供者干细胞成分中的红细胞可防此类溶血。溶血者要输O型红细胞。

3.供者免疫细胞识别紊乱相关的溶血 供者免疫细胞产生针对供者源的红细胞抗原的抗体,产生自身免疫反应致溶血。儿童病例中发生率约为6%,代谢性疾病进行移植者发病率高于恶性疾病。中位发病时间为移植后第4个月,死亡率高。可为温抗体型溶血或冷凝集病。应用利妥昔单抗治疗效果佳。

(四)原位实体器官移植相关的自身免疫性溶血

主要发生在供者为O型,少数为AB型受者/非AB型供者。与"过客淋巴细胞综合征"有关(与移植淋巴细胞量有关)。发生溶血风险依次为心肺移植(70%抗体阳性及溶血)、肝移植(40%抗体阳性,29%发生溶血)和肾移植(17%抗体阳性和9%发生溶血)。溶血发生于移植后3~24天,溶血起病急而短暂。直接Coombs试验阳性,血清抗A和(或)B抗体或D抗原抗体阳性。抗体类型有IgG及C_3抗体。输O型红细胞,忌用ABO血型不合的血浆制品。贫血时可输O型红细胞。换血用与受者ABO血型相合或与受者血清相合的红细胞;若供受者血型不同,与供者器官组织类型一样,则需输与供、受者ABO血型均相容的血制品(避免输入可溶血的抗体)。

三、阵发性睡眠性血红蛋白尿

阵发性睡眠性血红蛋白尿(PNH)是一种后天获得性血细胞膜缺陷的克隆性疾病,其特征是红细胞膜获得性缺陷,对激活补体异常敏感,导致慢性血管内溶血。本病常见于20~40岁的青壮年,14岁以下儿童病例约占5%,<10岁少见。

【发病机制】

近年研究证明本病是由于定位于Xp22.1上的磷脂酰肌醇聚糖A类基因突变,导致一组糖基磷脂酰肌醇(GPI)锚链蛋白相关蛋白生成异常,造成缺乏。GPI缺乏导致细胞膜GPI连接蛋白缺乏,造成PNH红细胞缺陷,导致红细胞膜性能变化,对补体异常敏感而发生溶血。GPI锚链蛋白之一的补体调节蛋白包括CD55和CD59,PNH患者血细胞膜表面缺乏CD55和CD59,因此易受补体攻击,对补体敏感性增加而发生溶血。上述膜缺陷也存在于PNH的粒细胞和血小板,导致粒细胞和血小板的质和量下降,使患者易罹患感染和血栓形成。根据PNH的红细胞对补体敏感程度分为三型:Ⅰ型为敏感性正常;Ⅱ型为中度敏感,其敏感性为正常红细胞的3~5倍;Ⅲ型为极度敏感,其敏感性为正常红细胞的15~25倍。

【临床表现】

贫血为首发症状者,几乎所有患者在病程中都有不同程度的贫血及血红蛋白尿。睡醒时尿呈酱油色,血红蛋白尿由不发作至频发(<2个月发作一次)。感染、创伤或手术、劳累、情绪波动、某些食物、药物(铁剂、阿司匹林、维生素C、呋喃妥因及苯巴比妥)、输血及预防接种等为常见诱发因素。有肝脾大、皮肤色素沉着及胆石症,易并发感染,常见血栓形成。有些病例以全血细胞减少和骨髓再生障碍为首发症状,随病情进展并经过一定阶段才出现典型PNH症状,或者以PNH症状起病,约50%的PNH在病程中出现骨髓再生障碍,均称为再障PNH综

合征。

【实验室检查】

贫血程度轻重不一,约半数患者呈重度贫血;多数呈大细胞性贫血,网织红细胞数增加,可见有核红细胞;部分病例伴白细胞和(或)血小板减少。溶血试验阳性。Ham 试验始终阴性者占 10.4%,85% 以上的患者在病程中可多次出现阴性。血浆结合珠蛋白及红细胞胆碱酯酶降低。游离血红蛋白升高。尿含铁血黄素阳性,发作时尿潜血试验阳性。微量补体溶血敏感试验可检测 PNH-Ⅰ、Ⅱ、Ⅲ型细胞,有助于诊断及 PNH 细胞分型。流式细胞仪(双色荧光)可检测 PNH 及其他血液病者血细胞中的 $CD55^+$ 和 $CD59^+$ 等 GPI 锚链蛋白。PNH 患者上述两种蛋白缺失与临床表现关系密切,目前已将其作为 PNH 克隆的标志。当 $CD55^-$ 或 $CD59^-$ 细胞占 3%~5% 以上时即可检出。CD59 检测更可靠,在 PNH 患者外周血中,$CD59^-$ 红细胞比例高于 CD55。检测 CD59,PNH 很少漏诊。在 PNH 发病过程中,首先受累的是粒细胞,其次为单核细胞和红细胞,最后为淋巴细胞。检测粒细胞 $CD59^-$ 细胞对 PNH 有早期诊断价值(比例也最高),红细胞次之,淋巴细胞较低。PNH 异常细胞起源于骨髓造血干细胞,当外周血尚无 $CD59^-$ 细胞时,骨髓细胞中已可查出 $CD59^-$ 细胞,因此早期检测骨髓 MNC 的 $CD59^-$ 细胞更有价值,而其 $CD59^-$ 细胞百分率也更高。本法是目前诊断 PNH 的最特异、最敏感以及可定量的最佳方法,有助于早期发现和诊断 PNH。

【诊断】

1.典型临床表现　尤其原因不明的贫血或溶血,血红蛋白尿或不明原因全血细胞减少者。

2.实验室检查

(1)Hams 试验、糖水试验、CoF 溶血试验及尿隐血(或含铁血黄素)等,若以上 4 项检查中 2 项以上阳性可确诊;如果 1 项阳性,则需具备以下条件:①2 次以上阳性或 1 次阳性,操作正规,有阴性对照,结果可靠;②有溶血的其他直接或间接证据,或有肯定的血红蛋白尿发作;③能除外其他溶血,特别是 HS、AIHA、G6PD 缺乏及冷性血红蛋白尿等。

(2)FCM 检测 CD59 或 CD55 细胞:外周血中 CD59 或 CD55 阴性的红细胞、中性粒细胞或骨髓细胞>10%,可确诊(5%~10% 为可疑)。

本病还应注意和再障鉴别。

【治疗】

1.严重贫血　可输入经生理盐水洗涤 3 次的正常血型相合红细胞。输入全血可加重溶血(输入补体所致)。

2.控制溶血发作

(1)6% 的右旋糖酐,每次 10~20ml/kg,静脉滴注。右旋糖酐可能有与裂解素相结合的作用,可使溶血暂时减轻,血红蛋白尿停止,但疗效短暂。

(2)5% 碳酸氢钠口服或静脉滴注可使溶血终止或暂时减轻。

(3)肾上腺皮质激素:波尼松 1~2mg/(kg·d),或地塞米松静脉滴注,溶血控制后改为小剂量口服,继续维持 3 个月,有效率约 50% 以上。蛋白同化激素司坦唑醇 0.1mg/(kg·d)或达那唑(成人 600mg/d),每天 3 次,控制后减量维持,维持 3~4 个月。适用于慢性溶血期及骨髓低增生性 PNH 患者。

(4)抗胸腺细胞球蛋白(ATG)和环孢素 A 与 G-CSF 联用可用于有骨髓抑制的 PNH 患者。

3.造血干细胞移植　适用于重症经过治疗无效或严重贫血伴骨髓增生不良者,是目前唯一的根治方法。HLA 相合同胞供体 BMT 为最佳选择,也可选用自体造血干细胞移植或非清髓造血干细胞移植。

4.抗凝治疗　可用双嘧达莫或低分子量肝素防治血栓形成。

5.其他　适当补充叶酸,缺铁者可补充铁剂,但应注意铁剂可诱发血红蛋白尿,应从小剂量开始,发生副作用立即停药。维生素 E 每天 100～200mg,肌内注射;或 100mg/次,口服,每天 3 次。

第二节　红细胞膜缺陷性溶血性贫血

近年来,由于分子生物学的发展及新技术的不断改进,红细胞膜蛋白结构和功能及其基因的研究有了很大进展,从而促进了对红细胞膜疾病分子病理学的了解,目前已经从分子水平阐明红细胞形态。

红细胞膜异常引起溶血性贫血有以下四种方式:①红细胞膜骨架异常:使红细胞形态发生改变,如遗传性球形红细胞增多症或遗传性椭圆形红细胞增多症等。这种形态异常的红细胞变形性下降,容易在单核-巨噬细胞系统内阻留而破坏。②红细胞膜对阳离子的通透性发生改变:如遗传性口形红细胞增多症及丙酮酸激酶缺乏症。红细胞膜对 Na^+ 和 K^+ 的转运异常,改变了细胞内的阳离子浓度,从而影响到水分的含量和细胞体积,使红细胞变形性减少,造成溶血。③红细胞膜吸附有免疫性物质:如凝集抗体、不完全性抗体和补体吸附于红细胞膜,可使红细胞在血管内溶血或主要在单核-巨噬细胞系统内被吞噬而破坏,后者如自身免疫性溶血贫血等。④红细胞膜化学成分的改变:例如先天性无 β 脂蛋白血症、严重肝病伴棘细胞增多等,红细胞膜脂质成分的变化使红细胞成棘状,变形性减少。

本章重点叙述遗传性球形红细胞增多症及遗传性椭圆形红细胞增多症。

一、遗传性球形红细胞增多症

遗传性球形红细胞增多症(HS)是一种家族遗传性溶血性疾病,其临床特征为不同程度的溶血性贫血、间歇性黄疸、脾大和脾切除能显著改善症状、外周血涂片中球形红细胞增多及红细胞渗透脆性增加。HS 见于世界各地,北欧和北美地区发病率较高,约为 1/5000。我国各地均有报道,以北方地区较多见,是北方遗传性溶血性贫血的主要病因,但尚无确切的发病率调查资料。任何年龄均可发病,以婴幼儿及儿童多见,男女均可发病。

【病因及发病机制】

HS 是由于多种红细胞膜蛋白基因的异常导致膜蛋白(主要是膜骨架蛋白)的质和量的异常所致。其遗传具有异质性,约 75% 为常染色体显性遗传,有明显家族史,但有约 25% 的患者无家族史,可能与常染色体隐性遗传、基因突变或表现型变异有关。

1. 分子缺陷　目前已发现的缺陷主要有以下几种:①单纯膜收缩蛋白(SP)缺陷:SP缺陷中约75%为βSP缺陷,25%为αSP缺陷。β-SP缺陷呈常染色体显性遗传,此型SP轻度缺乏,为正常人的63%~81%,临床表现为轻至中度病变,不需要输血治疗。αSP缺陷呈常染色体隐性遗传,此型SP严重缺乏,为正常人的30%~50%,临床表现为重度病变。在北欧人群中,15%~30%的HS患者为βSP缺陷,5%的HS患者为αSP缺陷。②锚蛋白缺陷:由于锚蛋白缺陷,不能连接SP,剩余的SP迅速降解,引起继发性SP减少,造成锚蛋白与SP联合缺陷。在常染色体显性遗传HS患者中,锚蛋白/SP多为轻度缺乏,为正常的70%~90%,临床仅有轻、中度溶血。在常染色体隐性遗传患者中,锚蛋白/SP多数呈重度缺乏,为正常的30%~50%,临床表现为依赖于输血的重度溶血。③带3蛋白缺陷:见于20%~35%的HS患者,呈常染色体显性遗传,带3蛋白轻度缺乏,为正常的65%~90%,临床多为轻、中度的溶血。④4.2蛋白缺陷:4.2蛋白缺陷所致HS在欧美少见,其发生率<5%,但在日本人群中常见,占45%~50%,呈常染色体隐性遗传,临床表现为中、重度贫血。

2. HS红细胞球形化及溶血机制

(1) 尽管HS的主要分子缺陷具有异质性,但其红细胞的一个共同特征是细胞膜骨架与膜脂质双层之间的垂直连接减弱,导致双层脂质不稳定,使未被膜骨架支持的脂质以出芽形式形成囊泡而丢失,膜脂质的丢失使红细胞表面积减少,表面积和体积比例降低,细胞变成小球形。

(2) 红细胞膜蛋白磷酸化功能减弱,过氧化酶增加,与膜结合的血红蛋白增加,而膜的表面积又减少,导致红细胞变形性下降,经过脾脏易被破坏,发生溶血。

(3) 红细胞膜阳离子通透性增加,过多的钠与水进入细胞内,红细胞钠泵作用增强,排出多余的钠,使ATP消耗增多,导致ATP缺乏,钙-ATP酶受抑,细胞除钙作用减弱,钙沉积于细胞膜上导致膜硬化,膜变形性及柔韧性减弱,易破裂而溶血。

【临床表现】

HS多见于婴幼儿及儿童,年龄越小,病情越重。慢性溶血或间歇加重,贫血、黄疸和脾大是其主要特征。

20%~30%的患者表现为轻度病变,其红细胞的产生和破坏处于平衡状态或接近平衡状态。这类患者通常无症状,往往在体检、家族筛查或某些诱因导致溶血加重时被发现,最常见的诱因为病毒感染、过劳及情绪紧张等。这类患者一般无贫血,仅有轻度脾大和网织红细胞增多以及极少量球形红细胞,红细胞渗透脆性在37℃孵育24小时后才会增加。

60%~70%的患者表现为中度病变,以儿童期发病为主,但在任何年龄都有发病可能。在儿童患者,贫血是最常见的症状(50%),其次为脾大、黄疸和阳性家族史。大多数患者的血红蛋白浓度为80~110g/L,网织红细胞增加,一般>6%。贫血症状表现为疲乏及皮肤苍白。约50%的患者可见黄疸,常与病毒感染有关。当出现黄疸时,以间接胆红素升高和缺乏胆红素尿为特征。婴幼儿患者中脾大的发生率为50%,在年长儿童及成年患者中为75%~95%。脾脏常为中度肿大,但也可重度肿大。

约10%的患者表现为重度病变,其与中度HS的差别在于血红蛋白浓度更低,60~80g/L,需要间歇输血,网织红细胞增高更明显,一般>10%。胆红素升高亦更明显,一般>51.3μmol/L。

3%～5%的患者表现为伴有致命性贫血的极重度病变，血红蛋白浓度<60g/L，需要定期输血以维持血红蛋白浓度>60g/L。此类患者几乎均为常染色体隐性遗传。患者可能会出现铁超负荷及其伴随的临床并发症，需要持续铁螯合剂治疗。如果不进行定期输血和(或)脾切除，患者可能会出现生长迟缓、性成熟较晚或髓外造血，同时伴肝脾大和骨骼变化，如地中海贫血面容。

50%～70%的HS于新生儿期发病，多于生后48小时内出现黄疸，20%病例迟至生后1周，重者发生胆红素脑病。伴不同程度的溶血性贫血，进行性加重，血红蛋白50～70g/L，持续几个月后稳定于70～100g/L。可有脾大。目前认为新生儿期黄疸严重程度与年长后HS的病情转归无必然联系。

【并发症】

1.胆囊病变　慢性溶血导致胆结石的形成，胆结石是HS最常见的并发症，其发生率在10岁以下的患儿中>5%，在10～30岁患者中的发生率最高，达40%～75%。及时诊断和治疗胆结石有助于预防胆管类并发症，包括胆管梗阻性病变合并胰腺炎、胆囊炎和胆管炎。

2.造血危象　包括溶血危象、再生障碍危象和巨幼细胞性危象。

(1)溶血危象最为常见，通常因病毒感染性疾病诱发，也可因劳累诱发。一般在儿童期发生。溶血危象通常症状较轻，一般不需要特殊处理，病程呈自限性。严重的溶血危象贫血严重时需要输血。

(2)继发于病毒感染诱发的骨髓抑制的再生障碍危象较溶血危象少见，但可导致重度贫血，需要输血。再生障碍危象最常见的病因是微小病毒B_{19}感染。再生障碍危象可能是部分轻症患者的首诊原因，应警惕微小病毒B_{19}在家族患者间的传播。

(3)叶酸缺乏导致的巨幼细胞危象少见，但在饮食中叶酸供给不足或机体对叶酸需求增加时仍可发生。为了预防叶酸缺乏，建议HS患儿每天服用2～3mg叶酸直至5岁，之后每天服用5mg。

3.其他　罕见的并发症有下肢复发性溃疡、痛风及慢性皮炎等。

【实验室检查】

1.外周血象　贫血多为轻至中度，发生危象时可呈重度，多为小细胞高色素性贫血。球形红细胞增多。带3蛋白缺乏的HS可见针刺状球形细胞。网织红细胞升高，MCV正常或降低，MCHC多增加，白细胞和血小板多正常。

2.红细胞　渗透脆性试验是诊断HS的主要方法，灵敏度高，约75%的病例盐水渗透脆性增加，若盐水渗透脆性阴性，又高度疑为HS，可作37℃孵育24小时的孵育脆性试验，HS患者则100%阳性。自身溶血试验，自溶血增加达15%～45%，加入葡萄糖或ATP可纠正。血清间接胆红素增加。

3.酸化甘油试验(AGLT)　不同红细胞在酸化甘油中的溶解速度不同，在pH 6.85的0.3M甘油中红细胞发生缓慢溶解，光密度随溶血增加而下降，当下降到起始光密度的一半时称AGLT50。正常人AGLT50为30分钟，HS患者常在150秒之内。本法敏感性高，阳性率可达100%，但特异性不高，适合做初筛。

4. 红细胞膜蛋白电泳分析 采用十二磺酸钠聚丙烯酰胺凝胶电泳(SDS-PAGE)可对膜蛋白主要成分进行定性或半定量分析,阳性率可达80%。

5. 单链构象多态性分析(SSCP)及聚合酶链反应(PCR)结合核苷酸测序 可检测出膜蛋白基因的突变点。

6. 骨髓象 红系增生,粒/红比率降低或倒置,以晚幼红明显。偶见巨幼样变(合并叶酸缺乏时)。

【诊断与鉴别诊断】

诊断 典型HS根据本病特点可诊断:①慢性过程伴急性发作的溶血性贫血、黄疸和脾大;②小球形红细胞增多(>10%);③红细胞渗透脆性增加,尤其孵育脆性增加;④脾切除疗效佳,排除继发性球形红细胞增多,可确诊本病。家族史(双亲之一有小球形红细胞及孵育脆性增加)有助诊断。

非典型的HS临床症状轻或无症状,外周血球形红细胞少或形态不典型,常缺乏阳性家族史,红细胞渗透脆性增高不明显,再生障碍危象时首诊或青年期才出现症状。此类患者诊断较困难,必须仔细询问病史和家族史并进行家系调查,黄疸和脾切除家族史的询问很重要。若临床及实验室检查支持HS,即使家族史阴性也可诊断。对可疑病例应进行孵育脆性试验,必要时作红细胞膜蛋白电泳分析以确诊。

鉴别诊断

1. 获得性球形红细胞增多的疾病 常见的获得性球形红细胞增多的疾病包括自身免疫性溶血性贫血、新生儿ABO溶血病、溶血性输血反应、氧化剂诱发G6PD缺乏的溶血、产气荚膜杆菌败血症、严重的低磷血症伴溶血、严重烧伤、蛇、蜘蛛或膜翅目昆虫的毒液中毒及脾功能亢进等。上述疾病外周血除见到少量球形红细胞外,且球形细胞大小不一,并常能见到其他多种形态异常的红细胞,而HS则为大小一致、分布均匀的小球形细胞。

2. 黄疸型肝炎 轻型HS溶血发作时可误诊为黄疸型肝炎。注意HS患者有溶血性贫血证据、血涂片中球形红细胞增多、脆性增加及家族史等可资鉴别。

【治疗】

1. 一般治疗 注意防治感染,避免劳累和情绪紧张。适当补充叶酸。贫血轻者无需输红细胞,重度贫血或发生溶血危象时应输红细胞。发生再障危象时除输红细胞外,必要时予输血小板。新生儿HS主要是防治高胆红素血症,贫血重者应输红细胞。

2. 脾切除 脾切除是纠正HS贫血的唯一治疗方法。脾切除后可明显延长红细胞寿命,显著改善贫血及黄疸症状,网织红细胞计数接近正常。中、重度贫血者均适于作此手术治疗,由于在婴幼儿期脾切除后发生感染的风险很高,所以脾切除术应尽可能延至5岁后进行。过度推迟手术时间也是有害无益的,因为10岁后患儿发生胆结石的风险显著增加。

对重度HS生长发育迟缓<3岁的婴幼儿推荐行脾次全切除或脾栓塞术。目的是减轻患儿的溶血和贫血,同时保留残存脾脏的免疫功能,但术后可能出现脾脏再生而需要再次手术。因此推荐对3~5岁的重度HS患儿进行脾次全切除或脾栓塞术,如果第一次手术治疗疗效不完全满意,可在6岁后再次手术行脾脏全切。对于脾脏次全切除或脾栓塞术疗效的评价,还需积累更多的经验和进行长期随访。

为防止脾切除术后感染,有条件者可在术前1~2周注射多价肺炎球菌疫苗。脾切除术后可酌情预防性应用静脉丙种球蛋白,每次0.2~0.3g/kg,每月一次,用3~6个月。预防性应用抗生素的疗程和疗效尚有争论。

二、遗传性椭圆形红细胞增多症

遗传性椭圆形红细胞增多症(HE)是以外周血中椭圆形红细胞增多为特征的一种遗传性溶血性疾病。男女均可发病。

【病因及发病机制】

本病绝大多数为常染色体显性遗传,仅少数为常染色体隐性遗传。

1. 分子病变　HE的原发病变是膜骨架的异常,主要涉及膜骨架水平方向相连接的蛋白。在正常细胞膜中,膜收缩蛋白90%以上以四聚体形式存在(α链与β链构成二聚体,两个二聚体通过对接形成四聚体),二聚体不超过5%。在HE患者的细胞膜中,膜收缩蛋白含量大多正常,但结构异常,不能相互连接,主要以二聚体形式存在,不能形成四聚体,缺乏四聚体的膜骨架稳定性降低。膜中二聚体的含量直接与膜的不稳定性相关。根据引起膜收缩蛋白不能形成四聚体的原因,可将膜蛋白异常分为:①膜收缩蛋白异常:是由于α链β链或两链同时存在缺陷所致。α链异常最常见,目前已发现20余种突变。α链异常决定二聚体对接能力,即二聚体与四聚体的比例,而膜中二聚体的含量与临床严重程度呈正相关。β链的异常也可影响四聚体的形成。另外,B链异常可影响与锚蛋白的结合。②带4.1蛋白异常:带4.1蛋白的正常功能是加强膜收缩蛋白与膜动蛋白的结合,因此,它的异常可影响膜骨架的稳定性。带4.1蛋白缺乏的程度与细胞变形性降低和机械脆性增加有关。③带3蛋白异常:口形细胞HE主要与带3蛋白异常有关。④血型糖蛋白C和D缺乏:血型糖蛋白C和D(D为C的变异型)缺乏所致HE非常少见。

2. 椭圆形红细胞形成的机制　HE形成椭圆形红细胞的机制不清。正常红细胞在老化过程中也能形成椭圆形细胞。HE的红细胞只有从骨髓释放入血液循环后才能形成椭圆形,有核红细胞和网织红细胞形态正常。正常红细胞在通过毛细血管或受到切变力作用时,形态也可呈椭圆形,一旦通过毛细血管或外力消失,则又可恢复正常形态。实验证明当这种机械性作用持续时间太长,则变形的红细胞不能恢复正常形态,这提示红细胞受到外力作用时,膜骨架蛋白可能逐渐产生重新连接,使细胞形态发生改变,但可以复原。推测HE患者的红细胞膜骨架蛋白的水平连接存在缺陷,因此,细胞在经过微循环时在一定的切变力作用下,膜骨架蛋白发生重新连接,变成椭圆形的细胞,但外力去除后不能恢复正常。至于膜骨架稳定性减弱,已证实与膜骨架蛋白异常有关,细胞易在外力作用下破碎。

【临床表现】

HE最主要的特点是外周血中椭圆形红细胞大于25%,但其临床表现差异很大,大多数病例无症状,10%~15%的病例表现为慢性溶血性贫血。一般可分为以下三种类型:①隐匿型:椭圆形红细胞虽增多但无溶血表现,无症状。②溶血代偿型:有慢性溶血,由于造血功能的代偿,多不出现贫血,脾可轻度肿大,网织红细胞轻度增高。绝大多数患者属于这一类型。③溶血性贫血型：有轻至中度贫血、间歇性黄疸、轻至中度脾大，且在慢性溶血过程中可发生胆石症和再障或溶血危象。

【实验室检查】

1.外周血象 可无贫血，或有轻至中度贫血，再障危象时可为重度贫血。典型病例可见椭圆形红细胞，呈椭圆形、棒状、卵圆形、腊肠样或香蕉状等多种形态，≥25%有诊断价值。椭圆形红细胞横径与纵径之比<0.78。正常人的成熟红细胞也可有少数为椭圆形，一般低于5%，最高不超过15%。网织红细胞增高，白细胞和血小板多正常。

2.骨髓象 有不同程度的溶血性贫血的骨髓象，隐匿型可完全正常。骨髓中有核红细胞形态正常。

3.红细胞渗透脆性和自溶试验 多数HE患者红细胞渗透脆性和自溶试验正常，少数兼有球形特征的HE患者红细胞渗透脆性和自溶可升高，升高的程度与球形细胞的比例有关。

4.红细胞膜蛋白电泳分析 采用十二磺酸钠聚丙烯酰胺凝胶电泳(SDS-PAGE)对膜蛋白成分进行分析可发现膜蛋白的异常。低离子强度非变性凝胶电泳分析膜收缩蛋白可发现红细胞膜骨架中二聚体和四聚体膜收缩蛋白的比例。正常人90%～95%的膜收缩蛋白为四聚体，而在HE，二聚体含量增加。

【诊断与鉴别诊断】

诊断依据临床表现、红细胞形态和阳性家族史（如无阳性家族史则椭圆形红细胞应>50%以上），并需排除获得性椭圆形红细胞增多症。可引起椭圆形红细胞增多的疾病有：缺铁性贫血、地中海贫血、骨髓增生异常综合征、骨髓纤维化、巨幼细胞性贫血及丙酮酸激酶缺乏症等，但上述疾病除椭圆形红细胞外，多有其他特殊的异形细胞和临床征象。

【治疗】

原则上对无症状或轻度贫血不影响健康的HE患者，不需要治疗。重型病例可行脾切除。脾切除后，血红蛋白和网织红细胞均可恢复正常，但椭圆形细胞仍然存在，且异形细胞的数量和类型可增多。

第三节 红细胞酶缺陷性溶血性贫血

红细胞酶病是指参与红细胞糖代谢的酶由于基因缺陷，导致酶活性或酶性质改变，引起溶血的一组疾病。如仅有红细胞酶活性改变而无临床症状者，称为红细胞酶缺乏症。

【红细胞酶病的种类】

目前已发现与溶血有关的红细胞酶病有20种，其中19种是由于红细胞酶活性降低或缺乏引起溶血，另一种（腺苷脱氢酶）是由于酶活性增高引起溶血。

1.无氧糖酵解途径(EMP)的红细胞酶病 有10种，包括己糖激酶(HK)缺乏症、葡萄糖磷酸异构酶(GPI)缺乏症、磷酸果糖激酶(PFK)缺乏症、磷酸果糖醛缩酶(PFA或ALD)缺乏症、磷酸丙糖异构酶(TPI)缺乏症、三磷酸甘油醛脱氢酶(G3PD)缺乏症、磷酸甘油酸激酶(PGK)缺乏症、烯醇化酶(ENO)缺乏症、丙酮酸激酶(PK)缺乏症、二磷酸甘油酸变位酶

(DPGM)缺乏症。

2.己糖磷酸旁路(HMP)的红细胞酶病　己糖磷酸旁路(HMP)的红细胞酶病包括谷胱甘肽代谢途径的红细胞酶病。主要有葡萄糖-6-磷酸脱氢酶(G6PD)缺乏症、谷胱甘肽还原酶(GR)缺乏症、γ-谷氨酰半胱氨酸合成酶(γ-GCS)缺乏症、谷胱甘肽硫转移酶(GST)缺乏症等。

3.核苷酸代谢途径的红细胞酶病　有嘧啶5′核苷酸酶(P5′N)缺乏症、腺苷酸激酶(AK)缺乏症、腺苷脱氢酶(AD)增多症。

在以上众多的红细胞酶病中,以G6PD缺乏症最常见,其次为PK缺乏症、P5′N缺乏症以及GPI缺乏症。本节重点论述这几种红细胞酶病。

红细胞酶病的遗传方式,除G6PD缺乏症及PGK缺乏症为X性联遗传病,以及AD增多为常染色体显性遗传外,其余红细胞酶病多为常染色体隐性遗传,但另外也可能有部分HK、PFA、DPGM及GR缺乏症可能呈常染色体显性遗传。

【临床表现】

1.红细胞酶病共同的临床特点　大多数红细胞酶病均有溶血表现,多发生新生儿高胆红素血症,严重者需换血治疗。也可表现为慢性非球形红细胞性溶血性贫血,在药物及感染时可诱发溶血加重。

2.血液系统以外的临床表现　除引起溶血外,红细胞酶病还可合并其他系统的症状,其中最常见为神经系统症状(如PGK缺乏),也可有智力低下、代谢障碍及肾脏、心脏、骨骼等表现。

【实验室检查】

1.实验室常规检查　本病的贫血程度差异很大,红细胞形态大多数正常。急性溶血发作时,偶可见红细胞大小不均及嗜多染性红细胞;P5′N缺乏伴溶血时,可见持续的红细胞形态异常,如可见嗜碱点彩红细胞。出现溶血者,有溶血检查的异常(血清非结合胆红素升高、游离血红蛋白增加、网织红细胞增多、尿胆原增多),红细胞盐水渗透脆性试验正常。

2.红细胞酶活性检查　确诊某种红细胞酶病,要靠酶活性检查。有筛选试验和定量检查两大类。筛选试验具有简单、快速的优点,易于推广,可作为初步诊断的依据,目前已建立了8种红细胞酶活性的筛选试验:G6PD、PK、GPI、TPI、GR、P5′N、MR(高铁血红蛋白还原酶)及HK。但作为红细胞酶病的确诊依据,还有赖于酶活性定量测定。有些红细胞酶病表现为酶性质改变而不一定有酶活性降低,对有溶血(排除其他性质引起)而酶活性正常者,应作红细胞酶性质检查(如热稳定性、底物利用率等),才能查出红细胞酶的性质改变。在引起溶血的红细胞酶病中,以G6PD、PK、GPI及P5′N缺乏最常见。有条件者应列为常规检查。

(1)红细胞G6PD活性检查。

(2)红细胞PK活性检查

1)筛选试验(荧光斑点试验):PK活性正常荧光在20分钟内消失;PK活性中间值,荧光在25~60分钟消失;PK活性严重缺乏,荧光在60分钟不消失。

2)PK活性定量测定(国际血液学标准化委员会推荐的Blume法):正常值,(15.0 ± 1.99) IU/gHb(37℃);低底物[磷酸烯醇式丙酮酸(PEP)]正常值,正常活性的$14.9\%\pm3.71\%$(37℃);低底物+FDP正常值,正常活性的$43.5\%\pm2.46\%$(37℃)。严重缺乏值为正常活性的

25%以下,中间缺乏值为正常活性的 25%～50%。

(3)红细胞 GPI 活性检查

1)筛选试验(荧光斑点试验):正常值,1:20 压缩红细胞 15 分钟出现荧光;中间缺乏值,1:20 压缩红细胞在 15～30 分钟内出现荧光;严重缺乏值,1:20 压缩红细胞在 30 分钟以上不出现荧光。

2)GPI 定量测定(Beutler 法):正常值,(60.8±11.0)IU/gHb(37℃);低底物正常值,正常活性的 46.2%±2.41%(37℃)。

(4)红细胞 P5′N 活性测定

1)筛选试验:用紫外分光光度计测定在 260nm 和 280nm 的吸收度比率(R)来判断结果。吸收比率减低,表示嘧啶核苷酸积聚,提示有 P5′N 缺乏。P5′N 活性正常:R=3.11±0.41。如果 R<2.29,提示 P5′N 缺乏。

2)P5′N 定量试验(Torrance 法):正常值为(138.3±18.2)mU/gHb。

【诊断】

1.临床表现 临床有溶血性贫血的表现,大多数有新生儿高胆红素血症的病史;或呈不明原因的 CNSHA 表现,并有药物或感染诱发溶血发作。

2.实验室检查 诊断红细胞酶病时,其实验室检查应注意:①正细胞正色素性贫血,红细胞形态基本正常。②具有溶血的一般实验室异常,但红细胞盐水渗透脆性试验正常,Coombs 试验阴性。③红细胞酶活性检查可确诊。一般可先作常见的几种红细胞酶病的酶活性(如 G6PD、PK、P5′N 及 GPI)检查。如酶活性正常,临床又高度怀疑为红细胞酶病者,再根据条件,选做其他酶活性检查。有时在急性溶血期,网织红细胞增多,可掩盖红细胞中的酶缺乏,造成假阴性,诊断时应注意。

【治疗】

红细胞酶病无特殊治疗。如无溶血表现者,不需治疗。出现溶血表现者对症治疗,贫血严重可输血。脾切除一般无效。

一、红细胞葡萄糖-6-磷酸脱氢酶缺乏症

红细胞葡萄糖 6 磷酸脱氢酶(G6PD)是红细胞糖代谢己糖磷酸旁路(HMP)中的关键酶。G6PD 缺乏所致的溶血是遗传性红细胞酶病所致溶血中最常见的一种,占 90%。通常是由于 G6PD 活性减低和/或酶性质改变引起。临床表现为以下几种类型:①无溶血型(称为 G6-PD 缺乏)。②新生儿高胆红素血症。③蚕豆病。④药物诱发的溶血性贫血。⑤感染诱发的溶血性贫血。⑥先天性慢性非球形红细胞溶血性贫血(CNSHA)。

【病因及发病机制】

1.病因

(1)基因突变:G6PD 基因定位于 X 染色体长臂 2 区 8 带(Xq28),基因全长约 20kb,由 13 个外显子和 12 个内含子组成,编码 515 个氨基酸,起始密码子位于第 2 外显子。G6-PD 基因突变是造成 G6PD 活性降低的根本原因。迄今报道的突变型已有 126 种以上。大多为编码区

内单个或多个碱基置换的错义突变,少数为缺失型。1992年首先报道了中国人常见的G1388A和G1376T突变。后来国内外相继发现中国人的15种突变型,我国是多民族国家(56个民族),对不同民族的G6PD基因突变的特点,有待今后深入研究。

(2)遗传方式:G6PD缺乏为性联不完全性显性遗传,按X连锁遗传规律,父亲致病基因只遗传给女儿而不传给儿子;母亲的致病基因传子又传女,概率各占1/2。男性只有一个X染色体缺陷,故称半合子,男性半合子呈显著缺乏。女性两个X染色体上一般只有一个G6PD缺陷基因,称杂合子,杂合子的酶活性变异范围大,可接近正常至显著缺乏。根据lyon假说,女性杂合子实际上是有G6PD缺陷的红细胞与正常红细胞的混合体(嵌合体),两种细胞系各自数量的差异,直接影响女性杂合子酶活性水平,临床上有不同的表现度(故称不完全性显性)。因此本病男性发病多,1/3女性杂合子可发生溶血征象。本症可与地中海贫血、异常血红蛋白病、遗传性球形细胞增多症、先天性鱼鳞癣等病并存。

2.发病机制

(1)G6PD缺乏的溶血机制:红细胞糖代谢中主要是通过无氧糖酵解途径进行(占90%),尚有10%经己糖磷酸旁路进行。G6PD是6磷酸葡萄糖(G6P)转变为6磷酸葡萄糖酸(6-PGA)反应中必需的脱氢酶,反应中脱出的H^+使氧化型辅酶Ⅱ(NADP)还原,生成足量的还原型辅酶Ⅱ(NADPH)。NADPH有很强的抗氧化能力,能维持体内过氧化氢酶的抗氧化性,并使氧化型谷胱甘肽(GSSG)还原为还原型谷胱甘肽(GSH)。GSH具有维持红细胞膜蛋白的完整及正常代谢功能,保持红细胞膜的稳定性。G6PD缺乏时,NADPH生成不足,红细胞内GSH含量减少,在外源性氧化性药物、蚕豆、感染及内源性氧化物的氧化应激作用下,可迅速破坏GSH,过多的H_2O_2可氧化损伤红细胞膜蛋白、血红蛋白及其他酶,血红蛋白β肽链表面上的-SH基被氧化,与GSSG形成混合双硫键(HbSSG),4条肽链裂解为亚单位,进一步被氧化、变性、沉淀,形成Heinz小体,黏连于胞膜内侧,损害膜的完整性,红细胞变形性降低,不易通过脾(或肝)窦而遭阻留破坏,产生血管外溶血。此外,H_2O_2还可氧化红细胞膜上—SH基,膜磷脂氧化,脂质过氧化产物增加,膜流动性下降,红细胞寿命缩短,发生急性血管内溶血。因此NADPH生成不足是G6PD缺乏溶血的关键因素。

CNSHA的产生机制尚未明,可能由于酶活性严重缺乏,氧化损伤膜蛋白之间的—SH,形成多肽聚集物,使红细胞变形性降低,自发在脾脏内破坏,发生血管外溶血。

蚕豆病的发生机制较复杂,有人认为蚕豆中含有大量类似氧化剂的物质,如多巴、多巴胺等,在酪氨酸酶作用下变为多巴醌,使GSH减少,发生溶血,新鲜蚕豆含这类物质多,更易致病。但目前尚有许多疑点,如G6PD缺乏患者并不是每次吃蚕豆都发病(仅25%发病),有些婴儿仅吃母乳也会发病。有学者提出"蚕豆毒素"致病论,认为蚕豆嘧啶和蚕豆嘧啶核苷是致溶血的直接原因,但这些化合物在蚕豆中含量极低,未能证实。尚有人提出,可能有免疫因素参与。此外,还有提出可能存在"蚕豆易感性基因"。但各种观点均未能被很好证实。

【临床表现】

G6PD缺乏症一般无临床症状,发生溶血时具有溶血性贫血的共同表现,如黄疸、贫血、网织红细胞增多,偶见外周血有异常红细胞。G6PD缺乏所致的溶血性贫血有以下5种类型。

1.新生儿高胆红素血症 新生儿红细胞G6PD缺乏受外源性或内源性氧化应激下发生溶

血,导致新生儿高胆红素血症。

(1)诱发因素

1)外源性诱因:包括感染(细菌或病毒),用过氧化性药物或接触氧化性化学物品(如磺胺、氯霉素、樟脑丸、水溶性维生素K等)。母亲用的过氧化性药物或进食蚕豆制品,可通过胎盘或乳汁进入婴儿体内,加速发生新生儿黄疸。

2)内源性诱因:新生儿有缺氧、代谢障碍(低血糖、酸中毒等)及新生儿期生理性NADPH-MetHb还原酶及谷胱甘肽还原酶活性低下、血清维生素E水平低或高浓度维生素C等。

(2)临床特点

1)黄疸:多于生后2~4天(24小时至2周)出现黄疸,高峰期在生后4~7天,以中度至重度黄疸多见。5~9天后黄疸开始消退,最迟可至20天才消退。如有感染、药物等因素,可引起生后1~2周出现"晚期溶血性黄疸"。G6PD缺乏所致胆红素脑病发生率较高,占所有病因的50%~80%,常出现在黄疸高峰期,也可迟至生后11~13天。

2)贫血:早期发病者可有轻度至中度贫血或无贫血,并有其他溶血证据(如网织红细胞升高,外周血红细胞可见皱缩红细胞、碎片、棘状红细胞等),白细胞正常或增高,甚至可呈类白血病反应。晚发病例或有外源性诱因者,可有中度至重度贫血,甚至出现发绀、棕色尿。

3)肝脾肿大:可有肝脾肿大,严重溶血引起谷丙转氨酶短期(1~2周)升高,结合胆红素升高,并可合并胆汁郁积综合征。

2.蚕豆病　蚕豆病是G6PD缺乏者食用蚕豆及其制品,或母亲吃过蚕豆通过哺乳使婴儿发病,出现急性溶血性贫血。本病好发于南方种植蚕豆的省区,在蚕豆收获季节为发病高峰期。

(1)临床特点

1)发病急剧:进食蚕豆后数小时至数天(大多数在12~48小时内)发生急性溶血。

2)前驱症状:全身不适、头晕、倦怠、乏力、胃口差、恶心、呕吐、腹痛、发热等。

3)急性血管内溶血表现:迅速出现面色苍黄,黄疸、尿色深或酱油尿,部分有脾肿大。

4)重症病例出现全身衰竭:重度贫血、嗜睡、休克、惊厥、昏迷、急性肾功能衰竭。

(2)临床类型:即中国医学科学院分院附属医院标准。

1)重型:具有以下任何一项者:①Hb<30g/L。②Hb 31~40g/L,尿隐血+++以上。③伴有严重并发病如肺炎、心力衰竭、酸中毒、肝炎。

2)中型:具有以下任何一项者:①Hb 31~40g/L,尿隐血++以下。②Hb 40~50g/L。③Hb>51g/L,尿隐血+++。

3)轻型:Hb>51g/L,尿隐血+++以下。

3.药物诱发的溶血性贫血　G6PD缺乏患者服用某些药物后发生的急性溶血为药物诱发的溶血性贫血。其中氧化性药物占90%。药物诱发的溶血性贫血中,G6PD缺乏率高达94%以上。

(1)引起G6PD缺乏溶血的药物:同一种药物对不同G6PD变异型诱发溶血的作用不一。如氯霉素可诱发G6PD地中海变异型患者发生溶血,而在G6PDA型或广东型则不引起溶血。

常见引起 G6PD 缺乏溶血的药物有如下几种。

1）抗疟药：伯氨喹啉、扑疟喹啉、戊奎。

2）磺胺类：磺胺甲噁唑、磺胺吡啶、对氨基磺酰胺、磺醋酰胺等。

3）解热镇痛药：乙酰苯胺、氨基比林、保泰松等。

4）呋喃类：呋喃妥因、呋喃唑酮、呋喃西林。

5）其他：噻唑砜、萘（樟脑）、萘啶酸、硝咪唑、硝酸异山梨酯、三硝基甲苯、美蓝、苯肼、川莲、珍珠粉等。

近几年来，硝基呋喃类药物引起的溶血者明显上升，在 G6PD 缺乏高发区应慎用硝基呋喃类药物。

还有一些药物在治疗剂量下可能是安全的，但大剂量可诱发溶血。常见有：乙酰氨基酚（扑热息痛）、阿司匹林（乙酰水杨酸）、苯海拉明、丙磺舒、苯妥英钠、普鲁卡因酰胺、氯霉素、链霉素、氯喹、奎宁、奎尼丁、异烟肼、水溶性维生素 K_1、维生素 K_3、维生素 C、磺胺甲嘧啶、磺胺胍、磺胺二甲基异噁唑等。以上药物在临床使用中应注意剂量。

(2)临床特点

1）服药后 1~3 天内发生溶血性贫血，主要表现为急性血管内溶血（与蚕豆病相似）。急性溶血期为 10~14 天，1 周时贫血最严重，10 天后好转，网织红细胞降低，贫血减轻。恢复期 20~30 天。

2）外周血涂片可见异形红细胞、嗜多染性及嗜碱点彩红细胞、球形红细胞或碎片。溶血开始时外周血红细胞 Heinz 小体阳性。

3）溶血多为自限性。

4. 感染诱发的溶血性贫血

(1)诱发因素：感染诱发的溶血性贫血是 G6PD 缺乏者在感染（病毒和细菌）过程中出现的急性溶血性贫血。最常见的为上呼吸道感染及病毒性肝炎。沙门菌属细菌感染、败血症、肺炎、肠炎、细菌性痢疾、钩端螺旋体病、传染性单核细胞增多症、水痘、登革热等也可诱发。

近年注意到病毒性肝炎与 G6PD 缺乏的关系，急性黄疸型肝炎患者 G6PD 缺乏率（32.94%）较正常人群高。有 G6PD 缺乏的肝炎患者，溶血发生率（38.03%）高于无 G6PD 缺乏的肝炎患者（24.91%），且肝细胞 G6PD 缺乏导致肝功能原发性损害可影响胆红素代谢，引起肝炎并发溶血时黄疸较深，持续时间长。

(2)临床特点：①有原发感染的证据。②在原发病程 1~3 天内（急性黄疸肝炎可于 1~2 周内）发生急剧的皮肤黏膜苍白、头晕、乏力、心悸等贫血症状，继而排浓茶或酱油色尿，伴轻/中度黄疸。黄疸型肝炎者黄疸急剧加深并迁延。③严重溶血者可合并酸中毒、急性肾功能衰竭、肝胆郁积综合征，肝炎可恶化，甚至发生急性或亚急性肝坏死，导致死亡。④血红蛋白迅速降低至 60~100g/L，甚至<30g/L，网织红细胞增高（可达 18%），外周血涂片可见中、晚幼红细胞及晚幼粒细胞。⑤未结合胆红素轻度升高；溶血严重者结合胆红素也升高；黄疸型肝炎患者，二者均升高。

5. 先天性慢性非球形红细胞溶血性贫血 Ⅰ 型　先天性慢性非球形红细胞溶血性贫血（CNSHA）是一组红细胞酶缺乏所致的慢性溶血性贫血，其中约 1/3 病例是由 G6PD 缺陷引起,称为CNSHA Ⅰ型。这是一种少见的临床类型。另一型CNSHA Ⅱ型是由丙酮酸激酶缺乏引起。至少有50种以上的G6PD变异型伴有CNSHA,如中国人香港型、广东型及香港Pokfulon型。

(1)临床特点

1)三大特征:从婴儿或儿童开始发病,呈慢性自发性血管外溶血。一般为轻度至中度溶血,具有黄疸、贫血、脾肿大三大特征。

2)溶血或再障危象:药物或感染可加重溶血,发生"溶血危象"或"再障危象"。

3)可合并胆石:约20%病例可合并胆石。

4)血象呈不同程度贫血:Hb 60~140g/L、网织红细胞3%~34%,而且急性溶血时贫血加重、红细胞Heinz小体生成试验持续阳性。

5)红细胞寿命缩短:^{51}Cr标记红细胞寿命缩短为3~20天。

(2)临床分型

1)重型:新生儿期发病(约1/3),呈持续的溶血性黄疸1个月至数月,幼儿期呈中度至重度贫血,肝脾肿大(尤其脾肿大)明显。

2)中间型:儿童或青少年发病,每于感染诱发急性溶血后呈慢性轻度至中度溶血性贫血,无明显肝脾肿大。

3)轻型:青年期发病,呈代偿性溶血,平时无贫血,感染或药物可诱发轻度溶血性贫血、黄疸。

【红细胞G6PD缺乏的实验室检查】

1.红细胞G6PD活性筛选试验

(1)高铁血红蛋白还原试验(Met Hb RT):本试验简单易行,能检出G6PD缺乏半合子,敏感性较高。据报道,此试验敏感性为男性半合子阳性率100%,女性杂合子阳性率75%。但此试验特异性差,假阳性率较高(30%);若有地中海贫血综合征、不稳定血红蛋白病、高脂血症及NADPH-MHb还原酶缺乏等,更易出现假阳性。

结果判断:G6PD活性正常,还原率在75%以上(脐血在78%以上);中间缺乏值(杂合子)为74%~31%(脐血77%~41%);严重缺乏值为30%以下(脐血40%以下)。

(2)荧光斑点试验(FST):FST是国际血液学标准化委员会(ICSH)推荐用于G6PD缺乏的筛查方法,具有较好的敏感性和特异性。缺点是试剂要求较高,且对杂合子检出不够敏感。目前国内已有试剂盒供应。

结果判断:G6PD活性正常,10分钟内出现荧光;中间缺乏值,10~30分钟出现荧光;严重缺乏值,30分钟仍不出现荧光。

(3)硝基四氮唑蓝(NBT)纸片法:该法敏感性、特异性尚好,试剂易得,也适合大规模普查,但靠肉眼辨色判断结果影响因素较多。

结果判断:G6PD活性正常,滤纸片呈紫蓝色;中间缺乏值,滤纸片呈淡紫蓝;严重缺乏值,滤纸片仍为红色。

2.红细胞G6PD活性定量测定 G6PD活性定量测定能准确反映酶活性,是确诊G6PD缺乏的最佳方法。测定方法有多种,正常值也有差异,应根据各实验室正常值判断结果。常用的几种方法正常值如下：

(1) WHO 推荐的 Zinkham 法：正常值：(12.1 ± 2.09) IU/gHb($37℃$)。

(2) 国际血液学标准化委员会(ICSH)推荐的 Glock 与 Mclean 法：正常值：(8.34 ± 1.59) IU/gHb($37℃$)。

(3) NBT 定量法：正常值：13.1~30.0 NBT 单位。

(4) 快速分光光度法：正常值：①成人：男性，(5.0 ± 1.3) IU/gHb；女性，(4.6 ± 1.0) IU/gHb。②新生儿：男性，(7.0 ± 0.55) IU/gHb；女性，(6.9 ± 0.76) IU/gHb。

(5) G6PD/6-PGD 比值法：本法同时测定 G6PD 与 6-PGD 活性，计算其比值。如比值降低，可较敏感地反映出 G6PD 活性降低，提高对 G6PD 缺乏杂合子的检出率。此法为目前建议推广的测定法。本法方法简便，能检出 70% 的杂合子。正常值：按上述 WHO 推荐的 Zinkham 法，G6PD/6-PGD<0.95；按 NBT 定量法，成人 G6PD/6-PGD<0.98，新生儿<1.09。

3. 变性珠蛋白小体(Heinz 小体)试验　G6PD 缺乏的红细胞的血红蛋白珠蛋白肽链易氧化变性，变性的珠蛋白在红细胞内沉淀，结晶紫活体染色或相位差显微镜检查，可见红细胞上的亮蓝色颗粒。正常甲紫染色的红细胞一般不见 Heinz 小体，G6PD 缺乏的红细胞 Heinz 小体生成试验阳性(Heinz 小体的红细胞>25%)。但 Heinz 小体对 G6PD 缺乏的诊断不具特异性，它也可见其他原因引起的溶血(如不稳定血红蛋白病)。

4. G6PD 基因突变的鉴定　检测 G6PD 基因突变，方法主要有：错配扩增酶切法、等位基因寡核苷酸探针杂交及突变特异性扩增系统(ARMS，即等位基因特异性聚合酶链反应)等。ARMS 法更简便、快速、经济，目前已建立了检测中国人中 4 种常见的 G6PD 基因突变(G1388A、G1376T、G392T、A95G)的等位基因特异 PCR 方法，对 G6PD 基因突变的筛查有重要的应用价值。

【诊断与鉴别诊断】

1. 诊断　G6PD 缺乏症的诊断主要依靠检测红细胞 G6PD 活性的实验室检查，在有 G6PD 缺乏所致的临床类型任何一项的基础上，加上如下任何一条，可作出诊断：①一项筛选试验活性属严重缺乏值。②一项 G6PD 活性定量测定其活性较正常降低 40% 以上。③二项筛选试验活性为中间缺乏值，伴随有明确的家族史。④一项筛选试验活性属中间缺乏值，伴有 Heinz 小体试验阳性(要有 40% 的红细胞有 Heinz 小体，每个红细胞有 5 个或 5 个以上的 Heinz 小体)，并排除血红蛋白病及其他原因所致的溶血。

急性溶血期，如 G6PD 活性正常，又高度怀疑本病，可用以下方法确定：①全血高速离心沉淀，取底层红细胞测定 G6PD 活性，如明显低于正常对照的底层红细胞的活性可诊断。②低渗盐水处理红细胞(用低渗盐水洗涤 2 次)再测定 G6PD 活性，如降低可诊断。③待急性溶血后 2~3 个月再测定 G6PD 活性。

2. 鉴别诊断

(1) ABO 或 Rh 血型不合的新生儿溶血症：可于生后 2~3 天出现黄疸，临床上与 G6PD 缺乏的新生儿高胆红素血症相似。但间接 Coombs 试验阳性及/或红细胞抗体释放试验阳性可确诊新生儿溶血症。

(2) 不稳定血红蛋白病(UHb)：不稳定血红蛋白病(包括血红蛋白 H 病)也可在服用某些

氧化性药物后发生类似G6PD缺乏的溶血,并也有Heinz小体试验阳性,易于混淆。不稳定血红蛋白筛选试验(热不稳定试验、异丙醇试验)阳性,血红蛋白电泳可发现异常血红蛋白区带(如HbH)可诊断UHb。

(3)免疫性溶血性贫血:免疫性溶血与G6PD缺乏性溶血临床表现相似,但直、间接Coombs试验阳性,红细胞Heinz小体阴性血红蛋白电泳无异常区带等,支持免疫性溶血性贫血的诊断。

(4)CNSHA Ⅱ型(丙酮酸激酶缺乏):CNSHA Ⅱ型是由丙酮酸激酶(PK)缺乏引起,临床上也可表现为新生儿黄疸及慢性溶血过程,需与G6PD缺乏导致的CN-SHA Ⅰ型鉴别。CNSHA Ⅰ型自溶试验可被葡萄糖及ATP纠正,而Ⅱ型只能被ATP纠正,不能被葡萄糖纠正。红细胞Heinz小体阴性及酶的定量测定可以确诊。

【治疗】

红细胞G6PD缺乏症无特殊治疗。如无溶血不需治疗,平时应避免使用诱发溶血的药物、避免食用蚕豆等。急性溶血发作的治疗包括:

1.去除病因 停用诱发溶血的药物,停食蚕豆及其制品,治疗原发感染。

2.扩充血容量,纠正酸中毒 有循环衰竭者,应先用右旋糖酐40或生理盐水10~20ml/kg静注,迅速扩容。体外实验证明,葡萄糖有减轻溶血的作用,并有抑制蚕豆内可能致溶血的活性物质的作用,对蚕豆病患者更有效。溶血期间,需补碱纠正酸中毒,同时可碱化尿液,防止血红蛋白在酸性尿中析出堵塞肾小管,预防肾功能衰竭。

3.输血 轻型患者无需输血。重症患者(Hb<60g/L,RBC<1.5×10^{12}/L,或有持续血红蛋白尿,甚至出现心力衰竭、昏迷、抽搐等)应立即输注压缩红细胞。一般输血1~2次即见效,使Hb>80g/L。在G6PD高发区需注意,应输入G6PD正常的供者血液,以免引起第二次溶血。

4.应用自由基清除剂 自由基清除剂有抗氧化损伤的作用,对G6PD缺乏性溶血有一定的帮助。

维生素E:常用量600~1000mg/m^2或30~50mg/(kg·d)口服。

还原型谷胱甘肽(TAD):TAD是一种含—SH(巯基)的强抗氧化剂,有助于防止G6PD缺乏细胞破坏引起溶血。TAD剂量:300~600mg/d,静脉滴注,连用5天。适用于新生儿G6PD缺乏所致的新生儿溶血病。

5.其他 新生儿高胆红素血症可用光疗、换血疗法,CNSHA Ⅰ型患者如脾肿大明显,可作脾切除。若条件合适,可作异基因造血干细胞移植(G6PD正常供体)。

【预防】

1.普查 在G6PD缺乏高发区开展群体普查,或婚前、产前、新生儿普查,对G6PD缺乏者发药物警告卡,注明忌服药物及蚕豆。

2.G6PD缺乏的孕妇服药预防 自孕期28~30周开始口服苯巴比妥,每晚0.03~0.06g,或应用中药配方(茵陈15g,车前草10g,钩藤10g,蝉蜕3g)每天1剂直至分娩。禁用蚕豆或诱发溶血药物,有预防或减轻新生儿高胆红素血症的作用。

3.新生儿预防 对G6PD缺乏的新生儿,积极防治感染,忌用诱发溶血的药物或接触易激发溶血的制剂（如樟脑丸）。口服苯巴比妥，每次 5mg，每天 3 次，连用 5 天。可使核黄疸发生率减低（预防组 3.0%，对照组 9.6%）。

二、丙酮酸激酶缺乏症

红细胞丙酮酸激酶（PK）缺乏症是红细胞糖酵解通路中最常见的红细胞酶病，发生率仅次于 G6PD 缺陷，是由于 PK 基因缺陷致 PK 活性降低或性质改变所致的溶血性贫血。本病多见于北欧国家，也可见于日本、意大利、墨西哥。人群调查提示基因频率为 0.03。曾有报道，700 例香港出生的中国婴儿，PK 缺乏为 3%，估计 1% 为纯合子。本病我国较少见，广州地区红细胞 PK 缺乏的基因频率约 0.02。也有报道称 PK 缺乏可与 G6PD 缺乏、遗传性球形细胞增多症、地中海贫血特征等伴发。

【病因及发病机制】

PK 缺乏是常染色体隐性遗传，纯合子或双重杂合子发病，杂合子无症状。PK 有四种同工酶：L、R、M1、M2。L 型主要在肝、白细胞、血小板，肾皮质及小肠有少量；R 型主要在红细胞，R1 型主要在幼红细胞，R2 型在成熟红细胞。M1 型常见于骨骼肌、心、脑；M2 型在胚胎期、幼红细胞、肾、白细胞和血小板中。R 与 L 型由同一基因编码，基因定位于 1q21，M 型基因定位于 15q22～q ter。近年来已克隆了 L、R 及 M2 型基因，均由 12 个外显子组成。PK 缺乏症主要由于基因点突变，引起氨基酸置换而致 PK 活性下降。迄今已报道引起氨基酸置换的基因点突变有 5 种：C394T、C1058T、C1151T、C1261A、G1277A。

PK 是无氧糖酵解途径中催化磷酸烯醇丙酮酸转化为丙酮酸的必需酶，由于 PK 活性低下，红细胞 ATP 生成减少，导致红细胞能量代谢障碍，红细胞离子通透性增加，"离子泵"的功能减退，红细胞膜两侧的离子梯度不能维持（细胞内 K^+ 丧失和脱水，膜内 Ca^{2+} 离子堆积），红细胞膜僵硬，细胞皱缩，红细胞可塑性降低，通过脾脏（或肝）小血管时易破坏，尤其脾窦内滞留的 PK 缺陷的网织红细胞，使 ATP 产生更受损，发生溶血。

PK 缺乏时，糖酵解途径的中间代谢产物堆积，可见 2,3-DPG、1,3-DPG、PEP、F-6-P、FDP、G-6-P 等增高。2,3-DPG 浓度比正常红细胞高 2～3 倍。高浓度的 2,3-DPG 下，氧-血红蛋白离解曲线右移，因此，PK 患者虽有贫血，但很少有乏力、运动耐受力差等贫血症状。

目前已发现 PK 变异型 10 余种（包括结构基因、分子合成基因变异等），导致 PK 动力学改变。不同 PK 变异型与溶血轻重有一定关系。纯合子或双重杂合子状态的临床表现为新生儿溶血性贫血及 CNSHA Ⅱ 型，杂合子无临床表现及血液学异常，其红细胞的 PK 活性为正常的 50%～70%。且有红细胞 ATP 水平降低及 2,3-DPG 水平增高。PK 基因的多形性及分子的异质性可部分解释 PK 缺乏的临床及实验室所见的明显易变性。

【临床表现】

PK 缺乏的临床表现变化很大，从严重的新生儿贫血、高胆红素血症到完全代偿性轻度溶血，到成人才首次检出 PK 缺乏。发病年龄越小，症状越重。

1.新生儿溶血性黄疸　常见于 PK 缺乏的纯合子或双重杂合子，表现为生后数天内（75% 于第 1 天内）出现轻度至重度溶血，多为重度黄疸、贫血、肝脾肿大，甚至发生胆红素脑病（37%

需换血治疗),病程持续数周至数月。

2.CNSHA Ⅱ型　表现为慢性代偿性溶血过程,贫血、黄疸及肝脾肿大程度不等,代偿良好者可无症状或仅有轻微症状,感染或妊娠可加重溶血,发生再障危象。

3.其他　较少见并发胆石症、胰腺炎、小腿溃疡。严重患者可有生长迟缓及第二性征发育迟缓。

【实验室检查】

1.血象　贫血为大细胞正色素性贫血,血红蛋白值一般为 50～100g/L,波动不一(可以接近正常或低至 20g/L)。网织红细胞计数脾切除前为 5%～10%,脾切除后可高达 30%～90%。感染诱发再障危象或同时伴有铁、叶酸或维生素 B_{12} 缺乏时,网织红细胞数可减少。白细胞及血小板正常。外周血涂片可见大红细胞、多染性红细胞、泪滴状异形红细胞、皱缩红细胞、棘状红细胞等增多,均为非特异性。

2.红细胞渗透脆性　多正常,部分孵育后脆性增加。

3.自溶试验　多不正常,经 48 小时盐水孵育后,溶血明显增加,加入葡萄糖不能纠正,加入 ATP 部分可纠正。若网织红细胞数>25%,则加入葡萄糖可使溶血加重,但也有加入葡萄糖能减轻溶血。该试验非特异性,对红细胞酶的诊断意义尚有争议,故不再采用自溶试验作为红细胞酶病的实验诊断依据。

4.红细胞寿命　用 ^{51}Cr 标记红细胞检查红细胞寿命明显缩短,只有 2.5～24 天。

5.PK 活性测定　PK 活性降低是确诊本病的主要方法。但酶活性降低不一定与溶血性贫血的发生相一致。主要有筛选试验及酶活性定量两种方法。

一般 PK 缺乏的纯合子值为正常值的 25% 以下,杂合子值为正常的 25%～35%。

6.中间代谢产物测定(37℃)　包括 ATP 减少、2,3-二磷酸甘油酸(2,3-DPG)持续增加、磷酸烯醇丙酮酸(PEP)增加及 2-磷酸甘油酸(2-PG)增加。

7.扫描电镜检查脾切除病人的新鲜红细胞　显示 3 种形态不同的细胞:棘红细胞、不成熟的网织红细胞及大红细胞的盘形细胞。钝锯齿形的、皱缩的、脱水的棘红细胞变形性减少。

【诊断】

1.PK 缺乏的实验诊断标准　凡符合下列 3 项中任何一项可以诊断 PK 缺乏:①PK 荧光斑点试验为 PK 活性缺乏。②PK 活性定量测定属纯合子范围。③PK 活性测定属杂合子范围,伴有明显家族史和/或 2,3-DPG 有 2 倍以上的增高或其他中间代谢产物的改变。

如临床高度怀疑 PK 缺乏,而 PK 活性测定正常时,应进行低底物系统的 PK 活性测定,以确定有无 PK 活性降低。

2.PK 缺乏性溶血性贫血的诊断标准

(1)PK 缺乏致新生儿高胆红素血症:①生后 1 周内出现黄疸,血清总胆红素>205.2μmol/L,未成熟儿>256.5μmol/L,以未结合胆红素升高为主。②有溶血的证据(贫血、网织红细胞升高、尿胆红素阳性)。③符合 PK 缺乏的实验诊断。符合上述 3 项并排除其他原因所致的新生儿黄疸(ABO 溶血症、G6PD 缺乏性溶血等)可确诊本病;如不具备②项,或有其他原因并存者,应疑诊为红细胞 PK 缺乏所致。

(2)PK 缺乏致 CNSHA Ⅱ型:①呈慢性溶血经过(黄疸、贫血、脾肿大)。②符合 PK 缺乏的实验诊断依据。③排除其他红细胞酶病及血红蛋白病。④排除继发性 PK 缺乏症(白血病、红白血病、再生障碍性贫血、难治性贫血、铁粒幼细胞性贫血、白血病前期、阵发性睡眠性血红蛋白尿等)。符合以上 4 项条件方可诊断为遗传性 PK 缺乏所致的 CNSHA。继发性 PK 缺乏酶活性减低程度较轻,大多为正常的 50%～70%,或在杂合子的范围内,且伴有其他红细胞代谢异常。临床极少引起显性溶血。原发病去除后酶活性可恢复正常。

【治疗】

目前尚无特效的治疗方法,临床多采用以下几种治疗方法。

1.输血 贫血轻者无需输血,贫血重者需反复输注红细胞悬液才能存活。新生儿高胆红素血症严重者,需要换血治疗,以防胆红素脑病。

2.脾切除 对严重贫血需反复输血维持者,脾切除可以减少输血量,改善病情,使红细胞比容增加,血红蛋白增高。但脾切除不能终止溶血。一般于 4 岁后施行,并预防性给予青霉素注射。

3.药物治疗 PK 缺乏尚无特效的药物治疗。有人试用还原剂如甲基蓝、维生素 C,试图诱导改变缺陷的酶活性,但临床效果并不显著。有人报道,在体外,用肌苷及腺嘌呤与红细胞一同孵育,使红细胞内 FDP 增加,静脉输注这些核苷,可诱发 FDP 水平增加 10 倍,红细胞生存期延长,网织红细胞增多及高胆红素血症减轻,血红蛋白水平升高。也有报道,给 PK 缺乏患者口服甘露糖、半乳糖和果糖,试图增加红细胞内 FDP 浓度而刺激 PK 活性,但临床实际效果不明显。

4.异基因造血干细胞移植 在动物实验中已获成功,在人类中尚需进一步观察。

三、嘧啶-5′-核苷酸酶缺乏症

红细胞嘧啶-5′-核苷酸酶($P5'N$)缺乏症是一种与 RNA 分解代谢有关的酶缺乏症。其发生率居 G6PD 及 PK 缺乏之后列红细胞酶病的第 3 位。自 1974 年首例报道以来已有超过 60 例的报道,国内 1990 年也有个例报道。本病为常染色体隐性遗传。$P5'N$ 是核苷酸代谢中的一种酶,细胞 RNA 分解代谢需 $P5'N$,网织红细胞成熟过程中伴随细胞内 RNA 的降解,$P5'N$ 催化 5′-单磷酸胞苷和 5′-单磷酸尿苷,生成尿苷后,经胞膜弥散清除。红细胞 $P5'N$ 缺乏时,网织红细胞内的嘧啶核苷酸不能降解,不能弥散通过细胞膜而在细胞内堆积,使红细胞膜通透性及变形性异常,另外,嘧啶核苷酸竞争结合腺苷酸使能量代谢发生障碍,导致溶血发生。网织红细胞内的核苷酸积聚在细胞内,反馈抑制 RNA 降解,形成红细胞内嗜碱点彩红细胞(核糖体),这是本病特点。大量堆积的核苷酸(CMP、UMP)影响核苷酸池的比例、嘧啶类核苷酸>80%(正常<3%),腺嘌呤核苷酸减少(主要为 ATP),干扰 ATP 合成,使红细胞内 ATP 含量减少,红细胞寿命缩短,产生 CNSHA。脑组织内的 $P5'N$ 缺乏可伴有智能发育障碍。

【临床特点】

本病有以下临床特点:①中度的 CNSHA,新生儿可呈高胆红素血症,溶血频频发作,感染及妊娠可加重溶血。②智能低下,个别有惊厥。③血红蛋白<80g/L,网织红细胞增高(10%～20%)。外周血涂片可见明显的嗜碱点彩红细胞增多,达 0.04～0.05(正常<0.03),可

提示本病。④红细胞 P5'N 活性测定包括筛选试验及 P5'N 活性定量试验低于正常。P5'N 缺乏时,活性仅为正常的 3%~10%,在杂合子状态,酶活性为正常的 50%~80%。杂合子在临床及血液学上均可正常。⑤P5'N 缺乏还可有 GSH 增高(为正常的 2 倍),总核苷酸升高(为正常的 3~6 倍),嘧啶核苷酸及核苷水平也升高。

【诊断】

诊断依据:①慢性溶血性贫血。②外周血涂片嗜碱点彩红细胞增多,除外红细胞膜及血红蛋白异常,并排除慢性铅中毒,应疑为 P5'N 缺乏,若同时有智力发育障碍,可能性更大。③P5'N 活性定量测定有活性降低可确诊。尚需排除获得性 P5'N 活性低下(见于铅诱发的核苷酸酶缺乏、PNH、MDS 等)。

【治疗】

1. 脾切除　有一定疗效,可减少溶血发作的频率及严重程度,减少输血次数。

2. 适当补充锌、镁等微量元素　理论上认为有助于激活红细胞内残存的少量 P5'N,可减轻病情,但实际效果尚待探讨。应避免接触汞、铅等微量元素,以避免红细胞内残存的 P5'N 受抑制而加重病情。

四、葡萄糖磷酸异构酶缺乏症

葡萄糖磷酸异构酶(GPI)是红细胞糖酵解途径中一种酶,它能催化 6-磷酸果糖(F-6-P)转变为 6-磷酸葡萄糖(G-6-P),后者在 G6PD 作用下转变为 6-磷酸葡萄糖酸。GPI 缺乏的发生率仅次于 G6PD、PK、P5'N 缺乏而居第 4 位。自 1968 年 Baughan 首次报道以来,已有超过 45 例报道,国内 1991 年也曾报道 2 例。本病为常染色体隐性遗传,GPI 基因定位于 19 号染色体上(19q13.2),已发现至少 23 种不同的变异型。GPI 缺乏引起溶血的代谢基础尚未明了。据认为,红细胞变形性减少,特别是伴有酸中毒、选择性吞噬作用及脾脏对网织红细胞破坏,是 GPI 缺乏的红细胞早期崩裂的主要原因,ATP 依赖的功能退化,最终导致溶血。

红细胞 GPI 缺乏的患者,也可伴随白细胞、血小板、肝脏、肌肉等组织的 GPI 缺乏,但临床上未能观察到这些患者对感染的易感性增加、出血增加,以及多形核白细胞或血小板的功能障碍的证据。由于这些组织可代偿性合成 GPI(而红细胞没有这种代偿能力),因此未出现该系统的临床表现或仅有轻微异常表现。

【临床特点】

1. 溶血性贫血　溶血性贫血常是本病唯一的临床表现,贫血的严重程度变化很大,可表现为新生儿高胆红素血症(约占 1/3 的病例),严重者需换血治疗,也有胎儿水肿或死产的报道。也可呈慢性代偿性溶血过程,仅表现为轻度贫血,甚至青年期才首次发病。红细胞 GPI 活性降低至正常的 40% 以下即可出现溶血性贫血。部分病例感染后发生再障危象,也有在感染时服用某些药物出现溶血危象。

2. 肝脾肿大　可有不同程度的肝脾肿大,部分病人有胆石症。

3. 血液学改变　血红蛋白值为 42~123g/L(平均 80g/L),网织红细胞计数波动很大(1%~72%)。MCV 可升高。外周血红细胞形态学改变是非特异性的,与先天性非球形红细胞溶血性贫血相似,部分病人可出现单个的棘状球形细胞、大红细胞增多,大小不均的异形红细胞增多、可见嗜多染性红细胞、嗜碱点彩红细胞、Howell-Jolly 小体等。红细胞脆性及孵育脆性通常正常,个别有轻度增高。自溶试验呈 CNSHA Ⅰ型的特点。^{51}Cr 标记红细胞寿命明显缩短,2.5~12 天,平均 4.5 天。

4.其他 个别病例合并神经肌肉症状,如肌张力改变(肌无力)、阴茎异常勃起。也有智力低下的表现。

【诊断】

GPI 缺乏表现的溶血性贫血及血液学改变均为非特异性,对可疑病例应进行红细胞 GPI 活性检查确诊,包括筛选试验及酶活性定量。

纯合子或双重杂合子的 GPI 缺乏其活性为正常的 10%~50%(平均 25%),杂合子的 GPI 活性是正常的 50%。酶活性与贫血的严重程度没有相关关系。

【治疗】

GPI 缺乏无特殊治疗,脾切除可以改善临床症状及使红细胞生存期延长。严重贫血(尤其在婴幼儿期不能充分代偿的贫血)可考虑输血治疗。

第四节 血红蛋白病

血红蛋白分子病是指由于血红蛋白分子结构的异常或合成速率的变化而引起的遗传病。据世界卫生组织(WHO)估计,全世界约有 1.5 亿人携带血红蛋白病的基因。血红蛋白病在我国发病率较高,据 10 年来在 28 个省、市、自治区近 100 万人口普查中发现,异常血红蛋白病的发病率为 0.33%,α-地中海贫血的发病率为 2.64%,β-地中海贫血为 0.66%。而南方各省检出 α-地中海贫血的发病率较高,广东省统计,在 70338 人群中,α-地贫杂合子(α-地贫 1)为 7.3%;146994 人 β-地贫携带者为 1.83%~3.36%,合计近 10%。广西为 14.9%。广西壮族自治区医院在 1969~1981 年共发现 α-地中海贫血纯合子(胎儿水肿综合征)就有 31 例,占围生期死亡率的 26.3%。

【人类血红蛋白的组成和结构】

血红蛋白(Hb)是人体红细胞的主要蛋白质,每个红细胞约含有 28000 万个血红蛋白分子,它能把氧从肺输送到身体各种组织,担负着重要的生理功能。

1.人类血红蛋白的组成和发育变化 血红蛋白由血红素和珠蛋白组成。每一个珠蛋白含有 4 条肽链,按一定的空间构型排列成一个球状分子,分子量 66700。每条肽链结合一个血红素,构成一个血红蛋白单体。

在四聚体中含有两对肽链,一对是 α 链(或类 α 链,即 ξ 链),共 141 个氨基酸;另一对是 β 链(或类 β 链,即 ε、γ 和 δ 链),共 146 个氨基酸。

各种血红蛋白在人体发育的不同阶段,呈现不同的比例,是由于各种珠蛋白链的合成随着个体发育的进程有规律地演变,呈现严格的协调的消长过程。如 HbF($α_2γ_2$):初生占 70%~

75%,6～12个月<2%,而后逐渐达成人水平;HbA($\alpha_2\beta_2$):初生占5%～10%,6～12个月95%以上;HbA$_2$($\alpha_2\delta_2$):初生<1%,12个月2%～3%。

2.血红蛋白的结构 通过肽链氨基酸分析和X线衍射的研究已将血红蛋白的结构阐明。

(1)一级结构:血红蛋白分子中,氨基酸在肽链上严格地按一定的顺序排列称为一级结构。构成血红蛋白的氨基酸有两类:一类称极性氨基酸,它的侧链含有氨基或羟基,带电荷,易溶于水等极性溶剂中,又称为亲水氨基酸,如谷氨酸、赖氨酸等;另一类称为非极性氨基酸,侧链是脂肪族或芳香族基团,不带电荷,不易溶于水,又称疏水氨基酸,如缬氨酸和苯丙氨酸等。这两类氨基酸在肽链中有严格的排列顺序。

(2)二级结构:由于极性和非极性氨基酸以及它们的侧链相互作用,使肽链按一定的方式卷曲成α螺旋,称为二级结构。每3、6个氨基酸构成一个旋转。但有些氨基酸如脯氨酸等没有侧链或侧链较短,故此种氨基酸就不能形成螺旋,称为非螺旋段。

(3)三级结构:肽链在非螺旋段处发生折叠,螺旋段便通过氢键或离子键等互相靠拢构成一定的三维空间构型,结果使非极性氨基酸位于分子内部,极性氨基酸位于分子外部。从氨基端到羟基端肽链共分成8段,以A、B、C、D……H表示,二螺旋段间用AB、BC……表示。在每一段中的氨基酸从1号排起,如E$_7$即E段中第7个氨基酸,相当于β链第63个氨基酸(β_{63}),依次类推。

血红素位于肽链折叠而成的口袋中,它的一端和肽链上F8组氨酸相接,另一端和E$_7$组氨酸相连。血红素就在后一个位置上与O$_2$、H$_2$O结合。由于血红素与水的结合力比与氧的结合力强,要使血红素和氧结合就必须造成一个疏水的环境,疏水的非极性氨基酸排列在分子内部和血红素的周围,有利于血红素和氧结合,而分子外部由亲水的极性氨基酸组成,使血红蛋白处于高度水溶状态,有利于执行它的生理功能。

(4)四级结构:在三级结构的基础上,4条肽链聚合成完整的蛋白质分子,即为四级结构。各条肽链相互接触,其中$\alpha_1\beta_1$(或$\alpha_2\beta_2$)之间的接触面较大(共34个氨基酸),这个接触面与血红蛋白分子结构的稳定性有关。$\alpha_1\beta_2$($\alpha_2\beta_1$)之间的接触面较小(共19个氨基酸),与氧结合时,此处的肽链会发生前后移位,因此这个接触面与氧的结合力有关。

【血红蛋白病的遗传学】

人类的6种珠蛋白链各由相应的珠蛋白基因编码。人类珠蛋白基因分为两类:

1.类α珠蛋白基因 人类α珠蛋白基因簇位于第16号染色体上(16p13.33～p13.11),每条16号染色体上有2个α珠蛋白基因、1个ξ基因以及2个假基因ψξ和ψα,其连接次序为5′-ξ-ψξ-ψα$_1$-α$_2$-α$_1$-3′。总长度为30kb。其中2个α基因之间相距3.7kb,ξ和ψξ基因之间相距12kb。每个α基因有2个内含子(插入顺序)即IVS-1和IVS-2,其长度分别为95bp和125bp。它们分别插入外显子(编码顺序)的第31与32密码子和第99与100密码子之间。

2.类β珠蛋白基因 人类β珠蛋白基因簇分布于第11号染色体短臂上(11p15.5),包括ε、^{G}γ、^{A}γ、δ和β基因及2个假基因ψβ$_2$和ψβ$_1$,它们紧密连锁,其连接次序为5′-ψβ$_2$-ε-^{G}γ-^{A}γ-ψβ$_1$-δ-β-3′。总长度为70kb,其中ε和^{G}γ,^{G}γ和^{A}γ,^{A}γ和δ以及δ和β基因间相距分别为13.4、3.4、13.8和5.7kb。在ε基因的5′端,以及^{A}γ和δ基因之间分别为假基因ψβ$_2$和ψβ$_1$。每个人

β基因有两个非编码区(内含δ)IVS-1和IVS-2,其长度分别为130bp和850bp,它们分别插入到编码区(外显子)的第30与31密码子和第104与105密码子之间。

【血红蛋白病的分类】

血红蛋白病可分为两大类,即异常血红蛋白病和地中海贫血。过去认为这两类血红蛋白病发生的分子基础是不同的,认为前者是由于珠蛋白链结构异常所致,而后者则是由于珠蛋白链合成量的异常造成。近年来,随着分子遗传学的发展,证明这两类病的发生有着共同的分子基础,都是由于珠蛋白基因突变(缺失或点突变)导致珠蛋白链合成异常所致。但二者也有区别。

一、异常血红蛋白病

异常血红蛋白是指珠蛋白结构变异的血红蛋白。这是由于血红蛋白基因的DNA碱基发生变化,引起mRNA相应的碱基变化,而导致珠蛋白的结构产生变异。从Pauling 1949年发现第一种异常血红蛋白(HbS)至今,全世界发现的异常血红蛋白达471种以上。其中α珠蛋白链异常的144种,β链的259种,δ链的17种,γ链的42种,还有9种涉及2种珠蛋白链的异常。国内已发现了60多种异常血红蛋白,其中20种为世界首次发现和新的类型。尽管异常血红蛋白种类繁多,但大多数异常血红蛋白没有明显功能障碍,无临床症状,称静止性异常血红蛋白。仅约40%的异常血红蛋白有不同程度的功能障碍,由此而产生的疾病称为异常血红蛋白病。

【异常血红蛋白的分子基础】

异常血红蛋白是由各种类型的基因突变引起,概括如下:

1.单个碱基替代　目前发现的异常血红蛋白中,绝大多数属于肽链上发生单个氨基酸替代。如引起镰形细胞贫血的HbS,是β珠蛋白基因第6位密码子由GAA(谷氨酸)→GUA(缬氨酸)。中国较常见的HbE是β基因第26位密码子碱基置换后由GAA(谷)→AAA(赖)等。

2.终止密码突变　已知Hbα链和β链的终止密码分别在142位和147位,因此α链是141个氨基酸、β链是146个氨基酸。而当这个终止密码发生突变时,肽链的合成就一直向C端延伸,直至第二个终止密码为止。例如Hb Constant Spring为α链142位的UAA变为CAA,终止密码变为谷氨酰胺,一直合成至173位,即为第二个终止密码为止。因此,Hb Constant Spring的α链有172个氨基酸。

此外,还有无义突变、移码突变、密码子缺失和嵌入以及融合基因等突变方式。

【异常血红蛋白病的发病机制和常见类型】

血红蛋白结构的异常可导致相应的功能变化,从而产生各种临床症状。血红蛋白结构改变发生在不同的部位,对其功能的影响不同。

1.分子外部的氨基酸替代　在异常血红蛋白中,属于分子外部氨基酸发生替代的最为常见。绝大多数不影响分子的稳定性和功能,无临床症状。但当其为纯合子时或与地中海贫血组合成双重杂合子时,由于产生大量的异常血红蛋白如HbS、HbE、HbC等,可能导致相应的临床症状。

(1)镰状细胞病:HbS是人体内发现的第一种结构异常的血红蛋白,主要分布在非洲,也散发于地中海地区,成为世界范围内最严重的血红蛋白病。在东非地区HbS基因频率高达0.4。本病是β链第6位谷氨酸变为缬氨酸的异常血红蛋白。虽然氨基酸的替代发生在分子表面,但由于表面亲水的谷氨酸被疏水的缬氨酸所替代,就使高度水溶的分子外部出现一个疏水的区域,使溶解度下降5倍,因此在氧引力低的毛细血管区,HbS分子间便由于溶解度下降而形成管状凝胶化结构,使红细胞发生镰变。

这种僵硬的镰形红细胞难以通过微循环,加上凝胶化结构使血液黏滞性增加,阻塞微循环引起局部缺血缺氧,甚至坏死,产生剧痛。根据血管闭塞部位不同,导致不同器官的病变,如肝、肾、脑、心损伤等。又由于这种镰变红细胞的变形性降低,易在脾和肝阻留破坏,出现溶血性贫血症状。HbS的杂合子其含量少于40%,一般不出现严重的临床症状。如HbS复合β地中海贫血则有腹痛病史和溶血性贫血的症状。

(2)血红蛋白E病

1)血红蛋白E(HbE)病:HbE是珠蛋白β链第26位谷氨酸被赖氨酸所替代,纯合子者称血红蛋白E病。患者只有轻度贫血,肝、脾轻度肿大,贫血为小细胞性,血片中可见较多靶形红细胞,网织红细胞正常或稍高,红细胞渗透脆性减低,血红蛋白自动分析仪可分离出E带,纯合子者的血红蛋白E占72%~98%,HbF可稍高。HbE与HbA的杂合子状态称为血红蛋白E特征,HbE占30%~40%,无贫血,但血片中可见少数靶形红细胞,在患者的双亲中至少一人可检出HbE,这种患者多于血红蛋白病普查时发现。

2)血红蛋白E-地中海贫血:这是HbE和β-地中海贫血的杂合子。临床表现与重型或中间型β-地中海贫血相似,多于婴儿期或5岁以前出现症状,贫血大多严重,属小细胞低色素贫血。血涂片中靶形红细胞5%~25%,血红蛋白电泳HbE占60%~70%,HbF占15%~40%,HbA少量。本病的诊断主要依靠Hb电泳。

(3)血红蛋白C病:血红蛋白(HbC)病的Hb分子是珠蛋白β链中第6位谷氨酸被赖氨酸所替代,纯合子者称为血红蛋白C病。可全无症状或发生轻度贫血,偶见黄疸,贫血为小细胞低色素性,血片中可见多数靶形红细胞,网织红细胞轻度增高,红细胞渗透脆性减低,确诊需靠血红蛋白自动分析仪。纯合子者的血红蛋白几乎都是HbC。杂合子者HbC占28%~44%,杂合子无临床症状,血象基本正常,称血红蛋白C特征。

2.分子内部的氨基酸替代 血红蛋白分子内部氨基酸是非极性氨基酸,它们在分子中构成血红素与珠蛋白的接触(肽链螺旋段间的接触或者血红蛋白单体间的接触),因此这些氨基酸的替代将导致血红蛋白构型的变化和功能的异常。现举例说明。

(1)不稳定血红蛋白(UHb):由于肽链正常的氨基酸被另一个在大小或电荷上不同的氨基酸替代,因而改变了分子的构型,导致了血红蛋白的不稳定,易在红细胞内发生变性沉淀,形成变性珠蛋白小体(Heinz小体),改变了细胞膜的硬度和功能,易被脾脏破坏,引起溶血性贫血。这一类异常血红蛋白又称为先天性Heinz小体溶血性贫血。它是一组较常见的血红蛋白变异型,国内也有病例发现。任何氨基酸的变换,只要影响了血红蛋白分子的稳定因素,就会产生不稳定血红蛋白,例如破坏了螺旋构型和 $\alpha_1\beta_1$ 接触面的稳定性,或者改变了分子内部与血红素接触的氨基酸等。

本病未发现纯合子,绝大部分是 UHb/HbA 的杂合子,常因感染或服氧化性药物而诱发。如与地中海贫血组合成双重杂合子时,溶血性贫血症状加剧,有些病人需要输血来维持生命。

(2)血红蛋白 M 病(简称 HbM):这是一种含有高铁化异常血红蛋白的疾病。在这种异常血红蛋白分子中,与血红素铁原子连接的组氨酸或邻近的氨基酸发生了替代。其中最常见的是 E_7 或 E_8 的组氨酸被酪氨酸所替代。酪氨酸羟基上的氧与铁原子构成离子键,占据了铁原子的配合基位置,使铁原子呈稳定的高铁状态,因而影响了正常的带氧功能,导致组织供氧不足,出现发绀和继发性的红细胞增多。

(3)氧亲和力改变的血红蛋白:它是由于肽链上氨基酸的替代而影响了血红蛋白分子与氧的亲和力,因而运氧功能异常。如果血红蛋白与氧亲和力增高,则输送给组织的氧就减少,氧供应不足促使肾分泌促红细胞生成素,严重者导致红细胞增多症;如果与氧亲和力降低,则使动脉血的氧饱和度降低,严重者可引起发绀症状。

二、地中海贫血

由于一种或几种珠蛋白合成速率降低,造成一些肽链缺乏,另一些肽链相对过多,出现肽链数量的不平衡,导致溶血性贫血,称为地中海贫血,又称海洋性贫血及珠蛋白生成障碍性贫血。按照合成速率降低的珠蛋白链可以把地中海贫血区分为 α-地中海贫血、β-地中海贫血、γ-地中海贫血以及少见的 δβ-地中海贫血和 γδβ-地中海贫血。这里主要介绍 α 和 β 两种主要类型。

【地中海贫血的类型】

1.α-地中海贫血

(1)发病机制:引起本病的基因异常有如下两种。

1)基因缺失:正常人一对 16 号(16p13.33~p13.11)染色体上有 4 个 α 珠蛋白基因,本病可发生不同程度(1~4 个)的缺失,导致不同程度的肽链不平衡的临床表现,称为缺失型 α-地中海贫血。如果一条 16 号染色体缺失两个连锁的 α 基因(--/αα)称为 α-地中海贫血 1(简称 α-地贫 1);如果缺失其中 1 个(-α/αα)则称为 α-地贫 2。

α-地贫 2 有两种基因型:①左缺失,缺失一个包括 $α_2$ 基因在内的 4.2kb 的 DNA 片段。②右缺失,缺失范围包括部分 $α_1$ 和部分 $α_2$ 基因在内的 3.7kb DNA 片段。这两种缺失发生机制是类 α 基因发生不等交换所致。

2)点突变:产生 α-地中海贫血效应的点突变,已发现 17 种,这类 α-地贫又称为非缺失型 α-地贫,较常见的有 3 种:①α-Constant Spring(αCS)为 α 基因终止密码突变,使 α 链延长为 172 个氨基酸。这种突变基因转录的 mRNA 不稳定,导致 α 链合成减少。②α Quong Sze 为 $α_2$ 基因第 125 密码子 CTG(亮氨酸)突变为 CCG(脯氨酸),是一种产生 α-地贫的高度不稳定的 α 珠蛋白,阻碍 $α_1\beta_1$ 二聚体的形成,进而影响四聚体的形成。③多聚腺苷酸(poly A)信号突变,$α_1$

基因3′端的添加信号由 AAT AAA 突变为 AAT AAG，使成熟的 mRNA 合成减少，从而 α 链合成减少。

(2)分类:遗传规律及常见的临床类型:从基因水平分为缺失型与非缺失型。我国 α-地贫95%以上为缺失型，又有左右缺失之分，以右缺失为主。从基因缺失的单倍型又分为 α-地贫1与 α-地贫2。一般根据临床表现严重程度分为4种类型。

1)Hb Bart's 胎儿水肿综合征:为 α-地贫1纯合子,基因型为(--/--)。由于4个 α 基因全缺失,完全不能合成 α 链,不能形成胎儿血红蛋白-HbF($\alpha_2\gamma_2$),相对过多的 γ 链形成四聚体 γ_4，γ_4 称为 Hb Bart's。Hb Bart's 氧亲和力高,释放给组织的氧很少,胎儿由于严重缺氧,全身水肿,多在宫内死亡或产下即死。胎儿的血红蛋白60%以上为 Hb Bart's，其余为 Hb Portland。患儿父母均为 α-地贫1杂合子,基因型为 αα/--。同为 α-地贫1杂合子的夫妇,再生 Hb Bart's 胎儿水肿综合征的概率:如用 A 代表显性基因,a 代表隐性基因,男杂合子 Aa 与女杂合子 Aa 婚配后,根据遗传规律每次妊娠后代中约有1/4 AA 纯合子为重症型,即为 Hb Bart's 水肿胎,1/2 Aa 为杂合子,1/4 将为 aa 正常人。

①临床表现:胎儿多于30~40周时在宫内死亡或流产,或早产且娩出后半小时内死亡。胎儿重度贫血,全身水肿,皮肤苍白、剥脱,轻度黄疸,肢短,腹大,体腔积液(腹水、胸水等),肝脾肿大,肝肿大尤为明显,胎盘巨大且质脆。尸检见胎儿发育差,肝脾肿大,心脏扩大,心肌水肿,胸腔及心包积液,腹水。可有器官畸形。孕妇可有下肢及腹壁水肿、妊娠高血压综合征,分娩 Hb Bart's 胎儿水肿综合征史。

②实验室检查:a.红细胞数和血红蛋白均减少,网织红细胞增多。b.外周血涂片见红细胞大小不等,中央浅染,形态不一(异形、靶形),可见有核红细胞。红细胞 H 包涵体和 Heinz 小体生成试验阳性。红细胞渗透脆性降低。c.血红蛋白分析。胎儿脐血中主要成分是 Hb-Bart's，含量 0.7~1, Hb portland 0.07~0.25 或少量 HbH，无 HbA、HbA_2 和 HbF。d.骨髓中红系细胞增生显著增多,含铁血黄素沉着明显。e.α 基因分析为--/--基因型。用胎儿红细胞作珠蛋白链体外生物合成速率测定,可见这种 Hb-Bart's 水肿胎儿只含非 α 链(γ、β 等)而完全无 α 链合成。

③诊断及鉴别诊断:根据临床表现和 Hb 分析即可诊断。进一步可做 α、β 链合成比率,基因分析。

2)血红蛋白 H 病:血红蛋白 H 病为 α-地贫1与 α-地贫2双重杂合子,基因型(-α/--)，或为 α-地贫1与非缺失型 α-地贫双重杂合子,基因型为($\alpha\alpha^T$/--)。α^T 表示 α 基因并没有缺失,而是由于基因发生了突变,导致异常的无功能的 α 链合成,故称为非缺失型,如 Hb Constant Spring，所以($\alpha\alpha^T$/--)仍相当于缺失3个 α 基因,即为非缺失型 HbH 病。缺失3个 α 基因,仅可合成少量 α 链,β 链相对过多,形成 β 四聚体(β4)。β 四聚体极不稳定,容易解聚成 β 单体,氧化变性形成 H 包涵体沉积在红细胞内,附着在细胞膜上,使红细胞变形性降低,易遭破坏产生溶血,表现为中等度或较严重贫血,轻度脾大。出生时脐血 Hb 电泳是 Hb Bart's＞HbH，6个月以后 Hb Bart's 消失,HbH 增多。患者双亲基因型多为(αα/--)和(α-/--)或为(αα/--)和($\alpha\alpha/\alpha\alpha^T$)。再生 Hb-H 的概率是:1/4 基因型为双重杂合子(-α/--)、(α-/--)或($\alpha\alpha^T$/--);余 1/2

为轻型或静止型,基因型包括(αα/--)、(αα/-α)和(αα/αα^T);1/4为正常。

①临床表现:HbH病患儿在出生时几乎无明显的症状,在新生儿期血液中Hb-Bart's($γ_4$)的相对含量可高达25%,有少量的HbH。随着年龄的增长,Hb-Bart's逐渐被HbH代替,至1周岁左右便出现HbH病的临床症状。这时患儿有轻度或中度贫血,多数患者伴有肝脾肿大及轻度黄疸。少数患者病情较重,并有骨骼的变化,出现类似重型β-地贫的特殊贫血面容,疲乏无力,肝脾肿大,黄疸等。合并呼吸道感染或服用氧化性药物、抗疟药物及妊娠均可使贫血加重。常反复出现黄疸,甚至急性溶血危象。

②实验室检查:贫血程度轻重不一,Hb大多在70~100g/L,但贫血严重时可降至30g/L。MCV、MCH及MCHC均降低。血片中偶见有核红细胞,成熟红细胞大小不等、浅染、异形明显,靶形红细胞多见。网织红细胞增多,约为5%,溶血加重时更高。白细胞和血小板正常。红细胞渗透脆性减低,寿命明显缩短。红细胞与煌焦油蓝温育后可见到许多红细胞内含有染成灰蓝色、圆形的HbH沉淀包涵物,即HbH包涵体阳性。Heinz小体生成试验阳性。异丙醇试验阳性。骨髓中红系细胞增生明显增多。骨髓细胞与煌焦蓝温育后,在有核红细胞内也可见到HbH包涵体。HbH分析:血红蛋白电泳可见HbH带,其含量为0.05~0.3,还可有少量Hb Bart's。HbA相应减少,HbA_2亦减少(0.01~0.02),HbF大多正常。在有严重缺铁时,Hb的合成可受到抑制。部分病例同时有少量HbCS。珠蛋白链体外合成速率测定是确诊HbH的有效方法(α/β比为0.3~0.6)。应用DNA限制性内切酶酶谱分析技术可在分子水平上对本病进行诊断。

③诊断及鉴别诊断:根据临床表现和电泳分离出HbH带即可确诊,并可作家系调查。本病须与β-地中海贫血、红细胞G6PD缺陷症、病毒性肝炎和缺铁性贫血鉴别。一般根据以上各疾病的临床特点和实验室检查不难作出鉴别。少量HbH偶尔也可出现于白血病,尤其是红白血病。白血病与HbH病的鉴别并无困难,但是否为两种同时存在于同一病人需加辨别。

3)轻型(标准型)α-地贫:为α-地贫1杂合子(αα/--)或α-地贫2杂合子(α-/α-),我国人主要是α-地贫1杂合子,缺失两个α基因,表现有轻度贫血。轻型α-地贫1患者之间婚配,生育子女有1/4机会生Hb Bart's水肿胎。患儿合成α珠蛋白链减少,可产生一定量过剩的β珠蛋白链,并由此形成相应的四聚体,HbA_2和HbF含量正常或稍低。新生儿期Hb-Bart's含量为0.034~0.14,于生后6个月时完全消失。α、β珠蛋白链合成比为0.7~0.95。

临床上可无贫血及无任何症状,或只有轻微贫血表现,感染或妊娠时贫血加重。肝脾无肿大或者轻度肿大。

实验室检查有如下特点:①红细胞形态有轻度改变,如大小不等、中央浅染、异形等。②红细胞渗透脆性降低。③变性珠蛋白小体生成试验阳性。④HbF含量正常或稍低。⑤红细胞寿命稍缩短。⑥新生儿脐带血0.05~0.10Hb-Bart's,偶见HbH,成人患者无。基因分析有--/αα、-α$^{3.7(或4.2)}$/-α$^{3.7(或4.2)}$、-α$^{3.7(或4.3)}$/αα^{T}基因型。

此型多见于Hb Bart's胎儿水肿综合征患者的双亲和HbH病的双亲中的一人。本病需与缺铁性贫血鉴别。

4)静止型α-地贫:为α-地贫2杂合子,仅缺失1个α基因。无症状,出生时脐血Hb Bart's

在0.05以下。静止型(-α/αα)与轻型(αα/--)婚配,可有1/4机会生育HbH(-α/-)病患儿。

2. β-地中海贫血

(1)β-地中海贫血分子机制:β-地贫主要是由于11号染色体短臂(11p15.5)上β珠蛋白结构基因多种的缺陷导致β珠蛋白链合成障碍所致。可分两种主要类型,即β⁰-地贫和β⁺-地贫。前者为β链完全缺乏,后者为β链合成量减少所致。至1990年止,世界范围内已报道170种左右β珠蛋白基因的突变型。而我国已发现21种β-地贫突变类型,因此,β-地中海贫血其分子病理有高度异质性。

1)点突变:绝大多数β-地贫是由β珠蛋白基因发生点突变所致,突变涉及基因功能结构各个环节。①编码区的无义突变、移码突变和起始密码突变:使生成的mRNA的稳定性降低或形成无功能的mRNA,不能合成正常的β链,多数产生β⁰-地贫及少数β⁺-地贫。②非编码区IVS-1和IVS-2突变:影响前mRNA切接等加工过程不能准确进行,形成异常的mRNA,以致不能合成正常的β链或正常β链合成量减少,导致β⁰-地贫或β⁺-地贫。③影响转录的突变:这类突变多集中在帽部位及上游TATA盒和CA-CACCC序列。这些部位发生突变,使转录速率降低,mRNA生成量减少,产生β⁺-地贫。④RNA裂解部位与多聚腺苷酸突变:这类突变主要影响RNA转录物不能准确裂解,往往超越3′AAT AAA信号1～3kb才裂解,转录物延长,延长的RNA转录物不稳定,正常β链合成减少,导致β⁺-地贫。

2)类β珠蛋白基因缺失:按类β珠蛋白基因簇缺失长短大致可分为5种,即β⁰-地中海贫血、δβ-地中海贫血、γδβ-地中海贫血、遗传性胎儿血红蛋白持存症及融合基因。单纯由于β基因缺失引起的β⁰-地中海贫血是罕见的。

我国南方(包括广东、广西、福建、台湾、香港、四川、贵州、湖北、华东等9省区)最常见的β突变基因型有5种,占突变基因频率的93.3%。①密码子(CD)41/42(-4),即在β基因第41和42密码子中缺失4个核苷酸(-TCTT)引起移码突变,导致肽链合成提前终止,使肽链缩短,产生β⁰-地贫。占41.6%。②IVS-2 nt 654(C→T),不能指导正常β珠蛋白链合成,产生β⁰-地贫。占21.8%。③CD17(A→T),引起无义突变,生成无功能的mRNA,产生β⁰-地贫。占18%。④TATA nt-28(A→G),使mRNA转录效率降低从而β链合成减少,产生β⁺-地贫。占8%。⑤CD71/72(+A),即在71与72密码子之间插入一个碱基A,导致移码突变,使肽链合成终止,肽链缩短,产生β⁰-地贫。占3.9%。

(2)临床分类:根据β-地贫的临床表现,大致可区分以下4种主要临床类型。

1)重型β-地中海贫血:患者是β⁺-地贫(β⁺-地贫/β⁺-地贫)、β⁰-地贫(β⁰-地贫/β⁰-地贫)或δβ⁰-地贫(δβ⁰-地贫/δβ⁰-地贫)的纯合子,或是β⁺-地贫和β⁰-地贫(β⁺-地贫/β⁰-地贫)的双重杂合子。这类病人β链几乎不能合成,或合成量很少以致无HbA或HbA量很低。HbF升高可达50%～90%,HbA₂比率也升高。由于β链合成受抑制,体内的α链相对过多,结果游离的α链在红细胞内膜上沉淀,改变细胞膜的通透性,引起溶血反应。

重型β-地贫患儿父母的基因型为(β⁺-地/βA)与(β⁺-地/βA)、((β⁰-地/βA)与((β⁰-地/βA)、((β⁺-地/βA)与(β⁰-地/βA)或(δβ⁰-地/δβA)与(δβ⁰-地/δβA)结合,其子代均有1/4机会再生重型β-地中海贫血,1/2为轻型,1/4正常。

①病理生理:纯合子β-地中海贫血的许多病理生理和临床表现均与珠蛋白链的合成不平衡有关。由于β珠蛋白链的缺乏,HbA可以显著缺乏或不存在,但γ珠蛋白链继续大量合成,故HbF成为红细胞中主要的血红蛋白成分。由于α珠蛋白链相对增多,未与γ、δ和β珠蛋白链结合的游离α珠蛋白链可以单独存在,也可以聚合成$α_2$、$α_1$或$α_4$等。这种游离的α珠蛋白链很不稳定,在幼红细胞或红细胞内容易发生沉淀,形成包涵物,使细胞受到机械性损伤。大部分幼红细胞未达成熟阶段,即在骨髓内被破坏,造成红细胞无效性生成。已经成熟的红细胞由于游离α链的沉淀附着于胞膜内面,使红细胞变得僵硬,影响其变形性。还影响红细胞的功能,使钾离子的通透性增高,ATP的再生能力减低。红细胞的寿命明显缩短,$t_{1/2}(^{51}Cr)$最短者只有9天。红细胞的破坏大部分是在脾脏内或其他单核-巨噬细胞系统和微循环中。溶血过多可引起轻度溶血性黄疸。贫血的发生与红细胞无效性生成及溶血过多均有关。血红蛋白的合成减少,故贫血是低色素的。

除了严重的贫血,纯合子β-地中海贫血还常引起一系列的继发性代谢障碍表现。严重的贫血,加上HbF的氧亲和力较高,造成组织缺氧。长期的组织缺氧刺激红细胞生成素的分泌大量增加,刺激骨髓造血功能。结果,红骨髓大量扩张。据估计,骨髓中幼红细胞的总量可超过正常20~40倍,造成骨板障增厚、骨皮质变薄等典型的骨骼畸形。大量红细胞系组织的转换引起代谢亢进,使患者消瘦、发育障碍、叶酸缺乏和高尿酸血症等。血液进入体积显著扩张的骨髓可使全身血量比正常人多1.7~2倍。

长期的大量溶血引起巨脾,可发生脾功能亢进,加重贫血和引起其他血细胞的减少。溶血过多使大量血红蛋白降解后产生的胆红素也增多,可引起胆结石的形成,有时继发胆道感染。因严重贫血而长期多次输血常引起体内铁的贮积增多,贫血促使肠道增加铁的吸收,患者从食物中吸收的铁可达80%(正常约10%),血红蛋白合成减少又使大量铁未被利用而贮积起来,所有这些因素都使体内铁的贮积量过多,沉积于肝、脾、骨髓和许多内脏和皮肤组织中。到晚期可发生继发性血色病,造成心肌损害、肝功能损害、糖尿病和其他内分泌障碍等,成为死亡的原因。

由于珠蛋白链的产量不足,血红素没有足够与之结合的珠蛋白链。幼红细胞内过多的游离血红素通过"反馈作用"对δ-氨基-γ酮戊酸(ALA)合成酶起抑制作用以减少血红素的合成。有一部分血红素能与α珠蛋白链单独结合,但在幼红细胞内即降解,结果在尿中出现二吡咯化合物。

②临床表现:患儿初生时无贫血,与正常婴儿无异。自出生几个月起至一年内贫血开始明显,面色苍白逐渐加重。贫血出现较迟者以后病情往往较轻。可有轻度黄疸。3~4岁起症状、体征加重。腹部逐渐膨隆。显著脾脏肿大,肝脏肿大较轻,食欲不佳,发育迟缓,身材比同龄儿童矮小,精神萎靡,肌肉消瘦,体弱无力,但智力不低。易感染。额部、顶部、枕部隆起而骨缝凹陷如沟,面颊隆突,鼻梁塌陷,上颌牙齿前突,眼皮浮肿,出现一种典型的特殊面容。骨骼的X线检查示颅骨皮质变薄,板障增宽,骨小梁条纹清晰,给人以"怒发冲冠"的印象。颅骨气窦的气化常较差。短骨如指骨和掌骨很早即出现X线改变,典型的发现为"嵌花样"的骨质疏松和脱钙。长骨的皮质也变薄,髓腔增宽,偶尔可发生病理性骨折。在脊柱旁可出现髓外造血

组织肿块样的阴影,很少自觉症状,可被误诊为恶性肿瘤而作外科手术。巨脾致脾功能亢进可加重贫血,引起粒细胞减少和血小板减少,而致反复感染和出血,胆红素胆结石也较多见。大量的幼红细胞被破坏可引起高尿酸血症,发生痛风性关节炎。下肢可出现慢性溃疡。如无适当输血,多数病人可于幼年死亡。患者如能生存至十几岁往往有性成熟障碍,第二性征不明显。如果从婴儿期开始即采用现代的"高输血加去铁疗法",维持于基本上无贫血的状态,则上述大多数症状、体征都不出现。患者发育和活动亦均正常。

③实验室发现:血红蛋白大多在 50g/L 以下,最低可达 20~30g/L 或更低。MCV、MCH 及 MCHC 均明显降低。血片中红细胞低色素非常显著,很多红细胞看起来成一粉红色环。靶形细胞占所有红细胞的 10%~35%。红细胞大小不匀、异形、嗜碱性点彩。泪滴形细胞在脾未切除时易见到。有核红细胞,病情重者更多见,脾切除后则大量出现,并有 Howell-Jolly 小体。网织红细胞 2%~15%,大多在 10% 以上。白细胞计数轻度减少,有感染时常增多,偶尔出现类白血病反应。血小板计数正常或轻度减少。红细胞渗透脆性显著减低,血清间接胆红素常常轻度增高,血清结合珠蛋白和血红素可以减少或消失。血清铁蛋白、血清铁和转铁蛋白饱和度均增高,血清铁总结合力减低。铁代谢动态研究示血清铁清除率加速而铁利用率降低,红细胞的 $t_{1/2}(^{51}Cr)$ 缩短。血清尿酸浓度常常增高。

骨髓象可见红系细胞增生显著增多,早幼和中幼红细胞比例增多;胞浆较少,体积亦较小。骨髓细胞铁染色示含铁血黄素颗粒显著增多。

血红蛋白分析 HbF 大多显著增高,一般在 60% 以上,最高可达 98%,但不同病例可以相差很大,HbA 相应减少或阙如。

以放射性氨基酸(亮氨酸)作珠蛋白链体外合成试验显示,α 珠蛋白链的合成量显著多于 β 珠蛋白链加 γ 珠蛋白链的总和,β 链可以完全阙如(纯合子 $β^0$-地中海贫血)。

诊断和鉴别诊断:对在 β-地中海贫血发病率高的地区患有严重溶血性贫血的婴儿和儿童,均须考虑纯合子 β-地中海贫血的可能。典型的病史、体征,骨骼的 X 线发现,血液形态学和渗透脆性试验结果,家族史等对诊断都很有价值,但最重要的诊断依据是血红蛋白成分的改变。用患儿及其父母的血做基因分析是诊断本病和确定基因型的准确方法。用放射性氨基酸测定网织红细胞中 α 和 β 珠蛋白链的合成比例,可确定地中海贫血患者是 $β^0$ 型还是 $β^+$ 型。δ 和 β 珠蛋白链合成均受抑制的 δβ-地中海贫血纯合子状态、HbE 和 β-地中海贫血的混合杂合子状态与纯合子 β-地中海贫血的临床表现都很相似,但症状稍轻,应注意鉴别。遗传性胎儿血红蛋白持存症(HPFH)的 HbF 比例也很高,但患者无贫血,鉴别较容易。

2)轻型 β-地中海贫血:患者是 $β^+$-地贫($β^+$-地贫/$β^+$)、$β^0$-地贫($β^0$-地贫/βA)或 $δβ^0$-地贫($β^0$-地贫 δγA)的杂合子。这类病人由于还能合成相当量的 β 链,所以临床症状较轻,只有轻度贫血,甚至可代偿而无症状。本病特点是 HbA_2 增高(达 4%~8%)或/和 HbF 升高。须与缺铁性贫血鉴别。无需特殊治疗。

3)中间型 β-地中海贫血:这类患者通常是某些 β-地中海贫血变异型的纯合子,如 $β^+$-地贫(高 F)/$β^+$-地贫(高 F)或两种不同变异型地中海贫血的双重杂合子,如 $β^+$-地贫/$δβ^+$-地贫。其症状介于重型和轻型之间,故称为中间型地中海贫血。患者可活至成年。主要临床特点:

①常于幼童期发病。②中度贫血。③肝脾肿大。④骨骼变化较轻。⑤红细胞形态与重型者相似。⑥HbF 含量为 40%～80%。⑦HbA₂ 正常或轻度增高。根据其临床表现和实验室检查可作出诊断。

4)遗传性胎儿血红蛋白持存症：遗传性胎儿血红蛋白持存症(HPFH)的特点是 HbF 在成年人仍持续较高水平，无其他明显临床症状。如黑人中的黑人型 HPFH，纯合子血中 HbF 为 100%，杂合子为 25% 左右。还可与 HbS 形成双重杂合子。我国已发现多个 HPFH 家族。

【地中海贫血的预防】

本病能严重影响人民的健康，在纯合子 β-地中海贫血的高发地区和民族中，可成为一个优生学问题，预防远比治疗重要。预防措施的目标就是要尽量减少患有此型疾病的婴儿的出生。可采用遗传咨询和产前检查的方法。在某些国家或地区，由于采用了此方法，减少发病数已初见成效。

地中海贫血的预防策略归结如下：①在地贫高发地区应对婚前、孕前或产前夫妇作常规筛查。②对可疑患者，用 α-地贫 1PCR 试剂盒筛查出 α-地贫 1 携带者。③同时，作 HbA₂ 及 HbF 的定量测定。④如夫妇双方均为 α-地贫 1，则列为 Bart's 水肿胎进行产前诊断的对象。⑤如夫妇双方均为 β-地贫携带者，则应作 β 基因突变型分析。可同时用 RDB 法和 ARMS 法相互补充、彼此印证。⑥在确认双方均携带有突变的 β 基因时，应作为 β-地贫产前基因诊断对象。⑦对曾有生育 Bart's 水肿胎史的孕妇，在用 PCR 法证实夫妇双方均为 α-地贫 1 后，应列入产前基因诊断对象。对曾生育过重型 β-地贫患儿的夫妇，如果患儿尚存，则应对患儿进行基因型分析，作为判断下一胎基因型的根据。⑧在作产前基因诊断时，结论宜慎重。疑为 Bart's 水肿胎者，必要时可通过 B 超监测；就诊时已超过 5 个月的胎儿，还可采脐血进行 Hb Bart's 定量分析。疑为重型 β-地贫(β-地贫的纯合子或双重杂合子)时，羊水、绒毛或脐血分析必须与父母的基因型符合，或与先证者基因型相同。

【地中海贫血的治疗】

治疗地中海贫血应遵循以下原则：①轻型地中海贫血不需治疗。②中间型 α-地中海贫血应避免感染和用过氧化性药物、食物，中度贫血伴脾肿大者可予切脾手术。中间型 β-地中海贫血一般不输血，但遇感染、应激、手术等情况，可适当予以浓缩红细胞输注。③重型 β-地中海贫血，高量输血联合除铁治疗是基本的治疗措施。④造血干细胞移植(包括骨髓、外周血、脐血)是根治本病唯一的临床方法，有条件者应争取尽早行根治手术。

1.输红细胞

(1)低量输血：单纯的输血或输红细胞最终将导致血色病，故曾流行"中等量输血疗法"，使血红蛋白维持在 60～70g/L。实践证明，这种输血方法虽然使重型患者有望摆脱近期死亡的威胁，但患者的生存质量随年龄增长越来越差。相当一部分患者于第二个 10 年内因脏器功能衰竭而死亡。

(2)高量输浓缩红细胞：高量输浓缩红细胞具有如下优点：①可纠正机体缺氧。②减少肠道吸收铁。③抑制脾肿大。④纠正病儿生长发育缓慢状态。应用方法：先反复输浓缩红细胞，使患儿血红蛋白含量达 120～140g/L，然后每隔 3～4 周 Hb≤80～90g/L 时输注浓缩红细胞

10~15ml/kg，使 Hb 含量维持在 100g/L 以上。

2.铁螯合剂　长期高量输血，骨髓红细胞造血旺盛，"无效红细胞生成"以及胃肠道铁吸收的增加，常导致体内铁超负荷，合并血色病。当患者体内的铁累积到 20g 以上时，即可出现明显的中毒表现，损害心、肝、肾及内分泌器官功能，故应予铁螯合剂治疗。

1 岁内使用铁螯合剂，有骨髓畸形等副作用，生长抑制的发生率明显升高，一般主张 2~3 岁后或患儿接受 10~20 次输血后并有铁负荷过重的证据，SF>1000μg/L，血清转铁蛋白完全饱和才开始除铁治疗。当前临床广泛使用的是去铁胺(DFO)，20~50mg/(kg·d)，加注射用水或生理盐水，用便携式输液泵每日(或每晚)腹壁皮下注射 8~12 小时，每周连用 5~6 天。用药前后应作 SF、尿铁的监测。若 SF>3000μg/L 或者有铁负荷继发心脏病时，可予 DFO 50~70mg/(kg·d)，持续 24 小时静脉滴注。

使用铁螯合剂时，加用维生素 C 口服可使尿中铁的排泄量增加一倍。但维生素 C 可将铁从储备部位动员出来并通过氧化代谢间接影响心肌细胞，故在重度铁负荷时不宜使用大剂量维生素 C，一般每日口服 100~200mg。在停用 DFO 期间也不应坚持服维生素 C。

长期使用 DFO 一般无明显的毒副作用，注射局部反应、皮疹、疼痛，无需停药。但铁负荷轻者使用大剂量 DFO 可出现白内障、听力丧失、长骨生长障碍等，应引起临床重视。Johh 等对 47 例地贫患者接受 DFO 治疗的毒副作用研究发现，DFO 大剂量与 SF<2000μg/L 是引起 DFO 毒性的两大危险因素，提出治疗指数(TI)，即平均每天 DFO 剂量(mg/kg)除以血清铁蛋白浓度(μg/L)，可指导临床给药，当 TI<0.025 时，一般无毒性。

近十年来，国外一系列新型口服铁螯合剂如 defefipone(L1)、多价阴离子胺(HBED)、多价氮替代物、PIH 等相继问世。在动物实验中已证实长期服用能有效地降低机体铁负荷，但只有 L1 试用于人体。通过高量输血与除铁治疗可维持患者正常生长发育及达到正常人的生活质量及寿命，但必须终生承受沉重的经济负担、可能的输血相关合并症及心理负担。

3.造血干细胞移植(HSCT)　HSCT 是当前临床上根治本病的唯一方法。它包括骨髓移植(BMT)、脐血移植(UCBT)、外周血造血干细胞移植(PBSCT)和宫内造血干细胞移植(IUSCT)。迄今，全世界已成功开展 HSCT 1200 例，其中 BMT 达 1000 余例、PBSCT 10 例、UCBT 约 30 例、IUSCT 2 例。从现有的临床移植研究发现，重型地贫的 HSCT 有其自身的特点。

(1)受体的选择：移植前病者 3 个危险因素评分标准分为 3 类：Ⅰ类，0 分；Ⅱ类，1~2 分；Ⅲ类，3 分。

危险因素评分：①去铁胺应用史："0 分"为规则使用，即第一次规则输血后 18 个月开始，每周至少 5 天，皮下输注持续 8~10 小时；"1 分"为不规则使用，未达上述任一标准。②肝肿大："0 分"为肝活检无纤维化；"1 分"为有纤维化。BMT 效果顺序为Ⅰ类>Ⅱ类>Ⅲ类；无病存活率分别为 85%、80%、53%，肝纤维化及铁负荷是重要危险因素。

(2)供体选择

1)血缘相关 HLA 全相合的供体：同胞 HLA 相合供体 BMT 可治愈 80% 的重型 β-地贫，但仅 25%~30% 患者可找到 HLA 相合的家系成员供体。我课题组自 1998 年 1 月国内首例亲属 UCBT 治疗地贫取得成功以来,至今共完成 HSCT 12 例,总植入率 83.3%,总 EFS 58.3%。

2)血缘相关 HLA 不全相合(包括同胞、双亲)或单倍体相合供体:Polchi 等报道 18 例患者 BMT 后生存率及无病生存率分别为 58%和 26%,排斥率 41%,总死亡率 44%。Gaziev 等报道 29 例结果:植入率 44.8%,排斥率 55%,相关死亡率 34%。因此,找不到 HLA 相合供体,且无法接受输血及去铁治疗者,才考虑进行此类移植。

3)非血缘相关(UD)供体:Dihi 报道 3 例地贫 UD-BMT:1 例植活,1 例回复地贫状态,1 例死于 GVHD;Miano 报道 8 例:4 例成功,3 例排斥,1 例死亡。发生排异是此类移植面临的主要问题。2000 年 6 月,我课题组以 UD-UCBT 治疗一例重型地贫患儿,取得了成功,现患儿已脱地贫状态存活 180 天。

IUSCT 近年已有成功报道。1996 年 Touraine 等用胎肝造血干细胞宫内移植治疗 2 例宫内确诊为地贫胎儿,1 例死亡,1 例生下无病生存已达 4 年之久。但 Monni 等用父亲骨髓 $CD3^+4$ 细胞经胎儿腹腔注射治疗 1 例胎龄为 10 周的重型 β-地贫胎儿未获成功。目前 IUSCT 成功所需单个有核细胞数、移植的最佳胎龄、植入后的状态尚待进一步深入研究。

4.脾切除、大部分脾栓塞术

(1)重型 β-地中海贫血:重型 β-地贫伴脾功能亢进者行脾切除能减少对血的需要量,并减轻体内铁负荷。但切脾仅是姑息疗法,而且,切脾面临着发生严重感染等致命并发症的危险,故脾切除应有严格的指征:①输血量日渐增多,每年的输血量>200ml/kg。②脾功能亢进:红细胞破坏增加,持续的白细胞或血小板减少。③巨脾引起压迫症状。④一般年龄应在 5 岁以上。Maniga 等提出输血商(TQ,患者每年每千克体重的输血量除以同龄维持同一 Hb 水平脾脏正常患者每年每千克体重的输血量)>1 可作为临床判断早期脾功能亢进的指标。

由于脾脏是人体重要的免疫器官,为避免脾切除后继发性免疫功能低下和凶险的感染,有学者提出行脾大部分栓塞治疗(PSE)代替脾切除,Politis 等对比了 PSE 与脾切除术后 5 年的追踪随访资料,结果显示两组病人输血量较前都有减少,但 PSE 组血中 IgM 浓度明显高于脾切除组,且感染的发生率也明显低于后者。但有资料显示 PSE 对中间型 β-地贫效果较满意,对重型 β-地贫的疗效不满意,可能与重型 β-地贫粗大颗粒的红细胞包涵体主要在骨髓破坏有关。

以上两种疗法均可导致肝脏代偿性溶血,引起肝肿大明显,加重肝纤维化。

(2)中间型 α-地中海贫血(HbH)病:中度/重度贫血(Hb<80g/L)无黄疸的 HbH 病患者,行切脾术疗效极佳,可使 Hb 上升至 90～110g/L,若术前 Hb>80g/L 或慢性溶血性黄疸者,切脾常无效。

5.基因治疗　从分子水平上纠正致病基因的表达,即基因治疗。其途径有二:①将正常的 β 珠蛋白的基因导入患者的造血干细胞,以纠正 β-地贫的遗传缺陷。必须解决以下 3 个难题:转移的外源珠蛋白基因能在细胞和整体达到高表达;必须分离、纯化获得用于基因传导的人类造血干细胞;α 基因与 β 基因之间表达协同一致性。此外,转导的外源性基因必须随珠蛋白基因系统在个体发育过程中适时表达仍处于实验研究阶段。②采用某些药物调节珠蛋白基因的表达,以平衡α、β珠蛋白的肽链水平。

目前临床应用以调节珠蛋白基因表达的药物有白消安、羟基脲、丁酸盐、Ara-C、EPO和异烟肼等。其中羟基脲(Hu)应用及实验研究较多。

Hu低毒,可有效增加γ珠蛋白链和β珠蛋白链合成,从而导致血液学和临床症状明显改善。Hu治疗的剂量及方法:①5日疗法:50mg/(kg·d)×5d为一疗程。②10～30mg/(kg·d)连用3周为一疗程,或25～50mg/(kg·d)×(5～7)d为一疗程。③我课题组采用15～20mg/(kg·d),连续用药方法。主要对某种β-地贫基因缺陷类型有效:-28/654-2或-28/41-42双重杂合子,β-28纯合子;IVS-2-654 C→T突变中间型β-地贫;HbE/β-28双重杂合子。5～7天显效,Hb上升水平20～45g/L。中间型效果明显,重症者一般用药初期效果明显,随治疗时间延长效果渐差。人们正对这种药物调控基因的机制深入研究,从而加深对珠蛋白基因表达的遗传调控的认识。

第六章 继发性贫血

第一节 慢性炎症性疾病性贫血

炎症性疾病性贫血也称为慢性疾病性贫血(ACD),是指继发于慢性感染、炎症、肿瘤及严重创伤的贫血,排除由于骨髓被肿瘤细胞浸润、出血、肝病、肾病及内分泌因素等所致的贫血。本病发病率高,仅次于缺铁性贫血,其最显著的特征是体内贮存铁增高,而外周血液循环中存在低铁血症,表现为血清铁、转铁蛋白饱和度(TS)及总铁结合力(TIBC)均降低,而血清铁蛋白(SF)升高。

一、病因及发病机制

1. 病因 ①慢性感染:如肺结核、肺炎、肺脓肿、亚急性细菌性心内膜炎、伤寒、败血症、脑膜炎及泌尿道感染等;②慢性非感染性炎症:如类风湿关节炎、风湿热、系统性红斑狼疮及溃疡性结肠炎等;③恶性肿瘤;④严重创伤。

2. 发病机制 尚未完全清楚。目前认为主要与红细胞寿命缩短、骨髓对贫血状态的反应障碍及铁的释放及利用障碍等因素有关,这些因素均与细胞因子介导的免疫及炎症反应有关。

(1) 红细胞寿命缩短:20%~30%的ACD患者红细胞寿命是缩短的,只有60~90天(正常人为90~120天)。红细胞寿命缩短与巨噬细胞吞噬活动增强有关,感染后发热及某些肿瘤患者产生溶血素作用下,巨噬细胞被激活,吞噬活动增强,对红细胞清除率增加。另外,炎症情况下,由于细胞因子作用,使EPO利用减少,并选择性地诱导年轻的红细胞溶解,故导致红细胞寿命缩短。

(2) 骨髓对贫血代偿不足:正常骨髓有能力提高60%~80%的红细胞产量以对其寿命缩短进行代偿,ACD时骨髓对贫血缺乏应有的代偿能力可能是ACD发病的主要原因。当慢性炎症时,巨噬细胞在激活中产生白细胞介素-1(IL-1)、肿瘤坏死因子α(TNFα)及干扰素γ(INF-γ)等细胞因子增多,不但抑制体内EPO的产生,且使骨髓对EPO的反应障碍,抑制红系祖细胞(CFU-E)的形成,导致贫血。一氧化氮(NO)是骨髓造血祖细胞生长及分化不可缺少的调节因子,可介导造血细胞凋亡及抑制造血祖细胞增殖,此外还可破坏正常铁代谢而致贫血。

(3) 铁的释放及利用障碍：感染及炎症时，IL-1等细胞因子刺激中性粒细胞释放乳铁蛋白，由于乳铁蛋白受体在巨噬细胞表面而不在红系祖细胞表面表达，乳铁蛋白的铁结合力强，与乳铁蛋白结合的铁不能被红细胞利用，造成巨噬细胞内的铁贮存增多。此外，当炎症时在细胞因子作用下转铁蛋白合成降低，使铁转运障碍，致血红蛋白合成减少；还通过干扰转铁蛋白与转铁蛋白受体的结合，减少铁摄取；通过增加肝细胞铁摄取间接诱导铁蛋白合成。以上机制造成ACD特征性的铁分布，即外周血液循环的低铁血症及贮铁部位的高贮存铁。

二、临床表现

一般有原发疾病的临床表现，贫血的严重程度可与原发病的严重程度成正比。贫血一般是轻、中度，症状多不明显，通常为原发疾病的症状所掩盖。但有时血红蛋白降低是原发疾病的先驱证据。

三、实验室检查

血象示轻至中度贫血，Hb 80～110g/L，多为正细胞正色素性贫血，20%～25%的患者可为小细胞低色素性贫血，尤其是类风湿关节炎。血涂片红细胞大小不等。网织红细胞正常或轻度减低，白细胞升高，中性粒细胞升高，核左移。骨髓象示红系可有轻度代偿性增生，铁染色示铁粒幼细胞减少，细胞外铁减少而巨噬细胞内铁增多。幼红细胞上的转铁蛋白受体减少。铁代谢检查可见血清铁(SI)、转铁蛋白(Tf)、转铁蛋白结合力、转铁蛋白饱和度(TS)、总铁结合力(TIBC)及血清转铁蛋白受体(TfR)均降低，血清铁蛋白(SF)升高，红细胞游离原卟啉(FEP)升高。

四、诊断及鉴别诊断

1. 诊断要点　①低增生性贫血：轻至中度贫血，进展慢，早期为正细胞正色素性，后期可为小细胞低色素性；②血清铁(SI)、转铁蛋白饱和度(TS)、总铁结合力(TIBC)及血清转铁蛋白受体(TfR)降低；③单核-吞噬细胞系统贮铁增加：血清铁蛋白(SF)升高，骨髓红系细胞轻度代偿性增生，铁染色示铁粒幼细胞减少，而巨噬细胞内的铁增多。幼红细胞上的转铁蛋白受体减少；④具有慢性疾病的基础。

2. 鉴别诊断　ACD主要与缺铁性贫血(IDA)鉴别，两者极易误诊。单纯性IDA和ACD的鉴别还比较容易，但要在慢性病患者中鉴别IDA与ACD则较困难，SF虽然是反映网状内皮细胞铁状态的最好指标，但在炎症时其敏感性受到限制。据统计类风湿性关节炎贫血合并缺铁可达27%，因两者治疗方法截然不同，因此鉴别诊断具有重要的临床意义。下列有助于ACD与IDA的鉴别：①病史：ACD常伴慢性感染、炎症或肿瘤(持续在1～2个月以上)，但须排除这些疾病本身造成的失血、肾衰竭、药物致骨髓抑制及肿瘤侵犯骨髓引起的贫血。而IDA常有营养不良史或慢性失血史。②贫血程度：ACD为轻-中度贫血，非进行性，和基础疾病严重度有关。③红细胞形态：ACD 患者多为正细胞正色素性，小细胞性占 2%～8%，最多占 20%～40%，而红细胞低色素性改变达 23%～50%（慢性感染）、44%～64%（肿瘤），甚至 50%～100%（类风湿性关节炎）。ACD 患者的 MCHC 降低先于 MCV 减小，IDA MCV 减小先于 MCHC 降低。红细胞大小不一及异形在 IDA 显著，ACD 不显著。MCV 的鉴别价值高于血清铁/总铁结合力，MCV<72fl 在 ACD 甚罕见，而 IDA 很常见。

五、治疗

1. 治疗原发病　原发病治疗是 ACD 治疗的关键，原发病治愈，贫血即好转。

2. 重组人促红细胞生成素(rhEPO)　EPO 50～100U/kg，皮下注射，每周 3 次，待血细胞比容(HCT)达 0.30～0.33(约 8 周)后，改维持量(原剂量的 3/4)，保持有效的治疗水平，若用药 8～10 周 HCT 未达目标值，可增加剂量至 150U/kg，每周 3 次，直至 HCT 恢复。EPO 治疗可纠正 ACD 患者的贫血，但不能纠正缺铁，因此在应用 EPO 治疗的同时，加用铁剂口服效果更好，元素铁 6mg/(kg·d)。但单独使用铁剂治疗无效。长期营养不良及感染者，由于叶酸需要增多及吸收不良，可适当补充叶酸。

3. 输注浓缩红细胞　重度贫血者可酌量输注浓缩红细胞，但一般情况下，输血并不重要。

第二节　慢性肾功能不全性贫血

慢性肾功能不全性贫血是由于慢性肾功能不全引起红细胞破坏过多，骨髓红系或三系造血障碍所致的继发性贫血或全血细胞减少。贫血与肾功能不全的程度平行。当肾小球滤过率降低到正常的 25%～30% 时，可出现贫血。

一、病因及发病机制

1. 病因　慢性肾功能不全性贫血原发病很多，常见有重症肾脏病、慢性肾炎、肾炎性肾病、泌尿系慢性感染、肾结核、肾肿瘤、肾囊肿等。贫血发生的严重程度与原发病性质关系不大，主要与肾功能不全程度有关。

2. 发病机制　肾性贫血发病机制较复杂，与多种因素有关。

(1) EPO 生成减少：是发病最重要的因素。EPO 是一种刺激骨髓产生红细胞的激素，90% 由肾脏产生。慢性肾功能不全时，肾脏产生 EPO 显著减少，骨髓对 EPO 的反应也降低。研究显示，尿毒症患者血浆 EPO 水平较类似程度的其他贫血患者的 EPO 水平低，EPO 减少与肾脏损害程度呈平行关系。

(2) 尿毒性红系造血抑制因子：这种抑制因子存在于尿毒症患者血浆中，尿毒症患者骨髓细胞体外培养发现，患者血浆对 CFU-E 及 BFU-E 有抑制作用，对血红素合成也有抑制作用。慢性肾功能不全患者经积极的血液透析或腹膜透析治疗后，虽然 EPO 水平维持原状，但贫血减轻,红细胞比容上升,铁利用改善。这说明尿毒症患者血浆中含有一种可被透析除去的抑制造血功能的因子,与肾性贫血发生有关。

(3)溶血:尿毒症的毒性产物损伤红细胞膜,使红细胞代谢紊乱、功能损伤,红细胞脆性增加,红细胞寿命缩短(一般为轻度至中度缩短)。以患者红细胞输入正常人体内生存时间正常,而正常人红细胞输入患者体内,则红细胞生存期缩短,说明溶血机制主要是红细胞外因素所致。血尿素氮(BUN)浓度与红细胞生存时间相关。尿毒症患者红细胞膜变形性、渗透性均改变,对氧化敏感性增加。此外,脾功能亢进继发于血管变化的微血管病性溶血也是本病贫血的原因。

(4)出血:尿毒症末期出血发生率30%～70%,可能为毒性产物抑制血小板黏附、凝聚功能及抑制血小板第3因子活性。此外,尿毒症的代谢产物可抑制凝血因子Ⅱ、Ⅴ、Ⅶ、Ⅹ的活力,并使因子Ⅸ减少,还有些患者因血小板减少及毛细血管脆性异常导致出血。常见为胃肠道及泌尿生殖系统出血,因而使贫血加重。

(5)铁缺乏及铁利用障碍,叶酸缺乏:尿毒症时长期血液透析,损害造血均衡,造成缺铁,长期出血也可致缺铁。肾病综合征患者从尿中丢失大量转铁蛋白,引起铁利用障碍,加重贫血。长期透析也可导致叶酸缺乏,引起大细胞性贫血。

(6)其他:慢性肾功能衰竭伴水肿及血容量增多者,血液稀释,可发生稀释性贫血。

二、临床表现

慢性肾功能不全性贫血主要有以下临床表现:①有慢性肾功能不全原发病的症状体征及血尿素氮升高。②具有与肾功能不全严重程度相应的贫血,有皮肤苍白、乏力、厌食、呕吐等症状。少数伴出血倾向,皮肤淤斑或胃肠道、泌尿生殖系出血。

三、实验室检查

血象一般为中至重度贫血,Hb 50～100g/L,严重者可低至40～50g/L,呈正细胞正色素性贫血,偶见低色素或大细胞性贫血,网织红细胞正常或减少,白细胞数正常或增高,血小板数正常。外周血涂片示红细胞形态大多正常,偶见异形红细胞及碎片红细胞。红细胞寿命缩短。出血时间和血块收缩不正常。血清铁和总铁结合力常降低。骨髓象示红系、粒系、巨核系细胞数量及成熟程度均正常。晚期有红系细胞减少,骨髓可染铁正常或增多,如出血严重可减少。

四、治疗

1.治疗原发病　透析治疗可改善氮质血症,贫血改善。慢性肾功能不全患者,如需反复透析疗法维持生命者,有条件可作肾移植。如移植成功,EPO水平升高,网织红细胞增高,血红蛋白增高。

2.重组人促红细胞生成素(rhEPO)促进红系造血,改善贫血　用法:每次50～100U/kg,

每周3次,皮下注射,待HCT达0.30~0.33(约8周)后,改维持量(原剂量的3/4),保持HCT正常水平。如用药8周HCT未达到目标值,可增加剂量。有些因素可影响rhEPO的疗效:①体内铁负荷。rhEPO应用第2周,由于红系造血加速,血清铁及血清铁蛋白下降,这是早期疗效观察的指标。由于血清铁下降致功能性缺铁,会降低rhEPO的治疗效果,因此用药1周后应补充铁剂。如患者反复输血,体内铁负荷过高,不一定补铁。补铁的指征为:血清铁<50μg/dl,转铁蛋白饱和度<0.15~0.20,血清铁蛋白<20μg/dl。②如同时存在叶酸缺乏,可影响疗效,应适当补充叶酸。

3. 输注浓缩红细胞　只有重度贫血,血红蛋白<50g/L时才考虑输浓缩红细胞,每次10ml/kg。

第三节　肝病性贫血

肝病性贫血是由于肝脏疾病引起的继发性贫血。

一、病因及发病机制

1. 病因　常见的可引起贫血的肝脏疾病有:①各种原因所致的肝硬化;②继发性门脉高压及脾功能亢进;③急、慢性病毒性肝炎并再生障碍性贫血;④营养不良性肝病因叶酸缺乏致巨幼细胞性贫血;⑤肝豆状核变性。

2. 发病机制　虽然贫血与肝功能的损害有关,但两者严重的程度并不呈平行关系。肝病引起贫血的机制复杂,不同病因可能分别与下列因素有关:①骨髓造血功能受损:急、慢性病毒性肝炎由于肝炎病毒对造血干细胞的直接抑制作用及病毒介导的自身免疫异常或产生抗干细胞抗体,可以发生病毒性肝炎相关性再障;②红细胞寿命缩短:肝硬化时红细胞寿命缩短及红细胞破碎,产生棘细胞性贫血;肝豆状核变性患者大量铜由肝脏释放到血液循环中直接损伤红细胞膜,致溶血性贫血;③出血:肝病使维生素K吸收利用障碍,凝血因子合成不足,血小板减少或功能异常引起出血;肝硬化合并食道静脉曲张破裂出血,失血导致缺铁等,引起贫血;④脾功能亢进:大多发生于肝硬化并发门静脉高压时,这种患者不但有贫血,而且可有白细胞减少和(或)血小板减少,即全血细胞减少;⑤叶酸缺乏:大多发生于营养不良的患者;⑥肝病伴低蛋白血症,血容量增多,发生稀释性贫血。

二、临床表现

具有原发肝脏疾病的症状体征。贫血的程度大多为轻度至中度,合并出血时可为重度。

三、实验室检查

外周血象一般为轻至中度贫血,血红蛋白 80～90g/L 左右,如有出血或叶酸缺乏可低至 50～60g/L。红细胞大多是正细胞、正色素型;如并发出血亦可呈低色素型;叶酸缺乏时,可呈大细胞型。网织红细胞大多有轻度增高。如无其他并发症,白细胞计数正常;但如并发急性出血则白细胞可以增多;如同时有脾功能亢进则白细胞可以减少。血小板计数常偏低或中等减少。红细胞大小不匀和异形大多是轻度至中度的。骨髓象示红系增生明显活跃,可出现少数巨幼细胞。白细胞增生正常。巨核细胞正常或增多。肝炎后再生障碍性贫血则骨髓增生低下。

四、治疗

本病合理和有效的治疗是治疗原发肝病,改善肝功能。如有出血或缺铁,可予铁剂治疗。对有巨幼细胞性贫血者可给予叶酸及维生素 B_{12} 治疗。重度贫血时可输注浓缩红细胞。

第四节 急性失血性贫血

急性失血性贫血是因外伤或疾病过程造成的血管破裂或出血机制缺陷,在短期内大量出血造成的贫血症。血容量迅速减少及严重缺氧可威胁患儿生命,当血容量快速减少 1/3 时可致死亡。若出血速度较慢,体液逐渐进入血循环,血浆容量得到补充,2～3 天后血容量恢复,但红细胞比容明显下降,贫血及缺氧症状更明显。慢性失血除原发病外,贫血的特征与缺铁性贫血相同。

一、病因及发病机制

1.病因 小儿常见失血的病因有如下几类:
(1)新生儿期出血性疾病。
(2)先天性凝血因子缺乏症及血管异常:先天性或后天性凝血因子缺乏症,以及遗传性出血性毛细血管扩张症、血管性紫癜等。
(3)血小板减少及血小板功能缺陷:如特发性血小板减少性紫癜(ITP)、血小板功能异常性疾病(血小板无力症、巨大血小板综合征)。
(4)消化道疾病所致出血:①先天性消化道畸形(美克尔憩室、肠重复畸形、食道裂孔疝、肠息肉)。②溃疡病(胃、十二指肠溃疡,应激性溃疡),门脉高压。③其他肠道疾病(肠套叠、出血性坏死性肠炎、肠伤寒合并肠出血、过敏性紫癜并肠出血)。
(5)其他:外伤大出血(内脏破裂),白血病,再障,DIC 等。

2.发病机制 急性失血由于血细胞及血浆丢失,首先血容量减少,反射性的血氧结合力降低,内脏、皮肤血管收缩,血管外液进入血管床内,血液稀释,红细胞比容降低,血红蛋白降低。心脏及肺工作量增加等代偿机制,起到应急和防止血液循环虚脱的作用。如失血量不多,出血已停止,血容量可在12～48小时内自行恢复。但恢复的血容量是由组织液补偿的,总循环血容量中红细胞比例减少,引起稀释性贫血。

二、临床表现

1.急性出血 临床症状的轻重取决于失血量及失血速度。急性失血越多,失血速度越快,症状越重。出血量<10%时,患者可无明显症状;出血量>10%时才出现临床症状。

急性失血量与临床表现:失血量占血容量百分率临床表现 10%无症状,少数患者有恐惧不安、头晕、口渴,甚至发生血管迷走神经性晕厥;20%衰弱、苍白、冷汗、活动后心动过速,有体位性低血压;30%烦躁不安、皮肤湿冷、呼吸浅促、心悸、血压下降;>40%呼吸困难、脉细速、四肢厥冷、酸中毒,易发生急性肾小管坏死,重要器官功能不全,昏迷、休克,甚至死亡。

2.出血持续24小时以上 由于水分逐渐进入循环血量中,使总的血容量得到恢复,故失血量虽达50%,也不致死亡。但由于产生稀释性贫血,临床贫血及缺氧症状进一步加重。

三、实验室检查

1.血容量 血容量可评估失血量多少。在急性失血最初几小时,检查血容量比测定红细胞比容及血红蛋白浓度更重要。中心静脉压(CVP)是将需要补充的血容量用数量表示的最好方法。总血容量减少,中心静脉压成比例降低(但注意如有心力衰竭、心输出量减低或中毒性休克时的低血压,则CVP可升高)。正常CVP值为0.49～1.18kPa(5～12cmH$_2$O),<0.49kPa(5cmH$_2$O)提示血容量不足。

2.血象 急性失血早期仅有血容量急剧减少,而血红蛋白和血细胞比容可仍在正常范围内,出血3小时后血液稀释,血红蛋白量和红细胞比容才逐渐下降,出血后2～3天最为显著,达最低值。贫血是正细胞正色素性。网织红细胞在急性失血后6～12小时开始升高,6～11天达高峰,可达5%～15%,14天后恢复正常。白细胞也迅速增高,可达(10～20)×10^9/L,最高可达35×10^9/L,主要是中性粒细胞增多,核左移,甚至出现幼粒细胞。血小板可升高,个别在出血1小时可骤然升高至1000×10^9/L。白细胞和血小板多在3～5天恢复正常,白细胞、血小板和网织红细胞持续升高者,必须排除潜在出血的可能。

3.骨髓象 骨髓代偿性造血增强,增生活跃,红系高度增生,可达60%,多为中幼红细胞,粒/红比值降低。在出血停止后10～14天幼红细胞增生象基本消失。粒系各阶段比例正常。巨核细胞(产板型)增多。骨髓细胞外铁消失,铁粒幼细胞减少或消失。

四、诊断及鉴别诊断

1.诊断标准 急性失血后贫血诊断目前无统一的标准,临床诊断主要依赖于急性失血病史和于失血后一定时间内发生的贫血证据。建议需符合以下几点方可诊断：①有明确的急性失血病史和临床表现；②贫血发生于急性失血后较短时间内；③达到贫血的诊断标准；④如果患者原来有其他原因引起的贫血，则短时间内大量失血导致较基础水平下降20g/L方可诊断存在急性失血后贫血；⑤急性失血停止2～3天后，贫血不再进一步加重，甚至可自行恢复。

2.诊断步骤 诊断一般按是否有近期发生的贫血、有无近期失血及失血部位，按步骤进行。

急性失血后贫血诊断过程中干扰因素较多，贫血发展需经历几天而骨髓增生则要更晚才会出现。早期血容量下降及血液浓缩，治疗过程中补充血容量造成血液稀释，输血补充血容量同时减轻了贫血的严重程度。对于急性失血后贫血，血象检查诊断价值有限。突发的、无法解释的贫血需怀疑潜在的出血。出现造血增生证据如网织红细胞增加及找不到红细胞过度破坏的证据则更要高度怀疑。最终诊断需找到出血部位。

出血可从分析病史、体检及影像学检查得到确认。大量外出血引起的明显贫血通常容易辨认。消化道大出血也有明显的症状和体征。内出血如动脉瘤破裂可无明显外部表现，但出现突发的休克、低血压及心动过速要怀疑有内出血的可能。腹膜后、体腔内及囊肿内出血诊断比较困难，影像学检查对明确有无出血及出血部位有帮助。

3.鉴别诊断

(1)急性溶血性贫血：急性失血后出现造血增生如网织红细胞增加时，易与急性溶血性贫血混淆。但前者多无红细胞破坏证据，如胆红素升高等。少部分急性失血位于体腔或组织间隙，失血同时伴有红细胞破坏，也可出现黄疸，但其红细胞数及血红蛋白量下降程度与黄疸程度不平行，且黄疸一般比溶血时为轻，也无血红蛋白尿出现，据此可与急性溶血性贫血鉴别。

(2)贫血伴急性感染：急性失血后贫血有时可因出血吸收产生吸收热而表现为中等程度发热，若伴有白细胞总数增加则需与急性感染鉴别，贫血征象逐渐明显而感染灶缺如可作为鉴别依据。

五、治疗

主要措施是立即止血，迅速恢复血容量及防治休克，三者同时进行。急性出血时保持镇静及保暖等。待出血停止，再进一步根据病因进行必要的治疗。病情稳定后可给予铁剂，以促进红细胞的生成和铁贮量的补充，白血病及再生障碍性贫血除外。在急性期后及早给予高蛋白质、富含维生素及铁剂的饮食。

1.止血 根据出血部位及病因不同，采取不同的止血措施。对可见的出血部位应立即压迫止血或包扎止血。对呼吸道及消化道出血可予止血剂，严重者可在支纤镜或纤维胃镜下止血。腹腔及胸腔的出血必要时进行外科手术止血。

2.恢复血容量 迅速输入生理盐水、血浆、右旋糖酐及人血清蛋白，同时积极准备输血。急性失血量少于血容量的10%，若无生命体征改变，通常不需输血。如失血量超过血容量的25%，应按失血量补充。一般主张在输晶体及胶体液后输注浓缩红细胞。仅在大量出血时才考虑输新鲜全血。

3.防治休克　失血性休克关键是迅速补充血容量,这是最重要的措施,比输血更重要。一般血红蛋白不低于50g/L,只要补足血容量就不会出现组织缺氧及代谢障碍,且休克时有微循环障碍,血细胞聚集,因此防治休克时扩容应先于输血。除扩容及输血外,如血压仍低,可使用调节血管紧张度的药物及强心药等。

第五节　石骨症

石骨症又称大理石骨病,是一种病因未明的常见的遗传性骨发育障碍性疾病。可分重型(常染色体隐性遗传)及轻型(常染色体显性遗传)两种。临床特征为全身骨骼硬脆、终生骨密度增高、骨髓腔变窄至消失,以及进行性贫血、肝脾肿大、易骨折等。甲状旁腺分泌降钙素过多,可能为发病原因。部分病例伴溶血(红细胞外因素所致),可能与单核-巨噬细胞系统功能亢进有关。

一、重型(婴儿进行型)

1.临床表现
(1)婴儿期或胎儿期发病表现:出现苍白、贫血,伴肝、脾及全身淋巴结肿大,以脾肿大明显(髓外造血反应)。病情重,进展快,多于早期死亡。
(2)骨骼改变:患儿头颅呈角形、方颅,前囟饱满,眼距增宽,可有肋串珠、鸡胸、髋内翻、背柱侧弯。牙齿生长迟缓或发育不良。易骨折,骨折后可愈合但易出现畸形。
(3)神经系统障碍:如颅底部骨骼加厚,颅孔进行性变窄,可压迫神经,导致视神经萎缩、耳聋、面神经麻痹、动眼神经瘫痪等症状,甚至引起脑脊液循环障碍,发生脑积水。智力、体格发育障碍。还有营养不良,易合并感染。

2.实验室检查
(1)血液系统改变:呈正细胞正色素性贫血,严重者呈低色素性贫血。血涂片可见各期幼红细胞,红细胞大小不等,中央浅染,还可见泪滴状、卵圆形红细胞。血小板减少伴出血倾向。骨髓穿刺困难,多不成功或"干抽",如取材成功,骨髓象与再生障碍性贫血相似。
(2)血清钙、磷、碱性磷酸酶:大多正常。
(3)骨骼X线检查:可见骨密度增高,骨髓腔变窄甚至消失,干骺端呈四方形或杵状,在骨干与干骺附近有时可见横条致密线,椎体上下两层致密而中间透明的影像。颅骨密度增加,颅底部最明显。骨龄发育正常。

二、轻型(成人型)

发病较晚,青春期后才逐渐出现症状。病变轻,进展慢,无自觉症状,常于骨折或其他原因作X线检查时才发现。预后良好。

三、诊断及鉴别诊断

1. 诊断　凡婴幼儿出现重度贫血,肝脾肿大(以脾大为主),外周血出现幼稚粒、红细胞,骨髓穿刺不成功或"干抽"者,应考虑本病。骨骼X线照片骨密度增高可确诊。

2. 鉴别诊断

(1) 骨髓纤维化:临床也具有贫血、髓外造血及骨髓穿刺时"干抽"三大特征。但该病小儿少见,外周血片除可见幼稚粒、红细胞外,尚可见巨核细胞碎片,血小板早期升高,并可见巨大血小板。骨髓活检早期全血细胞增生(巨核细胞增生),伴有网状纤维增生,中期骨髓萎缩及网状纤维化,晚期网状纤维化及骨质硬化为特征。

(2) 慢性粒细胞白血病(慢粒):慢粒有白细胞增高及外周血出现幼稚粒细胞,肝脾肿大与石骨症相似。但慢粒骨髓检查有粒系极度增生,左移明显,中性粒细胞碱性磷酸酶积分降低或呈阴性反应,Ph染色体检查90%阳性,可鉴别。

(3) 佝偻病:石骨症出现方颅、肋串珠、鸡胸等骨骼改变,临床上与佝偻病骨骼改变相似,但佝偻病有血钙、磷降低,碱性磷酸酶升高,且骨骼X线照片呈干骺端模糊,临时钙化带消失等表现与石骨症不同。也没有明显贫血或髓外造血表现。

四、治疗

石骨症无特效治疗。对良性型,一般给予对症治疗,如控制感染、纠正贫血、加强护理以及防止外伤性骨折。对恶性型,可试用骨化三醇或γ干扰素,促进异常的破骨细胞向正常的破骨细胞转化,延缓疾病进展;肾上腺皮质激素(如泼尼松)可改善贫血;应尽早进行异基因骨髓移植,移植后骨髓破骨细胞功能恢复而致骨质吸收增强,骨髓畸形可以得到纠正,重建造血功能。

第六节　骨髓纤维化

骨髓纤维化(MF)是一种骨髓增生性疾病,骨髓呈程度不等的局限性纤维性变。常伴有髓外造血(或髓样化生)。髓外造血的部位主要在脾脏,其次为肝脏及淋巴结。临床特征为贫血,髓外造血,有显著脾肿大,外周血出现幼稚粒、红细胞,骨髓"干抽"。本病多见于40岁以上中、老年患者,小儿少见,其中2/3的病儿<3岁发病,最小年龄为7.5月。可分为原发性及继发性两种。原发性MF病因未明,发病机制可能是原始间质细胞的异常增生。近来发现,骨髓内纤维组织增多与血小板衍生生长因子(PDGF)有关。PDGF由巨核细胞产生,有极强的促进纤维母细胞分裂及促进Ⅲ型胶原合成的作用,且骨髓中巨核细胞明显增多,推测MF发病亦与巨核细胞、血小板有一定关系。继发性MF多继发于中毒、感染、肿瘤、戈谢病、石骨症等。本节主要介绍原发性骨髓纤维化。

一、临床表现

1. 非特异性症状　本病起病隐袭,进展缓慢。开始为非特异性症状:不规则发热,乏力,食欲减退,体重减轻,出汗,骨痛或关节痛等。

2. 显著体征　进行性贫血,脾肿大,甚至巨脾,是本病最显著的体征。病人常因发现脾肿大就诊。半数以上病人可同时肝肿大及淋巴结肿大。

二、实验室检查

1. 血象　中度至重度贫血,为正细胞正色素性贫血。外周血可见红细胞大小不等及异形红细胞(泪滴状、逗点状),还可见幼红细胞。网织红细胞增多(2%~5%)。白细胞增高,(10~30)×10^9/L。各阶段幼粒细胞可达0.05~0.60,以中、晚幼粒细胞为主。晚期亦可出现AML的表现。中性粒细胞碱性磷酸酶积分增高。嗜酸性及嗜碱性粒细胞增多。血小板增高,常>400×10^9/L,可见巨血小板及巨核细胞碎片。

2. 骨髓象　骨髓穿刺不易成功,常有"干抽",偶可抽到局灶性代偿性增生的骨髓。骨髓活检呈典型病理变化:早期全血细胞增生伴轻度网状纤维增生,中期骨髓萎缩和(胶原)网状纤维化,晚期为网状(胶原)纤维化及骨质硬化。脾、肝、淋巴结穿刺显示有髓外造血灶。

3. 骨骼X线检查　30%~50%患者有骨质硬化征象,多见于盆骨、脊柱骨、肋骨及长骨近端。

4. 其他　血清尿酸、溶菌酶及组胺含量增高,尿溶菌酶也可升高,血沉增快。

三、诊断及鉴别诊断

1. 诊断条件　国内提出5条诊断条件:①脾肿大。②贫血,外周血中有幼粒-幼红细胞出现。③骨髓多次"干抽"或呈增生低下。④脾、肝、淋巴结穿刺病理检查显示造血灶。⑤骨髓病理检查显示网状和/或(胶原)纤维增生。其中⑤为必备条件,加上其余4项中任何2项,并排除继发性MF即可诊断。

2. 鉴别诊断　本病应与慢性粒细胞白血病(CML)及继发性骨髓纤维化鉴别。

四、治疗

本病无特效治疗,小儿病例疗效更差,存活5年者极少,多因急粒变、出血、感染、心力衰竭等死亡,根据病情不同可选择以下的治疗措施。

1. 输血　中、晚期MF多有中度以上的贫血,应及时输注浓缩红细胞。

2. 糖皮质激素治疗　大剂量皮质激素如甲泼尼龙(HDMP)静脉输注对改善MF的溶血性贫血有良好疗效。MP的初剂量为30mg/(kg·d),静脉滴注,连用3天后改为20mg/(kg·d),

共4天,以后以每周10mg/kg、5mg/kg、2mg/kg、1mg/kg的递减剂量治疗。曾报道治疗1例患儿3周后血液学恢复正常,第8周骨髓活检亦恢复正常。

3.雄性激素治疗　雄性激素可以加速骨髓中幼红细胞的成熟及释放,从而改善贫血。常用制剂有司坦唑醇(成人剂量每次2mg,每日3次)或达那唑(成人每次200～400mg,每日3次),需治疗3个月才显疗效。

4.干扰素　干扰素(IFNα)具有对抗PDGF的作用,从而抑制纤维母细胞的增殖分裂,减轻骨髓纤维化,对MF伴血小板增多者疗效更好。常用剂量:IFNα-2b $3.0×10^6$ U皮下注射,每周3次。

5.化疗　细胞毒药物可阻止造血组织的异常增殖和逆转骨髓纤维化,应早期应用。主要用羟基脲。有报道称,治疗10例成人MF,采用HU 1000～2000mg/d,60%的患者在治疗8周内血小板数降至$<500×10^9$/L,1年内疾病症状得以控制。其他细胞毒药物还有苯丁酸氮芥、白消安等。

6.脾切除　脾切除治疗MF的适应证为:①脾肿大引起脾梗死症状(压迫痛)明显。②有脾亢表现,贫血及血小板减少严重,输血日趋增多。③无法控制的溶血。④并发食道静脉曲张破裂出血。脾切除后MF病人症状有一定改善,但可引起肝脏迅速增大,血小板增多导致血栓形成的危险,术前应慎重考虑。

7.脾区照射　适用于脾肿大明显、脾区疼痛及脾梗死而不宜化疗或脾切除者。采用脾区放疗可减轻症状,但作用短暂,且可加重贫血及血小板减少。

8.其他　其他治疗措施有:①应用$1,25-(OH)_2D_2$。在体外可抑制巨核细胞增殖,间接促进胶原纤维的转变,部分患者有疗效。②其他药物如秋水仙碱、D-青霉素胺,可抗纤维化。③骨髓移植。

第七节　脾功能亢进

脾功能亢进,简称脾亢,是指由各种不同疾病致脾肿大,引起一种或多种血细胞减少,产生相应的临床症状体征的综合征。骨髓造血细胞相应增生,切脾后症状及血液学改变恢复正常。本病可分为原发性及继发性两种,以继发性脾亢多见。

一、病因及发病机制

1.病因

(1)原发性脾亢:极为少见,原因不明。可分为:脾性中性粒细胞减少症、脾性全血细胞减少症、脾性贫血、脾性血小板减少症、原发性脾性增生、单纯脾性增生、非热带性特发性脾肿大、原发性脾亢、脾性溶血性贫血等。

(2)继发性脾亢:继发性脾亢临床上较多见,其病因可见于多种疾病:

1)慢性感染:病毒性肝炎、传染性单核细胞增多症、结核病、布氏杆菌病、疟疾、黑热病、血吸虫病、亚急性细菌性心内膜炎等。

2）充血性脾肿大：各种原因所致的肝硬化，门静脉、脾静脉血栓形成，斑潜综合征，右心衰竭，肝癌。

3）造血系统疾病：急、慢性白血病，恶性淋巴瘤，恶性组织细胞病，骨髓纤维化，石骨症，慢性溶血性贫血（遗传性球形细胞增多症、遗传性椭圆形细胞增多症、重型珠蛋白生成障碍性贫血、镰状细胞性贫血）。

4）单核-巨噬细胞系统增生症：戈谢病、尼曼-匹克病、勒-雪病、韩-薛-柯综合征。

5）结缔组织病：SLE、幼年型类风湿病、Felty综合征。

6）其他：脾脏肿瘤、脾囊肿、海绵状血管瘤。

此外，尚有隐匿性脾亢，即无论原发性或继发性脾亢，因骨髓代偿性增生足以补充所损耗的血细胞，外周血未显示血细胞减少，但一旦感染或药物反应即导致单一或全血细胞减少。

2.发病机制　脾亢的发病机制有多种学说，目前认为是综合性因素所致。

(1)过分滞留和吞噬学说：正常脾脏很少有红细胞或白细胞被滞留，只有1/3血小板被滞留。病理性脾肿大时，30%以上的红细胞及50%~90%的血小板被脾脏滞留，结果外周血红细胞及血小板数减少。另一方面被滞留在脾脏的血细胞又被脾脏内巨噬细胞吞噬，产生所谓"剔除作用"和"挖除作用"，导致大量红细胞在脾脏被破坏而引起贫血。

(2)体液学说：推测肿大的脾脏分泌某种抑制骨髓造血的体液因子，使血细胞减少。

(3)抗体学说：脾脏是许多病理性抗体的来源，脾肿大时，产生病理性抗体的作用增强，导致血细胞减少，这是自身免疫反应。

(4)稀释学说：脾肿大时，血容量显著增多，推测血细胞减少与血液稀释有关。脾切除后血容量在6个月内恢复正常。

二、临床表现

1.原发性脾亢　若三系减少，可见苍白，常发生呼吸道和皮肤感染、皮肤黏膜及内脏出血。轻度至中度脾肿大，也可呈巨脾。

2.继发性脾亢

(1)原发病的症状体征：继发性脾亢具有原发病的症状、体征。

(2)脾亢本身的症状、体征：①脾肿大：肋缘下3~6cm，也可达盆腔，脾肿大引起腹部沉重感、压迫感，以及消化不良症状。②血细胞减少引起的症状：苍白、反复感染、出血症状。

三、实验室检查

1.血象　一系、二系或三系血细胞减少，各系减少的程度并不一致，与脾肿大不一定成比例。贫血为正细胞、正色素性，血红蛋白中度至重度减少，粒细胞及血小板减少。

2.骨髓象　骨髓增生活跃或明显活跃，伴有相应系血细胞成熟障碍，如粒细胞中分叶核细胞减少，产生血小板型巨核细胞减少。

3. ^{51}Cr 标记红细胞或血小板　^{51}Cr 标记红细胞或血小板寿命缩短,主要在脾破坏(脾脏可不大)。以 ^{51}Cr 标记红细胞或血小板注入体内,脾区体表放射活性比率大于肝脏的 2~3 倍。提示标记的血细胞在脾脏内破坏过多或滞留。

四、诊断及鉴别诊断

1.诊断标准　国内诊断标准为:①脾肿大。肋下未触及者,应以超声波、放射核素或 CT 检查为准。②外周血细胞减少,红细胞、白细胞或血小板中可一系或二系、三系减少。③骨髓造血细胞增生伴有成熟障碍。④脾切除后外周血象可基本恢复正常。⑤^{51}Cr 标记红细胞或血小板注入体内显示脾区体表放射活性比率大于肝脏 2~3 倍。

上述诊断条件中以①~③为最重要,④为回顾性条件,⑤为参考。

2.鉴别诊断

(1)再生障碍性贫血:当末梢血三系细胞减少时要与再障鉴别。再障没有脾肿大,骨髓检查造血细胞增生低下。

(2)非白血性白血病:临床也可表现为贫血、出血、肝脾肿大,但白血病贫血进行性加重,全身衰竭症状、发热等更明显。外周血可见幼稚白细胞,骨髓检查白血病细胞极度增生可资鉴别。

(3)鉴别单纯性脾肿大还是脾亢:小儿脾脏对各种刺激较敏感,多种疾病均可引起脾肿大,脾肿大并不等于脾亢,必须注意末梢血中是否伴有血细胞减少及骨髓相应的血细胞增生。此外,还要注意隐匿性脾亢患者,他们平时外周血未见血细胞减少,合并感染或其他因素影响时才表现出单一或全血细胞减少。

五、治疗

1.治疗原发疾病　继发性脾亢要注意原发病的治疗。随着原发病治疗好转或治愈,脾脏可以缩小,血象与骨髓象改善。

2.脾切除　指征:①巨脾引起压迫症状,内科治疗无改善,或伴有脾梗死,有脾破裂可能;②贫血严重,尤其合并严重的溶血性贫血;③血小板严重减少($<20\times10^9$/L)伴严重出血;④粒细胞减少($<0.5\times10^9$/L),常发生感染;⑤^{51}Cr 标记证实血细胞在脾破坏为主,脾/肝比值>1.8,如遗传性球形红细胞增多症可切脾;⑥脾肿瘤或脾囊肿所致脾亢。

第七章 血红蛋白代谢异常性疾病

血红蛋白代谢异常性疾病是指由于血红蛋白中血红素变异所形成的异常血红蛋白血症。包括高铁血红蛋白(MetHb)血症、硫化血红蛋白(HbS)血症、一氧化碳血红蛋白(Hb-CO)血症及还原血红蛋白血症4种。这些异常血红蛋白失去携氧能力,当MetHb≥1.5g/dl、HbS≥0.5g/dl、还原Hb≥5g/dl时,可导致组织缺氧及发绀。

第一节 高铁血红蛋白血症

高铁血红蛋白血症(MetHb血症)是一组较少见的代谢性疾病,又称变性血红蛋白症。特点是红细胞中高铁血红蛋白(MetHb)含量超过正常。小儿的正常MetHb含量为:足月新生儿0~2.5g/dl,早产儿0.02~9.7g/dl(平均2.0g/dl),<1岁不超过1.5g/dl,>1岁不超过1.0g/dl。当血液中MetHb含量超过1.5g/dl,则为高铁血红蛋白血症。

高铁血红蛋白血症可分为两大类:第一类为先天性MetHb血症,包括:①血红蛋白M病(显性遗传)属于异常血红蛋白病的范畴。②NADH-细胞色素b5还原酶(NADH-Cytb5R)缺乏(隐性遗传)。③常染色体基因异常(显性遗传)。第二类为中毒性MHb血症,包括:①新生儿暂时性黄递酶Ⅰ活性低下。②化学药物(磺胺、苯胺、硝基苯等)及生活中接触到的毒物,如喷漆、鞋油(含硝基苯)、皮鞋染料(含苯胺)、乙草胺、彩色蜡笔、印染油墨、香精等,摄食污染硝酸盐或亚硝酸盐的水及蔬菜;③药物:丁卡因、普鲁卡因及过量服用对乙酰氨基酚等;,有文献报道治疗剂量的硝酸盐类药物可诱导心脏病患者发生高铁血红蛋白血症。烧伤创面外用药物治疗时,也可能发生高铁血红蛋白血症,如磺胺米隆、硝酸铈及磺胺嘧啶银等,创面使用含有局部麻醉药苯佐卡因的外用药,也存在发生高铁血红蛋白血症的风险;④产气荚膜杆菌败血症。

一、病因及发病机制

正常人红细胞无氧酵解(EMP)过程中,产生还原型二磷酸吡啶核苷(NADH或DPNH,又称辅酶Ⅰ),在NADH-高铁血红蛋白还原酶(NADH-细胞色素b5还原酶)作用下,使细胞色素b5氧化型转为还原型,后者将氢离子传递给MetHb,使红细胞内Fe^{3+}还原成Fe^{2+},才能起到转运氧的作用,这是红细胞内MetHb还原为正常Hb的重要途径。此外还有维生素C、谷胱甘肽及三磷酸吡啶核苷黄递酶等还原系统。高铁血红蛋白血症时,MetHb没有携氧能力,不能给组织供氧而导致组织缺氧及发绀。

1.遗传性 NADH-细胞色素 b5 还原酶(NADH-Cytb5R)缺陷　本病是一种少见的常染色体隐性遗传病，NADH-Cytb5R(又称黄递酶)占红细胞内 MHb 还原能力的 2/3。该酶基因定位于 22 号染色体，长度 31kb，有 9 个外显子和 8 个内含子。存在于红细胞浆及膜内侧，也存在于其他组织如肝、脑、肌肉等细胞的内质网上，参与细胞内物质代谢的氧化还原反应。本病的分子发病机制是 Cytb5R 的基因突变(已证实的 b5R 突变有 40 余种)，导致酶蛋白质结构及含量异常、酶蛋白质的稳定性下降，以致酶活力降低。目前根据酶的电泳迁移率、酶动力学及热稳定性等已确定多种突变型。根据其病情及红细胞、白细胞、血小板中的酶活性改变可将本病分为四型：①Ⅰ型(良性型)，很少见，酶缺陷仅限于红细胞内。②Ⅱ型(智力障碍型)，酶缺陷存在于全身组织细胞及血细胞，占先天性 MHb 血症的 10%～15%。③Ⅲ型，酶缺陷仅限于血细胞。④Ⅳ型，红细胞内缺陷，可能还有其他组织酶缺陷。Ⅰ、Ⅲ型临床仅有发绀，Ⅱ型除发绀外，还伴有神经精神症状，Ⅳ型表现为慢性发绀。b5R 缺陷导致的遗传性高铁血红蛋白血症在临床上分型Ⅰ和Ⅱ型。Ⅰ型少见，患者的 b5R 缺陷仅限于红细胞内，临床上主要表现为皮肤黏膜紫绀，患者能坚持日常生活，寿命一般不受影响。Ⅱ型患者体内所有细胞均存在严重的 b5R 缺陷，酶活性多小于正常 20%，临床上除紫绀外，还表现为智力障碍、神经系统紊乱及多脏器功能损伤等，患者一般难以活至成年。纯合子型 Cytb5R 酶活力完全缺乏，红细胞中 MHb 含量达到 50%～60%。杂合子型 Cytb5R 活力为正常人的 50%左右，红细胞 MHb 含量仅占 Hb 的 1%～2%。

2.血红蛋白 M 病　是一种先天性 MHb 血症，由 b5R 的变异引起。病人血红蛋白链中一个组氨酸被酪氨酸所取代。目前已发现 5 种变异的 HbM，其中 4 种(包括 HbMBoston、Iwate、Saskatoon 及 HydePark)其 α 肽链或 β 肽链的近端或远端的组氨酸由酪氨酸替代，酪氨酸的酚侧链与血红素的铁相结合，形成稳定的苯复合体，铁被氧化为三价铁。另有 1 种 HbM-Milwauke，系 B 肽链上第 67 位置上的缬氨酸为谷氨酸所替换，致使谷氨酸的羧基组与血红素的三价铁相联结，铁离子不易被还原，形成 HbM 与 MetHb。

即 HbMα(异常位于 α 链)、HbM$_s$(β 链异常)、HbMM$_{M-1}$(β 链异常)、HbM$_{M-2}$ 和 HbM$_1$(α 链异常)。由于氨基酸变异扰乱了 Hb 分子的结构功能，致血红素中的 Fe^{3+} 不能还原为 Fe^{2+}，并阻止 Hb 与氧结合，因而产生 MHb 血症与发绀。β 链异常的 HbM 常发生轻度溶血，而 α 链异常者一般不出现溶血。本病为常染色体显性遗传，临床以杂合子多见，MHb 浓度一般不超过 30%。

3.新生儿暂时性 NADH-细胞色素 b5 还原酶(黄递酶Ⅰ)缺乏　新生儿期有暂时性、生理性的黄递酶Ⅰ缺乏，新生儿时期 NADH-Cytb5R 的活性仅为成人的 60%，在 4 月龄时仍明显低于成人水平。新生儿 HbF 含量较高，较 HbA 更易形成 MetHb，加上黄递酶活性低下，血红蛋白较易氧化，不能将过多的 MetHb 还原为亚铁血红蛋白。此外新生儿胃酸 pH 值较低，肠内亚硝酸盐还原菌繁殖增加，也易导致高铁血红蛋白血症的发生，特别在应用氧化剂后更易发生。有报道新生儿的母亲食入较多含有亚硝酸盐的菠菜或白菜，经乳汁传给婴儿发病，也有报道新生儿使用含有亚硝酸盐的苦井水冲奶粉导致发病。

4.中毒性高铁血红蛋白血症　本病是由于服用各种氧化剂药物或接触各种具氧化性物

质,使红细胞内正常的血红蛋白被氧化为高铁血红蛋白,在红细胞内积聚过多发生的中毒状态。在小儿最常见的是摄食放置过久的煮菜水或进食含有较多硝酸盐的蔬菜,在肠道细菌作用下,蔬菜中的硝酸盐转变为亚硝酸盐,引起中毒性高铁血红蛋白血症,又称为肠源性发绀。甚至母亲进食大量这些蔬菜也可致哺乳儿发病。

国外 Dagan 曾报道 17 例 2 个月内的人工喂养儿,患大肠杆菌腹泻,发生 MHb 血症,患儿并无明显接触毒物或口服药物史,应归于"肠源性"中毒性高铁血红蛋白血症。

二、临床表现

(1)遗传性 NADH-Cytb5R 缺乏所致的先天性 MetHb 血症:纯合子者发绀自出生后或生后数年出现,一旦出现则持续存在,不再消失。临床症状视血中 MetHb 浓度不同而异,MetHb 浓度为 10%~15%者,可无自觉症状皮肤粘膜开始出现紫绀;含量达 20%-30%,可出现乏力、头昏、头痛、心动过速等症状;MetHb 浓度为 30%~40%者,有缺氧症状;MHb 浓度>60%,有明显缺氧症状(头晕、头痛、疲乏、心悸、气促),严重者意识障碍、共济失调甚至死亡等。杂合子者除新生儿外,很少受累发病。平时多无症状,应用氧化剂或接触毒性化学品时,可发生严重的 MetHb 血症。

(2)中毒性高铁血红蛋白血症:病情可急可缓,亚硝酸盐中毒多发生在毒物接触后 1~1.5 小时,二硝基苯的最大作用可出现在 12~15 小时。病人除发绀外常出现缺氧症状,发绀出现早,可于口唇周围出现蓝紫色,轻症者无不适,意识清楚;重症者,发绀可扩展到鼻尖、耳廓等部位并出现明显缺氧症状(头痛、乏力)及呼吸困难。MetHb 浓度 60-70%时,颜面呈淡蓝色,口唇等部位呈青紫色,尿呈葡萄酒色或暗褐色,可出现意识障碍,甚至全身循环不良,危及生命。一般情况下,亚甲蓝治疗的指征是 MetHb 百分比大于 20%;对于无症状者,亚甲蓝治疗指征为 MetHb 百分比大于 30%;但对于并发某些脏器疾病或贫血者,MetHb 百分比达到 10%即应采用亚甲蓝治疗。

2.智力障碍及神经精神症状 见于遗传性 NADH-Cytb5R 缺乏症 II 型(智力障碍型),在 1 岁内可出现神经系统症状,智力障碍,生长缓慢,小头,对称性手足徐动样的运动,斜视,角弓反张及肌张力增高。病儿常早期夭折。本病有明显的异质性,某些表现为纯合子者,也可能为双重杂合子。

3.肠源性发绀发绀 可伴有呕吐、腹痛、腹胀、腹泻、发热等,呼吸困难与皮肤发绀不成比例,常因进食过量含有亚硝酸盐的蔬菜和食品引起。

4.硝基苯中毒常伴有中毒性肝炎、溶血性贫血的表现。

三、实验室检查

1.遗传性 MetHb 血症 可继发红细胞增多,网织红细胞增多(达 3%)及胆红素升高。中毒性 MHb 血症可伴轻度至中度溶血,出现 Heinz 小体,骨髓象呈红系增生现象。

2.MHb 定性试验 含 MetHb 的静脉血呈巧克力样棕褐色,在空气中振荡或通氧 15 分钟仍不变为鲜红色,加数滴还原剂如 10％氰化钾(KCN)或氰化钠(NaCN)后即变鲜红色(HbCN);或取外周血一滴于滤纸上,30 秒钟后颜色仍为棕褐色。以上试验可以排除因呼吸及循环衰竭引起的缺氧性发绀。可初步诊断为 MetHb 血症。而 DHb(缺氧)呈暗红色,在空气中振荡后迅速变为鲜红色。SHb 呈蓝褐色,在空气中振荡或加还原剂后仍不变色,可与之鉴别。

3. MetHb 吸收光谱检查 将澄清无基质的溶血液(pH 酸性)用蒸馏水稀释 5～20 倍后在分光镜检下观察,MHb 在波长 502～632nm 之间有特殊的吸收光谱,若加 5％ KCN 数滴后 632nm 吸收峰迅速消失。

4. MetHb 定量检测 按 Evelyn 和 Malloy 分光光度法测定 MetHb 含量,有助于判断病情及预后。MetHb 血症时,MetHb 含量占 Hb 总量的 3％以上。遗传性 NADH-Cytb5R 缺乏症的 MetHb 为 15％～40％。

5. NADH-Cytb5R 活性测定 基本原理是利用酶氧化 NADH,使另一底物[如 KsFe(CN)MetH 复合物]还原,以测定其活性。Hegesh 法测定红细胞内 NADH-Cytb5R 活性正常值:成人 2.2～3.8U,新生儿脐血(1.3±0.4)U。新生儿期酶活性最低,生后 1 年左右才达成人水平。遗传性 MetHb 血症者,该酶活性几乎完全缺乏(0～0.27U)。有报道利用抗 b5R 抗体对 b5R 活性进行定性和半定量测定(斑点法及 spot test),即将 b5R 抗体点于硝酸纤维膜,以此捕获和富集待测液中的 b5R,最后对 b5R 进行活性染色。该法简便、敏感、可靠及重复性好,适于大规模流行病学调查。此外还可用放免法测定红细胞中该酶的活性。

6. 遗传性 MetHb 血症变异型测定 用分子生物学技术确定遗传性 MHb 血症的基因变异型,检出杂合子。国外已成功开展对遗传性 MHb 血症尤其Ⅱ型的产前基因诊断。

高铁血红蛋白(MetHb)血症有一个重要的特征是使用脉搏血氧饱和度仪(POM)测定的脉搏血氧饱和度(SpO_2)值与血气分析中的动脉血氧饱和度(SaO_2)严重不相符,表现为低脉搏血氧饱和度与高动脉血氧饱和度。

四、诊断与鉴别诊断

自幼开始或突然出现灰蓝色的发绀,且发绀与呼吸困难不成比例,不能用心脏或肺部疾病解释,经氧疗而无效者,应考虑有 MetHb 血症的可能性。根据 MetHb 定性试验(必须成立)、MetHb 吸收光谱检查或 MetHb 含量测定,阳性则可确诊。此外,静脉缓慢推注亚甲蓝 1～2mg/kg,1 小时内有明显疗效者亦可确诊。疑为遗传性酶缺乏者可作红细胞的 NADH-Cytb5R 活性测定,有条件者用分子生物技术确定酶的变异型。若 MetHb 水平升高,但 NADH2-Cytb5R 的活性正常,要考虑获得性高铁血红蛋白血症。淀粉凝胶电泳分析有助于诊断 HbM。

本症应与呼吸及循环系统疾病(如青紫型先天性心脏病)引起的发绀、硫化血红蛋白血症及不稳定 Hb 病合并 MHb 增高者鉴别。

五、治疗

1. 遗传性 MetHb 血症　轻症者一般无需治疗。发绀症状较明显可长期口服大剂量维生素 C 15～20mg/(kg·d)或亚甲蓝 3～5mg/(kg·d)，使 MetHb 维持在 10% 左右。重者可静脉注射亚甲蓝 1～2mg/(kg·次)，使 MetHb 暂时消失，症状好转后再改为口服。维生素 B_2 20～60mg/d，作用与维生素 C 相似。对于 II 型先天性 MetHb 血症合并的智力障碍，目前尚无有效治疗措施。

2. 中毒性 MetHb 血症　首先去除病因，轻症者(MHb 含量在 10% 以下)无需治疗，可自行恢复。重症者(MHb 达 40%～60% 或迅速升高)应立即抢救：①亚甲蓝每次 1～2mg/kg，加 25% 葡萄糖溶液 20～40ml，缓慢静脉注射，一般用药后 1 小时红细胞内 MetHb 浓度可恢复正常，发绀消失。如 1 小时内无效，在排除了葡萄糖-6-磷酸脱氢酶(G6PD)缺乏症，必要时，间隔氰化钾数滴可使之变成鲜红色。用分光镜或分光光度计检查，必要时 8～12 小时重复使用 1 次，可连用 2 日。注射速度宜慢，它的主要副作用有头痛、恶心、腹痛、头晕、多汗、心前区疼痛、神志不清等。肺水肿患者禁用。②同时静脉滴注高渗葡萄糖(作为亚甲蓝辅助剂，提供 NADPH)。③也可用维生素 C 口服或静脉给药，但作用较慢，仅为辅助治疗作用。④对极重型者(MHb>70%)，可危及生命，需换血或血液透析治疗，也可采用高压氧治疗。

亚甲蓝可激活 NADPH-MHb 还原酶，利用磷酸戊糖通路生成的 NADPH 将 MetHb 还原，因而成为治疗 MetHb 血症的特效药物。但若同时伴有遗传性 G6PD 缺乏，不能提供足够的 NADPH，亚甲蓝治疗不但无效，反而会诱发溶血，应禁忌使用。因此对 G6PD 缺乏症发生严重的中毒性 MetHb 血症时，需考虑用换血或透析疗法。亚甲蓝毒性较轻，注射后皮肤可呈蓝灰色持续 3～4 天，偶可引起膀胱刺激症状及高草酸尿和肾结石。剂量过大(积累剂量>7mg/kg)时可诱发溶血。

3. HbM 症所致的高铁血红蛋白血症　应用维生素 C 或亚甲蓝无效，杂合子预后较好，患者对运动的耐受力接近正常，其寿命与正常人无异，无需治疗，但纯合子多不能存活。

第二节　硫化血红蛋白血症

硫化血红蛋白血症是由于人体血液内的血红蛋白受到氧化剂的作用产生的一种异常血红蛋白血症。获得性(中毒性，常见)和先天性(少见)。获得性多与 H_2S、TNT 等中毒或者磺胺类药物、非那西丁、乙酰苯胺等药物应用有关，在慢性便秘或腹泻病人中也可见到。而所谓先天性 SHb，无明显药物接触史，自幼发病，且持续多年。硫化血红蛋白(SHb)是含硫的血红蛋白，确实化学成分尚不清楚。正常红细胞不含 SHb。SHb 没有携氧功能，直到含有 SHb 的红细胞衰老破坏后才消失。

凡能引起高铁血红蛋白(MetHb)血症的药物，同时也可引起本病，其中以芳香族氨基化合物如乙酰苯胺及非那西丁最多见，此外磺胺类药物也可引起。个别患者自幼发病认为是先天性的,但极罕见。另外,由于慢性便秘或腹泻,加上服用能氧化 Hb 的药物引起肠道功能障碍的发绀,也与继发硫化 Hb 有关。肠源性发绀的患者也可同时有硫化血红蛋白血症。

血中 SHb 浓度为 0.5g/dl 时产生的发绀,相当于 MHb 1.5g/dl 或还原血红蛋白 5g/dl 时的发绀。硫化血红蛋白对红细胞生存时间的影响尚不明确,但即使 SHb 浓度较高,只出现发绀,一般无组织缺氧,也不会危及患者生命。

一、临床特征

本症临床表现与 MHb 血症相同,且往往二者同时存在。特点为皮肤黏膜呈蓝灰色发绀,轻者无症状,重者有头痛、头晕、气急,甚至昏厥。半数患者有便秘、腹痛或腹泻。药物引起者或合并 G-6-PD 缺乏者可有溶血表现。

二、实验室检查

含硫化血红蛋白的血液呈蓝褐色,在空气中振荡后颜色不变。加入少量美蓝后温育也不能转红色。分光镜或分光光度法检查 SHb 吸收光谱,用蒸馏水稀释血液 50 倍,用分光镜检查,在波长 618~620nm 处可见吸收光带,加入 10% 氰化钾后仍不消失。可作为本症可靠的诊断方法。

三、诊断与鉴别诊断

诊断主要依据发绀、药物接触史和实验室检查。排除心肺疾患引起的缺氧性发绀。能引起 SHb 血症的某些药物也可以同时引起 MHb 含量增高,应予以鉴别。MetHb 对亚甲蓝治疗有效,sHb 对亚甲蓝治疗无反应;吸收波峰 sHb 为 620 nm,MetHb 为 630 nm。对于已排除心肺疾病引起的缺氧性发绀而诊断为 MetHb 的患者而对亚甲蓝治疗无效时应高度怀疑 SHb。

四、治疗与预后

本病为一种良性疾病,往往发病缓慢,一般 SHb 含量不高,无需治疗。SHb 一旦形成不可逆转为正常 Hb,目前尚无有效治疗药物。需待数月当含有 SHb 的红细胞被破坏后症状才能消失,目前尚无有效的药物治疗,亚甲蓝及维生素 C 均无效。继发于药物者在重复用药时可复发,故应避免接触和使用。急性发病及症状重者,可输浓缩红细胞或换血。

第八章 卟啉病

卟啉病是血红素合成途径中一种与卟啉代谢有关的酶缺陷引起的一组少见疾病。卟啉代谢异常导致卟啉合成和排泄障碍，使其前体如 δ-氨基-r-酮戊酸（ALA）和胆色素原（PBG）浓度异常升高，并在组织中蓄积，由尿和粪中大量排出。卟啉也称紫质，故卟啉病又名血紫质病。本病发生率约 5/100 万。有原发性和获得性两大类，以前者为主，多为遗传因素。主要累及神经系统、胃肠和皮肤，临床特点为光敏性皮炎、腹痛和神经精神症状。

卟啉是血红素合成的中间产物，主要在肝脏和骨髓幼红细胞线粒体内外产生。甘氨酸和琥珀酸辅酶 A 在 ALA 合成酶作用下合成 ALA，后者脱氢形成 PBG，之后经各级酶促作用代谢依次形成尿卟啉、粪卟啉和原卟啉，最后在血红素合成酶作用下与二价铁螯合生成血红素。尿、粪及原卟啉原很容易被氧化成相应的卟啉。卟啉是人体内唯一的内源光致敏剂，尤其对紫外线最敏感，可破坏细胞膜和细胞内超微结构，引发日光性皮炎和各种皮肤病。光感程度以尿卟啉最强，其次原卟啉和粪卟啉，而 ALA 和 PBG 则无光感性（此类型卟啉病无光过敏）。

由于血红素合成代谢受阻环节不同，其临床表现、发病机制、遗传方式及实验室所见都各异。依据酶缺陷和临床表现的不同，原发性（先天性）卟啉病常分为 6 种类型：急性间歇性卟啉病（AIP）、迟发性皮肤卟啉病（PCT）、红细胞生成性原卟啉病（EPP）、先天性红细胞生成性卟啉病（CEP）、遗传性粪卟啉病（HCP）和混合性卟啉病（MP），其中以 AIP 最为多见。近年来国外倾向于按临床分类，分为：①皮肤性卟啉病（包括 PCT、HEP 及 CEP）；②神经性卟啉病（包括 AIP 及 ADP）；③皮肤神经性卟啉病（包括 HCP 和混合性卟啉病）。获得性卟啉病主要与药物、中毒及某些疾病有关。

第一节 红细胞生成性原卟啉病

红细胞生成性原卟啉病（EPP），亦称红细胞肝性原卟啉病，是因亚铁络合酶（FeC，又称血红素合成酶）活性缺陷所引起，临床表现为自幼开始皮肤暴露处出现灼热、疼痛、红斑和水肿等光敏感，偶尔发生肝功能衰竭。是儿童卟啉病最常见的类型。

一、病因与发病机制

多为不完全外显常染色体显性遗传，少见隐性遗传，基因定位于 18q21.3-22 区域，极少数为 X 连锁显性遗传。由于亚铁络合酶缺陷,骨髓的幼红细胞和肝脏内原卟啉不能合成血红素,原卟啉在骨髓和肝脏内蓄积,原卟啉与血红蛋白结合松散,易于弥散入血,继而进入皮肤,并通过肝脏排泄到胆汁和粪便。皮肤内的原卟啉被日光激发后可破坏细胞膜和细胞内超微结构,细胞溶酶体释放水解酶损害皮肤引发皮炎。常发生胆石症,沉积于肝脏,可引起肝细胞损伤。肝脏疾病不多见,一旦发生多较严重。

二、临床表现

男女均可发病,以男性较多,无民族差异。一般好发于夏季,多于幼儿期(6 岁之前)开始在日光暴晒后出现光过敏,可哭喊、尖叫,彻夜不停。但是产生症状所需暴晒量则因人而异,多见面部及手等暴露部位,于强日光照射后皮肤即感灼热,继而发痒、刺痛,随之出现红斑及水肿,少数可呈水疱和溃疡,光敏反应遇热加重,患儿多会用冷水减轻疼痛,具有诊断价值。轻者于 12~24 小时内消退,若再次暴晒反复发作则皮肤损害逐渐转为慢性湿疹,反复发作者曝光部位皮疹呈蜡样增厚或皮革样改变,严重者皮肤坏死,形成瘢痕。口周有放射状萎缩性纹理,称假性皲裂;偶尔还会有甲损害,如光照性甲脱离和线状白甲。多数患者有轻度贫血,在 2/3 的患者可出现血清铁蛋白降低,提示铁储备减少。部分患者有慢性肝损害,表现肝大、黄疸、腹痛及门静脉高压、食管静脉破裂出血等症状,严重者肝功能衰竭。由于胆汁中原卟啉增多,6%~12% 伴发胆囊炎和胆石症。

三、实验室检查

血象呈轻中度贫血,骨髓象正常。血浆、红细胞及粪便中游离原卟啉(FEP)明显增加,尿中原卟啉正常,尿色无变化。可有血清铁水平降低及铁结合力增加。肝功能异常。有条件检测 FeC 活性降至正常人水平的 10%~30%。受损皮肤的组织病理检查可见真皮上层乳头层血管壁及其周围有大量的无定形物质沉积,耐淀粉酶,PAS 染色强阳性。乳头可增宽,表皮突变得窄而长。血管壁增厚,内皮细胞肿胀,可发生管腔闭塞。

四、诊断与鉴别诊断

自幼皮肤暴晒后出现特有症状者应考虑本病可能,血浆和红细胞内 FEP 明显增高而尿原卟啉正常是诊断重要依据,有条件者检测 FeC 活性或酌情行皮肤活检。需排除其他红细胞高原卟啉血症疾病如缺铁性贫血、铁粒幼细胞性贫血、铅中毒及维生素 B 缺乏等。这些病的患儿血中的原卟啉均系铅-原卟啉与珠蛋白结合紧密,不能通过红细胞膜,故无光过敏现象,结合病史与体征及相关实验室检查不难鉴别。皮炎者与多形性日光疹和日光性荨麻疹等鉴别。

五、治疗

平日应尽量避免日光直接照射,可外涂 3％二羟基丙酮(DHA)和 1.3％散沫花素防晒霜,以减少紫外线的透过性,但用后皮肤可呈褐色。由于目前尚无 FeC 活性代用剂,故很难减少骨髓和肝脏内过多的原卟啉积蓄,现有的治疗主要是使用光保护剂以减轻症状。多用口服 β 胡萝卜素:1～4 岁 60～90mg/d,5～8 岁 90～120mg/d,9～12 岁 120～150mg/d,13～15 岁 150～180mg/d,≥16 岁 180～300mg/d,服用后血浆和红细胞内原卟啉虽无明显变化,但对日光耐受性增加,推测 β 胡萝卜素有减少激发状态的氧和自由基作用,阻断光敏反应,或与卟啉有相同的最大吸收光谱,在角层内起屏蔽作用。长期服用可引起皮肤黄染,最好测定血中胡萝卜素浓度,维持在 6～8mg/L,以为调整剂量。Afamelanotide 是一种光损伤保护剂,近来也用于增强 EPP 患者光耐受,消胆胺可部分阻断卟啉肠-肝循环,使红细胞和血浆中原卟啉浓度下降,改善原卟啉引起的肝损害。大剂量维生素 C 及核黄素、N-乙酰半胱氨酸及西咪替丁亦报道有一定疗效。有肝损害、胆囊炎和胆石症者,应作相应内外科处理。口服铁剂治疗 EPP 所致贫血通常无效,且有输血和摄入铁导致病情恶化的报道,故一般不给予铁剂或输血治疗。肝移植及骨髓移植相继进行可取得良好疗效。

第二节　先天性红细胞生成性卟啉病

先天性红细胞生成性卟啉病(CEP),又称 Gunthher 病、先天性光敏性卟啉症和先天性卟啉症等,临床表现为严重光敏性皮损、多毛、溶血性贫血和脾大。

本病属罕见的常染色体隐性遗传性疾病,多于 5 岁前发病。是由于血红素合成途径的第 4 种酶-尿卟啉原Ⅲ辅合成酶基因突变所引起,该缺陷基因位于第 10 号染色体的长臂上,已知至少有 7 种以上不同位点的基因突变导致此酶活性的缺陷,其中以第 217 位点上的胞嘧啶(C)代替胸腺嘧啶(T)的突变型最为多见。酶活性显著降低,有文献报道 CEP 患者红细胞尿卟啉Ⅲ辅合成酶的基因为健康者的 17％,导致 HMB 生成尿卟啉原Ⅲ途径受阻,而尿卟啉原Ⅰ生成过多,后者可转变为粪卟啉原Ⅰ。这样,骨髓幼红细胞和成熟红细胞中的尿卟啉原Ⅰ和粪卟啉原Ⅰ浓度过高,以致逸出红细胞外,使血浆中尿、粪卟啉原Ⅰ浓度也增高。尿、粪卟啉原Ⅰ可进一步被氧化成尿、粪卟啉Ⅰ。尿卟啉为水溶性,易从尿中排出,使尿液在紫外光下呈深红色。尿卟啉易沉积于皮肤,并对富含钙离子的组织如骨骼和牙齿有特殊的亲和力,导致皮肤光过敏和牙齿呈棕色或黄褐色。

一、临床表现

婴幼儿期起病,最早征象是患儿出生时或出生后不久就发现尿液呈淡红色或深红色。最显著的症状是皮肤光过敏症,患儿在日晒后啼哭,随即暴露部位皮肤出现水肿性红斑、水疱、大疱和血疱,破裂后形成糜烂、溃疡或继发感染。皮疹反复发作,夏季较重,最终形成严重的瘢痕及粟粒性丘疹,相应部位发生毁损性畸形。其他尚有畏光结膜炎、虹膜炎睑外翻、坏死性巩膜炎、脱发、色素沉着或减退。此外,躯干与四肢可见多毛,面颊部毛过长,浓眉长睫。卟啉在牙齿沉积,普通光照下呈现棕色或黄褐色,但在紫外线照射下变为红色。常有不同程度的溶血性贫血和脾大,少数有癫痫样发作。

二、实验室检查

一般呈轻中度正细胞正色素性贫血,外周血红细胞大小不等,可见多染性和嗜碱性点彩红细胞或有核红细胞,网织红细胞常增多。骨髓红细胞系统增生活跃。骨髓有核红细胞和外周血红细胞在荧光显微镜下均见稳定的红色荧光。皮损病理改变与EPP相同。

本病最特征性的代谢异常是尿液中尿卟啉原Ⅰ排出量明显增加,粪卟啉原Ⅰ的排出量也增加,结果产生红色或粉红色尿(俗称"葡萄酒尿")。尿卟啉的排泄24小时可达100mg(正常<300μg)。粪中卟啉原Ⅰ排泄亦增加。

三、诊断与鉴别诊断

诊断依据:①婴幼儿期出现日光性皮炎,暴露部位皮肤红肿、疼痛、水疱、溃疡和结痂,常伴多毛症;②红色或粉红色尿;尿常规无红细胞、蛋白、潜血;③红细胞和尿液中尿卟啉Ⅰ及粪卟啉Ⅰ增多;④血液中的红细胞、网织红细胞和骨髓中的幼红细胞核在荧光显微镜下发生强烈的鲜红色荧光;⑤红细胞内尿卟啉原Ⅲ合成酶活性降低,杂合子降至正常人的50%,纯合子降至正常人的20%。

卟啉病的另一亚型EPP,其幼红细胞在荧光显微镜下亦会发出红色,但其荧光位于细胞质而非细胞核,可助鉴别。

四、治疗

本病无特殊疗法,多难治愈。患者多于幼年死于继发感染或严重溶血性贫血,如能生存至成年,也可因严重皮肤及骨骼损害而造成残疾。应避免日晒,药物治疗的目的是用光保护剂以减轻症状,如口服β胡萝卜素等(参见EPP)。输血(2-4周1次)可抑制红细胞生成,从而减少卟啉产生,减少光敏感。溶血严重者可切脾改善贫血,减少组织中卟啉量。近年,有报道HLA全相合的骨髓移植治疗取得成功,是目前该病唯一有效的根治方法。

第三节 获得性卟啉病

获得性卟啉病亦称症状性卟啉病,与中毒(如铅中毒)、药物(如苯巴比妥、白消安和雌激素)和疾病(如肝硬化、肝癌、恶性肿瘤、溶血性贫血和难治性贫血)等因素干扰卟啉正常代谢途径,使得血中或红细胞中原卟啉增多,尿液中尿卟啉与粪卟啉排泄增加有关,而非遗传性疾病。

临床表现为腹痛和神经系统症状,或出现特有的皮肤损害和尿色变红,尿中查见大量尿卟啉及粪卟啉,再结合原发疾病的症状和体征即可诊断。先天性卟啉病一般有家族史可寻。治疗方面最重要的是去除病因,治疗原发疾病。

第九章 红细胞增多症

红细胞增多症是指血循环中红细胞增多伴有血红蛋白及红细胞比容增高的状态。一般认为,新生儿期:红细胞数(RBC)>(6.0~7.0)×10^{12}/L,血红蛋白量(Hb)>220g/L,静脉血红细胞比容(Hct)≥0.65(毛细血管 Hct≥0.70~0.75);婴幼儿及儿童期:RBC≥6.0×10^{12}/L,Hb>170g/L,静脉血 Hct 婴幼儿>0.65,儿童>0.50,为红细胞增多症。不同海拔地区人群的红细胞数正常值有差异,以各地区正常均值加 2 个标准差为正常的上限。

第一节 红细胞增多症的分类

一、相对性红细胞增多症

特点为红细胞比容增高,红细胞总量正常。常见于:①失水、休克致血循环中血浆量减少引起暂时性血液浓缩,如呕吐、腹泻、大量出汗、大面积烧伤、血浆渗出、休克时体内液体分布改变等。②假性红细胞增多症。病人血浆量减少,红细胞总量轻度增高,但仍在正常范围。病因未明,可能与"应激性红细胞增多症"有关。本症诊断不难,随着纠正体液的丢失及原发病治疗,血红蛋白浓度、红细胞数及红细胞比容也降至正常。

二、原发性红细胞增多症

1.真性红细胞增多症 这是一种隐匿起病的克隆性骨髓多能干细胞增生性疾病。以红系前体细胞增生为主,引起红细胞数量绝对增加,同时伴有粒系或巨核系细胞成分的增生。本病多见于中年以后的成人,儿童罕见。成年人的发病率约为 10-20/10 万,其中在 20 岁之前存在 0.1%。临床特点为:①皮肤、黏膜呈紫红色,脾肿大、高血压、静脉炎、静脉血栓形成以及出血。②血容量增加,达 121~246ml/kg(正常 80ml/kg),红细胞容量绝对值增加,男性>37 ml/kg、女性>32ml/kg,血黏稠度比正常增加 4~5 倍,动脉血氧饱和度>92%。③红细胞数增高,男性>6.5×10^{12}/L,女性>6.0×10^{12}/L,血红蛋白>180 g/L(男),或>170 g/L(女);红细胞比容≥0.54(男),或≥0.50(女)。白细胞数轻度增高,≥12×10^9/L,血小板数增加,>400×10^9/L。④骨髓三系细胞增生活跃或明显活跃,,粒、红、巨核细胞呈全髓性增生,尤以红系细胞增生显著。巨核细胞增多，形态增大。合并骨髓纤维化时网状纤维增加。EPO水平多低于正常。细胞内外铁减少或消失。中性粒细胞碱性磷酸酶积分＞100。⑤血清维生素 B_{12} 含量增高（＞900pg/ml），游离维生素 B_{12} 结合力升高（＞2200pg/ml）。研究表明JAK2基因突变在PV患者中是普遍存在的。本病目前尚无根治办法，以静脉放血疗法为主，此外亦可选用羟基脲、干扰素或32P等治疗。预后差，终末期常因骨髓纤维化、全身衰竭或转化为急性白血病等原因死亡。

2.家族性良性红细胞增多症　由于EPO受体基因突变引起，是一种常染色体显性遗传的家族性疾病。此症临床表现较轻，多呈良性病程，可活到正常年龄，若因血液黏稠产生症状，可采用放血疗法。

三、继发性红细胞增多症

1.氧供不足致代偿性红细胞增多　包括心肺疾病，高原性缺氧，异常血红蛋白病，2,3-DPG变位酶缺乏等。由于缺氧刺激EPO产生过多，加速骨髓中红细胞生成及释放，导致红细胞增多。儿科临床中最常见为发绀型先天性心脏病。

2.促红细胞生成素增加恶性肿瘤、肾脏病（肾盂积水、肾结核、肾囊肿）、肾上腺皮质功能亢进、甲状腺功能亢进、物理化学因素等均可使EPO生成增加，引起红细胞增多。

3.症状轻重不等，视原发病而异，无脾大，白细胞及血小板多正常范围，主要治疗原发病。

四、新生儿红细胞增多症

新生儿红细胞增多症一般分为新生儿生理性红细胞增多症、新生儿病理性红细胞增多症。本章重点论述新生儿红细胞增多症。

第二节　新生儿红细胞增多症

新生儿红细胞增多症是指新生儿生后2周内红细胞数异常增多，伴有血红蛋白及红细胞比容异常升高者，发生率1%～5%。病理改变为多种因素致红细胞增多，血黏滞度不同程度增加。本症可分为两类：①生理性红细胞增多症：新生儿生后1周内红细胞数（RBC）＞$(5.0\sim7.0)\times10^{12}/L$，血红蛋白（Hb）＞147～210g/L，静脉血红细胞比容（Hct）＞(0.45～0.65)（毛细血管Hct比静脉血高5%-10%，且受采血部位及温度影响较大，一般不单独作为诊断标准）。此种生理性红细胞增多约于2周内恢复正常。②病理性红细胞增多：指新生儿生后2周内RBC≥$(6.0\sim7.0)\times10^{12}/L$，Hb≥180～220g/L，静脉血Hct≥0.65（毛细血管Hct≥0.70～0.75)。大部分患儿无症状及体征，只表现为面红，部分患儿则可因血液瘀滞而引起体内多脏器损害。常伴有血黏滞度增加，血流缓慢，引起局部组织缺氧及多器官功能障碍，呈现临床表现者称为高黏滞度综合征。

一、病因及发病机制

1. **被动性新生儿红细胞增多症** 由于胎儿期灌注增多所致。

(1) 母亲-胎儿输血：多见于产程中急性缺氧，致胎盘血管收缩，胎儿体循环阻力下降，血流由胎盘流向胎儿，造成胎盘-胎儿输血。

(2) 延迟结扎脐带：引起胎盘-脐带间输血，胎盘血通过脐带流向胎儿，可使胎儿血容量增加 25%～30%。

(3) 双胎儿胎-胎输血综合征：多发生于单卵双胎儿，两胎儿间的血管吻合枝如发生在胎盘深部，易发生胎-胎输血。受血者出现红细胞增多。

2. **主动性新生儿红细胞增多症** 主要由于宫内缺氧，EPO 生成增加，刺激骨髓红细胞生成增加以代偿性增加携氧能力，引起红细胞增多，常见于下列疾病：

(1) 胎盘功能不全：见于小于胎龄儿、过期产儿、母亲妊高征、前置胎盘、宫内感染、宫内生长迟缓、窒息等。胎盘功能不全导致缺氧，EPO 生成增多。

(2) 代谢紊乱或内分泌疾病：如母亲糖尿病、先天性肾上腺皮质增生症、新生儿甲状腺毒症、先天性甲状腺功能减退症。发病机制未完全明了。母亲糖尿病引起胎儿血浆容量降低，红细胞比容增高，同时胰岛素增加，可使 EPO 增加致红细胞增多。新生儿甲状腺毒症可能由于胎儿氧消耗增多，相对供氧不足而使红细胞增多。

(3) 先天性异常及发育障碍：如 21,13,18-三体综合征、先天性鱼鳞癣样红皮病、Beckwith 综合征、骨髓组织变性等等，发病机制未明，先天畸形者多由于 EPO 增多而致红细胞增多。

二、临床表现

主要由高血容量及高粘滞血症引起，红细胞增多导致高粘滞血症，从而减毛细血管床的灌注，使多个脏器受累。临床表现差异很大，从完全无症状到可发生危及生命的并发症。多数患儿无症状，仅在查体时发现有多血质表现或发绀。少数出现症状者，其轻重取决于红细胞比容和血黏稠度增加的程度及受累的脏器，但出现严重并发症者很少。当心肺供血不足时，出现气急、呼吸困难及呼吸暂停。加上心脏负荷增加，心搏出量减少引起心脏扩大，肺动脉高压（持续胎儿循环），水肿及充血性心力衰竭。当脑供血不足时，由于脑缺氧，患儿有烦躁、激惹或淡漠、嗜睡、肌张力降低、吸吮力弱、震颤、惊厥、双目凝视等症状，甚至颅内出血；胃肠道供血不足时表现为拒食、吸吮力差、溢奶、腹胀、腹泻、便血，严重者因肠系膜血管栓塞发生坏死性小肠结肠炎；缺氧所致代谢紊乱，可引起低血糖症、代谢性酸中毒；缺氧损害甲状旁腺引起低钙血症；此外还有高胆红素血症，出现黄疸；肾血流量减少时可有少尿，出现血尿、蛋白尿，偶可出现急性肾功能衰竭；由于微循环淤滞，微血管形成微血栓，可消耗凝血因子及血小板引起相关症状。大的血栓可造成脑、冠状动脉、肺、肾、肠系膜相应症状（肺及消化道出血，DIC）。最常见的并发症是坏死性小肠结肠炎，高胆红素血症，心力衰竭，呼吸衰竭及肾功能衰竭。此外，尚可见手指变黑、肢端坏疽、阴茎异常勃起。

三、实验室检查

1.外周血象 患儿出生 2 小时后外周血象 RBC＞7.0×10^{12}/L，Hb＞220g/L，静脉血 Hct＞0.65 或两次毛细血管 Hct＞0.70，上述三项指标不完全一致时，最主要的指标为 Hct。网织红细胞增多。当红细胞增多症是由于宫内缺氧引起时，新生儿早期血液中的有核红细胞（nRBC）常会增加，当大于 1000nRBC/mm³ 或 10^{-20} nRBC/100WBC 考虑为异常。红细胞黏稠度增高[正常值为$(12.1\pm3.9)\times10^{-3}$ Pa·s]。血小板正常。有出血症状者，血小板及凝血因子降低。

2.血糖、血钙、血镁等 有症状者，血糖、血钙、血镁均低于正常，二氧化碳结合力降低，血清间接胆红素增高。

3.EPO 患儿血清 EPO 水平增高。

4.X 线胸片 可见心脏扩大，肺血管纹理增粗，充气过度，肺门浸润等改变。ECG 及 EEG 可异常。另外，有母-胎输血者，血清 IgA 和 IgM 含量升高，患儿 HbF 低于正常儿，有母血型抗原；如为男婴，可于患儿血液循环中发现母源性的 XX 细胞。

白细胞疾病篇

第十章　中性粒细胞疾病

第一节　中性粒细胞减少症

中性粒细胞减少症是指外周血中性粒细胞（ANC）绝对值低于正常值，即新生儿生后 2 周～1 岁时 ANC$<1.0\times10^9$/L，>1 岁及成人$<1.5\times10^9$/L，ANC$<0.5\times10^9$/L 称粒细胞缺乏。

中性粒细胞减少的病因分类：

【粒系造血生成减少】

1.先天性

(1)遗传性：常染色体隐性遗传，婴幼儿遗传性粒细胞缺乏症（Kostman 病）；常染色体显性遗传，家族性良性慢性中性粒细胞减少症。

(2)慢性良性中性粒细胞减少症。

(3)网状组织发生异常（又称先天性中性粒细胞减少症）。

(4)周期性中性粒细胞减少症。

(5)中性粒细胞减少伴无丙种球蛋白血症。

(6)中性粒细胞减少伴细胞免疫异常及毛发、软骨发育不良。

(7)中性粒细胞减少伴胰腺功能不全（Schwachman-Diamond 综合征）。

(8)中性粒细胞减少伴代谢性疾病。

(9)骨髓再生不良（Fanconi 贫血、先天性家族性再生障碍性贫血和先天性角化不良）。

(10)骨髓浸润：石骨症、戈谢病、尼曼-匹克病和胱氨酸病。

2.获得性

(1)急性：①急性暂时性中性粒细胞减少；②病毒感染：HIV、EBV，甲、乙型肝炎病毒，呼吸道合胞病毒，麻疹、风疹和水痘病毒；③细菌感染：伤寒、副伤寒、结核、布鲁杆菌及立克次体病。

(2)慢性

1)骨髓再生不良：①特发性；②继发性：抗癌药（6-MP、MTX、CTX、Ara-c 及多柔比星等）、抗感染药(氯霉素及磺胺类)、解热止痛药、放射线、免疫反应、营养不良、铜缺乏、维生素 B_{12} 及叶酸缺乏等。

2)骨髓的肿瘤性浸润。

【中性粒细胞破坏增加或分布异常】

1.免疫性

(1)药物诱发。

(2)同族免疫性：母-胎性，多次输血。

(3)自身免疫性中性粒细胞减少：①特发性；②继发性：SLE、类风湿性关节炎、淋巴瘤、慢性活动性肝炎及 HIV 感染。

2.非免疫性　临床表现主要是易并发感染，严重程度与 ANC 减少程度有关。一般当 ANC<$1.0×10^9$/L 时，发生口炎、牙龈炎和皮肤感染；ANC<$0.5×10^9$/L 时可致严重感染；ANC<$0.1×10^9$/L 则可引起致死性感染、G-杆菌白血症、广泛的坏死性、溃疡性病灶(咽、鼻组织、皮肤、胃肠道、阴道及子宫)等。

一般继发性中性粒细胞减少症多见，原发性者少见。

一、重型先天性慢性中性粒细胞减少症

重型先天性慢性中性粒细胞减少症(SCN)为先天性骨髓衰竭的一种类型，又称遗传性婴儿粒细胞缺乏症，由儿科医师 Kostmann 首先报道，又称 Kostmann 综合征，为常染色体显性或隐性遗传，主要是由干细胞内源性缺陷所致，骨髓早幼或中幼粒发育停滞。SCN 的发病率为(1~2)例/100 万人，根据中性粒细胞计数(ANC)减少程度分为：ANC<$1.5×10^9$/L 为轻型；ANC<$1.0×10^9$/L 为中型；ANC<$0.5×10^9$/L 为重型；ANC<$0.2×10^9$/L 为极重型。感染的发生率与粒细胞减少程度呈正相关，但同时还与患者的免疫状态有关，免疫功能正常的患者可不发生严重感染。

【发病机制】

1.ELANE/EIA2 突变　常染色体显性遗传的 SCN 患者存在中性粒细胞弹性蛋白酶基因(ELANE/ELA2)突变，基因定位于 19p13.3。中性粒细胞弹性蛋白酶(NE)是一种髓系细胞特异性丝氨酸蛋白酶，在中性粒细胞分化的早幼粒阶段产生，存在于成熟中性粒细胞的初级颗粒中，它可切割降解多种细菌蛋白，新生的 NE 多肽需易位到细胞内质网(ER)中进行折叠，正确折叠后的蛋白质方可进入分泌囊泡。约 50% 的 SCN 患者存在 NE 基因突变，引发未折叠蛋白反应(UPR)导致细胞发生凋亡。ELA2 突变所致的细胞 ER 应激反应将引发 UPR，错误折叠的蛋白质对细胞有很大的危害，增加分子伴侣、ER 相关的降解和促凋亡基因的转录，当细胞 ER 应激反应持续存在时，细胞将发生凋亡。

2.非依赖性生长因子蛋白 1 基因(GFI1)　突变，常染色体显性遗传。GFI1 基因位于人类染色体 1p22，是一种控制造血干细胞分化的转录抑制因子，具有锌指结构，它可调节一系列控制髓系分化的基因，突变使其 DNA 结合结构域受累，致使 GFI1 成为显性失活蛋白。表现为髓系分化阻滞，缺乏成熟的中性粒细胞。GFI1 基因突变将上调 CCAAT 增强子结合蛋白，诱导CSF1的表达,使造血干细胞向单核-巨噬细胞系统转换,造成单核细胞增多,粒细胞减少。GFI1基因突变的SCN患者外周血中单核细胞的细胞数量增多,应用粒细胞集落刺激因子(G-CSF)治疗后单核细胞将显著增多。

3.HS-1相关蛋白X(HAX1)基因的纯合突变,为隐性遗传　HAX1基因位于1q21.3,编码一种线粒体蛋白,其蛋白产物为一种Bcl-2家族相关抗凋亡蛋白,介导信号传导和细胞骨架的构成。它对维持线粒体内膜电位起决定作用,HAX1缺陷的细胞线粒体内膜电位阈值降低,活化促凋亡基因BAX,释放细胞色素C,最终导致髓系细胞的凋亡增加,为线粒体依赖的凋亡机制。HAX1可与多种病毒(如人免疫缺陷病毒及EB病毒)蛋白发生相互作用。HAX1缺陷细胞自体吞噬增加;部分HAX1缺陷的SCN患者还可伴有不同程度的神经系统异常,如认知障碍、生长发育迟缓及癫痫等。61%的SCN患者具有ELA2的杂合突变,21%的患者具有HAX1基因突变;而北美地区55.6%的患者具有ELA2突变,未发现HAX1突变。

4.葡萄糖-6-磷酸催化亚基3(G6PC3)的双等位基因突变　G6PC3位于17号染色体上,表现为常染色体隐性遗传,部分患者伴有心脏、泌尿生殖道的畸形以及血小板减少。主要位于ER中。G6PC3突变后磷酸酶活性丧失,中性粒细胞内葡萄糖代谢紊乱,内质网内蛋白质异常折叠,使ER应激增加,活化"UPR",调节细胞分化和凋亡的糖原合酶激酶3β被激活,使抗凋亡分子Mcl.1磷酸化而被降解,将增加细胞的凋亡敏感性。

5.WAS基因突变,X连锁隐性遗传　见Wiskott-Aldrich综合征相关章节。

6.粒细胞集落刺激因子3受体基因(G-CSF3R突变,为常染色体显性遗传　G-CSFR能够促进中性粒细胞系的增殖分化和存活,动员各种前体细胞,激活成熟中性粒细胞的功能。目前已知有两种不同类型的CSF-R突变与SCN有关。20%~30%的SCN患者有获得性突变,产生的C端截短可形成高反应形式受体G-CSFR^{hyper},而携带G-CSFR^{hyper}的患者有发展为急性髓性白血病/骨髓增生异常综合征(AML/MDS)的可能。该型突变增强了信号传导子及转录激活子的活动,使造血干细胞选择性表达该突变基因。而对G-CSF治疗无反应的SCN患者中,组成性CSF3R突变(c.850A,p206H)可导致低反应性受体G-CSFR^{hypo},通过扰乱正常的配体连接而影响受体的胞外结构域信号传导,与患者对G-CSF治疗的无反应性有关。

7.颗粒蛋白的缺失和LEF-1　SCN中粒细胞有颗粒蛋白的缺失。抗菌肽前-LL-37缺乏以及α-防御素减少,弹性蛋白酶和髓过氧化物酶缺少,用G-CSF治疗后也不能恢复正常。SCN的髓系前体细胞中参与粒系的增殖、存活和分化的转录因子LEF-1 mRNA和蛋白的表达明显减少,靶基因(如周期素D_1、cmyc和survivin)表达下调。

【临床表现】

出生时出现中性粒细胞减少,婴儿早期(2~3个月)反复严重金黄色葡萄球菌及大肠埃希菌的化脓性感染(如中耳炎、肺炎、尿路感染、皮肤黏膜溃疡性病变、蜂窝织炎及骨髓炎等),尤以皮肤(出生后脐炎)和肺部为甚;但常常不能形成化脓病灶,易发生真菌感染。PMN<$(0.2~0.3)\times10^9$/L,或缺如,单核细胞和嗜酸性粒细胞绝对值增高(白细胞数近于正常);对疫苗的免疫反应可以正常,IgG水平增高。骨髓粒细胞成熟障碍,以早幼粒为主,早幼粒细胞形态表现有核变形及胞浆呈空泡变性。中性中幼粒、杆状核或PMN明显减少,单核细胞、嗜酸性粒细胞、组织细胞和反应性浆细胞增多;骨髓细胞培养显示CFU-GM显著减少和形态异常;

肾上腺素试验;氢化可的松刺激试验无反应;常于婴儿期或出生后 2 年内因暴发性败血症或肺炎死亡。可转变为 MDS 或 AML。常见骨盐密度下降所致的骨质减少或骨质疏松和骨折几率增加。

目前认为 SCN 是一种白血病前状态,其发生克隆性造血系统疾病如 MDS 和白血病的风险明显增加。严重慢性粒细胞减少症国际工作组(SCNIR)统计了 374 例患者,10 年的 MDS/AML 累积转化率为 21%。其中一部分患者对超过平均剂量的 G-CSF 缺乏反应,而这部分患者 10 年的转化率达到 40%(有反应者为 11%),这部分患者应早期行造血干细胞移植。其他转化的危险因素是获得性的 GCSF3R 突变。约 40% 的 SCN 患者出现 GCSF3R 的无义突变,即截断了 G-CSF 受体的远端胞浆部分,截断了的 G-CSF 受体突变对负反馈环缺乏应答,与进展为 MDS/AML 高度相关。23 例转化为 MDS/AML 的患者中,78% 存在 CSF3R 突变,该突变对转化为 MDS/AML 有很高的预测价值,是白血病转化的一个早期事件。

【治疗】

1.G-CSF 推荐开始剂量为 5~10μg/(kg·d),依治疗反应调整剂量,维持中性粒细胞在 $(1.0~5.0)×10^9/L$ 水平。部分反应者是指 G-CSF 使用后中性粒细胞在 $(0.5~1.0)×10^9/L$ 水平。90% 以上的患者对 G-CSF 治疗有反应。

2.异基因造血干细胞移植可根治 对 G-CSF 治疗无反应的患者,造血干细胞移植是唯一的治疗手段。

【预后】

每年约有 0.9% 的患者死于脓毒血症。幸存者有发生 AML/MDS 的倾向。治疗 6 年后的年发生率是 2.9%,12 年后的年发生率 8.0%,10 年累计发生率为 21%。

二、先天性中性粒细胞缺乏症

先天性中性粒细胞缺乏症系一种常染色体隐性遗传性疾病,表现为粒细胞严重缺乏,其发病机制可能与 G-CSF 结合后的信号传导功能异常有关,为致死性疾病。临床特点为:①骨髓干细胞不能分化为中性粒细胞及淋巴细胞,红系及巨核系发育正常;②胸腺发育不全、淋巴细胞减少及低丙种球蛋白血症;③反复感染,死于新生儿期。

三、周期性中性粒细胞减少症

周期性粒细胞减少症(CN)亦称周期性粒细胞缺乏症,为周期性发作中性粒细胞减少伴各种感染的先天性疾病,呈常染色体显性遗传,约 25% 有遗传学背景,可散发或家族性发病。有少数患者发病年龄较晚(成年)。男女发病率无差别。发病机制未明,可能为造血干细胞的调节缺陷,多能干细胞周期性衰竭所致,异常基因为 19 号染色体上 19p13.3 的 ELANE/ELA2 基因。几乎所有的 CN 患者均存在 ELA2 基因突变,早期造血祖细胞增殖正常,但分化至粒系后增殖力丧失,凋亡加快以致中性粒细胞减少或缺乏。可累及红系及巨核系祖细胞。

【临床表现】

以婴幼儿发病者居多,女性多于男性。低谷期可持续3～10天,期间可出现无明显病灶性发热,感染程度与ANC水平相关,恢复期中性粒细胞一般仍<1×10^9/L。随年龄增长,周期性发作逐渐减轻,过半数患儿可恢复正常。婴幼儿期发病者生后1～3周起就出现各种感染,以金黄色葡萄球菌所致皮肤疖痈最常见,此外中耳炎、乳突炎、肺炎、肠炎、腹膜炎及败血症等。末梢血呈周期性中性粒细胞减少,约间歇3周发作1次,发作期的外周血WBC可正常或偏低,但中性粒细胞常低于0.5×10^9/L,外周血粒细胞极度下降期可为3～10天,多伴发热感染、全身乏力及颈部淋巴结病等,部分患者可以有脾大、淋巴结肿大、单核细胞、淋巴细胞、网织红细胞及血小板周期性减少。本病间歇期可无症状。周期性中性粒细胞减少可持续终生,但不会发展为再障或白血病。

【实验室检查】

发作时WBC(2.0～4.0)×10^9/L,中性粒细胞<0.1,严重者其绝对值<0.2×10^9/L,甚至完全消失。半数病例伴单核细胞及嗜酸性粒细胞绝对值增加。少数病例红细胞及血小板有相似的周期性改变;骨髓象:呈周期性骨髓粒细胞系发育障碍,粒系增生明显减低伴中性粒细胞成熟障碍,停滞在中幼粒细胞阶段,缺少晚期粒系祖细胞。发作期前即出现骨髓改变,表现为粒细胞增生减低及成熟停止。间歇期外周WBC亦可正常或偏低,中性粒细胞可升至0.5×10^9/L以上,偶可到正常值下限。

该病诊断主要依靠临床表现、外周血中性粒细胞周期性变化以及骨髓象特征。

【治疗】

关键是诊治要及时,早期诊断,避免长期慢性感染及重症感染,造成终末器官衰竭死亡。

轻症不用治疗,注意口腔和皮肤清洁卫生,避免感染。中性粒细胞严重减少合并感染时可抗生素治疗。部分病例对皮质类固醇有效。G-CSF(或GM-CSF)5μg/(kg·d),必要时可连用数月,也有每周3次的治疗,效果较好。90%～95%的患者对CSF治疗有效,预后良好;个体对CSF治疗具有很大的异质性,因此应该逐渐调整CSF剂量,以使患者中性粒细胞>1×10^9/L。

四、小儿慢性良性中性粒细胞减少症

小儿慢性良性中性粒细胞减少症是婴幼儿期较常见的中性粒细胞减少症,可能是由于中性粒细胞在末梢循环中一过性破坏增加所致。可能为原粒细胞至早幼粒细胞分化及成熟障碍所致。临床特点:①生后6个月至幼儿期开始发生中性粒细胞减少[(0.5～1.0)×10^9/L];②伴反复感染(中耳炎、甲沟炎、肺炎、齿龈炎及皮肤感染等),抗生素治疗有效;③病程超过6个月,病因不明,经2～3年后中性粒细胞数恢复正常,易感染性减少,预后良好;④末梢血中嗜中性杆状核白细胞显著增加,分叶核明显减少,淋巴细胞增多;⑤骨髓象:有核细胞正常或增多,杆状核以后中性粒细胞居多;⑥肾上腺素试验及氢化可的松刺激试验正常,Rebuck皮肤开窗试验结果正常或低下;⑦CFU-GM正常;⑧必要时可予G-CFS治疗。

五、原发性免疫缺陷伴中性粒细胞减少症

原发性免疫缺陷病中伴中性粒细胞减少症是其感染率高的重要原因。原发性免疫缺陷病牵涉到免疫系统的所有成员。多为单基因遗传,合并严重中性粒细胞减少的情况有:

1. 网状发育不良(RD) 是T、B细胞均缺如的重症联合免疫缺陷中最严重的一种临床亚型。为常染色体隐性遗传。患者有先天胸腺发育不全,感音性神经听觉丧失。其病因为线粒体腺苷酸激酶2(AK-2)的双等位基因突变。AK-2位于线粒体膜间隙,参与线粒体的能量代谢,通过FADD和caspase10在控制凋亡中起重要作用,AK-2基因突变可使细胞凋亡增加。

RD又称先天性无白细胞。特点为:髓系及淋巴系定向干细胞选择性造血衰竭,髓系早期分化阻滞,淋巴发育受损致淋巴细胞重度减少,巨噬细胞缺乏,患者出生后1年内因严重感染死亡。淋巴结、扁桃体、肠集合淋巴结和小动脉周围区淋巴细胞和生发中心滤泡缺乏。急性严重感染时,可输注经照射的粒细胞;骨髓移植治疗该病有成功报道。

2. X连锁无丙种球蛋白血症 本病为性连锁隐性遗传病。部分患者有周期性严重中性粒细胞减少。相关XLA基因表达于髓系细胞。本病由于缺乏B淋巴细胞和浆细胞导致各类免疫球蛋白合成不足,特异性抗体水平低下,原始B细胞数量正常。目前致病基因已经成功克隆,所编码的蛋白属于酪氨酸激酶家族(Btk),发生于Btk任何亚区的突变均可导致其功能障碍,使成熟B细胞的寿命缩短。临床特点:4～12月龄发病,也可迟至4～5岁开始出现化脓性感染症状,尽管存在反复感染,扁桃体和浅表淋巴结等局部淋巴组织并没有增生表现;男孩发病,母亲家族中往往有类似的男性患者,约20%的XLA儿童有慢性关节炎,有的患儿发生非化脓性大关节炎,应与幼年类风湿性关节炎相鉴别;血清蛋白电泳显示丙种球蛋白比例低,血清IgG、IgA及IgM水平显著减低,IgG常<2g/L。其外周血中B淋巴细胞极少,甚至不能被测出是诊断要点。1995年WHO免疫缺陷病研究小组也确定B细胞明显较少或缺乏是诊断XLA的要素之一;细胞免疫功能检查无异常发现。有条件进行基因诊断。

长期使用丙种球蛋白补充治疗及与抗生素抗感染联合应用有较好的效果。IVIG一般采用每月按400～600mg/kg总量给药,以改善症状提高生存质量。

3. 高IgM综合征。

六、获得性中性粒细胞减少症

获得性中性粒细胞减少症主要指骨髓髓系祖细胞增生低下,无颗粒形成,循环中破坏增加,或异常的组织分配。病因多而复杂,常见有放射线、药物、免疫及感染等因素,也可见假性中性粒细胞减少症及粒细胞潴留。以上因素造成中性粒细胞生成减少、破坏增加和(或)外周血中分布的异常,从而发生ANC的减少。临床所见病毒感染和化疗药物引起的中性粒细胞减少症尤为突出。

(一)感染性中性粒细胞减少症

1. 病毒感染 是儿童暂时性中性粒细胞减少的最常见病因。常见的引起中性粒细胞减少

的病毒：甲、乙型肝炎病毒，单纯疱疹病毒，巨细胞病毒，EB病毒，甲型、乙型流感病毒，麻疹，腮腺炎病毒，风疹，呼吸道合胞病毒。

病毒感染导致中性粒细胞减少的发病机制有：①病毒抗原依附在粒细胞表面，机体消除病毒的过程中累及粒细胞；②暂时性抑制骨髓细胞生成和释放功能，使其不能释放到周围血液循环中；③粒细胞分布异常，循环池中的粒细胞减少。病毒感染的早期以骨髓直接损伤为主，即骨髓粒系增殖、分化及成熟受抑，病毒感染的晚期，以免疫介导损伤为主，次要因素为中性粒细胞分布异常，如转移到边缘池或组织间隙、脾脏扣留或隔离等。

暂时性中性粒细胞减少常发生在疾病的开始1～2天，此时为病毒血症期，并持续3～7天。中性粒细胞减少的程度可以很重，但很少引起严重细菌感染，与中性粒细胞从循环池再分配至边沿池有关；中性粒细胞被补体激活后发生聚集，或被循环中的抗体破坏。

长期中性粒细胞减少常见于：乙型肝炎病毒、EB病毒、微小病毒B_{19}柯萨奇病毒及HIV感染。

2.细菌感染　中性粒细胞减少亦可见于细菌感染，常见于细胞内微生物感染；在伤寒、副伤寒、布鲁杆菌病及兔热病中可见中性粒细胞减少。在弥漫性、粟粒性肺结核也可见中性粒细胞减少；立克次体也是引起中性粒细胞减少的重要感染原因。在斑疹伤寒等感染累及肺部及脑部血管内皮细胞时，因血管炎而继发中性粒细胞减少。

败血症是中性粒细胞严重减少的原因。因为破坏增加，消耗增加，滞留于肺部毛细血管。细胞滞留引起毒性介质释放及组织损伤。新生儿因细胞储存池少，粒细胞的产量已经是最大值。更易因败血症而引起中性粒细胞减少。

3.原虫感染　黑热病常引起中性粒细胞甚至全血细胞减少。机制为脾功能亢进、抗中性粒细胞抗体及无效造血。疟疾及锥虫病也常并发中性粒细胞减少。疟疾发热期中性粒细胞减少主要是细胞迁移。

（二）中毒性粒细胞减少症

药物性中性粒细胞减少症机制：①免疫介导的粒细胞及其祖细胞的破坏。一类药物作为半抗原，进入体内与白细胞蛋白结合形成全抗原，引起人体产生IgG或IgM抗体，导致粒细胞凝集和破坏，如青霉素、抗甲状腺药、氨基比林及金制剂等，在这类药物存在的情况下，患者可以检测到抗中性粒细胞抗体，停药后抗体消失。另一类如奎尼丁等药物作为全抗原，诱导循环免疫复合物产生，免疫复合物与粒细胞结合导致粒细胞破坏，从而粒细胞减少。免疫复合物一旦形成，对粒细胞的破坏就不再需要药物存在，即停药后抗中性粒细胞抗体仍持续存在。②药物过敏性粒细胞缺乏症：抗甲状腺药、抗癫痫药以及某些抗生素可对过敏性个体引起粒细胞缺乏症，同时伴有皮疹、风疹、哮喘及水肿等过敏现象。③药物可直接或间接引起骨髓微环境或髓系祖细胞损伤，诱发细胞凋亡，抑制粒系祖细胞。④遗传因素，有染色体1p13,2p/2及Sp12的断裂和结构重排患者使用安乃近后发生粒细胞缺乏症较对照组高，HLA-B27、HLA-B38与氯氮平引起的粒细胞缺乏发病有关，而HLA-B35则可能有保护作用，接触同一种药物的不同个体，有些发病，而另一些则不发病，提示与遗传有关。推测编码药物代谢关键酶基因的单核苷酸多态性导致了某种药物或其代谢物在发病个体血中或局部组织中浓度过高。⑤表观修饰，药物与疾病或药物之间的相互作用，如在治疗精神分裂症时氯氮平能激活脑DNA去甲基化,更易引起粒细胞缺乏,而奥氮平则不会。柳氮磺胺吡啶治疗炎症性肠病时粒细胞缺乏发生较低,治疗类风湿关节炎时发生率较高,去铁酮治疗 Diamond-Blackfan 贫血,输血后铁沉积时粒细胞缺乏发生率较治疗地中海贫血时为高,药物之间可能通过细胞色素 P450 系统或影响流出泵而产生相互干扰。

目前认为最危险药物有:甲巯咪唑(OR 值 230.9)和柳氮磺胺吡啶(OR 值 207),普鲁卡因胺和盐酸噻氯匹定的 OR 值在 100 以上,氯氮平所引起的急性粒细胞缺乏可达用药者的 1%;其他高风险致病药物有:羟苯磺酸钙(OR 值 77.84)、抗甲状腺药物(OR 值 52.75)、安乃近(OR 值 25.76)及螺内酯(OR 值 19.97)。由安乃近、β-内酰胺类抗生素、噻氯匹定、抗甲状腺药物及抗精神病药物如氯氮平等引起的粒细胞缺乏占药物性粒细胞减少的 70%。以下药物治疗期间尤其需要监测血常规变化:卡比马唑、氯氮平、氨苯酚、安乃近、青霉素 G、普鲁卡因胺、丙硫氧嘧啶、利妥昔单抗、柳氮磺胺吡啶和噻氯匹定。

【临床表现】

药物引起的粒细胞缺乏常在数小时内发病,也有 5~7 周后发病者。安乃近引起的中位发病时间只有 2 天,而左旋咪唑则达到 60 天,71% 的患者发病于用药后 1 个月以上,急性中性粒细胞缺乏致粒细胞恢复的时间 4~24 天。

症状和体征:典型的粒细胞缺乏首发症状常有发热,多有全身乏力、寒战、非特异性咽喉痛及肌肉酸痛等感冒样症状,若不干预,60% 以上会进展为败血症。部分患者可并发重症肺炎、肛门直肠、皮肤、口咽部感染和感染性休克。早期应用抗生素者,可仅以发热为唯一表现;可有皮疹及关节痛等过敏表现。不同程度的肝、脾及淋巴结肿大。

实验室检查:外周血中性粒细胞绝对值计数(ANC)$<0.5\times10^9$/L,大多数$<0.1\times10^9$/L,单核细胞及嗜酸性粒细胞常增多,一般无相关的血红蛋白及血小板减少,若有严重感染,骨髓增生可受到抑制而致其他二系减少;65%~67% 的患者骨髓象有粒系增生减少,髓系前体细胞减少或消失,骨髓中无成熟髓细胞,或可见不成熟的髓细胞,被称之为"髓细胞成熟停滞"。骨髓增殖情况可供推测恢复时间的长短,如髓系细胞显著减少或完全缺乏,恢复时间常常需要 2 周~2 个月而前髓细胞的出现提示可能在 7 天内恢复,髓细胞成熟停滞现象往往是血象恢复的先兆;多数药源性中性粒细胞缺乏患者同时存在淋巴细胞减少,浆细胞增多,提示预后不良。

【诊断】

判断药源性中性粒细胞缺乏的原则:①在治疗过程中或用药后 7 天内出现中性粒细胞缺乏症,而停用该药 1 个月后血象完全缓解:中性粒细胞绝对值$>1.5\times10^9$/L;②当再次暴露于可疑药物时本病复发;③排除标准:任何先天性或免疫性中性粒细胞减少的病史,最近接受过放化疗、免疫抑制剂(如免疫球蛋白、干扰素、TNF 单抗及利妥昔单抗等)或感染性疾病(特别是病毒感染);或有潜在的血液病可能。

【预后】

提示预后不良的因素有:高龄(>65 岁),肾衰竭及心肺功能衰竭、败血症和休克、诊断时 ANC 过低($<0.11\times10^9$/L)、骨髓增生低下、淋巴细胞减少及骨髓浆细胞增多。致病药物与预后也有一定关系,如复方新诺明病死率较低,而氯氮平病死率高。

【治疗】

停用药物;积极抗感染;使用丙种球蛋白;G-CSF可以缩短中性粒细胞恢复期。

(三)免疫性中性粒细胞减少症

粒细胞表面同种抗原可以分为2大类,一类是粒细胞以及其他细胞共有的抗原,如人类白细胞抗原(HLA)及红细胞ABH抗原等;另一类是中性、嗜酸性和嗜碱性粒细胞所特有的抗原。1998年国际输血协会(ISBT)对人类中性粒细胞抗原(HNA)正式做了系统命名,至今已检测出8个HNA抗原。

1.HNA-1系统　HNA-1抗原是特异性HNA,只在中性粒细胞表面上表达。包括HNA-1a抗原(其相应抗体来自新生儿粒细胞减少症患儿的母亲,造成新生儿粒细胞减少症)、HNA-1b抗原及HNA-1c抗原(又被称为SH抗原),在白人及黑色人种中多见,东方人中罕见。

2.HNA-2系统　只有NB1抗原,现被命名为HNA-2a抗原。HNA-2a除了表现在中性粒细胞亚群外,还表现在中性晚幼粒细胞和中幼粒细胞;单克隆抗体检测发现50%~60%的中性粒细胞带有该抗原,其在中性粒细胞的表达,女性高于男性,特别是妊娠期女性HNA-2a中性粒细胞数增加;接受粒细胞克隆刺激因子G-CSF的个体、严重细菌感染和真性红细胞增多症患者的HNA-2a中性粒细胞比例也会升高。HNA-2a是高频率抗原,在不同人种中的抗原频率为90%~97%。

3.HNA-3系统　含有5a和5b抗原,而后分别被命名为HNA-3b和3a抗原。HNA-3抗原存在于粒细胞、血小板、淋巴细胞及内皮细胞。抗HNA-3a是白细胞凝集素,在输血相关性急性肺损伤(TRALI)病例中常被检测出,不同人种中HNA-3a抗原的表型频率为90%~99%。

4.HNA-4系统　粒细胞、单核细胞、巨噬细胞和淋巴细胞带有HNA-4a抗原,血小板和红细胞不表达该抗原;不同人种中HNA-4a抗原频率均>90%。

5.HNA-5系统　HNA-5a抗原频率在白人、巴西印第安人、中国台湾省人和南非黑色人种中分别为85.5%、79.1%、81.3%和88.1%。该抗体识别存在于B、T淋巴细胞和单核细胞表面上的非HLA-ABC抗原,无血小板抗体特异性,无抗白细胞凝集作用和细胞毒抗体特异性,只能在间接免疫荧光试验中被检测到。

抗-HNA与多种疾病相关,如母体内的同种免疫抗-HNA,可以破坏胎儿血液循环系统中的粒细胞,导致新生儿粒细胞减少症,已报告的病例涉及HNA-1a、1b、1c、2a、3a和4a等抗体。抗-HNA可造成自身免疫性中性粒细胞减少症,药物诱发中性粒细胞减少症,以及骨髓移植后移植物被排斥。在临床输血中,抗-HNA除了可以引起发热性非溶血性输血反应外,还可以造成TRALI。TRALI通常发生在输血后6小时之内,其特点是急性呼吸窘迫、低氧血症及低血压,死亡率约5%;根据发病机制,TRALI分为"免疫性"和"非免疫型"2类,前者是由白细胞抗体介导,后者则因细胞因子所引起。大多数免疫性TRALI,是由于输注的全血、血浆、红细胞及浓缩血小板悬液等血液制品中的白细胞抗体(包括抗-HLA和抗-HNA)所致。已报道涉及TRALI的抗-HNA有HNA-1a、HNA-1b、HNA-2a及HNA-3a等抗体,其中以HNA-3a抗体最为常见。(四)新生儿同种免疫性中性粒细胞减少症

新生儿同种免疫性中性粒细胞减少症是由于胎-母白细胞抗原型别不合而引起的暂时性

中性粒细胞减少。其发病机制与新生儿同种免疫溶血病相似，因母-胎的白细胞血型不合，母体被胎儿中性粒细胞抗原致敏，产生同种中性粒细胞的免疫抗体IgG，其抗体常为针对白细胞特异抗原HNA-1。经多次妊娠，抗体效价逐渐增加，通过胎盘进入胎儿，凝集白细胞引起中性粒细胞减少。新生儿中发生率约为1/2000。本病为自限性疾病，病程3～12周，中位数为7周，个别可达4个月。一般不会发生严重感染，预后良好。

【临床表现】

轻症无感染症状，重者主要为皮肤感染和脐炎，甚至败血症及脑膜炎死亡。注意与先天性中性粒细胞减少症鉴别。

【实验室检查】

不同程度的白细胞和中性粒细胞减少伴单核细胞和嗜酸性粒细胞增多，重症感染时血小板及血红蛋白可降低；骨髓象粒细胞系增生活跃伴成熟中性粒细胞减少；母、子血清中有相同的抗白细胞抗体，可凝集父、子中性粒细胞。

【治疗】

注意清洁卫生，空气消毒，加强护理；合并感染时选用抗生素治疗；发生致命感染时可血浆交换以去除抗体，IVIG或同时输母亲中性粒细胞（注意发生中性粒细胞肺内堆积和缺氧症）；可适量口服泼尼松抑制免疫反应。

（四）特发性自身免疫性中性粒细胞减少症

自身免疫性中性粒细胞减少症是因机体产生抗自身白细胞抗体，导致中性粒细胞减少。可分为：特发性（原因不明）和获得性。获得性常见于病毒感染（如传染性单核细胞增多症）、类风湿病、SLE、血管免疫母细胞淋巴腺病、免疫性甲状腺疾病、Felty综合征及慢性活动性肝炎等。其自身抗体为IgG型，针对中性粒细胞抗原（HNA）HNA-1及HNA-2，少数针对抗原HNA-5a(CD11b)或全FcγRⅢb。在自身抗体存在的情况下，致敏的中性粒细胞被巨噬细胞吞噬，导致粒细胞减少。自身抗体不仅导致粒细胞数量减少，还影响其功能。早期阶段的粒细胞的自身抗体直接影响骨髓的粒细胞成熟功能。

【临床表现】

特发性自身免疫性中性粒细胞减少症主要见于婴幼儿期年龄，发病高峰在3岁前，2/3患者在5～15个月龄时被诊断。无引起中性粒细胞减少的相关疾病或因素。临床呈慢性中性粒细胞减少症的表现（粒细胞减少至少持续6个月），与非免疫性慢性良性中性粒细胞减少症的临床表现不能区别。区别在于自身免疫性粒细胞减少症检测到中性粒细胞抗体。严重感染少见，一般为轻中度感染，95%儿童在2年内可以自行恢复。

常见轻症皮肤感染及咽炎、蜂窝组织炎和黏膜溃疡，少部分有严重感染包括肺炎、脑炎及败血症；偶有轻度-中度脾大；80%患者中性粒细胞减少持续7～24个月。抗体消失后中性粒细胞计数恢复正常。

【实验室检查】

外周血呈严重中性粒细胞缺乏（0～$1.0×10^9$/L），伴单核细胞代偿性增生；骨髓象呈粒系祖细胞增生活跃，中性粒细胞发育停滞在较晚阶段，成熟（分叶核）中性粒细胞数量明显减少。抗中性粒细胞抗体阳性。抗体有IgG、IgA和IgM型，以IgG型多见，抗体最重要的结合位点在免疫球蛋白FcγRⅢb。抗体可以存在于血清中,也可以结合在粒细胞表面。

【诊断】

反复感染和中性粒细胞减少的临床特点,并且血清中存在粒细胞自身抗体可以确诊。注意与新生儿同种免疫引起的中性粒细胞减少症、周期性粒细胞减少和重型慢性粒细胞减少相鉴别。免疫性粒细胞减少症大多呈单纯粒细胞减少,严重全血细胞减少需与再生障碍性贫血及白血病等血液病致继发性粒细胞减少鉴别。

【治疗】

婴幼儿的自身免疫性粒细胞减少是自限性疾病,绝大多数不需要特殊治疗。预防感染:保护性隔离,口腔护理,保持皮肤、肛门、外阴部位清洁及大便通畅。中性粒细胞<0.2×10^9/L,给予G-CSF5~10μg/(kg·d),粒细胞上升到0.5×10^9/L以上即可停用。预防使用抗生素和抗真菌药;粒细胞缺乏症患者,当体温>38℃,应立即给予经验性抗生素治疗;严重感染者,抗生素选择原则应遵循广谱、高效、足量,选用杀菌剂和静脉给药,可联用IVIG。泼尼松1~2mg/(kg·d),有一定效果,但停药易复发。CsA对于难治和复发的患者有一定的疗效。抗体滴度高,粒细胞缺乏严重的病例可用血浆置换。Felty综合征,如有脾功能亢进切脾有效,有效患者会伴有血清IgG水平下降;对于严重粒细胞减少和反复感染的患者可能有效。

(五)继发性同种免疫性中性粒细胞减少症

继发性同种免疫性中性粒细胞减少症是由抗体及T细胞介导的免疫损伤,靶抗原在细胞膜或细胞内。少部分患者有粒细胞功能障碍。

1.Evans综合征 特点为自身免疫性溶血性贫血伴免疫性血小板减少,可伴中性粒细胞减少。患者除有抗红细胞抗体和抗血小板抗体外,个别患者表现有抗白细胞抗体而引起全血细胞减少,也同时产生抗核抗体(ANA)、抗双链DNA(dsDNA)抗体、抗ss-DNA抗体、抗线粒体抗体、抗甲状腺素抗体、抗Sm抗体、抗促甲状腺素(TSH)受体抗体、抗胰岛素抗体及抗磷脂抗体等,表现自身免疫性疾病的不同系统病变。

2.活动性SLE 中性粒细胞减少程度较轻,常提示疾病活动期。机制为免疫抑制因子对骨髓的抑制,存在特异性或非特异性抗中性粒细胞抗体。主要治疗SLE。

3.Felty综合征 是类风湿性关节炎的一种少见特殊类型。表现三联征为关节炎、巨大脾脏及中性粒细胞减少。病程中反复出现小腿胫前溃疡,呼吸道、泌尿道或不明感染灶的感染,感染的原因主要与粒细胞数量减少及功能障碍有关,而粒细胞的减少与粒细胞生成障碍及免疫作用有关,也存在细胞分布的异常,部分血管内粒细胞黏附在血管内皮上,边缘池增加。白细胞减少,多低于4.0×10^9/L。中性粒细胞减少最为显著,最低可达0.1×10^9/L,可伴血红蛋白和血小板减少。血清类风湿因子阳性率达95%,常呈高滴度。免疫球蛋白增高。ANA阳性率70%~100%,HLA-DR4阳性率85%~90%,抗核周因子(APF)、抗角蛋白抗体(AKA)及抗心磷脂抗体可阳性。约90%病例有粒细胞特异性抗核抗体,在疾病恶化期滴度增高,缓解期可消失。血清转氨酶升高(轻度),白蛋白减低;骨髓以粒细胞成熟障碍为主,骨髓增生活跃。

临床上符合以下条件者可诊断本病:①符合类风湿性关节炎诊断标准;②在患类风湿性关节炎以后,出现了持久的白细胞减少,白细胞低于4.0×10^9/L,或中性粒细胞减少至2.0×10^9/L

以下;③血小板正常或低于$100×10^9/L$,伴或不伴程度不同的贫血;④脾大;⑤无其他原因可解释的脾大或粒细胞减少的疾病。

【预后】

本症少数患者可自然缓解,在几年内可无症状,但自愈的可能性极小;早期诊断、早期治疗是关键。可予免疫抑制治疗,如柳氮磺吡啶及甲氨蝶呤、环孢素 A 可缓解症状;美罗华有效。酌情使用 G-CSF,但注意容易发生血管炎。持续重度白细胞减少者,可考虑行脾摘除术。

第二节 中性粒细胞功能不全综合征

中性粒细胞功能不全综合征是指血循环中的中性粒细胞总数正常及免疫球蛋白(Ig)正常或高于正常,但仍呈现慢性、复发性细菌或真菌感染的疾病。中性粒细胞是急性炎症反应的主要细胞,凭借趋化运动、黏附、吞噬和杀菌功能执行免疫功能。

【中性粒细胞功能】

1. 趋化运动 细菌入侵后,中性粒细胞在各种趋化因素(补体成分,C5、C6、C7 及 C3 分裂产物,血浆素,胰舒血管素,纤溶酶原激活剂,细菌释出的某些物质,致敏淋巴细胞产生的趋化因子)的激活下,向炎症及感染部位聚合,使细胞黏附其表面。

2. 识别调理作用 血清调理素-IgG 亚型(IgG1 和 IgG3)及激活的补体成分(C3、C3b 及其分解物 C3e)使细菌不可逆地与中性粒细胞膜上的 C3b 及 IgG1 和 IgG3 的 Fc 受体结合,特异性地作用于细菌的抗体,对细菌调理和消化起重要作用。

3. 吞噬作用 细菌附于中性粒细胞胞膜后,胞膜凭借胞质的肌动蛋白微丝的收缩及浆膜的伸展,产生内陷,将细菌吞入,形成吞噬泡。

4. 杀菌作用 被吞噬的细菌在胞质内形成吞噬小体,再与粒细胞的溶酶体融合成吞噬溶酶体。细胞糖酵解作用加强,产生大量乳酸,直接杀灭细菌,同时吞噬泡内呈酸性环境,多种酶被激活,中性粒细胞脱颗粒,释放出颗粒中的物质(溶菌酶、乳铁蛋白、组织蛋白酶 G),有助于对细菌或异物的消化溶解作用。在细胞活化、吞噬异物的过程中表现出 NADPH 氧化酶活化,耗氧量剧增,称为中性粒细胞"呼吸暴发",产生大量反应氧中间产物(O^{-2}、H_2O_2、H^+、$^1O_2$ 等),这些产物具有高度杀菌活性。中性粒细胞的杀菌系统见表 10-1。正常情况下依赖氧杀菌系统起主要作用。

表 10-1 中性粒细胞的杀菌系统

不依赖氧的杀菌系统	①酸性:糖酵解作用加强,乳酸增加。②溶酶体酶:中性粒细胞一级颗粒(过氧化氢酶、酸性磷酸酶、髓过氧化物酶)。③蛋白物质:吞噬细菌素、乳铁蛋白、阳离子蛋白质
依赖氧的杀菌系统	①依赖髓性过氧化物酶(MPO)系统(MPO-H_2O_2-卤素系统)。②不依赖 MPO 系统(NADP 氧化还原系统)、O_2^-、H_2O_2、OH^-、$^1O_2$ 等

当中性粒细胞的颗粒有缺陷,脱颗粒现象减弱或溶酶体酶不能释放,或反应氧中间产物减少均可造成吞噬细胞杀菌功能缺陷。

【中性粒细胞功能不全疾病分类】

1.着边和黏附异常

(1)先天性白细胞糖蛋白 CD11/18 缺乏。

(2)增加:白细胞栓子、中性粒细胞减少、血液透析后、内毒素休克、胰腺炎。

(3)降低:与趋化功能有关的疾病及药物引起。

2.趋化性缺陷

(1)白细胞趋化缺陷:新生儿,惰性白细胞综合征,肌动蛋白聚合缺陷,高 IgE 综合征(Job 综合征),高 IgA 皮炎及呼吸道感染,Shwartzman-Diamond 综合征,代谢性细胞趋化障碍(糖尿病、尿毒症、甘露醇苷过多症),感染、烧伤、白血病、骨髓移植。

(2)趋化因子生成不足:补体缺乏(C_3、C_5 缺乏),激肽系统异常,慢性皮肤黏膜念珠菌病。

(3)趋化抑制因子增多:①趋化灭活因子增多:霍奇金病,全身硬化症,肝病及肿瘤。②趋化抑制因子增多:Wiskott-aldrich 综合征,血浆内生成 C5a(血液透析、SLE、Felty 综合征),慢性肉芽肿病,类风湿病。

(4)非趋化物质对白细胞抑制:乙醇、氨基糖苷类抗生素。

(5)局部趋化因子增多:银屑病、卟啉病。

(6)免疫球蛋白异常:高 IgE 血症、高 IgA 血症、低丙种球蛋白血症。

3.识别和吞噬功能异常

(1)调理作用受损:Ig 及补体缺乏,新生儿,镰状细胞病。

(2)肌动蛋白功能障碍。

(3)中性粒细胞锚基(anchoring)缺乏。

(4)吞噬促进因子缺乏症。

4.颗粒功能缺陷 Chediak-Higashi 综合征,中性粒细胞特异颗粒缺乏症。

5.过氧化物杀菌力缺乏

(1)慢性肉芽肿病及其变异型。

(2)白细胞 G-6-PD 缺乏症。

(3)PK 缺乏症。

(4)髓过氧化物酶缺陷症。

(5)自身氧化物缺陷:谷胱甘肽还原酶缺陷,谷胱甘肽合成酶缺陷,维生素 E 缺乏症。

(6)获得性骨髓增生异常综合征。

一、慢性肉芽肿病

慢性肉芽肿病(CGD)是一种常见的吞噬细胞功能缺陷病。本病主要呈性联隐性遗传,也有少数为常染色体隐性遗传。发病是由于吞噬细胞(中性粒细胞、单核细胞、嗜酸性粒细胞及巨噬细胞)NADPH 氧化酶缺乏,导致活性氧、过氧化氢产生减少,杀菌功能缺陷所致。临床特征为自婴儿期出现反复发作的皮肤、淋巴结、呼吸道、胃肠道、骨骼等慢性化脓性细菌感染或真菌感染,或局部形成慢性肉芽肿。约 1/3 病例 7 岁前死于各种严重感染。

【病因及发病机制】

本病的基本缺陷是中性粒细胞胞浆中缺乏 NADPH 氧化酶,或中性粒细胞胞膜受植物血凝素、抗原-抗体复合物、趋化因子及药物等刺激后不能激活 NADPH 氧化酶。NADPH 氧化酶是吞噬细胞在吞噬过程中触发"呼吸暴发"的重要酶,它是由多种有催化和调节作用的亚单位组成的合成酶,经 NADPH 氧化酶的催化作用,产生大量反应氧中间产物,如超氧阴离子(O^{-2})、过氧化氢(H_2O_2)、自由羟基($\cdot OH$)、单线态氧($1O_2$)、次氯酸等,这些中间产物具有高度杀菌活性。当 NADPH 活性减低或缺乏时,"呼吸暴发"受损,不能产生足量的 O_2 和 H_2O_2,致 H_2O_2-卤素-髓氧化物酶杀菌系统功能不全,不能有效杀灭过氧化氢酶阳性菌(如金黄色葡萄球菌、产气杆菌、白色念珠菌、曲菌属及黏质沙雷菌等)。这些细菌或真菌被吞噬细胞吞噬后,由于体液免疫及多种抗生素均不能穿破细胞膜,细菌反被保护在吞噬细胞中,随血循环播散到全身单核-巨噬细胞系统,形成多数慢性化脓灶或肉芽肿。对于过氧化氢酶阴性细菌(如溶血性链球菌、肺炎球菌),由于它们本身能产生 H_2O_2,故可被吞噬细胞消灭。

吞噬细胞的 NADPH 氧化酶由两个细胞色素 b 膜亚单位(α 单位、22kD 及 β 单位、91kD)和两种胞浆可溶性协同因子(67kD、47kD)构成。91kD 亚单位是由性染色体 CGD 基因编码。80%~90% 的细胞色素 b 贮存在中性粒细胞特异颗粒中。近年来分子生物学研究发现,在不同的 CGD 病例中,NADPH 氧化酶的分子缺陷有差别,并与遗传方式有关。

CGD 病例临床表现有明显的异质性,可能与不同的分子缺陷类型有关。伴有 X910 及 A220 的病例,由于其细胞色素 b 完全缺乏,临床表现较严重;伴有 A470 的病例,临床表现则较轻;伴有 A670 及多数 X91- 的病例,临床表现的严重程度介于二者之间。

【临床表现】

多在 2~3 岁开始出现慢性、复发性的皮肤、黏膜、淋巴网状器官的化脓感染,约 2/3 患儿在生后第 1 年出现症状,最早可在生后 1 周,也有迟至儿童期出现。化脓性淋巴结炎常为首发症状,其次是皮肤、呼吸道等与外界细菌接触较多部位的细菌或真菌感染,如湿疹样化脓性皮炎、脓痂疹、口周或鼻周的脓痂性病损、蜂窝织炎、溃疡性口炎、肺炎、肺脓肿或肺肉芽肿。局部皮下脓肿常需切开引流,但伤口经久不愈呈慢性肉芽肿反应,易形成瘘道。1/3 病例有骨髓炎,常累及手、足部小骨,呈破坏性损害,局部有骨肿胀,对抗生素治疗效果欠佳,旧的病灶逐渐消退又有新的骨损害发生,经久不愈。持续腹泻常提示肉芽肿性结肠炎。肠系膜淋巴结炎可引起腹痛。胃窦部肉芽肿可引起消化道梗阻。1/3 病例有肝周脓肿及直肠瘘。常有肝脾肿大、全身淋巴结病,肝肿大常意味着有肝脓肿及肝周脓肿。肝内脓肿形成较隐匿,临床不易发现,需放射性核素扫描才能证实。膀胱壁肉芽肿引起肾盂及输尿管积水可致阻塞性尿路病。此外,还有罕见的甲状腺功能亢进及甲状腺烟曲真菌感染、脉络膜或视网膜病损。一些 CGD 携带者还可并发自身免疫病,如 SLE、多关节炎等,有些患者血清中可检出多种自身抗体。

感染的病原菌以金黄色葡萄球菌最常见,约占 50%,其次为大肠杆菌、绿脓杆菌、假单孢杆菌、黏质沙雷菌、曲菌属、白色念珠菌等,均为过氧化氢酶阳性细菌或真菌。

病程经过迁延,缓解与发作交替出现,最终可出现败血症及化脓性脑膜炎。

【实验室检查】

急性感染时,外周血有白细胞升高,中性粒细胞增加,常伴有"中毒性"改变。慢性感染时有轻度贫血;血清 Ig(IgG、IgM、IgA)浓度升高,T 细胞免疫功能正常;血清铁及总铁结合力降低,血清铁蛋白升高,血沉加快;中性粒细胞功能检查可见:四唑氮蓝(NBT)试验显示阳性细胞<10%,甚至阴性(正常为 70%～90%),可作为本症的筛选试验,并可检出女性基因携带者及作出产前 CGD 胎儿的诊断;用高铁细胞色素还原法定量测定白细胞 H_2O_2 产生量减少;中性粒细胞杀菌力明显降低,吞噬功能则正常。

1. X 线照片检查 约 90%的患者有肺部异常。肺慢性肉芽肿早期表现为肺门淋巴结肿大,肺门周围炎,肺野可见边缘清楚的圆形阴影,可发展为包裹性肺炎、肺脓肿。后期表现为斑片状阴影,有明显相互融合趋势,但较少波及整个肺叶。骨髓炎患者骨骼 X 线片及骨扫描可发现骨质破坏。

2. 组织学检查 感染部位的活组织显示病变呈特征性的含有组织细胞的肉芽肿(可间杂化脓区)及含脂色素颗粒的组织细胞浸润。

【诊断】

根据自幼出现反复化脓感染的病史及临床表现,结合 NBT 试验阳性细胞<10%或 0,以及中性粒细胞功能试验显示杀菌力减低,趋化及吞噬功能正常,可作出诊断。用分光光度法分析患者中性粒细胞的细胞色素 b 含量,可判断 CGD 亚型的分子缺陷。用髓细胞 cDNA 或基因组 DNA 的分子遗传分析,可证实基因亚型及明确突变氧化酶的分子特性。绒毛膜或羊水细胞作胎儿 DNA 检查,或胎儿血 NBT 试验,可用于产前诊断。

【治疗】

积极控制急性感染,选用杀菌作用强的抗生素治疗,并需大剂量及静脉给药,感染控制后仍需继续用药 2～3 周,以防复发。局部皮下脓肿应切开引流。如有肺或肝脓肿,必要时配合手术清除病灶。严重感染者可酌情输注正常人粒细胞,使患者的中性粒细胞具有正常代谢活性,使抗生素治疗效果不佳的顽固性感染得以控制,尤其对革兰阴性杆菌感染的患者,疗效更明显。

非感染期可预防性应用复方新诺明。磺胺过敏者可用双氯西林,剂量为 25～50mg/(kg·d),可使感染的间歇期延长,且不会增加伴发真菌感染的危险。

预防性使用重组人 γ-干扰素(IFNγ)可促进患者的吞噬细胞产生"呼吸暴发"作用,增强活性氧的产生量,增强杀菌活性。有报道,长期应用 IFNγ,可使严重感染的发生率降低 70%。推荐测量:$50\mu g/m^2$,皮下注射,每周 3 次,直至终身。

异基因骨髓移植治疗本病成功率不高。

本病患者应尽量少输血或不输血,由于部分患者的红细胞可能缺乏 kell 抗原(Ko),易出现输血反应。如病人必须输血,应先检查红细胞内是否有 kell 抗原。

【预后】

本病预后不良,约 1/3 患者于 7 岁前死于全身感染,可伴败血症或脑膜炎。40%的病例于 12 岁前死亡,少数可存活至成年。

二、髓过氧化物酶缺乏症

髓过氧化物酶缺乏症(MPOD)是一种较常见的、较良性的吞噬细胞遗传病。完全缺乏见于 1/4000 人群中,部分缺乏见于 1/2000 人群中。本病为常染色体隐性遗传。主要是由于中性粒细胞及单核细胞颗粒中的 MPO 功能及免疫化学的缺陷所致。

MPO 的遗传基因位于 17 号染色体长臂(q22~23),MPOD 是 MPO 前质多肽链转录后的缺陷。MPO 缺乏时,中性粒细胞完全缺乏 MPO-H_2O_2-卤素系统的杀菌活力,对化脓性细菌及真菌的易感性增加。

临床特征:①自幼出现反复细菌或真菌感染,程度较轻,抗生素多能控制感染。严重感染者多数合并糖尿病或其他免疫缺陷病。②新鲜血涂片作过氧化酶染色(联苯胺法)显示中性粒细胞及单核细胞 MPO 活性降低或缺乏,嗜酸性粒细胞 MPO 活性正常。③中性粒细胞杀菌功能轻度减弱。NBT 还原试验正常。④本病预后良好,无症状者不需治疗,有感染者应控制感染。

三、葡萄糖 6-磷酸脱氢酶缺乏症

本病的中性粒细胞内 G6PD 活性显著降低,导致中性粒细胞杀菌力缺陷,反复细菌感染。一般中性粒细胞 G6PD 活性降至正常的 25% 以下时,HMP 中产生 NADPH 明显减少,H_2O_2 含量低于正常的 25%,细胞容易受到氧化性损害。致中性粒细胞吞噬功能正常但不能杀灭微生物。该病常伴红细胞 G6PG 缺陷,呈现 CNSHA。

临床特点:①多于 5 岁以前发病,出现反复的细菌及真菌感染;②NBT 还原试验正常或降低,多数病例杀菌力低;③试管内中性粒细胞培养基中加入亚甲蓝刺激 HMP,CGD 的中性粒细胞 HMP 活性增加,本病则无反应。

治疗与 CGD 相似,但干扰素治疗无效。

四、Chediak-Higashi 综合征

Chediak-Higashi 综合征(CHS)是一种先天性溶酶体异常症,属常染色体隐性遗传。本病体细胞(包括中性粒细胞、单核细胞、巨噬细胞、成纤维细胞及视网膜细胞等)胞浆中溶酶体融合成巨大颗粒(溶酶体),引起溶酶体酶的代谢障碍,导致一系列的组织、器官功能改变。在吞噬细胞中,溶酶体转运调节因子(LYST)基因缺陷,不能将各种杀菌酶输送到吞噬小体内,引起功能性过氧化物酶缺乏。多在婴儿期发病,男女均可发病,部分家族常有近亲婚配史。

【临床表现】

1.慢性反复性化脓感染　自幼儿期易发生皮肤、呼吸道的过氧化氢酶阴性细菌(链球菌、肺炎双球菌及嗜血流感杆菌等)的化脓感染。

2.局部白化症　皮肤、头发及眼色素沉着不足,头部发际及鼻旁、口周皮肤多见白色,光照多的部位呈斑条状灰黑色,略粗糙。毛发在阳光下为银灰色,呈不完全白化病表现;眼色素层的色素减弱或缺如,虹膜色淡,眼底苍白,故有畏光或眼球震颤。眼睑、四肢皮肤白化,多汗。

3.血小板减少而致出血倾向。

4.中枢神经系统症状　CHS 患者受累的组织有眼、皮肤、脑、下垂体和周围神经,以致患

儿可出现多种神经症状,包括腱反射消失、麻痹、感觉丧失、癫痫发作、行为异常和震颤等,个别智力减退、轻瘫、小脑性手足不灵及发作性行为异常。

5. 疾病恶化期症状　随年龄增加,85%患者疾病恶化,全身淋巴网状器官的广泛性淋巴样和组织细胞浸润,表现为全血细胞减少、淋巴结病、肝脾大、严重胃肠道出血、溶血性贫血及低丙种球蛋白血症。

【实验室检查】

不同程度贫血,中性粒细胞持续性减少。最具诊断价值的特征性改变是在光镜下经瑞氏染色后,嗜中性粒细胞质内发现灰紫红色的圆形、椭圆形或多角形异常粗大嗜苯胺蓝颗粒,直径 $2\sim5\mu m$,POX+;淋巴细胞质内出现紫红色、巨大的嗜天青颗粒,直径 $2\sim5\mu m$,POX-;血小板减少,并含粗颗粒。骨髓增生程度活跃,中幼以下各阶段粒细胞、淋巴细胞质内出现与外周血相同的异常颗粒。在电镜下见典型异常超微结构改变为胞浆内含有许多大小不等电子致密颗粒,多较正常溶酶体大,有的甚至达正常者的 10 倍以上。偶见吞噬体,细胞器变性,可见大的泡状结构,内含絮状颗粒本质为溶酶体,含丰富的水解酶,为诊断本综合征的重要依据。粗大异常颗粒称为 CHS 颗粒。

中性粒细胞功能缺陷:游走性和趋化性功能不全,杀菌力低下,吞噬功能正常。NK 细胞杀伤功能缺乏,抗体依赖性细胞杀伤功能也明显下降。NK 细胞和细胞毒性 T 淋巴细胞(CTL)活性低下,急性期反应物增强;循环 T 和 B 细胞数量正常,血清 Ig 正常。

中性粒细胞环核苷酸测定:cAMP 含量显著升高(7～8 倍于正常人),cGMP 含量降低。血清溶菌酶升高。病程长者脑电图可呈癫痫样改变,肌电图或神经传导检查可发现神经传导延迟,颅脑 MRI 及 CT 扫描可见脑萎缩。

【预后】

本病预后不良,多死于儿童期(平均死亡年龄 6 岁)各种严重感染,少数可活到青壮年。本病合并淋巴系统恶性肿瘤几率高。主要取决于加速期发生的时间及年龄。反复感染,特别是 EB 病毒感染难于预防,亦无有效治疗措施。

【治疗】

无特殊治疗。本病分稳定期和加速期,加速期亦称淋巴瘤样期或终末期。稳定期应注意个人卫生,防止感染;加速期的发生与 EB 病毒感染有关。合并感染时选用敏感抗生素及干扰素;必要时输注血细胞成分;应用增加细胞内 cGMP 药物(大剂量维生素 C 和胆碱能药);疾病恶化期出现贫血,白细胞、血小板数减少,出血,肝、脾及广泛淋巴结肿大,可以化疗,但仅为暂时性缓解,药物可选用 VCR、泼尼松和 CTX,秋水仙素与糖皮质激素联合,对加速期有一定疗效;有些病例可切脾;多数病例需接受造血干细胞移植,但骨髓移植不能阻止神经系统退行性变,也不能改变色素减退。

五、Job 综合征

Job 综合征,也称高 IgE 综合征(HIES),属常染色体隐性遗传。本病可能与 IgE 升高、组织胺释放及 cAMP 增加有关。目前认为 Job 综合征是高 IgE 综合征的变异型。

【临床特点】
①自幼儿期易反复金黄色葡萄球菌感染(皮肤、皮下软组织、淋巴结、肺及肝等),易形成冷性脓肿;②表现为特殊面容(宽鼻柱),易患湿疹样皮疹、骨质疏松和骨折、脊柱侧凸、乳牙延迟脱落或不脱落以及关节过度伸张;③发作时多伴发热及血沉加速,外周血中性粒细胞增高;④好发于皮肤白皙、发色微红的年轻女性;⑤中性粒细胞趋向性及吞噬功能正常,NBT还原试验多阴性,杀灭金葡菌功能减退;⑥IgE含量增高(>2000U/ml),循环T细胞数量正常、Th17细胞减低,B细胞数量正常,个别病例T细胞免疫功能下降,特异性抗体产生下降;⑦嗜酸性粒细胞增多>0.40~0.50。

【治疗】
应积极控制感染。改善中性粒细胞趋化性,可试用左旋咪唑、维生素C、α-干扰素和转移因子。酌情应用静脉丙种球蛋白或血浆置换术。异基因造血干细胞移植可根治。

第十一章 嗜酸性粒细胞增多症

第一节 热带嗜酸性粒细胞增多症

热带嗜酸性粒细胞增多症多见于热带、亚热带地区,我国以华南、华东地区多见。可能为蠕虫(蛔虫、丝虫、钩虫)幼虫在肺内移行过程,或病毒、螺旋体感染及虫咬等产生的一种过敏反应综合征。临床特点为慢性反复发作的肺部炎症伴有哮喘样综合征,淋巴结病及嗜酸性粒细胞增多症。

一、临床表现

本症主要有以下临床表现:①起病缓慢,表现为乏力、厌食、低热、消瘦等症状。②阵发性咳嗽、喘息,以夜间发作为甚,伴有肺部哮鸣音、湿性啰音及呼气性呼吸困难。反复发作。病程一般为3~8个月,但有报道称,病程最短1个月、最长20年。③半数患者有颈淋巴结肿大,肝脾肿大。

二、实验室检查

1.血象 白细胞升高,$(10\sim30)\times10^9/L$,甚至高达$100\times10^9/L$,嗜酸性粒细胞明显升高,绝对值可达$20\times10^9/L$,相对值为0.40~0.90,均为成熟嗜酸性粒细胞。

2.痰 痰中嗜酸性粒细胞增多。

3.粪便 可查到蛔虫或钩虫卵。

4.血液 ①血清华氏反应及冷凝集反应阳性。血沉加快。②血清IgA及IgD正常,IgG及IgM轻度升高,IgE明显升高,较正常增加30~270倍。

5.骨髓象 嗜酸性粒细胞显著增多,以中、晚幼嗜酸性粒细胞为主,红细胞及淋巴细胞正常或降低,巨核细胞正常。

6.胸部X线片 肺纹理增加,有粟粒状、斑点或结节状阴影,肺门淋巴结肿大。上述改变经治疗后迅速消散。

三、治疗

1. 卡巴砷　8mg/(kg·d),分3次口服,10天一疗程,休息10天,再作第二疗程。
2. 乙胺嗪　4~6mg/(kg·d),分2~3次服,连用7~14天。
3. 泼尼松　1mg/(kg·d)口服,可减轻症状。

第二节　嗜酸性粒细胞增多性哮喘

本症是指蛔虫感染引起机体的变态反应。临床以哮喘及嗜酸性粒细胞增多及肺部浸润为特点。病程较长,可达数年。

临床特征为:①喘息、阵发性呛咳,以夜间为甚。②双肺可闻及哮鸣音。③可伴有荨麻疹(30%)、婴儿湿疹等变态反应表现。④轻度肝肿大。⑤血中嗜酸性粒细胞明显增高(可达0.11~0.60),且与症状及肺功能不相关。⑥鼻咽分泌物中有大量嗜酸性粒细胞。⑦可有排蛔虫史及大便检出蛔虫卵。⑧蛔虫液抗原皮试呈特异反应,被动转移试验呈阳性反应(有抗蛔虫液抗体)。⑨胸部X线检查可见肺纹理增粗。⑩驱虫治疗及抗过敏药物治疗有明显效果。

第三节　嗜酸性粒细胞肺浸润

一、嗜酸性粒细胞肺浸润

嗜酸性粒细胞肺浸润属于一种变态反应综合征,除血嗜酸性粒细胞增多外,伴有不同程度的呼吸系统症状和肺部浸润,属于一种变态反应综合征。

【临床特征】
发热,重者可有高热,阵发性咳嗽和哮喘,偶可发生呼吸衰竭,肺部可闻及干、湿性啰音,可有脾大。重症可出现多系统损害。

血象:嗜酸性粒细胞增多。

胸部X线:可见云絮状斑片影,形状和部位不定,可游走,易复发。

【相应症状对症治疗】
肾上腺糖皮质激素能迅速减轻症状。

二、过敏性肺炎

过敏性肺炎又称Loffler综合征,亦称"外源性过敏性肥胖炎",是多种抗原(蛔虫、幼虫、真菌、花粉及药物)所引起肺部过敏性炎症。

【临床表现】

HP是一种症状和体征较复杂的综合征,临床表现可以从很轻微到非常严重,甚至死亡。这取决于吸入变应原的浓度、暴露时间和患者体内免疫反应的强度。

HP主要表现为咳嗽、喘憋及呼吸困难等,临床上分为以下三种类型:①急性过敏性肺炎:主要表现是类流感样症状,主要有鼻塞、流涕、发热及头痛。一般在接触过敏原后4~6小时出现,高峰期为6~24小时,一般持续几小时到几天,且因多次接触过敏原而反复发作。②亚急性过敏性肺炎:主要是过敏原未去除,致咳嗽,气短症状可持续数天至数周,有些呈呼吸困难和呼吸衰竭。③慢性过敏性肺炎:是长期接触过敏原所致,咳嗽、气短显著加重,常伴有疲惫、消瘦、贫血和广泛的皮疹等,持续时间可达数月,有的即使去除过敏原其病情仍不断恶化,最终发展为肺间质纤维化的终末阶段。

【实验室检查】

1.肺部X线可呈云雾斑片状影、斑点状、粟粒状及毛玻璃样改变。阴影(嗜酸性粒细胞浸润)呈游走性,可于半月内自行消失;急性过敏性肺炎表现为毛玻璃状渗出影、小结节影及斑片状渗出影。亚急性过敏性肺炎和急性过敏性肺炎有许多相似之处,以不均质性或小结节阴影为主。在急性期向亚急性期转化的过程中,一些正常的肺组织被网状影或小结节影取代,易被认为是结核和肺肿瘤。大约20%以上的急性过敏性肺炎或少数亚急性过敏性肺炎的胸部X线表现是正常的。

2.典型的结节影是广泛分布在小叶中心周围,呈片状,直径小于5mm。其微小结节的表现似乎与抗原的吸入有关,在日本夏日过敏性肺炎中100%有此种表现。急性过敏性肺炎最常见的是大片状、磨玻璃状阴影,但亦可在亚急性或慢性过敏性肺炎患者的身上见到。特别是有持续过敏原吸入的环境存在时,从影像分布是局限或弥散的,其主要分布在中下肺野,亦可见于上肺区和下肺野。目前慢性过敏性肺炎CT呈阻塞征象在增加,如呼气相气体滞留阴影,囊状肺纤维化和肺气肿。对于过敏性肺炎的诊断,CT比普通X线片更具有意义。

3.肺功能实验:过敏性肺炎患者应行肺功能实验,以明确呼吸功能异常与肺受损失的相关性关系,以及指导临床治疗。确诊过敏性肺炎后应用激素治疗的过程中,如患者对激素治疗敏感则肺功能有明显改善。急性过敏性肺炎,主要表现为限制性通气功能障碍伴有弥散功能减退;慢性过敏性肺炎主要表现为限制性通气功能障碍,部分患者伴有阻塞性通气功能障碍,但无肺气肿表现。

4.支气管肺泡灌洗:支气管肺泡灌洗技术在过敏性肺炎的诊断过程中起着重要的作用,为诊断过敏性肺炎提供了充分有力的细胞学依据。肺泡灌洗液淋巴细胞数正常可以排除过敏性肺炎的诊断。但淋巴细胞增高亦不能完全诊断过敏性肺炎,某些和过敏原接触密切的无症状高危人群,其肺泡灌洗液的淋巴细胞亦可增高,亦有一部分疾病如结节病、闭塞性细支气管炎伴机化性肺炎(BOOP)、药物性肺炎及HTLV-1相关性肺炎等,其肺泡灌洗液淋巴细胞数亦增高。

【治疗】

一旦发病,脱离接触变应原是最重要的治疗措施。对于急性HP和复发性HP的患者,脱离变应原后可自行恢复,所以不需要糖皮质激素治疗。对于有持续症状和肺功能明显减退的 HP 患者,主张口服或静脉给予糖皮质激素治疗。通常建议初始剂量采用泼尼松 1mg/(kg·d),将 1 天的总量在早晨 8 时一次性吞服,症状减轻后逐渐减量,总疗程约 2 个月。疗效评判的主要指标有:胸部 X 线检查、白血病计数、CRP、血沉、动脉血氧分压(PaO_2)、肺活量(%VC)及 CO 弥散功能(%DLCO)等。特别是 CO 弥散功能的改善显著晚于自觉症状和其他检查异常的改善,因此可以将其作为糖皮质激素停药的主要参考指标。

第四节　流行性(爆发性)嗜酸性粒细胞增多症

流行性(暴发性)嗜酸性粒细胞增多症又称传染性嗜酸性粒细胞增多症或流行性过敏性呼吸道综合征。可能是急性大量蛔虫感染或病毒、真菌孢子等引起的过敏反应。

病程短,发病急,呈流行性,多于 7~12 天恢复。发热、胸痛及痉挛性喘咳,夜间加重。病毒所致者可有关节痛,淋巴结肿大。血中白细胞增多,嗜酸性粒细胞增多。胸部 X 线呈肺纹理增粗,网状结节样及小片浸润。

用乙胺嗪或哌嗪和激素联合治疗对蛔幼虫引起者有效。

第五节　嗜酸性粒细胞淋巴肉芽肿

嗜酸性粒细胞淋巴肉芽肿是一种慢性良性肉芽肿病。原因不明,与细菌、真菌、结核等感染均无关。可能是一种过敏性炎症性肉芽肿。发病年龄以 20~30 岁多见,小儿也可见,男性居多。

一、临床表现

1.软组织肿块　主要在腮腺区,也可见于颈部及上臂。肿块早期柔韧如软橡胶样,逐渐变硬,边缘不清,有移动性,局部皮肤干粗,多有色素沉着及瘙痒。肿块可穿破出脓,自然愈合暂时缓解;也可缩小变软,再发时又变硬;基底部粘连、固定、无压痛。肿块增长缓慢,可长达 20 年,预后良好。

2.其他　可伴全身症状(微热、全身不适)及全身浅表淋巴结肿大。

二、实验室检查

外周血象白细胞升高,嗜酸性粒细胞增多(0.10~0.77),无贫血。骨髓象嗜酸性粒细胞明显增多。淋巴结及皮下结节活检呈肉芽肿状,淋巴组织增生,嗜酸性粒细胞浸润伴单核细胞浸润,出现增生型淋巴滤泡。

三、治疗

一般软组织肿块对深部放射治疗及激素治疗均较敏感。但用激素治疗者较易复发。

第六节　特发性嗜酸性粒细胞综合征

特发性嗜酸性粒细胞增多综合征(IHES)是指原因不明而嗜酸性粒细胞重度增多的疾病。可呈急性或慢性起病，可累及多脏器，预后不一，可呈良性或恶性经过。可发生于任何年龄。

一、临床表现

起病时可有发热、皮疹、肌痛、疲乏及鼻炎等症状。可有以下系统损害表现：腹痛、腹泻；咳嗽、支气管痉挛；可出现弥漫性中枢神经系统改变、脑栓塞及周围神经炎；心律失常、心功能不全；肝脾大；可有血管神经性水肿、湿疹样皮疹及红皮病。

二、诊断标准

具备以下条件：①外周血嗜酸性粒细胞重度增多(绝对值>1.5×10^9/L)持续6个月以上；②未查到继发性嗜酸性粒细胞增多的原因；③有多脏器受累表现。根据有无器官受累又分为高嗜酸性粒细胞综合征(HES)和嗜酸性粒细胞增多症。通常需要进行全血细胞计数、胸部X线片、肺功能、心电图、心脏超声、血清肌钙蛋白水平、消化道内镜及皮肤活检等检查来评估靶器官的受累程度。

三、治疗

对相应器官症状体征，予对症治疗。特异性治疗主要使用肾上腺糖皮质激素[泼尼松1mg/(kg·d)]，可使1/3的患者得到缓解，治疗2周无效者可改用或联用羟基脲，剂量25～50mg/(kg·d)；或加用长春新碱、环磷酰胺等或α-干扰素、环孢素A治疗。抗IL-5单克隆抗体美泊利单抗，抗CD52单克隆抗体阿仑单抗新型药物正在进行临床试验性治疗。对于药物治疗无效的患者可进行allo-HSCT。

第七节　高嗜酸性粒细胞综合征

高嗜酸性粒细胞综合征(HES)为一组原因不明的疾病，可呈急性或慢性，也可良性或恶性,累及一个或多个脏器,可累及所有脏器,尤其侵犯心血管、肺、造血及神经系统,可发生于任何年龄。

一、临床表现

发热、盗汗、持续咳嗽及胸痛,腹泻,肌肉痛、瘙痒,疲倦等。血管性水肿及皮疹。肝、脾及淋巴结肿大。心内膜纤维化,出现限制性心肌肥大及充血性心力衰竭。可有神经精神症状、脑栓塞、周围神经病变及中枢神经系统功能异常。

二、诊断

如果能具备以下条件,便可诊断 HES:①排除非肿瘤反应性嗜酸性粒细胞增多;②无异常 T 细胞群体;③无克隆性髓系疾病表现;④外周血嗜酸性粒细胞持续性$\geqslant 1.5\times 10^9/L$;⑤骨髓嗜酸性粒细胞增多;⑥外周血或骨髓原始细胞<0.20。

三、治疗

对白细胞增多和周围血出现原粒细胞的重型 HES,可予羟基脲和长春新碱治疗。对特发性 HES,可予环孢素 A 治疗。本病预后差。

第十二章 白血病

第一节 急性淋巴细胞白血病

急性淋巴细胞白血病是造血系统中淋巴系恶性增殖性疾病,是淋巴系干细胞在分化过程中于某一阶段发生分化阻滞、凋亡障碍和恶性增殖的疾病。我国儿童白血病中95%以上是急性白血病,其中65%～70%是急性淋巴细胞白血病(ALL)。

ALL已成为可以治愈的恶性肿瘤。儿童ALL的治疗根据危险程度实施化疗,完全缓解(CR)率可达95%以上,5年以上无事件生存(EFS)率可达80%～90%,是当今疗效最好、治疗率最高的恶性肿瘤性疾病之一。而根据白血病细胞的生物学特性、宿主遗传的异质性和微量残留病等因素,实施化疗个体化,将会大大提高儿童白血病的治愈率。

一、分型诊断

【形态学分型】

1976年,FAB协作组根据细胞大小、核浆比例、核仁数目、胞质特点,将ALL分为L1、L2、L3 3型,并沿用至今。ALL国内诊断标准(1980年9月在江苏省苏州市召开的全国白血病分类分型经验交流讨论会)分为L1、L2、L3 3型,特征见表12-1。目前认为单一的形态学分型与预后无关。

表12-1 急性淋巴细胞性白血病的FAB分型

	L1	L2	L3
细胞大小	小细胞为主,直径约12μm	大细胞为主,直径>12μm,大小不一致	大细胞为主,大小较一致
核染色质	较粗,结构较一致	细而分散或粗而浓集,结构较不一致	如细点状,均匀一致
核型	规则,偶有凹陷及折叠	不规则,常见凹陷及折叠	较规则
核仁	小而不清楚,少或不见	清楚,1个或多个	明显,1个或多个,泡状
胞质量	少	不定,常较多	较多

	L1	L2	L3
胞质嗜碱	轻度或中度	不定,常有细胞深染	深蓝
胞质空泡	不定	不定	常明显

【免疫学分型】

在血细胞分化和发育过程中,细胞膜、细胞质或细胞核可有一些特异性的标志抗原出现和消失,这些抗原现被统称为分化抗原群(CD),并以不同的数字表示不同的抗原,如 CD34 是干细胞标志性抗原,CD3 为所有 T 细胞的共同抗原,CD4、CD8、CD19 分别是辅助性 T 淋巴细胞、抑制性 T 淋巴细胞、B 淋巴细胞特异性抗原等。白血病发生时,由于细胞分化受阻于某个阶段,使带有该阶段标志性抗原的细胞的相对值或绝对值发生改变;同时,由于白血病细胞基因的异常,使抗原的表达与正常血细胞也不完全相同,可出现某些抗原的缺乏或过度表达、交叉表达 2 个系列的抗原或同时表达不同阶段的抗原,因此依据抗原的表达谱可以判断细胞来源及其分化程度,从免疫学的角度区分不同亚型的白血病。近年来,白血病细胞免疫特性的研究进展很快,特别是高度特异性单克隆抗体和流式细胞仪的应用,使得在临床实验室推广免疫学分型成为可能。免疫标志能够提供正常细胞在演变成恶性肿瘤过程中细胞基因及抗原标志发生变化的信息。免疫学分型有助于精确地了解白血病细胞分型和分化发育阶段,从而有助于临床分型、鉴别诊断、判断预后、指导治疗等。

目前国际上有两大白血病分型研究组:一是 MIC 协作组,二是国际白血病欧洲协作组(EGIL),他们对 ALL 的分型进行了广泛的研究,明确了白血病细胞系列特定的抗原标志:①B 细胞系:CD10、CD19、CD20、CD21、CD22、CD23、CD24、SmIg、CyIg;②T 细胞系:CD1、CD2、CD3、CD4、CD5、CD7、CD8、TdT。

目前公认将 ALL 分为 2 大类 7 分法,即非 T-ALL 及 T-ALL 2 大类。前者为 HLA-DR、CD19、CD10、CD20 阳性;后者为 CD7、CD5、CD2、CD3、CD4、CD1a 阳性。

1. T 细胞型急性淋巴细胞白血病(T-ALL) T-ALL 具有阳性的 T 淋巴细胞标志,如 CD1、CD2、CD3、CD4、CD5、CD7、CD8 以及 TdT 等。分为 3 个亚型:早期 T 淋巴细胞型、中期 T 淋巴细胞型、成熟 T 淋巴细胞型。

2. B 细胞型急性淋巴细胞白血病(B-ALL) 根据其对 B 系特异的单克隆抗体标志反应表现又分为 4 个亚型:

(1) 早期前 B 急性淋巴细胞白血病,又称"早期前 B Ⅰ 型淋巴细胞白血病",HLA-DR 及 CD19 和(或)CyCD22 阳性,其他 B 系标志阴性。

(2) 普通型急性淋巴细胞白血病(C-ALL),又称"早期前 B Ⅱ 型 ALL"(earlypreB-ALL Ⅱ),CD10 阳性,CyIg 和 SmIg 为阴性,其他 B 系标志 CD19、CyCD22 以及 HLA-DR 为阳性。

(3) 前 B 型急性淋巴细胞白血病(preB-ALL),CyIg 阳性,SmIg 阴性,其他 B 系标志 CD19、CD20、CD10、CyCD22 以及 HLA-DR 为阳性。

(4) 成熟 B 型急性淋巴细胞白血病(B-ALL),SmIg 阳性,CyIg 阳性或阴性,其他 B 系标志 CD19、CyCD22、CD10、CD20 以及 HLA-DR 为阳性。

儿童 ALL 中常用的高度敏感的标记有 B 系的 CD19，T 系的 CD5、CD7，高度特异的有 B 系的 CD22、T 系的 CD3 等。

3.伴有髓系标志的 ALL(My$^+$-ALL)　My$^+$-ALL 具有淋巴系的形态学特征表现，伴有个别次要的髓系的特异抗原标志(CD13、CD33 或 CD14 等阳性)，但以淋巴系特异的抗原表达为主。

ALL 免疫分型的临床意义为：①普通 B 细胞型：占儿童 ALL 的 65％左右，大多数患者起病年龄 1～9 岁，WBC 数低，预后好；②成熟细胞型：占儿童 ALL 的 1％～2％，其特征是细胞表面出现膜表面球蛋白，预后极差；③T-ALL 占儿童 ALL 的 10％～15％，多发生于年龄较大的男孩，以高细胞计数、纵隔肿块为特点，诊断时易合并中枢神经系统白血病，治疗效果较普通 B-ALL 差。

【细胞遗传学和分子生物学分型】

ALL 的细胞遗传学异常分为染色体数目(倍体数目)和结构(染色体易位)的异常。细胞染色体增加(减少)的数目异常及易位、倒位、缺失等结构改变，引起基因的结构、表达异常。基因组异常在白血病发病中起关键作用，这些异常包括染色体易位、基因突变等。癌基因的表达和(或)抑癌基因的失活是细胞恶变的基础之一，并决定白血病特有的临床表现及预后。细胞遗传学的应用，可精确地评估预后，使得风险分组更趋向于反映疾病的本质，从而改善了治疗的疗效。

(一)染色体数目改变

几乎半数以上的 ALL 伴有染色体数目异常，而同时伴有染色体结构异常的更为常见。根据染色体数目的多少将 ALL 患者分为以下几类：

1.低超二倍体(47～50 条)　ALL 患者中低超二倍体占 10％～15％，形态学分型多为 L1 或 L2，免疫学分型为早前 B 型或前 B 型，与高超二倍体相比，出现染色体结构异常的频率显著增高。诊断时通常年龄偏大，白细胞计数增高，血清乳酸脱氢酶增高。原来认为该组患儿属于预后一般的类型，但近年来的预后有明显改善。

2.高超二倍体(＞50 条)　25％～30％的儿童急淋患者属此类型，预后最好。形态学分型多为 L1、L2，免疫学分型多为早前 B 型，临床上起病年龄在 2～9 岁，白细胞计数低，对治疗反应好，90％的患儿无病生存超过 4 年。此类病例中，如出现＋4、＋10 及＋17，则预后最佳；如出现＋5 则预后不良。染色体＞50 条的超二倍体 ALL 细胞 97％以上含有 3～4 条 21 号染色体，21 号染色体上有编码还原型四氢叶酸转运蛋白的拷贝基因，这种转运蛋白的高表达导致甲氨蝶呤的活性代谢产物多聚谷氨酰甲氨蝶呤在细胞内的高度累积，因此超二倍体细胞对基于甲氨蝶呤的化疗异常敏感。这类患者的预后非常好，5 年 EFS 为 75％～90％。少数核型为超二倍体的患儿预后不良，可能是由于同时伴有预后不良因素的结构异常，如 Ph 染色体等。

3.亚二倍体(＜46 条)　亚二倍体在 ALL 中较少见，预后呈异质性。儿童患者伴有 45 条染色体的预后与超二倍体的相似，但有 33～34 条染色体和 28～33 条染色体的预后极差。近单倍体(23～29 条)患者临床上无明显高危特性，但预后差，其预后不良与患者年龄、白细胞计数、出现 Ph 染色体与否无关。

4.假二倍体　它的染色体数目正常但伴有结构异常。临床表现为白细胞计数和乳酸脱氢酶(LDH)很高,常规化疗疗效差。若是 t(9;22)、t(4;11)或 t(8;14),易出现高度耐药,使强化疗效果差。

5.近三倍体和近四倍体 这2组类型的发生率很低。常见的染色体数目多在82~94条,以21号四体或五体多见。ALL-L2型白血病细胞较多发生近三倍体或近四倍体,这种白血病细胞在形态学上常表现为染色质聚集、裂形核或 Reider 细胞,近四倍体的多为 T 细胞免疫表型,发生在年龄较大的儿童,因此治疗效果较差。

6.伴有单一染色体缺失或增加的核型异常 ALL 伴+8异常出现频率约为5%,以B细胞性 ALL 多见;ALL 患者+8染色体异常单独出现频率很小,而常与其他复杂染色体异常伴随出现;+8患者预后不良;其他常累及的染色体为-20、+21、-7等。

(二)染色体结构异常

染色体易位的分子或细胞遗传学证据见于75%的儿童 ALL 患者,大多数染色体易位累及在正常造血调控中起重要作用的基因,如编码转录因子或酪氨酸激酶的基因,染色体易位可形成具有肿瘤特性的融合基因,也可使一些在细胞生长或凋亡过程中起重要作用的基因表达失控,从而干扰细胞增殖、分化、成熟与凋亡的正常调节途径。白血病相关的染色体易位造成蛋白激酶的癌基因活化,通常是转录因子。

1.B-ALL 细胞遗传学及其临床特征

(1)TEL-AML1 融合基因:t(12;21)(p13;q22)易位使12号染色体上的 TEL 基因与21号染色体上的 AML1 基因融合。虽然 t(12;21)的改变用常规的细胞遗传学方法检出率<0.001,但分子分析证实,TEL-AML1 融合基因实际上是小儿最常见的基因改变,发生在25%的B系 ALL 病例。分子监测该融合基因具有重要的临床价值,因为它的存在提示预后较好。其表达是独立的预后较好的指标,与已知的前体细胞白血病预后好的因素,包括年龄、白细胞计数和超二倍体不相关。应用常规化疗可达到良好的效果,4年无病生存率达90%。

(2)BCR-ABL 融合基因:费城染色体 t(9;22)(q34;q11)平衡易位是一个常见的血液病染色体改变,可见于95%的 CML、1%~2%的 AML、3%~5%的儿童 ALL、15%~33%的成年人 ALL。这种易位使9号染色体的长臂远端的 ABL 原癌基因转移至22号染色体 BCR 基因部位,形成 BCR-ABL 融合基因。Ph 染色体是美国宾夕法尼亚大学 Nowell 等,于1960年发现并命名的,是首次关于人类肿瘤的特殊细胞遗传学描述。由于其易位交叉断裂点不同,形成不同的 BCR-ABL 融合转录本,从而形成不同分子质量的蛋白产物,即 P210、P190、P230 蛋白。P210 主要发生于慢性粒细胞白血病(CML)以及50%的成年人 ALL 和极少数儿童 ALL;P190 则见于50%的成年人 ALL 和90%的儿童 ALL;P230 十分少见,仅见于慢性中性粒细胞白血病。bcr/abl 蛋白可通过下列机制导致白血病的发生:持续增强的酪氨酸激酶活性;诱导抗凋亡蛋白 Bcl-2 的表达,并促进凋亡前体蛋白 Bad 的磷酸化,也可通过 ras 依赖途径抑制细胞凋亡;诱导细胞黏附蛋白 fak 和 paxilin 磷酸化,改变细胞骨架结构,干扰细胞间的相互黏附作用,导致过多未成熟的细胞释放到外周血;作用于白细胞介素-3 受体、干细胞受体等生长因子受体,干扰生长因子对细胞的增殖调控,引起细胞的过度增殖。

临床上 Ph+ALL 常发生于年长儿,且初发病时白细胞计数及幼稚细胞计数高,诊断时易发生中枢神经系统白血病。而且儿童 Ph+ALL 主要为B系 ALL,其原始淋巴细胞经常共表达髓系抗原，但髓系表达与预后无显著相关性。

(3) E2A-PBX1融合基因：t(1;19)(q23;p13)易位形成E2A-PBX1融合基因，占免疫分型为前B(胞质免疫球蛋白阳性)ALL的25%的病例。E2A-PBX1基因是转录激活因子。临床上有高白细胞计数、高乳酸脱氢酶水平和DNA指数<1.16等特点，预后不良。T(1;19)也发生在1%的早前B细胞ALL，这些病例预后比较好，不需强化疗。

(4) 粒/淋混合系白血病基因MLL：粒/淋混合系白血病基因重排MLL基因位于11q23，MLL基因重排见于80%的婴儿ALL和3%的儿童ALL病例。在人类白血病，易位主要集中在MLL8.5kb的区域，导致MLL氨基端与许多不同的基因融合，形成不同的融合蛋白。目前发现有25种以上的重复染色体位点参与11q23易位，t(4;11)(q21;q23)是11q23最常见的染色体易位，见于2%的儿童ALL和60%的婴儿ALL。免疫表型为早期前B或前B，65%的病例同时表达CD13、CD33髓系抗原。推测恶性转化可能起源于多能造血干细胞阶段。临床上女性多见，高白细胞计数(WBC>100×10^9/L)，肝、脾、淋巴结肿大，容易累及中枢神经系统。伴有t(4;11)的ALL尽管采取较强的多药化疗，长期无病生存率很低，预后极差。另一个较为常见的11q23异常为t(11;19)(q23;p13)(MLL-ENL)。

(5) C-MYC基因表达异常：其共有3种易位形式：①t(8;14)(q24;q32)占80%；②t(2;8)(p12;q24)占5%；③t(8;22)(q24;q11)占15%。t(8;14)(q24;q32)易位时，位于8号染色体上的C-MYC基因转移至14号染色体上的免疫球蛋白重链基因位点。由于易位造成C-MYC的过度表达，可导致细胞恶性转化，其分子发病机制与Burkitt淋巴瘤相似。本病与成熟B-ALL相关，形态学上主要表现为L3，常规化疗疗效极差，通常病情进展迅速。虽然细胞对常规的化疗效果不佳，但BFI协作组认为可应用短程强烈的Burkitt淋巴瘤化疗方案，强调应用环磷酰胺和大剂量抗代谢药，其预后可获得显著改善。

2. T-ALL的染色体异常和受累基因　T-ALL约占ALL的15%，男性多见，发病较急，就诊时年龄偏大，白细胞计数增高，容易出现纵隔肿大，预后不良。T细胞ALL易位后，T细胞受体(TCR)β位点或α/β位点与不同的转录因子基因相邻。例如，t(1;14)(p23;q11)易位，使1号染色体上的TAL1基因与位于14q11部位的TCRα/δ基因位点易位，致TAL1基因表达异常，同时造成TCR多样性区域的破坏。在白血病缓解期，重排的持续检出，提示微小残留病的存在或以后复发的可能。T细胞受体是T细胞表面识别特异抗原的结构，是由二硫键连接的异二聚体，有α/β和γ/δ$_2$种，每个成熟的T淋巴细胞表达两者之一。TCR 4个亚单位的基因定位分别是α链14q11～q13、β链7q32～36、γ链7p15和δ链14q11。各基因区由可变区(V)、连接区(J)和恒定区(C)片断组成。胚系状态下，这些基因片断由不编码的顺序所分隔。在T淋巴细胞的发育过程中，基因片断发生V-(D)-J重组以形成功能基因。在DNA重组过程中，由于重组酶识别错误导致TCR基因中的重组成分与TCR以外的基因发生重组，甚至可以是非TCR的2个基因间的重组。由此产生的各种染色体异常和相关基因改变构成了T-ALL的分子生物学基础。

(1) t(1;14)(p33;q11)9t(1;7)(p33;q35)和1p中间缺失：在1p33上有SCL基因，亦称"TAL1基因"，在造血祖细胞中表达，是造血细胞生成必需的。TAL1的蛋白产物具有转录激活功能，参与造血发育。正常情况下它在红细胞系、早期粒细胞系中表达，但T细胞中的表达率很低。发生于 TAL1 的异常包括 2 种形式:易位和缺失。易位是 TAL1 基因与 TCRδ 或 TCRβ 基因并置。缺失是 TAL1 和位于其上游的 SLCS 基因间长约 90kD 的片段缺失,致 TAL1 和 SL 的启动子并置,这种中间缺失具有正常 V-(D)-J 重组的所有特点。易位和缺失导致 TAL1 基因的表达被置于 TCR8 和 SL 基因调控顺序作用下,然后两者都是 T 细胞中功能相关的高表达基因,从而引起 T 细胞中 TAL1 蛋白质过量表达。TAL1 蛋白作为转录因子,可通过与特异靶基因相互作用发挥转录调节功能而参与白血病发生。

(2)t(11;14)(p15;q11)、t(11;14)(p13;q11) 和 t(7;11)(q34;p13):2 种 t(11;14)易位使 TCRα 基因分别与位于 11p15 的 TTG-1 基因或位于 11p13 的 TTG-2 基因并置。在儿童 T-ALL 中累及 TTG-1 基因的约占 1%,但累及 TTG-2 基因的易位可高达 25%。TTG-1、TTG-2 正常情况下在小鼠中枢神经系统发育成熟过程中起作用。在人类,虽然 TTG-1 和 TTG-2 在正常细胞中不表达或低表达,但当有累及这些基因的易位存在时,T-ALL 的肿瘤细胞常有丰富的表达。易位使 TTG-2 启动子内的负调控区断裂而致其被置于 TCRα 或 TCRγ 的调控下,是引起异常高表达的原因,如在胸腺细胞发育过程中异常表达,可导致白血病发生。研究表明,此种染色体异常与预后无明显相关。

(3)t(10;14)(q24;q11)、t(7;10)(q35;q24):该易位使 TCR 或 TCRβ 基因与 10q24 的 HOX11 基因并置。HOX11 是同源盒基因,编码的蛋白中有保守的同源盒结构域,它通过螺旋-转角-螺旋(HTH)的结构模式与启动子或增强子序列相结合,具有使报告基因转录激活的能力。HOX11 在正常 T 淋巴细胞中不表达,但在有累及 HOX11 易位的白血病原始细胞中高表达。5%~10% 的儿童 T-ALL 有此易位,该组患儿预后较好。

(4)t(7;9)(q34;q34.3):该易位使 TCRβ 基因与 q34.3 上的 TAN-1 基因并置。TAN-1 是果蝇 notch 基因的人类对应物,编码一跨膜蛋白,在淋巴组织中表达最高。TAN-1 断裂基因和 TCRβ 基因并置使其在 T 淋巴细胞中表达,可对细胞生长产生持续刺激信号。研究发现,将 tan21 蛋白引入小鼠骨髓细胞可致 T 细胞恶性肿瘤。

(5)t(7;19)(q34;p13):该易位使 TCRβ 和 19p13 上的 Lyl-1 基因并置。Lyl-1 基因在大多数粒系、红系和 B 淋巴细胞中表达,而在大多数 T 淋巴细胞中表达很低或不表达。其编码产物是一种与细胞增殖和分化调控有关的 HLH 蛋白。易位虽使 Lyl-1 基因断裂,但仍保持有转录活性,产生较正常稍短的转录物,并在 T 淋巴细胞中高水平表达。

(6)t(1;7)(p34;q34):该易位使 1p34 上的 LCK 基因和 TCRβ 基因并置,由 TCRβ 基因增强子上调 LCK 基因的转录。LCK 基因的蛋白产物为酪氨酸蛋白激酶 p56lck,属 src 家族,参与由 CD4 介导的信号转导。正常情况下,LCK 仅在淋巴细胞中表达,易位可致其异常表达并引起细胞转化的发生。动物实验亦证实,过度表达 p56lck 的转基因小鼠可患胸腺瘤。

(7)t(8;14)(q24;q11) 和 t(2;8):2 种易位均累及 8q24 上的 C-MYC 基因,使其分别与 14q11 上的 TCRα 基因和 2 号染色体上尚未鉴定的一种基因并置,致 C-MYC 过度表达。t(8;14)(q24;q11) 并非 T-ALL 特有,在前 B-ALL 中也可见到。

(8)inv(14)(q11;q32.1) 和 t(14;14)(q11;q32.1):2 种异常均累及 14q32.1 上的 TCL1 基因,该基因产物的功能还不清楚。由于有这些异常的白血病原始细胞高水平表达 TCL1,而没有异常的细胞则无表达,表明该基因通过易位至 TCRα 位点而出现了调节异常。

【ALL 的临床分型】

目前国内公认的危险因素包括：①初诊 WBC≥$50×10^9$/L；②发病年龄＜1岁或≥10岁；③t(4;11)(q21;q23)易位形成的融合基因 MLL/AF4 阳性；④t(9;22)(q34;q11)易位形成的融合基因 BCR/ABL 阳性；⑤诊断时合并中枢神经系统或睾丸白血病；⑥泼尼松不良反应(PPR)；⑦诱导缓解治疗第 33 天未达完全缓解。

根据上述危险因素，临床危险度分型分为 3 型：

1. 低危 ALL(LR-ALL)　不具备上述任何一项危险因素者。

2. 中危 ALL(MR-ALL)　具备以下任何 1 项或多项者：①年龄在≥10 岁；②诊断时外周血白细胞计数≥$50×10^9$/L；③诊断时已发生 CNSL 和(或)TL；④免疫表型为 T 细胞白血病；⑤染色体数目为＜45 的低二倍体，或 t(12;21)、t(9;22)核型以外的其他异常染色体核型，或 t(4;11)外的其他 MLL 基因重排。

3. 高危 ALL(HR-ALL)　具备以下任何 1 项或多项者：①年龄＜12 个月的婴儿白血病；②诊断时外周血白细胞计数≥$100×10^9$/L；③染色体核型为 t(9;22)，有 BCR-ABL 融合基因，t(4;11)，有 MLL-AF4 融合基因；④早期治疗反应不佳者；⑤初治诱导缓解治疗失败。

当前国内儿童 ALL 的危险分组策略及治疗模式为：初诊时，通过对上述第 1～5 项的综合评估，将患儿初步划分为高危、中危和低危，进行基本相同的泼尼松试验治疗和诱导缓解治疗。再根据泼尼松试验反应和诱导缓解结束时骨髓 MRD 水平，重新划分危险度，早期治疗反应好的患儿维持原危险度分组和治疗强度，提高早期治疗反应不佳的患儿的危险度级别和治疗强度，从而使患儿避免治疗过强或不足。发病年龄、初诊 WBC、泼尼松试验反应和诱导缓解化疗早期骨髓缓解级别是 4 个最主要的、简单易行的指标。

美国 COG 根据发病年龄、初诊白细胞数、染色体和融合基因、初诊时 CNS 或睾丸白血病以及诱导化疗 d15/d29 的骨髓原始幼稚细胞比例或 d29 的 MRD 水平将儿童 ALL 分为低危、标危、高危和高高危 4 组。①低危组(占前 B-ALL 的 22%)：初诊 WBC＜$50×10^9$/L，发病年龄 1～9 岁；无 CNS 或睾丸白血病；无 t(1;19)/E2A-PBXL MLL 重排或 t(9;22)/BCR-ABL）；有 t(12;21)/TEL/AML1 或 4 三体和 10 三体等预后有利因素。②标危组(占 ALL 的 50%)：除去低危、高危和高高危患者。③高危组(占 ALL 的 30%)：满足 CNS 白血病、睾丸白血病、MLL 重排之一或满足无 t(12;21)/TEL-AML，无 4、10、17 三体，发病年龄男孩＞12 岁、女孩≥16 岁和初诊 WBC＞$100×10^9$/L。④高高危组(占 ALL 的 3%)符合下列条件之一：t(9;22)/BCR-ABL、诱导化疗第 29 天时骨髓 M3 或 MRD≥10-2 和 DNA 指数＜0.8。

ALL-BFM95 方案临床分型体系为：①标危组(SRG)患儿必须满足以下条件:泼尼松良好反应(PGR)；诱导治疗第 33 天骨髓达 CR；不存在 t(9;22)易位或 BCR-ABL 融合基因，无 t(4;11)易位或 MLL-AF4 基因重组；WBC＜$2×10^9$/L 及年龄 1～6 岁；非 T-ALL。②中危组(MRG)除符合前 3 个条件外还具有下述表现之一：WBC≥$2×10^9$/L；年龄＜1 岁或≥6 岁。③但高危组(HRG)患儿只需符合下列条件之一：PPR；第 33 天骨髓未达 CR；t(9;22)易位或 BCR-ABL 融合基因；t(4;11)易位或 MLL-AF44 融合基因。

二、诊断与鉴别诊断

【临床表现】

ALL的临床表现是由于骨髓白血病细胞增殖、正常血细胞减少和白血病细胞浸润某些器官及组织所引起,各型ALL临床表现大致相同,但亦有小的差异。最常见的主诉为发热、苍白、出血和疼痛。发病可以隐匿,也可突然,症状可轻可重。大多数病例起病数天后可确诊,少数在数周至数月才确诊。T-ALL起病较急,极个别病例表现为暴发性的高热、虚弱、贫血、不定位的或定位的疼痛及大片瘀斑,进展极快。

1.感染 发热是最常见症状之一。ALL患者发热原因主要有2个:一是肿瘤热,用抗生素无效;二是感染,由于白血病患者中性粒细胞缺乏和免疫功能缺陷,皮肤、胃肠道黏膜、呼吸道黏膜表面覆盖的正常菌群可成为机会性致病菌,且一旦感染由于缺乏对感染形成局灶的能力,易发展为败血症,死于感染者占70%。常见的感染部位有口腔、呼吸道、肠道及胆道、肛周、泌尿系等。病原体以细菌多见,尤其是革兰阴性杆菌,如大肠埃希菌、沙门菌、铜绿假单胞菌。此外,还有耐药性金黄色葡萄球菌。应注意表皮葡萄球菌、结核杆菌感染也有增加趋势。常合并单纯疱疹病毒、水痘病毒、巨细胞病毒感染。强烈化疗引发的侵袭性真菌感染的发病率呈上升趋势,诱导缓解期间感染率尤其高。患者容易合并呼吸道、口腔、消化道及泌尿系真菌感染,以念珠菌、曲菌及隐球菌常见,偶可发生卡氏肺囊虫肺炎。

2.贫血 ALL患者的贫血呈进行性加重,表现为苍白、乏力,进展较快的贫血可使患者出现心动过速、活动后气促、烦躁不安等表现。多数患者就诊时已有中度至重度贫血。贫血的原因有:①骨髓中白血病细胞的异常大量增殖使红细胞系的增殖受到抑制,导致红细胞生成减少;②出血进一步加重了贫血;③溶血的发生与红细胞及酶的活性改变亦有关。国外报道,白血病并发感染性急性血管内溶血,感染菌多为革兰阳性的产气梭状芽胞杆菌,其产生的α毒素具有溶血性,能促进血小板聚集并增加血管通透性。急性白血病并发梭状芽胞杆菌感染性急性血管内溶血病死率极高,预后差。有报道急性白血病患者的红细胞丙酮酸激酶(PK)及葡萄糖-6-磷酸脱氢酶(G-6-PD)活性降低。获得性酶缺陷并不是急性白血病贫血的主要原因,酶活性为中等度减低,但也会使红细胞生存期缩短,成为加重贫血的因素之一。

3.出血 50%的ALL患儿有出血倾向,可出现皮肤黏膜出血、鼻出血、内脏和体腔的出血。严重的出血及颅内出血是致死的主要原因。血小板减少是出血的最重要原因,主要是由于骨髓巨核细胞系增生受抑导致血小板生成减少,另外血小板功能也下降。白血病细胞浸润肝脏使凝血因子和纤维蛋白原合成不足可致凝血功能障碍。

4.组织器官浸润

(1)淋巴系统浸润:表现为不同程度的肝、脾、淋巴结肿大。约2/3的ALL患儿有脾脏轻度或中度肿大,肝脏多轻度肿大、质软。淋巴结肿大多较轻,局限于颈、颌下、腋下、腹股沟等处,直径多<3cm,质软,活动,无压痛。有腹腔淋巴结浸润者常诉腹痛。肝、脾、淋巴结肿大的程度与外周血白细胞数高低呈正相关。少数患者深部淋巴结肿大压迫邻近器官组织引起相应的并发症,如腹腔淋巴结浸润者常诉腹痛,亦可致肠梗阻。纵隔淋巴结肿大压迫可致上腔静脉

梗阻综合征,部分患者在血液异常之前已有纵隔淋巴结肿大。约10%的ALL患儿在诊断时发现纵隔增宽。白血病细胞浸润胸腺组织,在胸片上呈现前纵隔包块,多见于T细胞表型ALL患儿。纵隔的白血病细胞浸润可引起气管、支气管和心血管压迫危及生命,必须迅速开始系统化疗,必要时可采取紧急放疗。

(2)中枢神经系统白血病(CNSL):CNSL可以发生于疾病的任何时期(确诊时、治疗过程中或停止治疗后),表现为有神经系统症状的CNSL和无症状的CNSL。前者出现头痛、呕吐、惊厥、脑神经麻痹等症状及体征,后者则无临床症状和体征,仅有脑脊液(CSF)异常。绝大多数CNSL为脑膜浸润,因此CSF诊断是最重要诊断依据。CNSL诊断的标准是脑脊液白细胞计数$\geqslant 0.005\times 10^9/L$,同时沉淀涂片找到白血病细胞。Mahmaud等首先对ALL小儿确诊时中枢神经系统(CNS)状态做了以下描述:①CNS-1:CSF中无原、幼细胞;②CNS-2:CSF中有原、幼细胞,白细胞计数$< 0.005\times 10^9/L$;③CNS-3:CSF中有原、幼细胞,白细胞计数$\geqslant 0.005\times 10^9/L$或有脑神经麻痹症状或影像检查提示脑占位改变。CNS-3符合CNSL诊断标准,CNS-2状态引起国际上较多协作组的重视,不少临床研究认为CNS-2是CNS复发的危险因素。美国COG和德国BFM的大样本回顾研究均发现,高危患儿CNS-2状态的CNSL复发率高于CNS-1。

(3)睾丸白血病:ALL睾丸浸润的临床表现是一侧或两侧睾丸的无痛性肿大,局部变硬或呈结节状,皮肤呈黑红色。体检有时只有单侧肿大,但镜检可见双侧浸润,透光试验阴性,确诊有赖于活检。4%~27%或更多的病例复发以睾丸白血病为首发表现,特别是在有高肿瘤细胞负荷的患儿。由于常规剂量化疗药物不容易渗透入睾丸,门冬酰胺酶不能预防睾丸白血病,故当临床达到完全缓解时,睾丸就成为白血病细胞的"庇护所"。

(4)骨关节疼痛:骨关节疼痛或跛行可以是儿童ALL的首要表现,常出现在10%~40%的ALL患儿。白血病细胞直接浸润骨膜或使骨膜的张力增加导致骨痛。关节的肿胀不常见,但也可以是疾病的首发表现,并且导致诊断困难。游走性关节疼痛伴有肿胀及压痛,可被误诊为少年的类风湿关节炎或风湿热。25%以上的儿童ALL患儿在初诊时有特殊的骨的X线异常,如骨质减少及骨折,包括脊柱压缩性骨折。有些患儿有骨的X线片异常,但缺乏骨痛,其他的有骨痛而缺乏摄片的异常。骨平片的改变最容易在长骨见到,容易出现在快速生长的骨骺的周围(如膝、腕和踝),包括骨膜下新骨形成、干骺端的横向透明带、髓腔和皮质的溶骨损害、弥漫性骨质疏松和骨骺线的密度增加。

(5)皮肤浸润:除婴儿ALL外,皮肤浸润在儿童ALL不常见。

(6)其他系统浸润:急性白血病的肾脏浸润可表现为低钾性麻痹、肾小管酸中毒、肾衰竭等。B超可发现肾影增大,临床表现为水肿、尿常规异常。肾脏受累也可以在无症状的ALL缓解患儿及尸检中发现。自1943年Kirshbaum首次报道白血病的肾脏浸润以来,人们已经发现肾脏为急性白血病的第3个容易浸润的器官,国外尸检资料显示可高达50%~100%。眼组织浸润少见,动眼神经麻痹和视盘水肿常提示脑膜浸润,少数情况下,视神经可以被白血病细胞直接浸润,视力明显下降,出现单眼盲。1/2~2/3的ALL患儿在尸检时病理发现有心脏浸润和出血,但有症状的心脏疾病<5%。极少数病例在诊断时可出现心包浸润和渗出,罕见的可导致心脏压塞。白血病细胞的消化道浸润通常在尸检时发现,多发生于下消化道,但很

少引起临床症状。

【实验室检查】

1.血象　白细胞的改变是本病的特点。白细胞总数可>$100\times10^9/L$,亦可<$1\times10^9/L$,约30%在$5\times10^9/L$以下。未成熟淋巴细胞在分类中的比例可因诊断早晚和分型而不同。多数超过20%,亦有高达90%以上者。少数患者在早期不存在未成熟淋巴细胞,此类白血病分类中以淋巴细胞为主。贫血一般为正细胞正色素性,但严重者,其MCV可能增高,可能由于骨髓红细胞生成障碍所致。网织红细胞正常或低下,贫血程度轻重不一,发病急者,贫血程度较轻。血小板大多减少,约占85%。

2.骨髓象　骨髓检查是确立诊断和评定疗效的重要依据。骨髓增生活跃或极度活跃,少数可表现增生低下。分类以原始和幼稚淋巴细胞为主,超过30%即可诊断,多数超过50%以上,甚至高达90%以上。少数情况下骨髓穿刺可"干抽"或增生极度低下,找不到骨髓细胞,须做骨髓活检。

3.组织化学染色　主要用于研究骨髓细胞的生物化学性质,有助于鉴别不同类型的白血病。ALL的组织化学特征为:①过氧化酶(POX)染色和苏丹黑(SB)染色阴性;②糖原(PAS)染色(±～+++);③酸性磷酸酶(-～±),T-ALL时呈阳性反应(块状或颗粒状),其他亚型为阴性;④非特异性酯酶阴性,加氟化钠不抑制。

4.其他　肝功能检查见血清谷草转氨酶(SGOT)轻度或中度升高。由于骨髓白血病细胞大量破坏,致使血清酶(LDH)增高。胸部X线检查有5%～15%的患儿可见纵隔肿物,为胸腺浸润或纵隔淋巴结肿大。长骨片约50%可见广泛骨质稀疏,骨干前端近侧可见密度减低的横线或横带,即"白血病线"。有时可见骨质缺损及骨膜增生等改变。中枢神经系统白血病患儿颅脑MRI可见脑实质浸润肿块或脑膜浸润。出血时间延长可能由于血小板质与量异常所致。

5.末端脱氧核苷转移酶(TdT)测定　TdT活性升高见于大多数ALL。

【诊断与鉴别诊断】

1.诊断与鉴别诊断　根据病史、症状、体征以及血象、骨髓象特点,可明确急性白血病诊断,任何患者如骨髓涂片中原始+幼稚淋巴细胞≥30%,即可诊断为急性淋巴细胞白血病。当血象仅表现为单一血细胞减少或全血细胞减少等情况时,应与原发性血小板减少性紫癜(ITP)、再生障碍性贫血(AA)以及其他病毒感染相关的感染性疾病相鉴别。部分病例以骨关节疼痛为首发表现,应与幼年型类风湿关节炎、其他肿瘤等疾病鉴别。

(1)原发性血小板减少性紫癜(ITP):ITP是小儿时期最常见的出血性疾病,常于呼吸道感染后出现皮肤出血点或瘀斑,很少有明显的肝、脾、淋巴结肿大,外周血常规为单纯血小板减少,白细胞分类多正常,不会出现幼稚细胞。骨髓检查可将两者区别。

(2)再生障碍性贫血(AA):当ALL表现为发热、贫血和出血时应与再生障碍性贫血相鉴别。后者常无肝、脾、淋巴结肿大,血象中无幼稚细胞,骨髓检查可确诊。临床上有1%～2%的ALL在典型ALL以前有几天或几周的一过性全血细胞减少,骨髓增生低下,呈典型的AA改变,常称为ALL前AA综合征,免疫分型多为前体B细胞型,也可发生于T细胞ALL,在疾病进程中密切随访、通过骨髓穿刺及骨髓活检可进行鉴别。

(3) 幼年型类风湿关节炎与结缔组织病：约 25% 的 ALL 患儿以骨或关节疼痛起病，同时伴有不同程度的发热、白细胞增高，与幼年型类风湿关节炎及系统性红斑狼疮（SLE）表现相似。这 2 种病贫血程度轻，肝、脾、淋巴结明显肿大亦少见，周围血中亦不会出现幼稚细胞，疼痛主要局限于关节。骨髓检查及血清的免疫学检查可做出鉴别。

(4) 传染性单核细胞增多症：它常有白细胞增高，肝、脾及淋巴结肿大，但无出血和贫血。外周血异形淋巴细胞增多，白细胞分类中无幼稚淋巴细胞。骨髓象正常或有异形淋巴细胞，嗜异性凝集试验和（或）EB 病毒抗体阳性。

(5) 神经母细胞瘤（NB）及其他转移瘤：ALL 与神经母细胞瘤具有相似的临床表现，如骨骼疼痛、发热及全血细胞减少，偶尔在外周血涂片可见与原始或幼稚淋巴细胞极为相似的 NB 细胞。儿童 NB 常有肝脏、淋巴结、骨髓浸润，骨髓浸润亦较常见。NB 的患儿有突眼，常为单侧，尿 VMA 增高，且常能找到原发灶。

此外，ALL 尚需与恶性组织细胞增生症、非霍奇金淋巴瘤、视网膜母细胞瘤等的骨髓浸润鉴别。

2.中枢神经系统白血病（CNSL）诊断标准

(1) 治疗前有或无中枢神经系统（CNS）症状或体征，脑脊液（CSF）中白细胞计数 $>0.005\times 10^9$/L（即 5/μl），并且在 CSF 沉淀制片标本中其形态为确定无疑的原、幼淋巴细胞，即可以确诊。

(2) 能排除其他原因引起的 CNS 表现和 CSF 异常，临床怀疑 CNSL 者，应暂时按 CNSL 处理，动态观察 CNSL 及 CSF 的变化。

3.睾丸白血病诊断标准　单侧或双侧睾丸肿大，质地变硬或呈结节状缺乏弹性感，透光试验阴性，睾丸超声波检查可发现非均质性浸润灶，活组织检查可见白血病细胞浸润。

三、治疗

【化疗】

儿童 ALL 治疗理想的方法应是针对特定表型或依不同危险度选择最适宜的治疗方案。尽可能采用强烈诱导化疗方案，采取联合、足量、间歇、交替、长期治疗原则。

(一)诱导治疗

回顾儿童 ALL 治疗的历史，在 20 世纪 70 年代以前，对 ALL 的诱导治疗多以单药或单药序贯为主，虽然有的病例也能取得缓解，但缓解率不高，一般在 40% 以下，且易复发，5 年无病生存率几乎为 0。20 世纪 70 年代后期，由于采用了联合化疗，化疗强度有所增加，缓解率明显提高，可达 70%~100%。但由于化疗强度仍不够，尽管绝大多数达完全缓解，但仍多复发，5 年无病生存率在 20% 以下。只有近 10 多年来，加强了诱导缓解和庇护所治疗，不但使完全缓解率达 90% 以上，也使 ALL 的 5 年无病生存率达 70%~80%。早期强化治疗是保证 ALL 患者长期无病生存的基础。诱导缓解（CR）的速度是决定生存期长短的主要因素，CR 速度越快，残留肿瘤细胞越少，长期无病生存机会越大。14d 内 CR 者对药物敏感，预后好。如果失去早期强烈化疗时机，即使后期加强治疗或延长治疗时间，亦难达到长期无病生存。

目前诱导缓解方案仍以 VDLP 最常用,现认为将长春新碱改为长春地辛可减少手脚麻木的不良反应。药敏试验证明对地塞米松敏感者比泼尼松敏感者多,血浆浓度高,且可透过血-脑脊液屏障,而改用地塞米松(DEX)。强化疗使 HR+ALL 的 CCR 率与 5 年 EFS 提高,从而缩小了与 SRALL CCR 和 EFS 的差距,虽然强烈的联合化疗使长期生存的病例日益增多,但一些治疗引起的生存质量问题也日益受到重视,如蒽环类药物的心脏毒性、鬼臼类药物的继发肿瘤、颅脑放疗的神经精神毒性等,因此如何实施个体化治疗,既达到 CCR 和 EFS 的最佳疗效,又尽可能降低药物的毒性作用,提高生存质量,节省医疗费用,是目前临床医务工作者面临的问题。大多数学者认为化疗程序依次为诱导缓解→巩固→庇护所治疗、早期强化→维持及加强治疗。但荷兰全国协作组报道 206 例非高危 ALL 的治疗,诱导缓解用 VLP,CR 后用大剂量甲氨蝶呤,每周 1 次,共 3 次,维持治疗用巯嘌呤及甲氨蝶呤 5 周与 VP 2 周序贯循环使用。在此期间用鞘内注射三联预防 CNSL,取得了良好效果,8 年 EFS 81%±3%。根据我院近 10 年采用不同方案治疗疗效比较的经验,诱导缓解后即开始庇护所治疗,然后才进行巩固治疗,患儿 CNSL 的发生机会大为减少,并且不增加早期复发率。

目前主张,对儿童 ALL 的诱导治疗,多采用 VDLP 方案;此外也有选择 CODP+L-Asp 方案。在取得完全缓解后,要接着进行 CAT 方案的巩固治疗。尽管方案多种多样,但其模式基本相同,都是在多药的强烈诱导下,缓解后再进行巩固和加强,并注意对中枢神经系统白血病的预防。

VDLP 方案:长春新碱(VCR)1.5mg/(m²·d),每次最大量≤2mg/(m²·d),每周 1 次,共 4 周;柔红霉素(DNR)20~30mg/(m²·d),静脉注射,d1,d8,d15,d22 或 d1~3;门冬酰胺酶(L-Asp)5000~10000U/(m²·d),隔日,静脉滴注或肌内注射,共 8~10 次;泼尼松(Pred)60mg/(m²·d),口服,连用 4 周。

CODP+L-Asp 方案:长春新碱(VCR)同 VDLP;柔红霉素(DNR)30~40mg/(m²·d),静脉注射,d1,d2,共 2d;环磷酰胺(CTX)600~1000mg/(m²·d),静脉注射,d1;泼尼松同 VDLP;门冬酰胺酶同 VDLP,在治疗的第 2 周开始应用。

CAT 方案:环磷酰胺(CTX)600~1000mg/(m²·d),静脉注射,d1;阿糖胞苷(Ara-C)75~100mg/(m²·d),分 2 次肌内注射或静脉滴注,d1~4、d8~11;硫鸟嘌呤(6TG)或巯嘌呤(6MP)75mg/(m²·d),po,d1~21。

应用上述方案进行诱导治疗,ALL 患者一般在治疗后 1~4 周可望达到完全缓解,若治疗后 2 周,骨髓原始淋巴细胞与幼稚淋巴细胞未见明显减少,或 4 周时的原始加幼稚≥5%,则应更改为更强烈的化疗方案。

研究发现,儿童急性淋巴细胞白血病化疗后第 15 天的骨髓象可提示高复发的信息,因此它可作为造血干细胞移植的参考指标之一。新方案采用新的临床分型体系,几乎全部是基于患儿对治疗的反应:①泼尼松治疗试验:如果患者化疗 d8 外周血幼稚细胞>1000/μl(PPR),则归为 HR 组;②诱导治疗 d33 骨髓缓解的程度:如果 d33 骨髓未达到 Ml 状态(骨髓增生,幼稚细胞<5%),归为 HR 组;③MRD 反应:用半定量克隆技术检测化疗 d33 的 MRD>10-4,为治疗反应不佳,应归为 HR 组。通过敏感的 MRD 检测将患者严格分型,调整治疗强度,提高疗效;降低个体复发风险,减少毒性;进一步探索新的评估信息,探讨定量检测化疗 d15 和 d52

的 MRD。

(二)髓外治疗和预防性中枢放疗

为达到 ALL 患者长期无病生存的目的,就要减少白血病的复发。白血病的复发,分髓外和髓内,上述强烈的化疗大大减少了骨髓复发的危险,但如不进行有效的庇护所预防,则仍存在髓外复发的危险。所有患者均需要中枢神经系统定向治疗来防止复发。头颅放射治疗是最有效的治疗方法,但可引起神经系统的认知能力的损伤、内分泌疾病和癌症。有报道接受头颅放疗长期生存者,在首次治疗 30 年后患第二肿瘤的危险性达 20%。现在大部分临床研究中限制使用放疗,只用于 10%～20% 的高度 CNSL 复发的患者,并减少剂量为 18Gy。

增加中枢神经系统复发危险的因素包括:高危遗传学特征(如 Ph 染色体)、高肿瘤负荷(如白细胞数 $>100\times10^9$/L)、T 细胞 ALL、男性、脑脊液中出现一定数量的幼稚细胞(即使是诊断时腰椎穿刺损伤输入的白血病细胞)等。

(三)延迟强化

此阶段的治疗可以显著改善标危和高危 ALL 的长期生存,多选择 VDLP 加 CAT 方案。

(四)异基因造血干细胞移植

多在第一次完全缓解后进行,但需要严格把握异基因造血干细胞移植的适应证。对于 Ph 阳性染色体的 ALL 其疗效肯定。对于高危 ALL 目前正在进行大样本的临床研究。可以相信,随着日渐完善的支持治疗,更加精确的 HLA 配型技术提供的无关供者将为高危 ALL 患者进行异基因造血干细胞移植带来较好的远期疗效。

异基因造血干细胞移植治疗 ALL 的适应证:ALL 伴 t(9;22)、t(1;9)及 t(4;11);极高危 ALL(WBC$\geqslant 100\times10^9$/L、<6 个月婴儿);诱导化疗 33d 未缓解者。

(五)维持治疗

现多采用巯嘌呤+甲氨蝶呤及长春新碱+泼尼松(VP)序贯疗法。对儿童 ALL 究竟治疗多久,有赖于微小残留病的检测,但是一致认为<24 个月的维持治疗是不能取得满意预后的。

(六)化疗方案

1.HR-ALL 化疗

(1)诱导治疗:可选用方案 1 或方案 2。

1)方案 1:VDLP(4 周):长春新碱(VCR)1.5mg/(m²·d)(每次最大量≤2mg/m²),静脉注射,于 d8、d15、d22、d28;柔红霉素(DNR,D)30mg/(m²·d),用 5% 葡萄糖液 100ml 稀释快速静脉滴注,于 d8～10,共 3 次;门冬酰胺酶(L-Asp)10000U/(m²·d)静脉滴注或肌注,于 d11、d13、d15、d17、d19、d21、d13、d25、d27、d29,共 10 次;泼尼松(Pred)40mg/(m²·d),口服,8～28d[1～7d 为泼尼松试验,60mg/(m²·d),分 3 次口服],d29 每 2d 减半,1 周内减停。

2)方案 2:CODP(4 周):环磷酰胺 1000mg/(m²·d),静脉滴注,d8;长春新碱,柔红霉素和泼尼松剂量和用法同前。

不论用何方案,对于高白细胞血症(WBC$\geqslant 100\times10^9$/L)者,DNA 推迟到白细胞<50×10^9/L 时开始使用 3d。上述 2 个方案中方案 1 为首选,因经济困难和缺乏门冬酰胺酶的地区可试用方案 2。于诱导缓解化疗的第 19d 必须复查骨髓涂片,可能出现 3 种不同的结果:①M1:骨髓明显抑制,原淋+幼淋<5%;②M2:骨髓呈不同程度抑制,原淋+幼淋 5%～25%;

③M3：骨髓抑制或不抑制，原淋+幼淋>25%。M1者提示疗效和预后良好；M2者提示疗效较差，即改用方案CAM(CTX+HDAra-C+6-MP)；M3或不缓解提示无效，属难治性白血病，必须及时更换更为强烈的化疗方案（如DAEL等方案）。

DAEL方案：地塞米松(DEX)20mg/(m²·d)口服或静脉d1~6，阿糖胞苷(Ara-C)2g/m²，q12h×4次，静脉滴注3h，d1~3，依托泊苷(VP16)100mg/m²，q12h×5次，静脉滴注3h，d3~5，门冬酰胺酶(L-Asp)25000U/(m²·d)静脉滴注4h，d6。

(2)巩固治疗：巩固治疗在诱导缓解治疗达CR时，尽早在诱导缓解治疗在29~36d开始用CAM方案。

CAM方案：环磷酰胺(CTX)1000mg/(m²·d)，快速静脉滴注，d1；阿糖胞苷(Ara-C)1g/m²，q12h×6次或2g/m²，q12h×4次，静脉滴注，d1~5或d2~3；巯嘌呤(6-MP)50mg/(m²·d)，晚间一次口服，d1~7。

(3)髓外白血病预防性治疗

1)三联鞘注(IT)：于诱导治疗的第3d起仅用甲氨蝶呤+地塞米松（表12-2），此后d8、d15、d22、d29用三联鞘注，诱导期间共5次，早期强化治疗末用1次。大剂量甲氨蝶呤+四氢叶酸钙后三联鞘注，每8周1次，共22次。

表12-2 不同年龄三联鞘注剂量(mg)

年龄(月)	甲氨蝶呤	阿糖胞苷	地塞米松
<12	5.0mg/3ml	12mg/3ml	2mg
12~24	7.5mg/4ml	15mg/4ml	2mg
25~35	10.0mg/6ml	25mg/4ml	5mg
≥36	12.5mg/8ml	35mg/4ml	5mg

2)大剂量甲氨蝶呤+四氢叶酸钙(HD-MTX+CF)：于巩固治疗休息1~3周或以后，视血象恢复情况，待中性粒细胞≥1.5×10⁹/L，白细胞≥3×10⁹/L），肝、肾功能无异常时尽早开始，每10天为1疗程，共3个疗程。每疗程甲氨蝶呤5.0g/m²，1/6甲氨蝶呤量（每次不超过500mg）作为突击量在30min内快速静脉滴入，余量于12~24h均匀滴注。突击量甲氨蝶呤后0.5~2h三联鞘注1次。开始滴注甲氨蝶呤36h后起用四氢叶酸钙解救，剂量为每次15mg/m²，首次静脉注射，以后每小时1次，口服或肌内注射，共6~8次。有条件者检测血浆甲氨蝶呤浓度（<0.1μmol/L，为无毒浓度），以调整四氢叶酸钙应用的次数和剂量。大剂量甲氨蝶呤治疗前、后3d口服碳酸氢钠1.0g，每日3次，并在治疗当天给5%碳酸氢钠5ml/kg静脉滴注，使尿pH≥7。用大剂量甲氨蝶呤当天及后3d需水化4000ml/(m²·d)。在用大剂量甲氨蝶呤同时，每晚顿服巯嘌呤(6-MP)50mg/m²，共7d。大剂量甲氨蝶呤+四氢叶酸钙连续3个疗程后每12周重复1个疗程，共6个疗程，如没条件监测甲氨蝶呤浓度的医院则用3.0g/m²。

3)颅脑放疗：原则上适用于4岁以上患儿（凡诊断时WBC计数≥100×10⁹/L的T-ALL，诊断时有CNSL，在完成大剂量甲氨蝶呤+四氢叶酸钙4个疗程后于CR后5~6个月或以后进行），以及因种种原因不宜做大剂量甲氨蝶呤治疗者。总剂量18Gy，分15次于3周内完成，或12Gy，分10次，于2周完成，同时每周鞘内注射1次。放疗第3周用Vdex方案，长春新碱

(VCR)1.5mg/m²,静脉注射1次,地塞米松(DEX)8mg/m²×7d,口服。

(4)早期强化治疗:以下方案任选其一。

1)方案1:VDLDex:长春新碱(VCR)、柔红霉素(DNR)于d1、d8,剂量同前;门冬酰胺酶(L-Asp)10000U/(m²·d),静脉滴注或肌内注射,d1、d3、d5、d7、d9、d11、d13和d15共8次;地塞米松(Dex)6mg/(m²·d),d1~14,第3周减停。休疗1~2周(待血象恢复、肝肾功能无异常),接依托泊苷(VP16)+阿糖胞苷(AraC)3次:依托泊苷200mg/(m²·d),阿糖胞苷300mg/(m²·d),d1、d4、d8(每次均为依托泊苷先用)。

2)方案2:COADex:环磷酰胺(CTX)800mg/(m²·d),快速静脉滴注,d1;长春新碱(VCR)1.5mg/(m²·d),静脉推注,d1;阿糖胞苷(Ara-C)100mg/(m²·d),q12h×14次,皮下或肌内注射,d1~7;Dex 10mg/(m²·d),d1~7。待血象恢复再用依托泊苷(VP16)+阿糖胞苷(Ara-C)3次(剂量和用法同上)。

(5)维持及加强治疗

1)维持治疗:巯嘌呤(6-MP)+甲氨蝶呤(MTX):巯嘌呤75mg/(m²·d),夜间睡前顿服,21d;甲氨蝶呤每次20~30mg/m²,肌内注射,每周1次,连用3周。接着Vdex1周,如此反复序贯用药,遇强化治疗时暂停。在巯嘌呤+甲氨蝶呤用药3周末保持WBC计数3×10⁹/L左右,ANC(1.0~1.5)×10⁹/L,根据WBC和ANC计数调整巯嘌呤和甲氨蝶呤剂量。

2)加强治疗:COADex,自维持治疗起,每年第3个月、第9个月各用1个疗程[环磷酰胺600mg/(m²·d),d1,阿糖胞苷100mg/(m²·d),d1~5,其余剂量和用法同前]。

3)加强强化治疗:维持治疗期每年第6个月用VDLDex或COADex(用法同早期强化)。每年第12个月用替尼泊苷(VM26)或依托泊苷(VP16)+阿糖胞苷(Ara-C)1个疗程(同早期强化方案)。

在连续3个疗程大剂量甲氨蝶呤后12周重复进行大剂量甲氨蝶呤治疗,每12周1次,共3次。此后,每8周三联鞘注1次,共22次。做颅脑放疗者不能再做大剂量甲氨蝶呤治疗,只能采用三联鞘注,每8周1次,共22次。

(6)总疗程:女孩2.5年,男孩3年。

2. 中危ALL(MR-ALL)化疗

(1)诱导缓解治疗:同HR-ALL的VDLP方案,但门冬酰胺酶为8次。

(2)巩固治疗方案:①CAM:环磷酰胺(CTX)800mg/(m²·d),快速静脉滴注,d1;②阿糖胞苷(Ara-C)1g/m²,q12h静脉滴注,共6次,d1~3;6-巯基嘌呤(6-MP)50mg/(m²·d),夜间睡前顿服,d1~7。

(3)髓外白血病预防:三联鞘注及大剂量甲氨蝶呤疗法同HR-ALL,大剂量甲氨蝶呤每3个月1次,共5次,大剂量甲氨蝶呤后三联鞘注每8周1次,共20次。

(4)早期强化治疗

1)除了门冬酰胺酶用6次外其余用HR-ALL。

2)DVL+大剂量Ara-C:Dex 8mg/(m²·d),d1~8;VCR 1.5mg/(m²·d),静脉推注,d1、d8给药;L-Asp 10000U/(m²·d),静脉滴注3~4h,d4、d6;阿糖胞苷1g/m²,q12h静脉滴注3h,共6次,d1~3。

(5)维持治疗及加强治疗:维持治疗使用巯嘌呤+甲氨蝶呤及VDex序贯用药(用法同HR-ALL)。维持治疗期间每年强化1次,第1年、第3年末选用VDLDex或CODDex(用法同HR-ALL),VDLDex首选,第2年末选用DVL+大剂量Ara-C。大剂量甲氨蝶呤治疗同HR-ALL,但比HR-ALL减少了1个疗程大剂量甲氨蝶呤,共用5个疗程。

(6)总疗程:女孩2.5年,男孩3年。

3.低危(LR-ALL)

(1)诱导缓解治疗:同HR-ALL的VDLP方案,但柔红霉素为2次,d8、d9;门冬酰胺酶从d10起共6次。

(2)巩固治疗方案:①CAM:环磷酰胺(CTX)800mg/(m^2·d),快速静脉滴注,d1;②阿糖胞苷(Ara-C)75mg/(m^2·d)每天分2次,q12h皮下注射,d1~4,d8~11;③巯嘌呤75mg/(m^2·d),夜间睡前顿服,d1~14。

(3)髓外白血病预防:三联鞘注诱导治疗期间4次,大剂量甲氨蝶呤疗法剂量为3g/(m^2·d),共4次,大剂量甲氨蝶呤后三联鞘注每8周1次,共18次。

(4)早期强化治疗

1)VDLDex:长春新碱(VCR)、柔红霉素(DNR)均于d1、d8给药,剂量同前;门冬酰胺酶(L-Asp)10000U/(m^2·d)于d1、d3、d5、d7,共4次;地塞米松6mg/(m^2·d),口服,d1~14,第3周减停。

2)DVL+大剂量阿糖胞苷:地塞米松8mg/(m^2·d),d1~8;VCR 1.5mg/(m^2·d),静脉推注,d1、d8;门冬酰胺酶10000U/(m^2·d),静脉滴注3~4h,d4、d6;阿糖胞苷1g/m^2,q12h静脉滴注3h,共6次,d1~3。

(5)维持治疗及加强治疗:维持治疗使用巯嘌呤+甲氨蝶呤及VDex序贯用药(用法同HR-ALL)。维持治疗期间CCR12个月时用VDLDex或CODDex强化治疗1次(用法同早期强化治疗)。

(6)总疗程:女孩2.0年,男孩2.5年。

4.成熟B-ALL 按Ⅳ期B-NHL方案治疗。

5.初诊时CNSL的治疗 在进行诱导化疗的同时,三联鞘注第1周3次,第2周、第3周各2次,第4周1次,共8次,一般在鞘注治疗2~3次或以后CSF常转阴。然后在完成早期强化治疗后(诱导、巩固、髓外白血病防治和早期强化后,第6个月),做颅脑放疗18Gy,做完放疗后不再做大剂量甲氨蝶呤治疗,但三联鞘注必须每8周1次,直至终止治疗。CR后发生CNSL复发的患者也可按这一方案治疗,但在完成三联鞘注第5次后,必须选用VDLDex和VM26+阿糖胞苷(Ara-C)各1个疗程做全身强化治疗,以免由CNSL引发骨髓复发,并继续完成共8次鞘注。颅脑放疗紧接全身强化治疗之后,此后三联鞘注每8周1次,直至终止治疗。

6.初诊时TL的治疗 在确诊TL后,若是双侧TL,则做双侧睾丸放疗,总剂量为24~30Gy;若是单侧TL,也可做双侧睾丸放疗(因为目前尚无做单侧睾丸放疗的方法)或病侧睾丸切除。在做TL治疗的同时继续进行TL的治疗,紧接着VDLDex和大剂量甲氨蝶呤方案各1个疗程,做全身治疗,以免由TL引发骨髓复发。

【支持治疗及并发症防治】

(一)心理治疗

现代治愈的概念已不仅仅是达到生物学治愈(即临床治愈),而且还要达到心理学和社会学治愈。因此,白血病的社会心理问题日益受到人们的重视。

白血病将造成患儿及其家庭巨大的心理压力和精神创伤,改变他们的生活方式。不同年龄的患儿对白血病的心理反应不同。5岁以下儿童主要担心与父母分离以及治疗引起的疼痛。年长患儿则更关心治疗对身体的影响如脱发。患儿对自己患病常感到不解,少数患儿尤其是复发的患者由于绝望而自暴自弃,拒绝治疗。采取定期举办白血病联欢会的方法,增加康复儿童与治疗期的患儿接触交谈,利于增强患儿和家长战胜疾病的信心,纠正错误观念。

目前儿童白血病虽是可治之症,但仍是一种治疗非常困难的恶性肿瘤,治疗费用昂贵,非一般家庭能够承受,因此需要全社会对白血病患儿关心和支持,给予充分理解、温暖和关怀,帮助患儿和家长树立战胜疾病的信心。

(二)加强营养

给予充足高蛋白、高维生素饮食,必要时采用胃肠道营养治疗。

(三)病房的设置与消毒

白血病患者应安置在相对洁净无菌的病区内,病房最好阳光充足、空气清新。病房每天用紫外线灯照射1h,或用空气清洁气雾剂以达到空气消毒。每日擦拭墙壁地板。处于粒细胞减少期的患儿应入住超洁净单人房间或层流室。超洁净单人房间一般设双重门,中间为过渡带,设有专门的洗手池,病房门口设有一次性的口罩帽子供应盒,医护人员进入病区前须先脱去外衣并洗手,更换拖鞋及隔离衣并戴口罩后进入过渡带(患流感或感冒等传染性疾病的人员不得入内)。检查患者前用温水洗手。对于小患儿可以训练家长尽量做到清洁并按上述程序操作后,可进入过渡带陪伴患儿。层流室价格较昂贵,常用的有水平和垂直层流洁净室,使用前须进行相应的清洁与消毒。

(四)无菌护理

白血病护理人员须具备一定的临床经验并具有严格的无菌观念。无菌护理的重点是与外界相通的皮肤黏膜的护理,包括口腔、鼻腔、外耳道、会阴部、皮肤穿刺部位、中心静脉插管部位等,一般消毒常规:每天3次用1:2000氯己定溶液、泰唑或多贝尔漱口液漱口,便后用1:5000高锰酸钾液坐浴,头发指甲要剪短,在粒细胞减少期食物也须加热消毒后才用,水果须用氯己定溶液浸洗并去皮。

进入超洁净单人间或层流室的患儿,须严格按照消毒规则进行皮肤黏膜的洁净消毒护理,加强保护性环境隔离。对粒细胞减少患者进行穿刺(包括静脉穿刺、肌内注射等)除须按常规消毒外,宜用浸过乙醇的无菌纱布覆盖局部皮肤5min后再进行穿刺。

(五)感染的防治

感染是白血病患儿最常见和最危险的合并症,由于白血病本身以及白血病治疗可引起白细胞减少、细胞免疫和体液免疫功能下降、皮肤黏膜屏障的破坏以及营养状况下降,许多非条件致病菌、真菌等也成为白血病患者的病原,而且一旦发生感染很容易形成败血症甚至危及生命。

1.预防性用药 强化疗骨髓抑制期外周血 WBC<$1.0×10^9$/L 时,感染发生率为 50%,WBC<$0.1×10^9$/L 时达 100%。药物预防包括全身性应用抗生素和促进患者免疫功能恢复。

(1)抗生素预防:主要是口服不吸收的抗生素以清除肠道菌。喹诺酮类抗生素对清除厌氧菌外的革兰阳性和革兰阴性细菌有较强的预防作用,且吸收较好。口服磺胺甲噁唑 25mg/(kg·d)可防治肠道及全身性感染(保留肠道厌氧菌群而不破坏抗细菌群集作用),不良反应少。氟康唑(50~100mg/d)或伊曲康唑(100~200mg/d)口服可预防念珠菌及曲霉菌感染。

(2)造血生长因子的应用:化疗结束后 24h 或中性粒细胞<$0.5×10^9$/L 时应用粒细胞或粒巨噬细胞集落刺激因子(G 或 GM-CSF)3~5μg/(kg·d),直至白细胞数升至 $10×10^9$/L 时停药,快者 3~5d,慢者 7~14d 即可达到上述指标,可减少感染的发生和严重性,为强化疗及缩短化疗间歇期创造条件。常见不良反应可有过敏反应(无须皮试)、皮疹、发热、呕吐、恶心、头痛、疲倦、肌肉关节痛及肝功能轻度损害等,一般不影响用药。

(3)免疫调节药:可酌情选用胸腺素、干扰素及静脉注射丙种球蛋白等,可提高患者免疫功能,有效地减少感染的发生。

(4)其他:须常规检查患儿有无隐匿性感染灶,如牙齿、阑尾、肺、皮肤、结核等,先清除病灶再进行化疗,或在强化疗的同时加用必要的抗生素,如既往有慢性阑尾炎者在化疗同时加用头孢曲松、甲硝唑等治疗,在缓解期可进行阑尾切除术。

2.感染的治疗 包括经验性治疗和针对性治疗。

(1)经验性治疗:肿瘤浸润骨髓、化疗药物及激素的应用均可导致粒细胞缺乏,皮肤、黏膜屏障损害及细胞体液免疫功能低下,患者极易发生局部及全身严重感染,常常无明确病灶。如腋温超过 38℃或连续 2 次(间隔 2h)超过 37.5℃能除外输血、药物及患者状况的影响,都应考虑感染,病原体包括细菌、病毒、真菌、原虫等,应立即给予经验性广谱抗生素治疗。选用抗生素的原则:①找病灶,按感染部位、既往用药史及血细菌培养+药敏试验选用抗生素;②及时做血、尿、咽及导管部位细菌培养+药敏试验;③使用广谱抗生素,革兰阴性杆菌可选用氨基糖苷类+半合成青霉素,氨基糖苷类+头孢类抗生素或亚胺培南/西拉司丁或加环丙沙星等;革兰阳性菌者首选万古霉素;④抗生素最好选用有协同作用且无交叉耐药;⑤为达到有效的治疗目的,在抗生素输注 1h 内,其血清浓度至少应达到最低杀菌浓度的 8~16 倍;⑥给药途径通常为静脉输注。此外,可静脉滴注大剂量丙种球蛋白 0.2~0.4g/kg,共 3~5d。

(2)针对性治疗:在明确病原体后应给予针对性治疗。

细菌感染一般以铜绿假单胞菌、克雷伯杆菌及大肠埃希菌等革兰阴性细菌感染多见,目前一般选用广谱 β-内酰胺类抗生素,如头孢噻肟、头孢哌酮/舒巴坦;碳青霉素类(如亚胺培南/西司他汀、美罗培南)对革兰阳性菌、革兰阴性菌和厌氧菌均有较强的杀菌活性,耐药性低,与氨基糖苷类联用有协同作用;替考拉定、万古霉素和去甲万古霉素适用于治疗对耐甲氧西林金黄色葡萄球菌(MRSA)和耐甲氧西林表皮葡萄球菌(MRSE)的感染。对于革兰阳性菌的治疗尚可选择第二代头孢菌素、抗假单胞菌属青霉素类以及广谱的硫青霉素类如美罗培南(美平)、亚胺培南/西拉司丁(泰能)。原发性腹膜炎可用万古霉素加甲硝唑治疗。若头孢噻肟或美罗培南、亚胺培南治疗 96h 无效,应考虑真菌、病毒或原虫感染。抗生素治疗至少持续至粒细胞回升至 $1×10^9$/L 以上。

真菌感染预防极为重要,一旦证实真菌感染应采用临床经验性治疗和针对性大剂量药物治疗并重的原则,选择用药同时考虑其疗效和毒副作用。目前可选用的药物有两性霉素 B(AMB)及 AMB 脂质体(AIB,L-AMB)、氟康唑(FCZ)、伊曲康唑(ICZ)、制霉菌素、卡泊芬净等。

抗病毒药主要包括阿昔洛韦(ACV)、更昔洛韦(GCV)和膦甲制作用,可同时静脉滴注大剂量丙种球蛋白。卡氏肺囊虫感染可用复方磺胺甲噁唑片(SM2)25mg/(kg·d);肺炎支原体感染时可选用大环内酯类如罗红霉素、阿奇霉素等。

(六)成分输血的应用

白血病患者起病时或强化疗的过程中常常有严重贫血、出血,如及时合理给予输血治疗,患者可能起死回生。随着血液分离技术的进步,高纯度、高浓度、高质量的血液成分不断推向临床,根据患者的需要,有针对性地输入所需成分,不仅加强了治疗的针对性,同时也尽可能避免了输入不必要的成分引起的不良反应。血小板悬液的使用大大减少了因联合化疗或造血干细胞移植后骨髓抑制导致的严重出血的发生率。浓缩红细胞可纠正贫血,且维持血红蛋白 120~150g/L 可加快中性粒细胞、血小板恢复,相对减少感染的发生,有利于化疗的进行。

(七)高尿酸血症的防治

白血病化疗前可能已存在高尿酸血症,常在开始诱导化疗后 24~72h 发生,尤其是幼稚细胞数>$50.0×10^9$/L 或肿瘤较大者,主要表现为高尿酸性酸中毒及致命性尿酸性肾病、高钾血症、高磷血症、低钙血症、尿中尿酸结晶、尿少、血尿及尿酸增高等。

化疗前、后 12h,24h,48h 监测尿酸,对 WBC 极高[通常 WBC>$(50~100)×10^9$/L]或尿中尿酸>15mg/(kg·d)的患者,化疗前即应开始以下治疗:①水化疗法:液体 2000~3000ml/(m²·d),维持尿量在 100ml/(m²·h)以上。②碱化尿液:口服碳酸氢钠 3~4g/(m²·d)或静脉滴注,使尿液 pH>7.0。③别嘌醇:250~500mg/(m²·d)或 10mg/(kg·d),分 3 次口服(最大量不超过 800mg/d),服 5~7d;有肾功能不全者调整剂量。该药干扰巯嘌呤代谢,不可同时应用。不良反应为皮疹、血管炎、末梢神经炎和肾功能不全。④对于尿量<60ml/(m²·h)的少尿者,可用 20%甘露醇及呋塞米,维持尿量在 60ml/(m²·h)以上,无效者可行腹膜透析或人工肾。⑤部分换血或白细胞单采法,适用于 WBC>$100×10^9$/L 的患者,可减少大量的白细胞,从而减轻代谢异常。

【儿童复发 ALL 的治疗】

目前国际上 ALL 的 5 年持续缓解率(CCR)达 70%~80%或以上,国内则达 50%~70%或以上。但仍有 25%~30%的患者发生骨髓、睾丸或中枢神经系统白血病复发,大多数发生于停药后 1 年内,停药后 2.5 年内约 20%夏发,CCR3 年后复发率约 10%(少数患儿 CCR5 年后仍有复发),复发中位生存期分别为 10 个月、18 个月和 20 个月。骨髓外复发将导致骨髓复发,需进行更强烈的再诱导化疗,只有 25%能长期生存。

1.骨髓复发的治疗 某些高危患儿对多种药物联合强化疗耐药,早期复发后第二次缓解时间很短,其第二次化疗诱导,即使获得缓解,亦很快再次复发,或因感染、骨髓抑制、全血细胞减少达不到缓解而死亡。10%~20%患儿在晚期复发,尤其在停药后复发,可能与停药过早或未清除处于 G0 期的白血病细胞有关,约 80%可获第 2 次 CR,长期存活率约 40%,若治疗 18

个月内或接受维持治疗时复发者,可能与原发耐药有关,则预后不佳,长期 CR 的极少。

(1) 更强的化疗方案再诱导缓解及第 2 次 CNSL 预防:VCDP 诱导缓解后替尼泊苷(VM26)150mg/(m²·d)+阿糖胞苷(Ara-C)300mg/(m²·d),静脉滴注 4d,间歇后继续用长春新碱(VCR)+环磷酰胺(CTX)[300mg/(m²·d)]与替尼泊苷(VM26)+阿糖胞苷(Ara-C)每周 1 次轮回,再 VAPC 强化,共治疗 2 年。

(2) 伊达比星(IDA)+阿糖胞苷(Ara-C)联合化疗:依达比星(IDA)8~10mg/(m²·d)×2~3d 或 5mg/(m²·d)×6d,阿糖胞苷(Ara-C)200~300mg/(m²·d)×3~5d,CR 率达 63%~69%。若依达比星(IDA)+阿糖胞苷(Ara-C)(每次 1g/m²,12h 1 次,共 4 次),CR 率达 85%。

(3) 大剂量阿糖胞苷(Ara-C)+依达比星(IDA)或米托蒽醌(MTZ)+泼尼松(Pred)+G-CSF:有报道采用此方案可使高危、难治、复发的 ALL 患者 CR 率达 81%~83%。阿糖胞苷(Ara-C)3g/(m²·d)×5d,依达比星(IDA)40mg/m²×1d,米托蒽醌(MTZ)80mg/(m²·d)×1d,泼尼松 40mg/(m²·d),d1~28。此外尚有报道采用 VDS+CTX+Ara-C+Pred+MTZ 方案治疗 27 例难治 ALL25 例 CR。但需注意的是采用此类方案化疗的毒性反应非常强烈。

(4) HSCT:第 2 次复发后,再次诱导治疗的大剂量阿糖胞苷(Ara-C)治疗仍有部分患儿再次获得缓解,但缓解时间很短,多因多次复发而死亡。由于复发后再进行化疗获得缓解的机会较少,故有条件的应做造血干细胞移植。但寻找配型相同的供者比较困难,故目前开展得较多的是自体移植,但有报道移植后 20%~30% 的患儿可无病存活 2 年,但多易复发。目前正开展的异基因造血干细胞移植复发率仍较高。

2.CNSL 复发 发生在缓解 1 年内,其长期生存率明显低于晚期复发者。

3.睾丸白血病(TL)复发 由于睾丸组织的温度低,代谢缓慢,因而导致耐药。动物实验证明若应用大剂量甲氨蝶呤静脉注射睾丸间质即白血病细胞浸润部位,可测到有效的杀灭白血病细胞的药物浓度。近年来,应用大剂量甲氨蝶呤静脉注射的患儿,TL 的发生率明显减少。目前的治疗主要是局部放疗,20~24Gy,于 15d 内照射完毕,若发现腹股沟及附近的淋巴结有白血病细胞浸润,则放疗亦应包括这些部位。凡 CNSL 或 TL 复发后,无论有无骨髓复发,均应进行更强的再诱导缓解方案化疗。

第二节 急性髓细胞性白血病

急性髓细胞白血病(AML),是髓系细胞分化发育过程中不同阶段的造血祖细胞恶变转化而来的一组疾病群,其起源分别来自粒细胞系、单核细胞系、红细胞系或巨核细胞系。

AML 占儿童所有白血病的 20%~25%,新生儿期是发病高峰,婴幼儿至青春期发病率相当,成年期发病率逐年升高。我国发病率约 11/100 万。AML 的发生与遗传和环境因素有关。目前已经发现 50%~93% 的 AML 患者有染色体即细胞遗传学异常。单卵双胎中一个在 5 岁以内患白血病,另一个患白血病的几率为 25%。白血病同胞发病率比普通人群高 4 倍。小儿时期的某些先天性畸形和遗传性疾病如 21-三体、Bloom 综合征、Fanconi 贫血以及先天性纯红细胞再生障碍性贫血等患者白血病的发病率明显高于正常儿童。环境因素包括孕母放射线接触、药物、吸烟及饮食习惯,出生后包括射线、化学药物和毒物接触以及病毒感染。与急性淋巴细胞白血病(ALL)不同的是,儿童AML的分子生物学行为和对治疗的反应与成人较为接近。

一、小儿急性髓系白血病治疗总论

小儿急性髓系白血病(AML)发病率比较低,约占小儿急性白血病的20%。其中以AML-M3型最常见,其次是伴有t(8;21)的AML-M2,其他类型AML均可见,但发病率更低。小儿M7多发生在唐氏综合征者。除AML-M3型外,小儿AML的预后较ALL差,5年生存率为40%~60%。

【临床表现与实验室检查】

(一)临床表现

急性白血病临床表现按发生机制可分为:由于正常造血细胞生成减少,导致感染、发热、出血和贫血;也可由于白血病细胞浸润导致肝、脾、淋巴结肿大及其他器官病变。症状的缓急主要取决于白血病细胞在体内的积蓄增长速率和程度。

1.发热和感染 约50%以上患者以发热起病,急性白血病本身不发热或仅有低热,当体温>38.5℃时常常由感染引起。感染是最常见的死亡原因之一。发生感染的机制为:①中性粒细胞数量减少和功能缺陷;②免疫缺陷;③皮肤黏膜屏障破坏,有利于病原体的入侵;④院内感染。

2.出血 大部分患者起病时伴不同程度的出血。在未并发弥散性血管内凝血(DIC)者,出血的发生率为67%~75%,死于出血者占10%~15%。并发DIC的患者几乎全部有出血,其中死于DIC者占20%~25%。AML有出血倾向(58%)者明显高于ALL(42%)。出血的发生机制如下:①血小板减少;②血管壁损伤;③凝血障碍;④抗凝物质增多。

3.贫血 约2/3的AML患者在确诊时有中度贫血,某些AML在发病前数月甚至数年可先出现难治性贫血,多为正细胞正色素性,表现为皮肤黏膜苍白、倦怠,年长儿可诉头晕、头痛、心悸、耳鸣。

4.淋巴结和肝脾肿大 淋巴结和肝脾肿大是患儿常见的就诊原因之一。初诊时41%的AML患者有淋巴结肿大,常见为浅表淋巴结肿大。在AML中以M4及M5发生淋巴结肿大多见,肝、脾肿大可引起食欲减退、腹胀、乏力、消瘦等。临床上AML的肝、脾肿大常不如ALL显著。

5.中枢神经系统白血病(CNSL) CNSL以蛛网膜及硬脑膜浸润最高,分别为82%及78.6%,其次为脑实质(62%)、脉络丛(42%)及脑神经(22%),可发生在白血病初期或复发时。约有2%的AML初诊时有脑膜白血病,如未进行中枢神经系统白血病的预防处理,则20%~40%的AML可发生脑膜白血病。临床出现脑神经受损、颅内压增高、脑脊液改变,严重的有意识改变或抽搐、瘫痪等。脑脊液检查可见压力增高、细胞数增多甚至发生浑浊、蛋白增多、糖降低。涂片染色检查可检出白血病细胞。白血病细胞在蛛网膜增生影响了脑脊液循环,引起颅内压增高和交通性脑积水,可出现头痛、恶心、视物模糊、视盘水肿和眼外展麻痹。神经根周围浸润可造成脑神经麻痹,尤其是通过脑神经孔的第Ⅲ对和第Ⅳ对脑神经。当周围血原始细胞显著增多时,常可引起白细胞淤滞。大量白血病细胞在小血管以及血管周围的脑实质中集聚,导致小血管阻塞以及出血性梗死,常发生在大脑半球,很少在小脑及脑干或脊髓。患者有头痛、轻瘫,迅速进入昏迷,常致死亡。

6. 口腔及皮肤　白血病细胞浸润口腔黏膜可引起牙龈肿胀或巨舌等,多见于 AML-M5 及 AML-M4。白血病性齿龈炎常继发感染、出血,甚至发生继发性口干燥症,偶见 AML 可首发于皮肤。皮肤浸润表现有白血病疹、结节、斑块和溃疡等。白血病疹呈淡紫色小丘疹,常发痒,以 AML-M4 及 AML-M5 为明显。活检皮损印片有助于诊断。皮肤感染很多见,表现为蜂窝织炎,常呈大片状,迅速发展,最常见于面部,多由革兰阳性细菌所引起。病毒性皮炎常发生在化疗中或以后,以单纯疱疹及带状疱疹为多见。绿色瘤和粒细胞肉瘤可发生在皮肤和乳房部位。所谓 Sweet 综合征又称"急性发热性中性粒细胞性皮病",发生率约 10%,可能是白血病细胞抗原在皮肤沉积所致。

7. 心脏和呼吸系统　AML 的肺部表现可由感染、浸润及白细胞淤滞等引起。以肺浸润常见,浸润多位于肺泡间隔,尤位于血管和小支气管周围,但引起肺动脉栓塞导致肺梗死者罕见,极少数可出现空洞。肺门和纵隔淋巴结肿大的发生率分别为 27% 和 36%。因浸润出现渗出性胸膜炎及血性胸水者可见于 AML-M5;并可与结核等并存。肺部浸润的 X 线表现可呈弥漫性网状结节样改变,也可散在分布,和感染并存可呈片状阴影。肺部血管的白细胞淤滞可导致呼吸窘迫综合征,主要见于高白细胞 AML,病死率高。

8. 骨和关节　骨痛及胸骨下端压痛常见。骨痛可由于:①白血病细胞影响骨膜;②不明原因的骨梗死和骨髓坏死;③高尿酸血症致痛风发作;④溶骨性粒细胞肉瘤等。骨骼病变可通过 X 线摄片、骨扫描等检查而诊断。小儿以关节肿起病者常被误诊为风湿性关节炎或类风湿关节炎,也可发生继发性痛风关节炎。

9. 性腺　睾丸白血病的发生机会 AML 少于 ALL,病变睾丸可无症状,常呈双侧或单侧弥漫性肿大,质硬,不透光,可经局部穿刺或活检证实。

(二) 实验室检查

1. 血象　AML 初诊时 79% 的病例有中等程度贫血,且呈进行性发展。贫血呈正常细胞性,仅少数有红细胞大小不等、嗜碱性点彩、多染性红细胞及幼红细胞,半数病例网织红细胞数偏低。白血病可引起血型抗原减弱,造成血型鉴定困难。初诊时外周血白细胞计数可降低、正常、增高或显著增高。约 28.7% 的 AML 患者白细胞计数可 $<4\times10^9/L$,甚至 $<1\times10^9/L$。7.4% 的 AML 患者白细胞可 $>100\times10^9/L$,称为高白细胞急性白血病。外周血白细胞分类示原始和幼稚(早幼)细胞百分比显著增多,范围在 5%~100%,但白细胞不增多性白血病外周血中仅有极少量甚至没有原始及幼稚细胞出现。初诊时均有不同程度的血小板减少,50.4% 的 AML 患者血小板数 $<50\times10^9/L$。

2. 骨髓象　初诊时骨髓象大多数呈增生活跃、明显活跃或极度活跃,分类中原始和幼稚(早幼)细胞大量增生,而正常造血细胞如幼红细胞和巨核细胞则明显受抑制。约 10% 的 AML 骨髓活检呈增生减低,称为低增生性急性白血病。白血病细胞具有共同的形态特点:大小不一,多数体积增大;核浆比例增大,细胞核形态不规则,常有异形;核染色质粗糙,分布不均,核仁较正常原始细胞大,核分裂象多见;核浆发育失调,细胞分化停滞在原始或幼稚(早幼)细胞阶段,而趋向于稍成熟的细胞极少见,杆状核及分叶核粒细胞尚有保留,呈现所谓"裂孔"现象。Auer小体是白血病细胞的形态标记,系嗜苯胺蓝颗粒聚集和浓缩过程紊乱融合而成,它的出现率按高低排列如下:AML-M1、M2、M4、M3(34.9%)、M6、M5。

3.细胞化学染色 它在急性白血病的分型诊断中有重要意义,常用的有过氧化物酶(POX)、过碘酸雪夫染色(PAS)、中性粒细胞碱性磷酸酶(NAP)、α萘酚醋酸酯酶(αNAE)及血清溶菌酶等。

4.细胞免疫学检查 对AML的分型诊断具有重要意义,按目前细胞形态学和细胞化学检查作为分型的基础,其符合率为60%~70%。20世纪80年代以来,由于杂交瘤技术及分子生物学技术的发展,大量单克隆抗体相继问世,加上免疫荧光和免疫细胞染色方法的标准化,为建立急性白血病的免疫分型诊断奠定了基础。分型诊断甚为重要,与选择治疗方案和预后估计有密切关系。目前临床上仍以FAB形态学分型为基础,结合细胞遗传学和免疫表型逐步执行MIC分型和WHO分型。FAB分型的主要依据为细胞形态学和组织细胞化学,由于人为因素,诊断一致率有较大差别。免疫表型可以提示白血病细胞的分化系列及分化阶段,鉴别率高达98%。因此,对某些单纯以形态学难以分型的AML如M0、M1、M7,急性未分化型白血病(AUL)、急性杂合型白血病(AHL)等,免疫分型检查十分重要。

(1)AML-M0和AML-M1:白血病细胞至少表达CD13或CD33,同时伴有HLA-DR的表达及不成熟细胞标志CD34和CD117的表达。通常不伴髓系成熟抗原,如CD15、CD11b或CD14的表达,淋系抗原阴性。CD7和CD56阳性,特别是髓系细胞伴CD7$^+$,提示为白血病细胞。胞质MPO+对髓系诊断更为特异,M0、M1的白血病细胞胞质MPO+。(2)AML-M2:HLA-DR$^+$,小白血病细胞常CD34$^+$CD117+,很少表达CD15等分化成熟抗原;大白血病细胞CD33表达强度减弱,出现CD13、CD15及CD11b等的表达。

(2)t(8;21)AML:原始细胞CD34$^+$。80%以上患者的原始细胞表达CD19。50%左右的患者白血病细胞TdT可阳性。

(3)t(15;17)APL:HLA-DR阴性,均一性CD33$^+$,CD13强弱不一,CD34表达呈异质性。通常CD14$^-$、CD15$^-$,可以CD34$^-$CD15$^-$/CD34$^-$CD15$^+$/CD34$^+$CD15$^-$。单一群体细胞CD34CD15表达异质性,结合CD13异质性表达,高度提示存在PML/RARα重排。

(4)AML-M4E0:免疫表型类似AML-M4,表达CD33、CD13、CD15、CD4、CD11C、CD14、CD64和HLA-DR,CD2+及CD45强阳性细胞增多高度提示该病。

(5)AML-15:原始细胞常与正常单核细胞区域部分重叠交叉,与正常粒单细胞难于分辨,因此,鉴别M5通常需多个单抗进行分辨。通常CD33强阳性,CD13$^-$CD34$^-$表型或单核细胞相关抗原CD64、CD14高表达时才能提示AML-M5。CD11b与其他抗原(粒细胞HLA-DR-CD45强阳性,单核细胞HLA-DR$^+$CD45弱阳性同时表达也能提示M5。其他方法如CD36、CD56和CD4用于鉴别单核细胞,但均不具特异性。

(6)AML-M6:免疫表型特征不典型。CD71及血型糖蛋白抗原高表达,原始细胞具有不成熟髓系细胞表型,此时容易与MDS的RAEB和RAEB-t混淆。细胞对溶血过程敏感,因而

FACS检测较为困难。

(7)AML-M7:本型的诊断需要免疫表型和(或)电镜检查。原始巨核细胞常高表达CD41、CD61,需注意细胞黏附血小板造成的假阳性结果。CD412b为成熟巨核细胞标志,可在血小板表达,而不表达于CD61$^+$CD42$^-$的原始巨核细胞,可用于排除假阳性。

5.染色体和基因改变　半数以上白血病患者有细胞染色体异常和基因改变,如AML具有t(8;21)(q22;q22)AML1/ETO,11q23(MLL);AML-M3具有t(15;17)(q22;q21)PML/RARα;M4EO具有inv(16)(q13;q22)、t(16;16)(p13;q22)、(CBFβ/MYH11),还有N-ras癌基因的点突变、活化等,这些异常有辅助诊断和判断预后的价值。

【分型】

1976年,FAB协作组将AML分成M0～M7 8个亚型,包括M0(急性微分化型髓细胞白血病)、M1(急性粒细胞白血病,未成熟型)、M2(急性粒细胞白血病,部分成熟型)、M3(颗粒增多的早幼粒细胞白血病)、M4(急性粒-单核细胞白血病)、M5(急性单核细胞白血病)、M6(急性红白血病)、M7(急性巨核细胞白血病)。1986年,我国在天津召开了全国白血病分类、分型讨论会,根据FAB分型方法补充将AML分成M1、M2a、M2b、M3a、M3b、M4x、M4b、M4c、M4EO、M5a、M5b、M6及M7等亚型。

20世纪80年代以来,国际上已提出急性白血病的新分类法,即结合形态学(M)、免疫学(I)和细胞遗传学(C,)的MIC分型。近年来,发现分子生物学或基因水平的改变常在细胞增殖克隆分化的早期出现,因而对分化停滞在早期阶段的白血病的检出,不但灵敏度高而且特异性也强。应用常规方法,即MIC分型有困难时可借助于基因分型,即MICM分型,如APL的PML/RARα融合基因、AMLM2b的AML1/ETO融合基因等都有助于早期白血病的诊断和疑难白血病的分型诊断。染色体检测和分子生物学或基因检测,尚能应用于白血病缓解后微量残留病变的检出和疾病预后的估计。

(一)细胞形态学分型

目前,WHO分类已获得国际公认,但在我国尚未普遍采用,仍以FAB分型为主。

M1(急性粒细胞白血病未分化型):骨髓中原粒细胞(Ⅰ+Ⅱ型)≥90%(非红系细胞),早幼粒细胞很少见,处于中性中幼粒细胞以下阶段者不见或罕见。

M2(急性粒细胞白血病部分分化型):可分为以下2个亚型。

M2a:骨髓中原粒细胞(Ⅰ+Ⅱ型)为30%～90%(非红系细胞),单核细胞<20%,早幼粒细胞以下阶段者>10%。

M2b:骨髓中异常的原始及早幼粒细胞明显增加,以异常的中性中幼粒细胞增生为主,其胞核常有核仁,有明显的核浆发育不平衡,此类细胞>30%。

M3(急性颗粒增多的早幼粒细胞白血病):骨髓中以颗粒增多的早幼粒细胞增生为主,>30%(非红系细胞),其胞核大小不一,胞质有大小不等的颗粒,可分为以下2个亚型。

M3a(粗颗粒型):嗜苯胺蓝颗粒粗大,密集甚至融合。

M3b(细颗粒型):嗜苯胺蓝颗粒密集而细小。

M4(急性粒单核细胞白血病):依原粒和单核细胞系的形态不同,可包括以下4个亚型。

M4a:原始和早幼粒细胞增生为主,原幼单和单核细胞>20%(非红系细胞)。

M4b：原幼单和单核细胞增生为主，原始和早幼粒细胞＞20％（非红系细胞）。

M4c：原始细胞既具有粒系，又具有单核细胞系的形态特征者＞30％。

M4E0：除上述特点外，有嗜酸性颗粒粗大而圆、着色较深的嗜酸性颗粒，占5％～30％。

M5（急性单核细胞白血病）：可分以下2个亚型。

M5a（未分化型）：骨髓中原始单核细胞（Ⅰ＋Ⅱ型）＞80％（非红系细胞）。

M5b（部分分化型）：骨髓中原始和幼稚细胞＞30％，原单核细胞（Ⅰ＋Ⅱ型）＜80％。

M6（红白血病）：骨髓中红细胞系＞50％，且常有形态学异常，原粒细胞（Ⅰ＋Ⅱ型或原始＋幼稚单核细胞）＞30％；血片原粒（Ⅰ＋Ⅱ型或原单）细胞＞5％，骨髓非红系细胞中原粒细胞（或原始＋幼稚单核细胞）＞20％。

M7（巨核细胞白血病）：可分2型：①未分化型：外周血有原巨核（小巨核）细胞，骨髓中原巨核细胞＞30％。原巨核细胞有组化、电镜或单克隆抗体可证实；骨髓造血细胞少时往往干抽，活检有原始和巨核细胞增多，网状纤维增加。②分化型：骨髓及外周血以单圆核和多圆核的病态巨核为主。

（二）免疫学分型

随着免疫学的发展，对白血病细胞的来源及分化的认识不断完善。应用单克隆抗体检测白血病细胞的表面标志，进行免疫分型不但能客观地反映各类白血病细胞源性及分化发育阶段，较准确地鉴别类型，还有助于早期指导临床治疗，在判断预后方面也起着重要作用。AML的细胞免疫表型特征见表12-3。

髓系免疫标志还有CDw65、CD45、MPO等，红系免疫标志：CD71、血型糖蛋白；巨核系免疫标志：CD41、CD42、CD64、CD62。免疫表型常伴有淋系抗原表达，较常见的有CD7、CD19等，则诊断为伴有淋系标记的AML（Ly$^+$ML）。

表12-3　AML的细胞表型

组别	对应细胞	表型特征					
	（FAB分型）	HLA-DR	CD34	CD33	CD13	CD15	CD14
Ⅰ	髓系祖细胞（M1 M2）	＋	＋	＋	＋	－	－
Ⅱ	原始粒细胞（M1 M2 M4）	＋	＋/－	＋	＋	＋	－
Ⅲ	早幼粒细胞（M3 M1 M2）	－	－	－	＋	＋	－
Ⅳ	单核系细胞（M4 M5）	＋	－	＋	＋	－/＋	＋

（三）细胞遗传学分型

应用高分辨分带技术，发现80％患者有染色体组型异常，而特异的细胞遗传学白血病的不同临床亚型及形态学有密切关系。因此，细胞遗传学分型对急性白血病型诊断和预后判断均有重要价值。

AML的细胞遗传学改变：①染色体数量改变：高二倍体（≥47）、低二倍体（≤45）、＋27、－7、－8、－11等；②染色体核型改变：t(9;11)，MLL-AF9融合基因（儿童急性白血病中该融合基因阳性者86％为AML，其中75％为M5）；t(9;11)，ENIL-MILL融合基因（该融合基因阳性者儿童可为AML，也可为ALL，成年人则均为AML）等。

在急性白血病分型中,必须强调以形态学为首位,细胞遗传学及 MIC 分型可补充形态学的不足(表 12-4)。

AML 诊断的关键是确定恶性克隆细胞的起源细胞系及分化程度。最近世界卫生组织(WHO)组织了 100 多位国际著名血液病理学家、临床专家及相关专家,基于循证医学、临床和病理学研究的新成果,制订了新的造血系髓性疾病的分类,将 AML 分为 4 型 19 种。

表 12-4　白血病部分亚型的染色体和基因改变

类型	染色体改变	基因改变
M2	t(8;21)(q22;q22)	AML1/ETO
M3	t(15;17)(q22;q21)	PML/RARα
M4E0	inv/del(16)(q22)	CBFβ/MYH11
M5	t/del(11)(q23)	MLL/ENL

WHO 分类与 FAB 分类的区别在于前者将细胞形态学、免疫标记、细胞基因学及临床特征综合考虑,使每一个生物学亚型成为一种单独的疾病。同时重新确定了诊断 AML 的骨髓白血病原始细胞的百分比,即将诊断 AML 的骨髓中原始细胞的 30% 降为 20%。然而,对于具有特定克隆性染色体或基因学标记的患者,如 t(8;21)(q22;q22)、t(15;17)(q22;q12)、inv(16)(p13;q22)或 t(16;16)(p13;q22),即便骨髓中原始细胞比例未达 20%,也可确定为 AML 的诊断。

(四) AML 的 WHO 分型

1.具有特定细胞遗传学异常的 AML

(1) AML 具有 t(8;21)(q22;q22)、(AML1/ETO)。

(2)急性早幼粒细胞白血病具有 t(15;17)(q22;q11~22)、(PML/RARα)及变异型。

(3) AML 伴骨髓异常嗜酸细胞和 inv(16)(q13;q22)或 t(16;16)(p13;q22)、(CBFβ/MYH11)。

(4) AML 具有 11q23(MLL)、-5、-7、+8 等。

2.具有多系病态造血的 AML

(1)有 MDS 或 MDS/MPD 史。

(2)无 MDS 或 MDS/MPD 史,但具有二系和二系以上病态造血(病态细胞≥50%)。

3.治疗或职业相关的 AML

(1)烷化剂相关的 AML。

(2)拓扑异构酶Ⅱ抑制药相关的 AML。

(3)其他治疗相关。

4.AML 其他类型(不符合以上类型者)

(1) AML,微分化型(=FABM0)。

(2) AML,未分化型(=FABM1)。

(3) AML,部分分化型(=FABM2)。

(4)急性粒单核细胞白血病(=FABM4)。

(5)急性单核细胞白血病(＝FABM5)。

(6)急性红白血病(红血病或白血病和纯红血病)(＝FABM6)。

(7)急性巨核细胞白血病(＝FABM7)。

(8)急性嗜碱细胞白血病。

(9)急性全髓增殖性疾病伴骨髓纤维化。

(10)髓性白血病肉瘤。

(五)AML的危险因素及临床危险度分型

1.与小儿AML预后相关的危险因素　①诊断时年龄≤1岁;②诊断时WBC≥$100×10^9/L$;③染色体核型-7;④MDS-AML;⑤标准方案1个疗程不缓解。

2.临床危险度分型　低危AML(LR-AML):APL(M3),M2b,M4E0及其他伴inv(16)者;中危AML(MR-AML):非低危型以及不存在上述危险因素者;高危AML(HR-AML):存在上述危险因素中任何一项。

【诊断与鉴别诊断】

(一)基本诊断依据

1.临床症状、体征　有发热、苍白、乏力、出血、骨关节疼痛及肝、脾、淋巴结肿大等浸润灶表现。

2.血液学改变　血红蛋白及红细胞降低,血小板减少,白细胞增高、正常或减低,分类可发现数量不等的原、幼粒(或幼单)细胞或未见原、幼粒(或幼单)细胞。

3.骨髓形态学改变　是确诊的主要依据,骨髓涂片中有核细胞大多呈明显增生或极度增生,仅少数呈增生低下,均以髓细胞增生为主,原粒、早幼粒(或原单、幼单)细胞必须≥20%才可确诊为AML。红白血病(M6)除上述外,尚有红系≥50%且伴形态异常;急性巨核细胞白血病(M7)骨髓中原巨核细胞≥30%。除了对骨髓涂片做瑞氏染色分类计数并观察细胞形态改变外,应该做过氧化酶(POX)、糖原(PAS)、非特异性酯酶(NSE)和酯酶氟化钠(NaF)抑制试验等细胞化学染色检查,以进一步确定异常细胞性质并与急性淋巴细胞白血病(ALL)鉴别。

(二)鉴别诊断

1.类白血病反应　其是由于某些因素如感染、中毒、恶性肿瘤骨髓转移及急性失血、溶血等原因刺激造血组织引起的一种类似白血病的血液学改变,如外周血白血病总数增高、分类中可见幼稚细胞、部分病例可同时伴有贫血及血小板减少,但并非真正的白血病。诊断时仔细询问病史并进行相应的实验室检查容易鉴别。

2.神经母细胞瘤　它的患儿常以眼眶部骨浸润为首发表现,需要与AML的绿色瘤相鉴别。

【治疗】

急性白血病(AL)的治疗方法虽多,但抗肿瘤化学治疗仍为最有效的疗法。20世纪70年代,AL的化学治疗取得了很大进展。3～5年无病存活率在儿童ALL高达70%以上,但AML仅为25%～40%,如果首次CR后进行异基因造血干细胞移植,长期生存率可达50%～60%。

化疗的目的在于消灭尽可能多的白血病细胞群或控制其大量增殖,以解除因白血病细胞浸润而引起的各种临床表现,并为正常造血功能的细胞恢复提供有利条件。目前常用化疗药物一般都有抑制造血功能的不良反应,并且对肝、肾、胃肠道也有毒性反应。所以,化疗过程中要严密观察病情,紧密随访血象、肝肾功能,随时调整剂量。既要大量杀灭白血病细胞,又要尽可能地保护正常细胞群。化疗方案及剂量必须个体化,根据白血病的类型、病程进度和患者的客观条件而定。在化疗同时必须加强各种支持疗法,以防止出血和感染,保证化疗的顺利进行。

(一)化疗

1.诱导缓解治疗 其目的是达到完全缓解,使幼稚细胞<5%,骨髓造血功能恢复,Hb、PLT 和 WBC 恢复正常,临床浸润症状消失。这是治愈 AML 的前提,尽可能多地杀灭恶性细胞,才能减少残留的恶性细胞,减少复发率。

阿糖胞苷(Ara-C)是 AML 治疗中最重要的药物之一,可用于治疗的各个阶段。尽管进行了大量的临床与基础研究,其体内代谢及作用机制仍不完全明确,最合理的剂量及给药方式仍有争论,从低剂量、常规剂量、中剂量到高剂量,可相差 100 倍。

Ara-C 于 1986 年 Ellison 等首先用于临床。Ara-C 可以皮下给药、肌内注射或静脉滴注,小剂量 $10mg/m^2$,q12h,给药 14~21d;常规剂量 $100~200mg/m^2$,给药 5~10d;中高剂量 $0.5g/m^2$,QD 或 q12h,给药 3~6d 或 8~10d。峰浓度与剂量呈正相关,小剂量时血药浓度<$0.1\mu mol/L$;常规剂量时浓度 $0.5~1.0\mu mol/L$;高剂量则可达 $20~100\mu mol/L$。剂量与效应的关系亦很明确,小剂量 Ara-C 的 CR 率 10%~30%,常规剂量可达 30%~50%,中高剂量则可升到 70%,特别是对于复发或难治患者效果更好。Capizzi(1992)测定 Ara-C 血药浓度,发现 $100mg/m^2$,持续静脉注射×5d,血浓度 $0.4\mu mol/L$,$200mg/m^2$ 持续静脉注射×5d,血浓度为 $0.8\mu mol/L$,$3g/m^2$ 持续 3h 静脉注射×3(第 1 天、第 3 天、第 5 天),血浓度为 $100\mu mol/L$。

细胞摄取 Ara-C 依赖于血药浓度,通过细胞膜扩散或通过核苷载体系统易化扩散,后者在常规剂量 Ara-C 时(血药浓度<$2\mu mol/L$)起作用,且受核苷载体数量的限制。因此,跨膜核苷系统的改变就可以限制细胞对 Ara-C 的摄取,即形成常规剂量 Ara-C 的耐药机制。当中高剂量 Ara-C 时血药浓度可达 $5~10\mu mol/L$ 以上,此为渗透浓度,可自由扩散到细胞内,无需载体协助,这是临床应用大、中剂量克服耐药的理论基础。

在细胞内 Ara-C 转化为活性形式 Ara-CTP。Ara-CTP 是 DNA 多聚酶强列抑制药,抑制了 DNA 复制,对 S 期细胞最敏感,Ara-C 在胞苷脱氨酶作用下转化为 Ara-U 而失活。

Ara-C 治疗失败的原因常与耐药有关。在初治 AML 中原发耐药者可占 13%~71%,在继发 AML 或复发 AML 中则高达 50%~85%。耐药产生的机制为:

①膜转运系统的损伤,致细胞不能摄取 Ara-C;

②脱氧胞苷激酶缺乏,或在高水平胞苷脱氨酶作用下 Ara-C 或 Ara-CMP 细胞内脱氨,不能形成 Ara-CTP;

③细胞内 d-CTP 增加,抑制了 Ara-C 磷酸化,与 Ara-CTP 竞争 DNA 多聚酶;

④Ara-CTP 去磷酸化或胞内代谢;

⑤DNA 多聚酶变异使 Ara-CTP 不能起作用;

⑥DNA 修复机制加强；

⑦进入细胞周期的细胞减少。

诱导方案中加大 Ara-C 剂量并不提高 CR 率。因此,初治的 AML 中大多数细胞对常规剂量 Ara-C 敏感,即使提高 Ara-C 剂量,CR 率也不提高。

Ara-C 联合蒽环类药物是 AML 治疗中的里程碑。Ara-C 加上柔红霉素(DNR),CR 率为 50%～85%,加依托泊苷(VP-16)并不能提高 CR 率。而澳大利亚白血病研究协作组认为 VP-16 虽不能提高 CR 率,但可延长 CR 期,使儿童 AML 生存率提高,最高可达 80%。Ara-C 加 DNR 治疗 7d 优于 5d,而延长到 10d 并不提高疗效,反而增加了胃肠道反应等毒副反应。Ara-C 100～200mg/(m^2·d)持续静脉滴注和皮下注射与 100mg/(m^2·次),q12h 点滴效果不同,前者效果优于后者。

由于儿童 AML 治疗强度需要完善的、有经验的支持治疗及监护,因此 AML 患儿应尽可能到条件较好的、有儿童血液肿瘤专业的医院进行诊断治疗。

(1)基本治疗方案

1)DAE 方案:柔红霉素(DNR)40mg/(m^2·d),d1～d3,静脉滴注 30min;阿糖胞苷(Ara-C)200mg/(m^2·d),d17,分 2 次,q12h,皮下注射;依托泊苷(VP-16)100mg/(m^2·d),d5～d7,静脉滴注 3～4h。

2)HAD 方案:高三尖杉酯碱(HRT),3mg/(m^2·d),d1～d7,静脉滴注 2～3h;Ara-C 200mg/(m^2·d),d1～d7,分 2 次,q12h,皮下注射;DNR 40mg/(m^2·d),d1～d3,静脉滴注 30min。

3)HAE 方案:仅限于不宜用环蒽类药物者。HRT 3mg/(m^2·d),d1～d7,静脉滴注 2～3h;Ara-C 200mg/(m^2·d),d1～d7,分 2 次,q12h,皮下注射;VP-16 100mg/(m^2·d),d1～d3,静脉滴注 3～4h。

4)IA 方案:伊达比星(IDA)10mg/(m^2·d),d1～d3,静脉滴注 30min;Ara-C 200mg/(m^2·d),d1～d7,分 2 次,q12h,皮下注射。

5)HA 方案:HRT 3mg/(m^2·d),d1～d7,静脉滴注 2～3h;Ara-C 200mg/(m^2·d),d1～d7,分 2 次,q12h,皮下注射。

6)DA 方案:柔红霉素(DNR)40mg/(m^2·d),d1～d3,静脉滴注 30min;Ara-C 200mg/(m^2·d),d1～d7,分 2 次,q12h,皮下注射。

7)EA 方案:VP-16 100mg/(m^2·d),d1～d3,静脉滴注 3～4h;Ara-C 200mg/(m^2·d),d1～d7,分 2 次,q12h,皮下注射。

8)CE 方案:环磷酰胺(CTX)200mg/(m^2·d),d1～d5,静脉滴注 30min;VP-16 100mg/(m^2·d),d1～d5,静脉滴注 3～4h。

(2)AMl 诱导缓解治疗:

1)MR-AML 及除 APL 以外的 LR-AML:首选 DAE 方案,次选 HAD 方案。

2)APL:以下方案任选其一。方案 A:全反式维 A 酸(ATRA)25～30mg/(m^2·d),d1～d60,口服;DNR 40mg/(m^2'd),d8～d10,静脉滴注 30min;Ara-C 100mg/(m^2·d),d8～d14,分 2 次,q12h,皮下注射。方案 B:ATRA 25～30mg/(m^2·d),d1～d60,口服;三氧化二砷

(As_2O_3)0.15~0.3mg/(kg·d),d1~d20,静脉滴注。

3)高危 AML:IA 方案和 DAE 方案(无经济条件用 IA 方案者,其缓解率较 IA 方案低)。诱导化疗前 WBC 计数≥$100×10^9$/L 者,用 HRT 2mg/(m^2·d),d1~d7,VCR 1.5mg/m^2,QW,1~2 次,以减轻白血病细胞负荷,有效防止肿瘤溶解综合征,直至 WBC 计数<$50×10^9$/L 时,再进入 IA 方案或 DAE 方案。

4)低增生性 AML:先用高三尖杉酯碱(HRT)2~3mg/(m^2·d),d7~d14,长春新碱(VCR)1.5mg/m^2 QW,1~2 次,待骨髓象、血象增生状态改善后再进入上述诱导缓解化疗。

2.巩固治疗 诱导化疗达完全缓解(CR)者再用原方案治疗 1 个疗程,APL 用 DAE 方案治疗 1 个疗程。

3.根治性强化治疗或骨髓抑制性维持治疗

(1)根治性强化治疗:完成巩固治疗后选择化疗或造血干细胞移植。选择化疗用中、大剂量 Ara-C 治疗可以提高长期无病存活率。化疗按以下顺序进行:

1)中、大剂量 Ara-C+DNR<或 VP-16:DNR 40mg/(m^2·d),d1~d2,静脉滴注 30min 或 VP-16 100mg/(m^2·d),d1~d2,静脉滴注 3~4h;Ara-C 2g/m^2,d1~d3,q12h,静脉滴注 2~3h 或 Ara-C 1g/m^2,d1~d4,q12h,静脉滴注 2~3h;间隔 3N4 周,连用 3 个疗程。

2)HA 方案:2 个疗程。

3)中、大剂量 Ara-C+DNR(或 VP-16),1 个疗程。如果 Ara-C 剂量为 1g/m^2 的中剂量治疗,则再进行 2 个疗程(共 6 个疗程),疗程之间间隔是 3~4 周,总疗程 12~15 个月。

异基因造血干细胞移植应用指征:

1)HR-AML 第 1 次 CR 后(CR1)。

2)复发 AML 第 2 次缓解后(CR2)。

3)有优裕条件的 MR-AML,第 1 次缓解后(持续缓解 6 个月时)。

4)APL 治疗 1 年后融合基因持续阳性者。

(2)骨髓抑制性维持治疗:只限于因经济条件不能进行上述治疗者。DA 方案、HA 方案、EA 方案、EC 方案中选 3 个有效方案轮替应用,CR 后第 1 年每 4 周为 1 个疗程,第 2 年每 6 周为 1 个疗程,第 3 年每 6~8 周为 1 个疗程,持续缓解 3 年终止治疗。

4.髓外白血病的预防性治疗 对于 AML,中枢神经系统(CNSL)发生率较低,占 5%~10%,表现为头痛、呕吐、视盘水肿及脑神经瘫痪。CNSL 预防性治疗,包括放疗和鞘注 MTX、Ara-C 及地塞米松,HDAra-C 全身给药也用于预防 CNSL。

考虑到 Ara-C 鞘内给药可导致神经系统毒性,全颅放疗影响儿童大脑发育、智力发育及继发肿瘤,主要采用 HDAra-C 全身用药来预防 CNSL。

(1)CNSL 的预防:AML 各形态亚型(除 M4、M5 外)在诱导治疗期进行 1 次三联鞘注,CR 后进行 2~3 次三联鞘注。M4、M5 患儿诱导化疗期进行三联鞘注 3~4 次,CR 后每 3 个月鞘注 1 次,至终止治疗。鞘注药物剂量与急性淋巴细胞白血病相同。

(2)CNSL 的治疗:参照 ALL 合并 CNSL 的治疗。

5.治疗中注意事项

(1)诱导缓解化疗中要用别嘌醇 10mg/(kg·d),d1~d14。

(2)诱导缓解化疗力争1个疗程达到CR,1个疗程用药结束后48h(d9)复查骨髓象观察:若原、幼细胞≥15%,骨髓抑制不显著,预计1个疗程难获CR者,可追加Ara-C 200mg/(m²·d),3d。若原、幼细胞<15%,有明显骨髓抑制者,不排除应用非格司亭(G-CSF)或沙格司亭(GM-CSF)。

(3)诱导缓解化疗1个疗程未达到CR,应再进行下1个疗程争取达到CR。

(4)必要时加强支持治疗(成分输血和大剂量静脉注射丙种球蛋白等),积极防治感染。

(5)DNR总剂量必须≤300mg/m²。

(二)复发与难治AML的治疗

尽管对AML的治疗目前已有了长足进展,但仍有30%~40%的患者在2个疗程标准诱导化疗后,仍不能达到CR(称为原发耐药),而且CR后患者中40%~80%发生或早或晚的复发。对于标准诱导2个疗程仍不CR及第1次CR后6~12个月复发者均称为难治AML。复发AML来源于体内存在的白血病细胞群,由于诱导治疗成功,白血病细胞大大减少,但未被完全消灭。由于细胞动力学、生物化学和遗传性保护机制而对抗白血病药物原发耐药的白血病细胞的存在,是导致复发的原因。

对于复发及难治的AML,异基因BMT效果优于化疗。故有条件进行BMT者首选异基因BMT,自体BMT效果差于异体BMT。不进行BMT者进行挽救化疗,对无原发耐药者,可重新采用标准诱导治疗。对标准诱导方案无反应者,可试用无交叉耐药的新药组成的方案,如IDA等,CR2率可达40%~70%。Herzig报道HDAra-C的CR2率为20%,联合蒽环类药物则可达56%。单用Ara-C的量为3g/(m²·次),q12h,共8~12次。此外,大剂量甲氨蝶呤(HD-MTX)加门冬酰胺酶(L-asp)治疗CR2率达35%,VP-16及VM-26对M4、M5效果较好,合理用药可使CR2达25%~50%。

即使如此,难治与复发AML的中位缓解期不超过6个月。单独采用化疗,难治AML的长期存活率为0;复发AML持续CR21年以上者仅10%。而若在CR1后或早期复发时做BMT,难治AML的3年存活率可达10%,复发AML达20%。故对于复发者,应尽量争取于早期复发时或CR2后做异基因BMT。

(三)支持疗法

1.感染发热 白血病本身可以发热,但大部分患者都是由于继发感染而发热,主要有皮肤、黏膜、软组织感染,呼吸道感染,消化道和尿路感染等。住院早期以大肠埃希菌、肺炎链球菌为最多,铜绿假单胞菌、真菌、葡萄球菌次之,G+菌中表皮葡萄球菌、金黄色葡萄球菌及粪球菌是最主要的。1987年以后,表皮葡萄球菌感染有显著增加,可能与第三代头孢菌素等药物的普遍应用有关。对怀疑有感染发热的患者应千方百计地寻找病原菌及药敏。在细菌培养获得阳性结果前立即按经验早期应用广谱高效杀菌剂,以后再根据病原学检查及药敏试验结果调整用药。最好静脉内给药,剂量要充分。

当中性粒细胞<0.5×10^9/L时,根据2002年美国IDSA颁布的《中性粒细胞减少的癌症患者抗生素应用指南》,经验用药时可以首选单药头孢吡肟或碳青霉烯类或头孢他啶,也可以上述药物联合氨基糖苷类或万古霉素。一旦病原菌明确,应立即调换敏感药物积极治疗。

如果是真菌感染,局限在口腔或咽部,可涂制霉菌素。全身性念珠菌病或隐球菌病给予静脉注射氟康唑。治疗深部真菌染时两性霉素 B 的疗效优于氟康唑，但不良反应较大。

病毒感染如带状疱疹可用阿昔洛韦或 α-干扰素；卡氏肺囊虫病用复方磺胺甲噁唑。

化疗后中性粒细胞减少可选用细胞因子沙格司亭（粒-单核细胞集落刺激因子，GM-CSF）或非格司亭（粒细胞集落刺激因子，G-CSF），可以缩短粒细胞减少期，减少感染率，利于患者安全度过强烈化疗后的骨髓抑制期。一般在强烈化疗后 2～3d 开始使用，剂量均为 5μg/(kg·d)皮下注射，每日 1 次直至 WBC≥$4.0×10^9$/L 时停药。

2.贫血　纠正贫血最有效的方法为积极缓解白血病。有显著贫血可酌量输注浓缩红细胞或悬浮红细胞。疾病开始缓解血红蛋白恢复不满意者，可加用丙酸睾酮注射液或红细胞生成素皮下注射。

3.出血　疾病缓解也是纠正出血最有效的方法。严重出血时可用肾上腺皮质激素和输注血小板。输血小板直到达(40～50)×10^9/L 或以上才可进行强烈化疗。尤其是 M3 型容易并发 DIC，一经诊断，应迅速给低分子量肝素治疗，持续至凝血好转。当 DIC 并发纤维蛋白溶解症时，可在肝素治疗同时并用抗纤溶药物（如对氨甲苯酸、氨甲环酸等），局部出血（如鼻咽部）用填塞或明胶海绵止血。

4.高尿酸血症　大量白血病细胞破坏分解时血尿酸增高。有时尿路为尿酸结石所梗阻，引起少尿等急性肾衰竭。开始治疗时应大量输液和碱化尿液。输入液体量为 2000～3000ml/(m^2·d)，给予适当碱性液使尿 pH 维持在 7.0 左右。别嘌醇为黄嘌呤氧化酶抑制药，阻断次黄嘌呤和黄嘌呤变为尿酸，可纠正血尿酸过高，剂量为 10mg/(kg·d)，分 3 次口服，共 3～8d。

二、急性粒细胞白血病

急性粒细胞白血病，简称"急粒"，主要表现为粒系原始细胞的恶性增殖。急粒有 2 个亚型：粒细胞白血病未分化型（M1）与粒细胞白血病部分分化型（M2）。

【临床表现】

本病患者常突然起病，进展较快，临床常见发热、感染和出血，并常因此致死，约 10% 的病例进展缓慢。

大量白血病细胞主要是原粒细胞浸润骨组织或骨膜下，并聚集成淡绿色肿块称为绿色瘤。绿色瘤几乎都见于急性粒细胞白血病，少数绿色瘤由粒-单系细胞组成，偶尔肿瘤不呈绿色，称之为粒细胞肉瘤。若组织暴露于空气中，则绿色瘤很快转变成暗黄色，在紫外线下呈现强红色荧光，这是由于绿色瘤组织中有大量原卟啉和绿色过氧化物酶所致。绿色瘤常见于儿童及青少年，颅面骨侵袭是其特征性表现。瘤块附着颅骨缝向硬脑膜的上、下和内部生长，并充满整个眼眶、鼻旁窦和乳突。临床出现眼眶疼痛、突眼、眼睑水肿、结膜外翻、失明、眼肌麻痹、眩晕、听力减退、面神经麻痹、中耳炎、乳突瘤等。胸骨是第二个好发部位，并可侵入肌肉、胸膜，甚至心肌、肋骨。脊椎和骨盆也常累及，但长骨很少见。绿色瘤可与急性白血病的血象和骨髓象同时或先后出现，也可始终无白血病征象，后者称为非白血病性绿色瘤。

【实验室检查】

1.**骨髓象** 根据以下骨髓象作为确诊依据。

M1:骨髓中原粒细胞（Ⅰ+Ⅱ型）≥90%（非红系细胞），早幼粒细胞很少见，处于中性中幼粒细胞以下阶段者不见或罕见。

M2:分为2个亚型。

M2a:骨髓中原粒细胞（Ⅰ+Ⅱ型）30%~90%（非红系细胞），单核细胞<20%，早幼粒细胞以下阶段者>10%。

M2b:骨髓中异常的原始及早幼粒细胞明显增加，以异常的中性中幼粒细胞增生为主，其胞核常有核仁，有明显的核浆发育不平衡，此类细胞>30%。

2.**免疫表型与预后**

(1)CD33缺失多见于M2型中ETO阳性患儿，1个月CR率明显高于其他患儿，预后好。检测AML1-ETO融合基因是对M2白血病患儿染色体未检测出t(8;21)易位的补充，也能作为患儿缓解、长期生存、MRD的检测指标。

(2)CD13阳性患儿1个月CR率明显高于其他患儿。

(3)CD14、CD11b均与1个月时低CR率、低EFS率密切相关，是预后差的指标之一。

(4)淋巴系抗原CD7、CD19和CD38表达可见于30%~45%的AML患儿，M2型最多见，占60.7%。CD7阳性患儿比阴性患儿CR率明显降低，存活时间缩短，CD7阳性与CD34、GP-170及异常染色体有关，与高白细胞数有关。

(5)CD56的阳性患儿中大部分伴t(8;21)(q22;q22)染色体易位，是预后差的重要指标之一。CD56表达不仅与FAB分型中M2、M5有关，还常与其他预后差抗原表型CD7、CD34相关。AML中具有t(8;21)易位的患儿预后较好，但伴CD56阳性表达的患儿预后差。

【治疗】

急粒的治疗主要是化疗，包括诱导缓解及缓解后治疗。

非白血病性绿色瘤如能早期手术切除或局部放疗，可获得较长缓解期。

三、急性早幼粒细胞白血病

急性早幼粒细胞白血病（APL）的FAB分型是ANLL-M3，在ANLL中占10%~12%，APL的临床特征、治疗和预后都与其他类型的ANLL有明显不同的特点。

【临床表现】

APL的临床表现同样有感染、贫血、出血和浸润等与其他白血病共同的表现，其中出血症状尤为明显。出血可以是致命的，特别是颅内出血，出血的原因除血小板减少外，更重要的是APL细胞含有多种能引起凝血异常的物质，在不用ATRA的情况下进行诱导化疗使这些细胞大量死亡，促凝和引发纤溶的物质释放，导致更严重的出血症状，病死率高达10%~20%。

APL细胞引起出凝血功能异常的机制主要有4个方面：

1.**前凝血质活性增强** 组织因子（TF，因子Ⅲ）和癌性前凝血因子（CP）释放，激活凝血级联反应。其中CP是半胱氨酸蛋白酶，能直接激活因子Ⅹ，而无需依赖因子Ⅶ的存在。

2.纤维蛋白溶解亢进　尿激酶型纤溶酶原激活因子(u-PA)和组织型纤溶酶原激活因子(t-PA)释放,纤溶酶原活化成纤溶酶,纤维蛋白原和纤维蛋白溶解亢进。

3.非特异性蛋白酶影响凝血系　统包括弹性蛋白酶和胰凝乳蛋白酶,这些酶能分解某些凝血因子,并通过以下机制促进纤溶亢进：水解纤溶酶的抑制药 $α_2$-抗纤溶酶和 Cl 酯酶,弹性蛋白酶还能直接裂解纤维蛋白原。

4.白血病细胞释放 IL-β 和 TNF-α 等细胞因子　诱导血管内皮细胞表达和产生 TF,下调血栓调节素(TM)的表达,促使血管内的血栓形成,同时诱导内皮细胞产生纤溶酶原激活物抑制药-(PAI-1),抑制组织型纤维蛋白溶酶原活化剂(t-PA)的溶栓作用。

从上述的机制可以看出,APL 的出凝血异常与经典的 DIC 不完全相同,如经典 DIC 的纤溶亢进出现在 DIC 的后期,但 APL 患者在早期就有明显的纤溶亢进。事实上,单纯用肝素治疗并不能减少出血的病死率。

自从临床上用全反式维 A 酸(ATRA)治疗 APL 后,发现 ATRA 能很快改善出凝血功能,减少早期出血的病死率,在 4～8d 甚至更短的时间内异常凝血功能就开始纠正,而且同时给予化疗并不妨碍这一作用,认识到这点很重要,因为在用 ATRA 的早期同时进行化疗能明显增加无病生存率而不增加出血的病死率。

ATRA 改善 APL 患者出凝血功能的主要机制：

(1)ATRA 诱导 APL 细胞分化成熟的同时,APL 细胞的 TF 和 CP 表达和释放亦随之减少,血液循环中前凝血质的水平和活性降低。

(2)ATRA 能诱导产生纤溶酶原激活因子(t-PA 和 u-PA),同时又诱导纤溶酶原抑制因子的生成,这一双重作用的结果是纤溶亢进无改变或降低。

(3)实验表明 ATRA 不能改变非特异蛋白酶对凝血系统的影响,因此有观点认为非特异蛋白酶在 APL 患者的出凝血异常机制中并不起主要作用。

(4)ATRA 对细胞因子引起的凝血功能障碍亦起双重作用,一方面,ATRA 能促进白血病细胞的细胞因子表达和释放,另一方面,又能对抗这些细胞因子上调内皮细胞 TF 表达和下调 TM 表达的作用,抑制血栓的形成。

【诊断和分类】

APL 的 FAB 形态学分为 M3a、M3b 和 M3v,免疫学特征是 CD13 和 CD33 阳性。典型的遗传学改变是 t(15;17),占 90% 以上,根据断裂点的不同又分为长型(L 型)、变异型(V 型)和短型(S 型),其他少见的遗传学改变有 t(11;17)、t(5;17)、t(1;17)、dup(17)等。一般情况下,临床表现、形态学和免疫学很难区分 APL 的遗传学类型。但 M3v 常伴高白细胞血症,有特殊的形态学特征,早期抗原 CD34 和 T 抗原 CD2 多为阳性,遗传学类型多数是 t(15;17)的 S 型。

【治疗】

由于 APL 特殊的临床特点,初治的 APL 患者比较容易发生 DIC,如没有及时发现积极处理,可能会成为患者早期死亡的主要原因。故临床上对于初治的 APL 患者,应常规监测 PML/RARα 融合基因以判断预后,及时行 D-D 二聚体和凝血 4 项检查,以早期发现 DIC,尽早处理,防止因 DIC 大出血而引起患者早期死亡。

(一)诱导缓解治疗

1.全反式维A酸(ATRA) 自从20世纪80年代末ATRA应用于临床以来,国内外大量的临床实验证明其对于初治APL有较高的CR率,可达到90%,而且ATRA的应用减少了APL患者因化疗骨髓抑制而引起的感染,降低了DIC的发生率,故目前临床上常采用ATRA诱导缓解治疗。

其治疗APL的机制目前尚未完全清楚,可能主要有下列3条途径:

(1)诱导分化:使APL细胞在形态和部分功能方面向成熟粒细胞分化,进而死亡。

(2)诱导程序化死亡,又称凋亡:ATRA在诱导白血病细胞成熟后,启动某种机制,使其生物学行为发生改变,进入程序化死亡而自行消失,正常造血得以恢复。

(3)抑制白血病细胞生长:体外研究证实,ATRA可抑制早幼粒细胞株(HL-60)细胞生长。

具体方法:ATRA 30~60mg/(m²·d),分2~3次口服,直至骨髓CR,这种方法可达到较高的CR率,并且减少了APL患者因化疗骨髓抑制而引起的感染,降低了DIC的发生率。近年来报道,在ATRA治疗中可出现一些严重的综合征,如不及时认识和处理,可危及患者生命。

2.不良反应

(1)一般不良反应:皮肤、结膜干燥,食欲不同程度的降低,肝功能受损,上述反应一般较轻,可耐受。

(2)颅内压增高:一般患者有头痛,甚至剧烈头痛,对患者行腰椎穿刺检查并测脑脊液压力可证实,但还需要根据脑脊液化验排除中枢神经系统白血病的可能。经甘露醇脱水后头痛在短时间消失,考虑为单纯性颅内压增高。

(3)维A酸综合征:发生的中位时间为11d(2~47d),临床上主要表现为发热、呼吸困难、伴或不伴有肺部毛玻璃样改变、体重增加、胸腔及心包积液、腹水、足部水肿及低血压等,可经胸透、腹部B超等检查明确,应尽早采用糖皮质激素治疗,效果较好。

(4)高组胺综合征:用ATRA治疗后,部分早幼粒细胞分化成熟为嗜碱性粒细胞,释放组胺,引起高组胺血症。临床表现为发热、全身潮红、心动过速和休克。这种综合征较少见,一旦发生可给予抗组胺药,休克可给予多巴胺纠正。

(5)白细胞升高:此不良反应在临床上最常遇到,白细胞升高出现在治疗后2~21d,高峰出现在治疗后1~2周,治疗后白细胞上升至$>30\times10^9$/L时,可适当予以化疗,以防止白细胞过高引起的白细胞淤滞症。

3.砷剂 研究表明,砷是一种细胞原浆毒,可选择性诱导NB_4细胞(一种具有APL特征的细胞株)凋亡,并在一定程度上触发NB_4细胞部分分化。临床观察表明,亚砷酸用于APL的治疗,不仅能够取得良好的效果,而且不引起出血和骨髓抑制等毒性反应,尤其适用于对维A酸耐药的难治病例。

亚砷酸促进APL细胞凋亡和部分分化的分子机制尚未完全清楚,以往的研究显示,可能和其降低Bcl-2基因表达、降解PML/PML-RARα蛋白和降低BCR-ABL蛋白的酪氨酸蛋白激酶活性有关。APL中血管内皮细胞生长因子的分泌增加,抑制血管新生是亚砷酸的抗白血病作用机制之一。亚砷酸诱导细胞凋亡的部分机制与谷胱甘肽氧化还原系统有关(主要是还原型谷胱甘肽水平）。目前研究认为，还原型谷胱甘肽主要与亚砷酸结合成 As(GS)3，使亚砷酸极易被药物泵排出，同时清除活性氧能力降低，而维生素 C 正是通过降低还原型谷胱甘肽浓度导致细胞清除活性氧能力减弱，对亚砷酸敏感性增强。因此，维生素 C 与亚砷酸联合应用可能为 APL 提供新的治疗策略。1997 年，Yaguchi 等发现维生素 K 类药物（维生素 K_1 除外）具有诱导 NB_4 细胞株、急性髓系白血病细胞发生凋亡的作用。临床试验证明，维生素 K 与亚砷酸在诱导髓系白血病细胞凋亡方面具有协同作用。因此，维生素 K_3 与亚砷酸的联合应用可能为 APL 治疗提供新的思路。也有实验表明，沙格司亭与亚砷酸联合作用时能显著增强亚砷酸诱导 APL 患者单核细胞的分化作用，从而增强 APL 患者的疗效。

As_2O_3 的剂量为 0.15mg/(kg·d)，静脉滴注，其不良反应主要是白细胞增多症和肝功能损害。前者与药物诱导的生物反应和分化过程有关，用糖皮质激素治疗有效。ATRA 和 As_2O_3 治疗均能下调 APL 细胞溶解产生的组织因子 mRNA 的表达，降低 APL 细胞中促凝活性和组织因子水平，明显地抑制凝血，纠正继发纤溶和其他止血障碍，大大降低了 API) 的早期出血病死率。

（二）缓解后治疗

治疗 APL 的主要目的是减少复发，维持患者的长期无病生存。因此，APL 患者 CR 后的治疗显得尤为重要。缓解后治疗分为巩固治疗、维持治疗 2 个阶段：

1. 巩固治疗　采用 Ara-C＋蒽环类药物，如蒽环类药物选用 IDA，则巩固化疗 3 个疗程；如选用其他蒽环类药物，则巩固化疗 4～6 个疗程。

2. 维持治疗　根据大量的临床观察和临床实验，以下序贯治疗方案可降低 APL 患者的复发率。第 1 年按下列方案循环 4 个周期，第 1 个月：ATRA 20mg/(m^2·d)，每天 2 次×14d；第 2 个月：Ara-C＋蒽环类药物化疗 1 个疗程；第 3 个月：As_2O_3 0.15mg/(kg·d)×14d。第 2 年按下列方案循环 4 个周期，第 1 个月：AT-RA 20mg/(m^2·d)，每天 2 次×14d；第 2 个月：As_2O_3 0.15mg/(kg·d)×14d；第 3 个月：MTX 15mg/m^2 静脉滴注，每周 1 次×4 次。这种方法的机制可能在于所选用的联合化疗方案对 APL 敏感反复强化治疗，有可能彻底清除残留的异常细胞克隆，而且在 CR 后应用，可避免强烈化疗所诱发的凝血功能障碍的弊端。序贯治疗方案中仍保留 ATRA，可对体内残留的 APL 细胞起到持续促分化作用。2006 年，美国国家肿瘤综合网治疗指南中指出，ATRA、6-TG、MTX 联合应用也可达到满意的效果。

（三）APL 复发的治疗

1. 砷剂　目前在临床上亚砷酸常用于 APL 复发的治疗，具体用法如下：As_2O_3 0.15mg/(kg·d)加入 5％葡萄糖溶液 500ml 中静脉滴注，连用 28d 为 1 个疗程。

2. 脂质体 ATRA　由于口服血药浓度会随给药时间的延长而降低，所以绕过肝脏这一代谢通路避免了 ATRA 血药浓度降低成为治疗复发性 APL 的可能措施之一。临床预实验也得到了类似结果，给 APL 复发患者连续 15d 静脉注射脂质体 ATRA，在给药第 1 天，剂量为 15mg/m^2 的脂质体 ATRA 血药浓度峰值比口服剂量为 45mg/m^2 的 ATRA 还要高。

3. 单克隆抗体　APL 复发后也可以采用免疫治疗。CD44 在所有亚型的白血病细胞均有表达，是细胞跨膜糖蛋白及细胞外基质糖胶聚糖成分透明质酸的细胞表面受体黏附分子。由于 CD44 与正常髓系分化有关，且位于细胞表面，使 CD44 可作为诱导 AML 原始细胞分化的一个可能靶位。有学者用特异的 CD44 单克隆抗体 A3D8 和 H90 作用于 M1~M5 的原始细胞,发现特异性 CD44 抗体能诱导原始细胞分化,降解 PML-RARα 蛋白,抑制细胞增殖,促进细胞凋亡。这说明以 CD44 为靶点的诱导分化疗法是一种值得探索的治疗策略。

4.骨髓移植　法在治疗多种恶性血液病方面都有很好的疗效。由于骨髓内的恶性细胞难于净化,所以大多数急性髓细胞白血病在第 1 次缓解以后,建议采用异基因骨髓移植。但是,异基因骨髓移植却具有病死率高、供体少、费用高等缺点。由于大多数 APL 患者对常规治疗方法敏感,所以在第一次缓解之后患者不一定必须进行骨髓移植,除非患者具有高危复发因素,如白细胞偏高和 PML-RARα 融合基因持续阳性等。从目前已有的资料来看,在 2 次或多次复发以后选择骨髓移植进行治疗,无微小残留病存在的自体骨髓移植可能是一个非常好的选择。

5.复方青黛片　主要由青黛、太子参、舟参、雄黄等中药组成,对急性早幼粒细胞具有显著的杀伤作用,作用出现较快,其药力作用于细胞核,表现为核固缩、核仁消失、核碎裂、细胞死亡。该药对复发的 APL,特别是再次应用 ATRA 无效的复发 APL 有很好的疗效,再次缓解率高,与 ATRA 无交叉耐药,不发生骨髓抑制,无严重感染和出血。但需要注意的是,患者再次缓解后必须选择合适的化疗方案,重新坚持强化巩固治疗,以防再次复发。

四、急性粒-单核细胞白血病

急性粒-单核细胞白血病(AMML)简称为急粒-单,是一种由于粒细胞和单核细胞两系同时发生恶性增生的急性白血病。

【临床表现】

临床上兼有急粒和急单白血病的特征,约占 AML 发病人数的 15%。其中一类独特的嗜酸性粒细胞亚型 M4E0 占 M4 的 20%,外周白细胞计数高,常伴有肝脾、淋巴结肿大,除粒、单系增生外,伴有增多的异常嗜酸性粒细胞,本病脑膜白血病发生率相对较高,非随机染色体为 inv/del(16)。

【实验室检查】

1.血象　血红蛋白和红细胞数为中度到重度减少;白细胞数可增高、正常或减低,可见粒及单核两系早期细胞,原单核和幼单核细胞有时可达 30%~40%,且有较活跃的吞噬现象,而粒系早幼粒细胞以下各阶段均容易见到;血小板呈重度减少。

2.骨髓象　骨髓增生极度活跃或明显活跃。粒、单核两系同时增生,红系、巨核系受抑制。

本病是一组异质性很强的疾病,至少包括 2 种类型:①异质性白血病细胞增生型:白血病细胞分别具有粒系、单核系形态学特征。②同质性白血病细胞增生型:白血病细胞同时具有粒系及单核系特征,核染色质细网状,核圆,易见凹陷、扭曲、折叠及分叶,核仁较明显,胞质丰富,呈浅蓝色或蓝灰色,有的可见大小不一的嗜苯胺蓝颗粒,部分可见特异性中性颗粒。成熟粒单细胞在形态上类似正常成熟单核细胞,但胞质内可见中性颗粒。M4 型中约 60% 的病例可见到 Auer 小体,浆细胞常增多。

依据增生细胞特征及数量,本病可分为 4 个亚型:M4a、M4b、M4c 及 M4E0。

3.细胞化学染色

(1)POX、SB染色:原单和幼单细胞呈阴性或弱阳性反应;而幼粒细胞呈阳性强阳性反应,故以此可与M2、M3等做初步鉴别。

(2)非特异性酯酶染色:应用α-醋酸萘酚为底物进行染色,原始和幼稚细胞呈阳性反应,其中原粒细胞不被氟化钠(NaF)抑制,而原单细胞可被NaF抑制。

(3)酯酶双重染色:可呈现醋酸萘酚酯酶阳性细胞、氯醋酸酯酶阳性细胞或双酯酶阳性细胞。

4.免疫学检验 白血病细胞主要表达粒、单系抗原CD13、CD14、CD15、CD33、HLA-DR。

5.遗传学及分子生物学检验 常累及11号染色体长臂的异常,包括缺失和易位;后者尤以t(9;11)(p21;q23)为多见。11q23重排断裂点位于HRX(或称MLL)基因内,故(9;11)导致MLL-AF9融合基因。不到0.1%的AML有+4异常,多数出现在M4型,骨髓可有病态造血和MDS病史。此外,还可见到5q-/-57q-1-7、inv(16)或16q-、t(6;9)等。

M4E0常有非随机16号染色体异常,主要表现为inv(16)、del(16)和t(16;16)3种类型,伴inv(16)的M4E0患者CR率较高。WHO分型将之列入伴再现性遗传学异常的AML,命名为伴inv(16)(p13;q22)或t(16;16)(p13;q22);(CBFβ-MYH11)AML。

【诊断】

骨髓中原始粒细胞、原始单核细胞、幼稚单核细胞异常增生。M4a以原粒和早幼粒细胞增生为主,原、幼单核细胞超过20%(NEC);M4b以原、幼及单核细胞增生为主,而原粒和早幼粒细胞超过20%(NEC);M4c有粒、单二系标记的原始细胞≥30%(NEC);M4E0除上述特征外,异常嗜酸性粒细胞>5%,异常嗜酸性粒细胞其核多为圆形和单核样,不分叶,胞质嗜酸性颗粒大而圆,常伴粗大而多的嗜碱性颗粒。染色体inv(16)导致CBFβ-MYH11融合,此融合基因为M4E0的诊断、疗效监测提供一个新的特异的敏感标志。

【治疗】

主要是化疗,包括诱导缓解及缓解后治疗。

五、急性单核细胞白血病

急性单核细胞白血病(AMOL)即FAB分型M5型,是AML的一种常见类型,具有缓解率低、容易复发等特点。其核型常见染色体的易位,如t(8;16)(p11;p13)、t(10;11)(p13;q23)等。22%的M5型患者出现t/del(11)(q23),其中60%以上的病例为M5a,其次为M5b和M4,具有该异常的患者,预后大多不佳。

【临床表现】

M5除了有急性髓系白血病常见症状外,临床上较其他亚型更容易同时伴有高白细胞血症、髓外侵犯及凝血功能紊乱等表现。

患者起病时有头晕、乏力、贫血、发热,出血表现为鼻出血、牙龈出血、皮肤出血点或瘀斑,发生淋巴结肿大多见。白血病细胞浸润口腔黏膜可引起牙龈肿胀或巨舌等,白血病性牙龈炎常继发感染、出血,咽部淋巴组织浸润可致扁桃体肿大,甚至累及腮腺发生继发性口干燥症。

皮肤浸润表现有白血病疹、结节、斑块和溃疡等。白血病诊断呈淡紫色小丘疹,常发痒。

肺部浸润和骨髓白血病细胞增生程度及外周白细胞的总数有关。总数高者,浸润明显,且细胞在肺血管黏滞而表现为呼吸窘迫综合征。X线表现缺乏明显的特征,常和感染并存,白血病细胞浸润胸膜可导致胸腔积液。

电解质紊乱常发生低钾血症,因这类白血病的血清溶菌酶增高导致肾小管损害。低钙血症也是抗白血病化疗中的严重并发症。

【实验室检查】

1.电镜检查　细胞形态学检查和组织化学染色是FAB分类诊断白血病的主要依据,原始和幼稚单核细胞总数超过非红系细胞的80%,就可以诊断为M5。在组织化学染色中,髓过氧化物酶(MPO)不仅是区别淋系和髓系白血病的重要指标,而且也是鉴别M5和其他髓系亚型的有力工具。电镜观察不但可以对白血病的细胞超微结构进行形态学研究,提高光镜MPO阳性率,有效辨认极低分化的AML和M7等少见类型,而且有助于分析MPO在细胞中的表达位置和阳性细胞率分布状况。

光镜下部分原始单核细胞MPO呈阴性,部分幼稚单核细胞MPO呈弱或中等阳性,定位于细小颗粒。电镜下大部分原始和幼稚单核细胞MPO呈阳性反应。原始单核细胞的阳性颗粒细小而稀少,常分布于核凹陷内或核的一侧,部分细胞仅核膜和内质网阳性,阳性细胞率高于光镜。幼稚单核细胞大部分阳性反应为大量碎小颗粒,散在分布于胞质,有时伴内质网、核膜和高尔基体阳性;少数情况下胞质中可见较大颗粒,容易误诊为急性粒系白血病。极少数M5病例全部细胞MPO阴性,其他细胞器较少,容易判断为ALL。

2.细胞免疫表型　CD56抗原作为超免疫球蛋白家族的成员,被认为是人类神经细胞黏附分子的异构体和自然杀伤细胞的标志,伴CD56表达的造血系统肿瘤是一组罕见的具有高度攻击性的恶性疾病。CD56阳性的M5患者常出现异常核型,高表达CD11b、CD14,外周血白细胞计数偏高,骨髓及外周血中原始加幼稚细胞百分比较高,且常出现髓外浸润,较低的CR率和较短的无病生存期(DFS)。

CD68与CD11b的表达在M5a更高,但在目前可用的治疗手段下M5a和M5b2组患者的CR率和DFS率并无差别。

【治疗】

主要是化疗,包括诱导缓解及缓解后治疗。具体方案见前AML的治疗部分。体外药敏试验证实,M5对VP-16、丝裂霉素(MIT)、Ara-C、蒽环类抗生素等药物较其他AML亚型更为敏感。

六、急性红白血病

急性红白血病(AEL)是临床少见的急性髓细胞白血病的亚型,占急性髓细胞白血病的3%～5%。AEL是一组异质性造血系统恶性肿瘤,以病态红系造血为病理学背景的原始粒(单)核细胞和(或)原始红细胞的异常增殖与成熟障碍,为该组疾病的主要特征。

【临床表现】

AEL 患者均有不同程度的贫血,部分有皮肤黏膜出血和肝脾肿大,发热多见。2000 年,Kowal-Vem 等的临床研究表明:①M6a、M6b 及 M6c 患者在年龄、性别、白血病前驱史和(或)细胞毒药物治疗史等方面均无显著差异;②与 M6a 不同,M6b 及 M6c 对目前临床上常用的化疗药物均无任何反应性(原发性耐药);③M6b 中位生存期为 3 个月,而 M6c、M6a 则分别为 10 个月和 25 个月;④M6b 及 M6c 患者骨髓恶性造血细胞的增殖活性显著高于 M6a;⑤M6b 的主要核型畸变率依次高于 M6c、M6a,其中 5 号和(或)8 号染色体的异常率高达 90%,可能与 M6b、M6c 患者不良的临床预后(生存期短、原发性耐药等)密切关联。源自或主要累及红系早期前体细胞(如原始红细胞)的 M6b,其生物学本质及临床特征,与源自或主要累及粒系早期前体细胞(如原始粒细胞)的 M6a 迥然不同;而源自或同时累及红系与粒系的 M6c 则介于两者之间。

【实验室检查】

1. 血象、骨髓象 AEL 患者多数表现为外周血为正细胞或大细胞性贫血,伴病态造血,三系减少。有研究认为,半数病例有前驱 MDS 病史或做过化疗,主要表现为巨幼样变、双核及多核红细胞、核碎裂等。骨髓涂片粒、红、巨核三系增生且伴有不同程度的细胞发育异常,尤以红系、巨核系的病态造血最常见,以巨核系的病态造血最严重。骨髓有核红细胞 PAS+~+++。

2. 核型改变 AEL 患者有下述 3 种核型改变:①重度核型异常涉及 3 条或更多条染色体的异常;②轻度核型异常涉及 1~2 条染色体的异常;③正常二倍体核型:50% 以上的 AEL 患者有染色体核型的异常,较常累及的有 3、5、6、7、8、12、17、20、21、22 号染色体,其中+8、-7、+5 最常见,而-5 或-7 是继发性的 AEL 常见染色体改变。AEL 有一半是继发于 MDS 或化疗后,但一直未见有特征性的染色体改变。

3. 免疫表型标志 AEL 患者较常表达的抗原有 CD13、CD33、CD34、CD11b 等与其他类型的 AML 相似,部分病例伴有淋巴系抗原的表达,如 CD3、CD4、CD19。又有研究表明,AEL 患者均表达血型糖蛋白 A(Gly-A),而其他类型 AML 均为阴性。因此,Gly-A 阳性是 AEL 特异性免疫表型标志。临床上可将 Gly-A 作为 AEL 与其他 AML 鉴别的一个指标。

【治疗】

AEL 化疗同其他类型 AML,采用 DA、IA、HA 及 DAT 等方案。CR 率 40%~62%。中位生存期 25 个月,有复杂核形异常的 AEL CR 率低。各种继发于 MDS 和化疗后的 AEL 患者治疗反应差,缓解率低,预后差(继发耐药有关)。另外,伴有 CD7 抗原阳性 AEL 化疗 CR 率低,预后差。

七、急性巨核细胞白血病

急性巨核细胞白血病(AMKL)是巨核系造血细胞被阻滞在某一分化阶段并异常增殖所致的白血病。1931 年 Van Boros J 首次报道了 1 例儿童 AMKL,至 1985 年儿童 AMKL 的病例报道仅 20 例,发病率占同期 MDS/AML 患儿的 5%~7%(除了有 Down 综合征的儿童)。

1985年,急性巨核细胞白血病即FAB分型中的M7被正式命名。自此,Carroll、Lion和Creutzig等报道发展中国家儿童AMKL占同期AML儿童患者的4%～7%。Rogelio等统计墨西哥1990～2000年间834例白血病患儿,AMKL占同期AML的19.1%。儿童AMKL的发生率明显超过成人(0.5%～1.2%),应引起足够的重视。

【临床表现】

AMKL各年龄组男、女均可患病,在人群中的发病率有2个高峰:1～2岁的儿童和伴有骨髓纤维化的成年患者。儿童多有原发性和唐氏综合征伴发。AMKL的临床表现与其他类型急性白血病相似,常有发热、贫血、出血、胸骨压痛、中枢神经系统症状、牙龈增生、口腔损害等。但也有所不同,如白细胞减少,血小板计数往往正常,甚至升高,可见巨大畸形血小板。发热频率高,肝、脾淋巴结多不肿大;少数脾可显著肿大;骨髓常干抽,活检多伴骨髓纤维化;而尤其突出的表现是病情凶险、病程短、疗效差而又确诊晚。

【实验室检查】

1.细胞形态学及细胞化学 按增生巨核系细胞分化、成熟程度不同,AMKL可分为未分化型和部分分化型,前者以原巨核细胞增生为主,后者除原巨核细胞外,尚有幼巨核细胞或成熟巨核细胞的异常增生。部分分化型在光学显微镜下较容易辨认。未分化型的原始巨核细胞光镜下不容易辨认。细胞大小不等,呈多形性;胞核较大,呈圆形或不规则形,核染色质浓集深染,易见核仁,核浆比例不一;胞质嗜碱性,边缘极不整齐,几乎每个细胞均有瘤状或刺状突起,有突起者胞质量较多,胞质中有少量不等的颗粒,少数无突起者一般胞质量较少,胞质中无颗粒。另有一部分胞质在突起后呈球状或片状脱落而成游离状,幼巨核细胞也可有上述细胞特征,但核仁不清,胞质量较多,色灰,少数细胞有血小板生成。

白血病细胞过氧化物酶染色(POX)阴性,非特异性酯酶染色(NAE)阳性或阴性,且不被氟化钠抑制。酸性磷酸酶染色(ACP)、糖原染色(PAS)在细胞周围也有粗大阳性颗粒。原始巨核细胞PAS染色在所报道的病例中均有不同程度的阳性反应,可见PAS阳性可出现在巨核细胞的早期,这在细胞化学染色中对该病的诊断有着重要的参考价值。

2.免疫分型及电镜检查 原始巨核细胞除了表达CD41、CD42、CD61外,还可同时表达早期髓系抗原CD33,部分表达CD13。CD41和CD61在幼稚及分化较差的巨核细胞内多见。CD42多见于比较成熟的巨核细胞。CD41和CD42是确认原始巨核细胞最有用的单克隆抗体。

确定为原始巨核细胞的最有效的方法是用电镜证实有血小板过氧化物酶(PPO)活性的存在。它在细胞内有特殊的定位,分化极差的原始巨核细胞也呈阳性反应,是巨核细胞系的特异性标志酶。但目前国内电镜检测PPO还未能普及,因此在很大程度上仍然依靠形态学及免疫学等综合判断。

3.骨髓活检 AMKL往往伴有骨髓纤维化(MF),骨穿干抽。目前认为,骨髓纤维化的原因是血小板和巨核细胞产生过多的血小板生长因子刺激成纤维细胞增殖所致。但有人认为AMKL与急性骨髓纤维化是同一疾病,FAB将其列为诊断标准之一。但国内也有报道AMKL的病例并无骨髓纤维化,认为原发性AMKL与MF两者并非同一疾病,同时提出在诊断AMKL时骨髓纤维化并非必备条件。

【诊断】

1985年,FAB协作组将AMKL列为AML的M7亚型,并提出了诊断标准:①骨髓原始巨核细胞>30%;②原始、幼巨核细胞经电镜PPO或抗血小板特异性的单克隆抗体证实;③外周血有原、幼巨核细胞或巨核细胞碎片;④骨穿干抽,活检有巨核细胞及网状纤维增加。但目前国内电镜检测PPO和单克隆抗体的检测尚不能广泛应用,且费用昂贵,致使有些患者可能失去早期诊断的机会。也有人经研究后认为,常规形态及细胞化学染色也能诊断本病。所以,当发现形态学上与其他类型的白血病有明显的不同时,应仔细观察细胞形态,查找有无分化较好的细胞,有时能看到部分细胞已经产生可以辨认的血小板,光镜结合细胞化学染色、临床表现等,对M7仍具有一定的诊断作用,而且简便快速。

【治疗与预后】

本病相当一部分病例由其他血液病转化而来,给治疗带来了极大困难。目前尚无对AMKL特别有效的化疗方案,大多试用急粒方案如DA、DAT、HOAP、VP-16等,但缓解率低,部分缓解后生存时间也较短,最理想的治疗方法是骨髓移植。由于AMKL病情凶险、病程短、化疗效果差而又确诊晚,故与其他AL相比预后较差。

第三节 特殊类型白血病

一、婴儿急性白血病

婴儿白血病(IAL)是指诊断时年龄在1岁以内的白血病,部分学者认为在1岁半~2岁以内的白血病都属于IAL范畴。发病率较低。在小于1岁儿童的恶性肿瘤中位居第2位,占儿童白血病的50%~10%。

近20年来IAL发病率以每年2%的比例递增,美国发病率约为11/25万。其原因可能:母亲有流产史、分娩次数增加,胎儿出生体重超过4kg、孕期药物接触史、接触发霉物品及辐射等。婴儿急性淋巴细胞白血病(IALL)占儿童急性淋巴细胞白血病的2.5%~5%,而婴儿急性髓系白血病(IAML)占儿童急性非淋巴细胞白血病的6%~14%。婴儿白血病的预后较年长儿差。年龄越小,预后越差。

【遗传学特性】

IAL涉及染色体11q23的易位或缺失者非常多见,占60%~80%。IAL中ALL患者常见易位为t(4;11)(q21;q23)和t(11;19)(q23;p13);AML为t(9;11)(p22;q23)和t(11;9)(q23;p13),特征性累及单核细胞系,表现为独特的M4及M5亚型。近年来研究发现11q23区带中存在一个与IAL发生相关的重要基因,它与果蝇的Trithorax基因有较高的同源性,故名HRX基因,又称为MLL基因、ALL-1基因或HTRX基因。11q23异常的婴儿常有HRX基因重排,可能在胎儿期或娩出期接触过能抑制拓扑异构酶Ⅱ活性的某些外源性因子,导致早期造血细胞系突变,这种突变可发生在髓系及淋巴系,引起 IAL。>2 岁儿童或成年人 M4/M5 也可见 HRX 基因重排。

【临床表现】

有 HRX 基因重排的 IAL 具有独特的临床和生物学特征,女性多见,发病急骤,病程多较短,临床症状不典型,易误诊为急性感染或出血性疾病。肿瘤负荷大,脏器浸润明显,出现重度肝脾肿大,常伴中枢神经系统白血病、突眼、血胸及皮肤受累等。高白细胞血症多见,患者确诊时外周血 WBC 达 $(4\sim133)\times10^9/L$,平均 $(62\pm22)\times10^9/L$,多数患者 $>100\times10^9/L$,易出现白细胞淤滞综合征,主要淤滞部位在肺和脑,形成肺梗死和呼吸窘迫综合征,临床表现为气急、发绀、呼吸窘迫;形成脑梗死、颅内出血,临床表现局限性抽搐、肢体瘫痪。化疗后易发生肿瘤溶解综合征,白细胞大量破坏引起肾脏负荷突然加重,加之婴儿肾脏发育不完善,故易造成肾功能迅速恶化,甚至肾衰竭。血小板常较低,易出现严重出血,是死亡的主要原因。此外还可有低球蛋白血症。

IAL 中的 ALL 常累及早期阶段 B 细胞,即 CD10-,可呈淋巴系及单核系的双表型特点或 AUL。其中 CD10-、表达髓系相关标记及 HRX 基因重排常伴随出现,并且与患者的年龄呈相反关系。此 3 个特点与年龄<6 个月为预后不佳的指征。有关 IAL 中 AML 的高危因素目前尚未明确。

【治疗】

有报道按急性白血病化疗,多数患者在 4~6 周获 CR,CR 率可达 90%,但易早期复发,预后差。即使行正规方案化疗,CCR 率仅 23%~29.6%,明显低于其他年龄组儿童 AL 的疗效。近年多主张对 IAL-ALL 应予强化疗诱导缓解,对于有 HRX 基因重排和(或)泼尼松试验性治疗反应差的予异基因干细胞移植。

IAL-ALL 因年龄小,对化疗的耐受性差,高肿瘤负荷极易于诱导治疗期间并发肿瘤溶解综合征及严重内脏出血,甚至颅内出血而死亡,或因重要脏器不可逆损伤而致化疗失败。因此防治 IAL 的化疗并发症,是降低 IAL 强烈化疗后相关病死率的关键。国内有学者对于白细胞 $>50\times10^9/L$ 者先经过羟基脲降低白细胞,别嘌醇预防高尿酸血症,水化、碱化、右旋糖酐-40 等抗凝措施,使白细胞降到正常或 $20\times10^9/L$ 以下,然后再进行化疗,有效地预防了肿瘤溶解综合征。

根据国外多中心的观察结果,目前不主张对 IAL-ALL 患者进行颅脑放疗,即便是诊断时即有中枢神经系统浸润的,亦以强化疗和鞘注治疗代替。

IAL-AML 的化疗方案与年长儿的相同,多中心结果显示疗效与年长儿无明显差异。

二、先天性白血病

先天性白血病(CL)是指出生至生后 6 周诊断的白血病。生后 6 周至 6 个月发病可称为新生儿白血病。CL 是宫内胎儿期发生的白血病,属于婴儿白血病范畴。其发病率约占存活婴儿的 7.1/100 万,儿童白血病的 1%,占恶性肿瘤的 1/4,居先天性恶性肿瘤的第 2 位,仅次于神经母细胞瘤。预后极差,其病死率为92.3%。

【发病机制】

病因尚不清楚,可能与基因重排及染色体畸变(如21三体综合征、先天性卵巢发育不全综合征及7号染色体单体嵌合体)、家族倾向、性别差异、宫内感染、病毒感染以及宫内单卵双胎间白血病的传播等因素有关,其中EB病毒(EBV)感染、TORCH综合征和人类T细胞病毒Ⅰ型(HTLV-Ⅰ)与CL发病关系密切;父母接触有毒化学物质、放射线、服用某些药物以及环境污染等因素以及暴露于拓扑异构酶Ⅱ抑制剂如咖啡、茶、可可、酒精和茶碱等也是相关因素。50%患儿存在染色体异常,其中21-三体综合征患儿的发病率是正常人群的10~30倍,Turner综合征、9-三体综合征和13-三体综合征患儿的发病率均明显高于其他人群;同卵孪生子女中一人患白血病时另一人患白血病的机会比正常人高25%,且所患白血病为同一类型,国外的研究揭示同卵双胞胎发病不单是遗传因素,很可能与宫内循环白血病细胞种植有一定关系,有母婴同患白血病的报道。亲兄弟之间患病的机会比正常人高4倍。近年来通过对细胞发生学的研究证实,CL可能为细胞发生变异所致。细胞遗传学检查发现,CL以急性髓细胞性白血病为主(占46%~89%),其次为ALL、M5、MUL、M6及JCML亦有报道。CL-ALL以前B细胞占多数。

【临床表现】

皮肤受累常见。约50%的患者有白血病皮肤结节,0.2~0.3cm大小,呈青灰或紫红色或正常肤色,触之如深部皮肤纤维瘤样肿块,无粘连,分布于身体各处,浸润细胞多为髓系,少数为淋巴细胞系和单核系。其次为丘疹、多形性红斑、湿疹或疱疹样损害;紫癜、脐带、胃肠道、泌尿生殖道及颅内出血;肝、脾大明显,淋巴结肿大少见。造血组织外的组织及器官广泛受累,早期即发生中枢神经系统和睾丸白血病。病情进展快,病程短,化疗反应差,多于短期内(一般1周至数月)死亡。胎儿期发病出现胎儿轻、中度水肿,巨大胎盘,肿瘤细胞广泛内脏浸润和死胎,多发生于妊娠34~38周。

外周血白细胞明显增高,达$15×10^9/L[(2~85)×10^9/L]$,以原始细胞占优势。血红蛋白30~120g/L,出现泪滴状和有核红细胞。血小板一般$<70×10^9/L[(60~300)×10^9/L]$。骨髓象增生极度活跃,全部为未分化细胞,红细胞系统、巨核细胞及成熟粒细胞明显减少。CL以AML为主(占46%~89%),其次为ALL、M5、MUL和M6,JCML亦有报道。ALL以前B细胞占多数,特别是伴21-三体综合征的CL几乎均为前B细胞ALL。

多数患者存在染色体异常,常见染色体异常为t(4;11)(q21;q23),约占ALL的78%,ANLL的10%。

2002年,Bresters等总结了全荷兰过去25年中报道的CL发病情况,在全部117例CL中,AML占64%,ALL占21%;72%的病例发生染色体异常,其中检测到11q23异常的有42%。在这些患者中观察到24个月的总生存率仅有23%,而AML的预后较ALL好,两者的总生存率和总无病生存率分别为43%:13%和68%:0。有学者认为在CL中,女性新生儿、前B细胞ALL、t(4;11)、t(1;4)或有IgHcJ基因扩增重排者预后差;t(11;9)预后好。

【临床分型】

见表12-5。

表12-5 先天性白血病分型(pierce分型)

分型	特征	生存期
Ⅰ型	出生时即苍白,呼吸困难(肺血管白血病细胞浸润),出血,结节样皮肤浸润,肝脾大 细胞类型多为粒细胞型,外周血白细胞增多,白血病细胞10%~80%,血小板减少	2周至2个月,死产,多死于肺不张或肺出血(生后数小时至数月)
Ⅱ型	出生时正常,新生儿期(生后2周内)体重不增、腹泻、低热、皮疹、出血、贫血、肝大等 细胞类型多为急性粒细胞,少数为ALL、MUL;外周血白血病细胞15%~90%,血红蛋白及血小板减少	5d至2个月
Ⅲ型	新生儿期(3~6周)出现紫癜、贫血、肝脾大 细胞类型为急粒,外周血白血病细胞2%~18%,血小板及血红蛋白减低	3周至3.5个月

【诊断和鉴别诊断】

诊断标准:①血和骨髓中出现大量髓系或淋巴系未分化细胞或幼稚细胞;②非造血器官有相应细胞浸润;③可除外引起类白血病反应的因素。

新生儿期有多种疾病可与之混淆,需注意与以下疾病鉴别:

1.伴21-三体综合征的骨髓增生症(暂时性白血病样反应,TMD) 目前临床及血液学上尚无客观的、确定的指标区分两者。临床上TMD外周血原始粒细胞可达0.95,骨髓象原始粒细胞0.10~0.60,但几周至数个月可恢复正常。尸检无白血病证据,体外骨髓CFU-GM集落正常,染色体为21-三体嵌合体。Bajwa等的观察发现9例怀疑CL的患儿经临床随访最终有4例确诊为暂时性白血病样反应,所有病例均存在21号染色体三体性,作者提出在与CL难以鉴别,特别是患者情况有恶化表现时,可给予小剂量阿糖胞苷。

2.类白血病反应 先天性感染如梅毒、巨细胞病毒感染、风疹及弓形虫病,新生儿细菌感染及新生儿溶血性疾病等可呈类白血病反应。

3.神经母细胞瘤 可有肝大、皮下结节及骨髓受累似先天性白血病。但原发部位肿瘤、尿中VMA增加及骨髓涂片可找到神经母细胞瘤细胞可资区别。

【治疗】

1.21-三体综合征合并CL及CL中幼稚细胞核型正常者,特别是发生在生后3个月内的,有自发缓解的可能,应尽可能先不予治疗、密切观察。但21-三体综合征合并CL缓解后仍有可能发生急性白血病,特别是M7,应继续临床观察至少3年。

2.若病情发展或核型异常的CL按AL化疗,VP-16或VM-26对M5有效。CR后尽早进行造血干细胞移植。三、急性混合型白血病

急性混合型白血病(MAL),是急性白血病中髓细胞系和淋巴细胞系共同累及的具有独特生物学特征的一组疾病,其诊断及治疗均不同于表型单一的急性白血病,预后不佳。治疗中免

疫表型改变、表型难以分辨或不分化者均归于此类。儿童 AL 中占 AL 3%~5%。

【分型】

按照细胞来源与表达的不同,可将 MAL 分为以下三个类型:

1.双表型白血病　白血病细胞比较均一,骨髓内白血病细胞同时表达髓细胞系和淋巴细胞系特征,亦称嵌合体。

2.双克隆型白血病　白血病细胞不均一,存在二群不同细胞形态学和免疫表型,一部分为髓细胞系特征,另一部分表达淋巴细胞系特征,两者分别来源于各自的多能干细胞,并限定只有两种细胞并存,可同时发生,或在 6 个月内相继发生,才属此型。

3.双系列型白血病　与双克隆型相似,但这两部分白血病细胞来自同一多能干细胞,亦称镶嵌型。

4.细胞系转变型　一种白血病经化疗后未获缓解或缓解后复发转变为另一种白血病;或初治诊断为双克隆型白血病,治疗后显性克隆消失而出现其他克隆,即克隆扩展或克隆选择。多由于内源性刺激以及化疗或其他治疗药物,直接影响细胞的分化,以致发生细胞系转化。多在病程 6 个月以上发生转变。

【发病机制】

MAL 的发生机制尚未完全清楚,目前有两种推论:

1.致白血病因素引起表达髓系或淋巴细胞系抗原的正常多能干细胞产生同时表达两系抗原的白血病细胞克隆。在 MAL 中,CD34 和 HLA-DR 等早期非特异性抗原高表达,支持白血病细胞起源于较早阶段的多能干细胞,这些恶性干细胞生长和分化的异常使白血病细胞具有多系列的表现型和基因型,从而在免疫学上呈现多系列抗原阳性混合存在的情况。

2.髓系或淋巴细胞系干细胞基因错排,产生双表型白血病细胞。从治疗和预后角度,儿童 MAL 可分为两个亚型:①粒系相关抗原阳性的急性淋巴细胞性白血病(My^+ ALL);ALL 表达两种或两种以上的粒系相关抗原。My^+ ALL 在小儿中约占 16%,婴儿高达 49%,小儿淋巴系标志多为 B 系。此类白血病完全缓解和生存时间均明显低于 My-ALL 患者。②淋巴细胞相关抗原阳性急性粒细胞白血病(Ly^+ AML);AML 表达两种或两种以上淋巴细胞系相关抗原。

【临床表现】

临床上具有发病年龄高,发病时白细胞数较高,贫血明显,骨痛、肝脾淋巴结肿大、中枢神经系统和肾脏浸润多见的特点,有 T 系表达时多有纵隔浸润。

【实验室检查】

外周血白细胞明显增高,大部分超过 $100×10^9$/L;外周血原始细胞比例高达 85% 以上,其细胞特征类似 FAB-L1 细胞和原始粒细胞,有时可有部分白血病细胞介于 I 型原始髓细胞与 FAB-12 型细胞之间。在高白细胞的 MAL 中,有相当部分细胞形态变异较多,往往具有慢性粒细胞白血病的背景特征,这部分细胞常 Ph+,并有个别病例在慢粒急变时发展为单核细胞增多的急性混合性白血病。一般表现为中度正色素性正细胞性贫血,10% 出现重度贫血。在患者临床表现有不同程度的出血时,外周血网织细胞和嗜多色性红细胞会轻度增高,并可出现少量幼红细胞。MAL 初期诊断时 50% 的病例血小板降低或降低不明显,一般(50~80)×

10^9/L。无论血小板数正常与否,血小板聚集率均下降。

骨髓涂片所见髓系特征的白血病细胞类似Ⅰ型原始细胞,为无颗粒的嗜碱性胞浆,极细的染色质,并常有2～4个清晰的核仁;而淋巴系特征细胞类似ALL-L1型细胞,细胞偏小,直径10～12μm,胞浆少且呈浅蓝无颗粒,染色质粗糙,无明显核仁显示,而胞浆比例较高。协同表达髓系和淋巴系特征的白血病细胞,其形态介于ALL-L2细胞与Ⅱ型髓系原始细胞之间,为胞体直径12～14μm,胞浆嗜碱性,带少量嗜天青颗粒,核染色质较细致,核仁1～2个清晰可辨,核形类圆或轻度不规则。协同表达或分别表达T、B细胞特征的白血病细胞,其形态类似ALL-12,白血病细胞绝大部分偏大,直径在12～15μm,胞浆浅蓝,可有少量嗜天青颗粒,核圆规则,染色质略粗,有1～2个清晰的核仁。

通常具有髓系特征的白血病细胞POX呈阳性,并伴随有SBB和AS-DCE的阳性;具淋巴系特征的白血病细胞POX阴性、SBB阴性以及PAS反应阳性细胞不超过20%;具T细胞特征的白血病细胞可呈ACP和α-NBE阳性。

免疫分型特点:细胞免疫标记检查是MAL确诊的关键。在免疫标记技术应用以前,MAL与极微分化急性髓细胞白血病可能同列入未分化(未分类)白血病中,占急性白血病的20%。目前应用免疫组化和流式细胞术检测细胞膜、细胞质、细胞核的抗原抗体或标记及荧光探针对细胞核的标记,成为诊断的必备条件。

(1)细胞膜和细胞质的免疫标记:髓系特征细胞大多呈泛髓标记,如CD13、CD33和CD15阳性。CD14和CD117的阳性率不足10%。淋巴系特征的白血病细胞可分T、B细胞而有不同:①T细胞除胞浆CD3阳性表达外,主要是泛T标记中的CD2和CD5阳性,以及早期CD7表达的阳性;②B细胞主要是泛B的CD19和CD20标记阳性,较早期的B细胞可呈非特异性的CD10阳性表达。所有免疫标记表达中,CD7阳性是预后最差的;对不同特征的MAL,上述标记也可在同一白血病细胞上呈阳性表达。

(2)细胞核标记:目前常用荧光探针对白血病的原始细胞或异常病理细胞作基因重排与核上标记的检测。对诊断MAL比较有利的检查包括:①同一细胞具髓、淋两系特征的往往TdT阳性;②T细胞特征的白血病原始细胞应有TCR-γ基因重排;③B细胞特征的白血病原始细胞应有免疫球蛋白重链基因重排;④难以确定的T、B细胞白血病常常在TCR-α基因重排的同时伴有κ、λ表达,或TCR-β、TCR-γ基因重排伴随有IgH基因重排。

(3)细胞遗传学特征:有60%～80%MAL的病例有染色体异常。染色体数目异常方面有亚二倍体、超二倍体和部分染色体的三体性及单体性。染色体结构异常方面报道最多的是t(9;11)和t(9;22);其他常见的有t(4;11)、t(11;17)、t(11;19)、t(6;9)和t(4;17);亦有报道inv(16)和t(15;17)。

小儿MAL中较多病例存在11q23染色体结构异常,造成MLL基因改变。此外,Ph+的出现造成ABL基因的异常表达。这两种异常重排是两个预后极差的因素。

【诊断标准】

1.国内标准

(1)证明有淋巴细胞系特征,以下两项有一项以上符合者:①E-玫瑰花结阳性或E受体单抗阳性;②胞浆内或细胞表面膜Ig阳性。

或以下3项中有2项或3项符合者：①细胞化学反应阳性（PAS,酸性磷酸酶 ACP 或 TdT）;②TCR;③抗淋巴细胞单克隆抗体阳性。

(2)证明有髓系细胞特征,以下2项中有1项或2项符合者：①细胞化学（髓过氧化物酶 MPO、氰乙酸酯酶及非特异酯酶）阳性；②Auer 小体。

或符合以下2项者：①苏丹黑反应阳性；②抗髓细胞系单克隆抗体阳性。

2.国外标准　1998年版本的国际白血病免疫学特征欧洲协作组（EGIL）提出的诊断积分系统见表12-6。

表 12-6　MAL 诊断积分系统（EGIL,1998）

积分	B 淋巴细胞系	T 淋巴细胞系	髓细胞系
2	CYCD$_{79a}$,CYIgM,CYCD$_{22}$	CYCD$_3$,SmCD$_3$,TCRγ/δ,TCRα/β	MPO,溶菌酶
1	CD19,CD10,CD20	CD2,CD5,CD8,CD10	CD13,CD33,CD65,CD117
0.5	TdT,CD24	TdT,CD7,CD1a	CD14,CD15,CD64

诊断双表型 MAL 时除必须一个细胞同时有髓系及淋巴系标志外,髓系和淋系细胞（T、B 两系中任何一系）标记各积2分以上便可确诊。表面抗原>20%判断为阳性,胞内抗原>10% 判断为阳性。

新的 WHO 分型明确将存在两类细胞群,各自表达 T、B 细胞标志或同一细胞同时表达 T、B 细胞标志,也分别列为双系列或双表型白血病。仅有异常表达个别、次要、非本系列相关抗原者不能诊断为 MAL,但可诊断为伴有淋巴细胞系相关抗原阳性的急性髓系细胞白血病如 Ly$^+$-AML,或伴有髓细胞系相关抗原阳性的急性淋巴细胞白血病即 My$^+$-ALL。EGIL 系统 1998 年提出添加 CD117 作为髓细胞系标记,但亦有研究发现部分 ALL 也表达 CD117。

由于条件受限,不同地区临床应用单抗检测的抗原数量常不能满足 EGIL 积分系统的要求,而且某些细胞表面抗原表达存在多向性或非特异性（交叉反应）。我们认为免疫表型测定并非诊断 HAL 的唯一依据,还应结合细胞形态学和化学染色进行综合分析。有条件地区,透射电镜细胞超微结构及其 MPO、血小板过氧化物酶（PPO）观察,对混合型白血病的诊断也是一项有重要价值的手段。

【治疗】

MAL 患者的疗效及预后均不佳,可能与下列因素有关：①HAL 患者的 CD34、CD117 及 HLA-DR 阳性率较高,说明其细胞来源相对较早,对化疗敏感性差；②现有的治疗方案各家均不一致,究竟采用何种方案为好,有待继续研究；③具有 Ph 阳性染色体及 11q23 等预后不良因素；④通常有多药耐药蛋白 Pgp 表达。

目前对于 MAL 的治疗还存在不同的意见,即究竟按 AML 治疗还是按 ALL 治疗。有学者提出在儿童患者应按 ALL 治疗,而成人患者则应按 AML 治疗。许多组织按 ALL 治疗,除非患者强表达 MPO。因其复发率高,类似 ALL 的长维持治疗可能有益,尤其是不做 HSCT 的患者。儿童患者应用 ALL 的效果较好,对 AML 方案不敏感的可转为 ALL 方案挽救化疗。一般 CR1 后作 HSCT,但其效果尚不明确。BFM 一项研究提示形态学为 ALL 的患者表达 ETV6/RUNX1A 或 CD22/CD79a 可仅用 ALL 方案化疗,不需做 HSCT。St. Jude 儿童医院认为对 MAL 应先予包括阿糖胞苷/柔红霉素/依托泊苷的 AML 诱导化疗方案,对效果不好的转为含长春新碱/左旋门冬酰胺酶/泼尼松的 ALL 诱导方案及大剂量甲氨蝶呤/巯基嘌呤的巩固方案,随之的维持方案为依托泊苷/环磷酰胺、甲氨蝶呤/巯基嘌呤、甲氨蝶呤/左旋门冬酰胺酶以及地塞米松/长春新碱/柔红霉素组合的交替。他们还建议造血干细胞移植仅确切适用于诱导化疗结束时流式细胞术检查幼稚细胞大于 1% 的患者。因患儿常有 MLL 重排,异基因 HSCT 对婴儿白血病可能特别重要。Ph＋MAL 患儿应用伊马替尼(格列卫)联合化疗治疗 CR 后应做 HSCT。

三、治疗相关性白血病

治疗相关性白血病(TRL)是一种原发肿瘤或非肿瘤性疾病化疗和(或)放疗引起的最严重的血液系统远期并发症。有不断上升的趋势,此类白血病已占到 AML 的 5%(2%～10%)。

儿童急性淋巴细胞白血病患儿发生 TRL 的危险因素有:长期每周一次应用的 VP16 或 VM26、合并应用抗代谢药、L-Asp 以及 G-CSF。霍奇金淋巴瘤患者发生 TRL 最大风险为 BEACOPP(博来霉素/VP16/多柔比星/CTX/VCR/丙卡巴肼/PRED)初始化疗。氟达拉滨联用烷化剂可能增加淋巴增殖性疾病发生 TRL 风险。最近认为抗代谢药尤其免疫抑制药如硫唑嘌呤、氟达拉滨、氟尿嘧啶和 MTX 与 TRL 有关。氟达拉滨的作用机制为抑制 DNA 修复,这可能是引起继发白血病的通路之一。

有学者按诱发 TRL 药物的作用机制和染色体畸变类型的不同,将 TRL 分为两大类:一类为烷化剂/放射治疗相关性,另一类由 DNA 拓扑异构酶(TopoⅡ)抑制剂相关性,后者又分为两个亚型,分别为由 VP16、VM26 或表阿霉素和由二氧哌嗪衍生物引起。50% 以上存在染色体核型异常。2008 年 WHO 考虑到患者同时应用多种药物,已取消此分类,但应了解其不同的生物和临床特征。

患者的临床易感性起重要作用,至今的研究认为解毒作用多态性和 DNA 修复酶为个人易患因素。

【临床特点】

TRL 临床表现为全血细胞减少、三系骨髓异常造血以及预后不良的细胞遗传学异常,发生率高,生存期短。高危细胞遗传学异常和单倍体核型很常见,与发病前的 MDS 病史一起有很强的预后价值。

(一)**烷化剂相关 TRL**

1.占 TRL>85%,该类药物包括左旋苯丙氨酸氮芥、盐酸氮芥、苯丁酸氮芥、环磷酰胺、卡莫司汀、洛莫司汀、司莫司汀、三嗪咪唑胺、二溴卫矛醇和非典型烷化剂丙卡巴肼等。

2.各种烷化剂致白血病发生率各异,左旋苯丙氨酸氮芥、苯丁酸氮芥和环磷酰胺所引起者占 65%。

3.烷化剂诱导的白血病发病率在治疗后 2 年开始增高,高峰为治疗后 5～10 年,15～20 年后恢复至正常人群水平。90% 有染色体异常;60% 为亚二倍体核型,常见为 −5/5q 和(或) −7/7q。

4.临床特点:潜伏期长(2~5年),常有白血病前期,白血病类型多为M1或M2型,有多系病态造血,伴del(5)和del(7)。治疗效果差,CR率<10%,中位数生存期短,一般不超过4个月。原发病为淋巴瘤的TRL,免疫分型常为前B-ALL。

(二)TopoⅡ抑制剂相关TRL

主要由两类药物引起,虽均属于TopoⅡ抑制剂,但作用机制不同。常有MLL(11q23)重排及AML1/RUNX1(2/q22)重排。

1.较常用的化疗药物,如VP16、VM26、表阿霉素、放线霉素D、多柔比星、表柔比星和米托蒽醌等,其所致TRL的临床特点:潜伏期短,一般为1~3年,无白血病前期病史;白血病发生率与用药累积量有关,几乎所有患者Vp16累积剂量至少2000mg/m^2;多为AML,主要为M4或M5亚型,也可导致ALL。

2.另一类TopoⅡ抑制剂为二氧哌嗪衍生物,如乙双吗啉、乙亚胺和丙亚胺等。患者多为青年,一般无白血病前期病史,多为M3型,潜伏期2~3年,诱导治疗反应好,长期生存长。

(三)继发性APL(sAPL)

占APL的12%,一些sAPL核型改变如双倍体、t(8;21)和inv(16)发生率为90%~12%,与已知非治疗相关APL和原发APL的一般特征相似,但某些核型改变如5或7号染色体异常、11q23发生率为30%~33%,较已知TRL明显低。

【治疗】

目前尚无统一治疗方案。TRL的疗效目前尚有争议,除sAPL预后与原发APL无差别外,多数学者认为化疗效果差,生存期短。有的学者则认为预后好坏取决于染色体异常的类型、有无MDS前期及年龄等因素。可将TRL的疗效预后分为3组:①疗效好:M3、伴有t(8;21)、t(9;11)或inv(16)染色体异常者;治疗方案同原发白血病,可选用单纯化疗(如大剂量阿糖胞苷),可获长期缓解;②疗效中等:继发于ALL治疗后和拓扑异构酶抑制剂者;可采用标准剂量/大剂量化疗加造血干细胞移植;③疗效差:MLL重排和17p-或伴有5或7号染色体异常及继发于MDS者,可采用标准剂量/大剂量化疗合用多药耐药逆转剂加造血干细胞移植。

四、高白细胞性白血病

急性白血病患者外周血白细胞总数≥$100×10^9$/L时称为高白细胞性急性白血病(HLL),属急性白血病中的高危类型。发生HLL的高危因素包括年龄小(婴儿最为常见)、细胞遗传学异常(如11q23易位或Ph染色体阳性)以及白血病的特定类型,如单核细胞分化的亚型特别是AML-M4Eo、Msa、APL、CML及T-ALL。AML多于ALL,前者占75%。其起病急骤、进展迅速,缓解率相对较低,早期死亡率高,OS率低,但大部分文献证明HLL不影响DFS。颅内出血为引起早期死亡的主要原因。

【发病机制】

目前HLL的发病机制尚未明确,有研究显示HLL常伴发遗传学异常,也有研究发现端粒酶活性增高及补体介导的粒细胞聚集作用可能参与了HLL发病。HLL的病理生理基础为白细胞淤滞,目前白细胞淤滞的生物学机制尚不明确。传统的观点认为白血病细胞数目过多,聚集于毛细血管是造成白细胞淤滞的原因。然而,近年来多项研究表明,白细胞淤滞更多的与白血病细胞与内皮细胞之间多对黏附分子受体.配体共同参与有关。同时,多种细胞因子的参与易化了白血病细胞黏附于血管内皮的过程。

【临床特点】

HLL起病急,脏器出血多,肿瘤负荷大,髓外脏器浸润明显,部分患者伴脏器功能异常。除具有AL共同的临床表现外,还有其特殊的临床征象。

1.白血病细胞淤滞综合征 当ALL患儿外周血白细胞数$>100\times10^9$/L,或ANLL的白血病细胞数$>200\times10^9$/L时,临床上易出现白细胞淤滞症状。这是由于大量白血病细胞淤滞、形成瘤栓,堵塞微血管,压迫或浸润血管壁,造成该血管分布区域的组织缺氧、出血及梗死等病变所致。表现为中枢神经系统症状,脑部受累可出现头痛、神志淡漠、嗜睡、晕厥、昏迷及颅内出血等;和(或)呼吸急促、低氧血症、肺部浸润及呼吸衰竭等症状,肾脏受累可出现肾衰竭。多于5~7天内死亡。脑出血的发生与凝血功能异常和血小板减少并不直接相关。影像学检查主要包括头颅CT和MRI,脑出血的影像学学现以渗血为主,多为片状、斑点状或团块状,CT存在漏检的可能。因此在高度怀疑合并颅内出血而CT未发现病灶时应加做MRI以提高诊断准确率。其他临床表现包括心肌缺血、肾静脉血栓、肠梗死、阴茎持续勃起症和四肢缺血。白血病细胞淤滞综合征在AML的发生率高于ALL,发生时的白血病细胞数低于ALL。ALL只在白细胞数超过400×10^9/L时脑出血的风险发生率高。

2.肿瘤溶解综合征 白血病细胞崩解后可释出黄嘌呤、次黄嘌呤、尿酸、磷酸和钾离子等,这些物质均通过肾脏排泄。当需要排出量过大而超过其溶解度时,在肾小管和收集管中就会有黄嘌呤、次黄嘌呤及尿酸盐结晶出现。在白血病治疗过程中,化疗前可能已存在高尿酸血症,常在开始诱导化疗后24~72小时发生,尤其是幼稚细胞数$>50.0\times10^9$/L或肿瘤较大者。目前认为,TLS的高危因素包括:①肿瘤细胞恶性程度高,增殖比率大;②肿瘤负荷大;③伴有高乳酸脱氢酶血症及有潜在肾功能不全。临床主要表现为高尿酸性酸中毒及致命性尿酸性肾病、高钾血症、高磷血症、低钙血症、尿中尿酸结晶、尿少、血尿及尿酸增高等。其中高钾血症的发生最为急骤,易导致患儿死亡。TLS由于临床表现轻重不一,极易被忽视,因此,提高对ATLS的认识,及时诊治,对减少相关病死率有重要意义。

3.消耗性凝血病综合征 白血病细胞溶解后释放出大量组织凝血物质或癌性促凝物质,可引起DIC,导致广泛出血。

【治疗】

由于高白细胞性白血病有其特殊的临床特征,因此在治疗的方法和策略上有别于其他的AL。

1.一般治疗 ①降低颅内压,预防和减少脑出血。可使用20%甘露醇每次0.25~0.5mg/kg,每12小时1次,3~5天。②鞘内注射MTX/地塞米松或头颅放疗,以预防中枢神经系统白血病,头颅放疗预防脑出血的争议大。③供氧以减轻组织缺氧。④避免过多输注红细胞,当血细胞比容$>30\%$,原则上不应输血,以免血液黏稠度过高。可适当使用复方丹参注射液、川芎嗪注射液以及低分子右旋糖酐以疏通微循环。⑤纠正凝血紊乱,防治DIC,可适当使用低分子肝素预防出血。

2. 当临床上仅有白细胞计数升高而无症状时 可在充分水化、适当碱化的情况下,ALL使用肾上腺皮质激素并逐渐加量,如泼尼松由 $15mg/m^2$ 逐渐加量至 $60mg/m^2$。亦有报道小剂量泼尼松持续静脉滴注可减少肿瘤溶解综合征的发生。待白细胞降至 $50×10^9/L$,也可同时加用其他种类化疗药物,如长春新碱。ANLL 或 CML 临床通常选择口服羟基脲或小剂量阿糖胞苷 $100\sim200mg/m^2$ 持续静脉滴注,根据白细胞数目调整阿糖胞苷或羟基脲用量。目的是使外周血中白血病细胞数尽快降下来。

3. 预防 主要是识别高危患者,密切观察临床症状和早期的实验室检测结果。化疗前、后 12、24、48 小时监测尿酸,对 WBC 极高[通常 WBC>$(50\sim100)×10^9/L$]或尿中尿酸>$15mg/(kg·d)$ 的患者,化疗前即应开始以下治疗:

(1) 水化疗法:液体 $2000\sim3000ml/(m^2·d)$,维持尿量在 $100ml/(m^2·h)$ 以上。

(2) 碱化尿液:口服碳酸氢钠 $3\sim4g/(m^2·d)$ 或静脉滴注,使尿液 pH>7.0。

(3) 别嘌呤醇:能抑制黄嘌呤氧化酶而减少尿酸的生成,在化疗开始时给予 $250\sim500mg/(m^2·d)$ 或 $10mg/(kg·d)$,分 3 次口服(最大量不超过 $800mg/d$),$5\sim7$ 天;有肾功能不全者调整剂量。该药干扰 6-MP 代谢,不可同时应用。副作用为皮疹、血管炎、末梢神经炎和肾功能不全。有条件者予重组尿酸氧化酶拉布立酶。

(4) 少尿者[尿量小于 $60mL/(m^2·h)$],可用 20% 甘露醇及呋塞米,维持尿量在 $60mL/(m^2·h)$ 以上,无效者可行腹膜透析或人工肾。

(5) 部分换血或白细胞单采法:适用于 WBC>$100×10^9/L$ 的患者,可减少大量的白细胞,从而减轻代谢异常。经 $1\sim4$ 次单采术后,当 WBC 低于单采前总数 1/3 时即可进行化疗。缺点为开展此技术要求高、需中心静脉置管、使血小板减少恶化以及显著凝血异常的患者不宜接受此治疗。换血疗法,可将白细胞总数减少 $1/4\sim1/3$。适用于体重小于 12kg 患者。发生 ATLS 的高危患者在预防措施应用之前,应延迟抗肿瘤药物的应用。但由于所患肿瘤进展快,不可能延迟,必须权衡后尽快做出决定。由于发生 TLS 的患者其肿瘤对化疗反应良好,肿瘤消退快,因而只要对 TLS 高危患者提高警惕,采取积极治疗措施,TLS 得到控制后进行下一步的治疗,可获得完全缓解或部分缓解。如果化疗开始时已给予上述处理后仍无法得到足够的尿量,要考虑到由于肾脏广泛的白血病细胞浸润、肿块导致的尿路梗阻、磷酸尿酸盐或磷酸钙性肾病,或者几种病理状态共同造成的结果,此时要适时准备血液透析。如果治疗过程中出现肾功能衰弱,则按肾衰竭处理。

4. 化疗 经上述处理,WBC$(30\sim50)×10^9/L$ 时,按高危型方案化疗及 HSCT。

五、Down 综合征与白血病

早在 1930 年就已发现 Down 综合征(DS)与白血病的关系。DS 患儿发生急性白血病为普通人群的 $10\sim20$ 倍,其中急性巨核母细胞白血病(AMkL)可达 500 倍。一般 DS 患儿中 1%~5% 有血液学异常,发生血液病最常见者为暂时性骨髓异常综合征(TAM)、急性髓细胞白血病(AML)和急性淋巴细胞白血病(ALL)。NOPHO 资料显示,DS 患儿 ALL 和 AML 分别占儿童白血病的 2.1% 和 14%。与非 DS(NDS)白血病比较,DS 白血病患儿有其特殊的临床特点及对治疗的反应。

1. 暂时性骨髓增生异常　近10%的DS新生儿会出现白血病前期克隆,该克隆来源于胎儿肝脏的髓系祖细胞,这些细胞的特点是具有体细胞来源的GATA1基因突变,突变导致合成短GATA1蛋白(GATA1s)。这种白血病前期被称为暂时性白血病(TL)、暂时性骨髓增生性疾病(TMD)或暂时性异常骨髓增生(TAM)。TMD是一种原始巨核细胞源性克隆性疾病,是DS最常见的血液系统疾病。一般于新生儿期出现TMD约占10%,另有报道为3%～5%,欧美达25%。Massey和同事对COG的资料进行回顾统计分析总结出诊断年龄为生后1～69天,中位诊断时间生后7天。TMD多无需治疗可生存,通常在5岁以前近20%的TMD患儿将发展为AML-DS。

(1) 临床特征:轻者可无症状,严重的发生胎儿水肿。常见表现有重度贫血、黄疸、皮肤结节及肝脾大(占56%)。出血倾向(占25%)、腹泻(占21%)、肝纤维化(肝纤维中原始巨核细胞浸润及分泌过量细胞因子如TNF-β和血小板增殖因子等所致)、呼吸窘迫(肺栓塞)、心力衰竭、脑出血和肾衰竭等亦不少见。

(2) 实验室检查:外周血中可见白细胞增多,原始及幼稚细胞可达0.95(原始嗜碱细胞及原始巨核细胞),出现有核红细胞;由于幼稚细胞来自肝脏,所以外周血幼稚细胞通常高于骨髓。骨髓中原始、幼稚细胞比例明显增高(0.1～0.6),原始细胞类似小原巨核细胞(与AMkL的原始细胞难区别),免疫表型中$CD34^+$、$CD33^+$、$CD61^+$、糖蛋白A、$CD7^+$及$CD36^+$。骨髓CFU-GM集落正常。21号染色体三体征及GATA-1基因突变。

(3) 治疗及预后:一般TAM无需治疗,部分可自行缓解。高白细胞者可进行换血及血浆置换治疗。若向AML转化或出现危及生命的器官功能衰竭时可予低剂量阿糖胞苷$10mg/m^2$,一天2次共7天有一定效果。TAM与先天性白血病较难鉴别,被认为是白血病前期,TAM一般3个月恢复正常,约20%于4年内转化为AMkL,15%～20%患儿早期死亡。预后不良因素:早产、白细胞数$\geq 100\times10^9/L$、进行性肝功能衰竭、腹水、严重凝血功能异常、出血和3个月未缓解。Massey等的统计结果显示有17%的患者早期(生后90天内)死亡,死因为肝衰竭、DIC和重要脏器大出血。死亡病例血液学异常一直无好转。尸解可见肝纤维化、肝硬化及肝白血病细胞浸润。存活的患儿中19.1%平均在20个月(9～38个月)时发展为白血病,并且大多死于并发症。89%在58天(2～194天)时幼稚细胞消失,于84天(2～201天)时血细胞计数正常。

2. 急性髓细胞白血病　Down综合征患儿易发生AML,发生率约1%,多在5岁以前发病,3岁前发病占AML-DS的90%,4岁后诊断的仅约5%。AML-DS与AML-NDS诊断时的中位年龄(岁)比较为2.2:6.7。多由MDS转化而来,占20%～60%(约数月～30个月,平均6.5个月)。AML-DS按FBA分型,M7(即急性巨核母细胞白血病,AMkL)占40%～100%,其他类型还有M0、M2和M6。

(1) 发病机制:由TAM进展为AML的机制不明。在TAM和AMkL的幼稚细胞中均发现相同的GATA1突变,说明两种疾病有共同的起源。基因微排分析TAM与AMkL又发现两者有不同的基因签名,提示两者的发生可能还涉及某些不同的机制。AMkL-DS的白血病发生涉及体细胞中GATA1突变。X连锁转录因子GATA1为红系和巨核系细胞分化所必需,GATA1突变的结果是产生比正常蛋白短的GATA1蛋白(GATA1s),该蛋白改变了细胞的转录功能,造成不成熟巨核细胞的无限扩增。21号染色体上的某些基因异常也可能参与AML-DS的发生,包括胱硫醚-β合成酶(CBS)、锌铜过氧化歧化酶以及异常的细胞内叶酸代谢、尿嘧啶聚集和氧化应激增加导致DNA损伤等。可能在一部分患者中TAM幼稚细胞处于亚临床状态,随着某些获得性额外基因突变的出现,发生AMkL-DS。

(2)临床特征:①骨髓穿刺常"干抽",呈骨髓纤维化;骨髓中原始细胞形态与ALL-L2难区别。免疫表型与TAM相同。②白细胞计数常减低,无脑膜浸润。③电镜下巨核细胞血小板过氧化物酶PPO(+),血小板CD41$^+$及CD41$^+$。④21号染色体异常(占25%),伴高二倍体8号,t(12;21)(p13;q22)(各占10%);单体5或7各占10%。⑤GATA-1基因变异(>4岁多阴性),可见JAK3突变。

(3)治疗:AML-DS患儿,特别是AMkL患儿,化疗的疗效远远优于AML-NDS。

1)应用标准的AML化疗方案(如DAE方案),CR率为95%~100%,无病生存率达80%~100%。AMkL-DS无病生存率高与巨核细胞对阿糖胞苷和柔红霉素治疗敏感有关。AML-DS各种药物治疗敏感性显著提高,其中阿糖胞苷提高12倍、多柔比星提高2~7倍、米托蒽醌提高9倍、安吖啶提高16倍、依托泊苷提高20倍、6-硫鸟嘌呤提高3倍、马利兰提高5倍以及长春新碱提高23倍。AML-DS化疗的毒副作用较非DS患者严重,主要的毒副作用为严重的黏膜炎和感染率增加。而DS患儿很大部分有先天性心脏发育异常,故使用蒽环类药物后近期和远期心脏毒性的发生值得关注。考虑到AML-DS化疗效果好,同时患者对化疗的耐受性差,故目前主张应尽量避免使用大剂量药物强化疗,以减少相关毒性及死亡率,以期获得更好的疗效,但AMkL-DS应采用何种化疗强度尚无定论。

2)BFM98化疗方案(减少各药物的剂量):阿糖胞苷为28g/m^2(AML-NDS为41~47g/m^2),蒽环类为230mg/m^2(AML-NDS为320~450mg/m^2),无维持治疗,不实施头颅放疗及造血干细胞移植。诱导缓解的死亡率降低至0(BFM93方案诱导缓解的死亡率为11%)。

3.急性淋巴细胞白血病 DS患儿也能发展为ALL,却没有明显的白血病前期。DS合并ALL较少见,占儿童ALL的1%~3%。发病年龄、临床表现及实验室表现与非Down综合征ALL相似,但ALL-DS预后较ALL-NDS差。免疫表型以前B和早前B-ALL为主(占94.5%~100%),罕见T-ALL。+21和+8染色体常见,尚有t(8;14)、del(9p)、t(8;14)(q11;q32)及其他少见dul(1q)、del(6q)、del(7p)、dul(7q)、+8、+11、del(16q)及JAK2突变等。t(1;19)和t(11q23)异常示预后不良。预后较ALL-NDS差,化疗的诱导缓解治疗CR率可达97%,6年长期DFS仅46%,复发率60%,CR后尽可能作HSCT。ALL-DS对化疗不敏感的原因未明。在NDS患儿前B-ALL中最常见的细胞遗传学异常是高二倍体(均含有额外的21号染色体)和t(12;21)(p13;q22)TEL/AML1(ETV6/RUNX1)融合基因。最近COG的一项研究ALL-DS患儿TEL/AML1(ETV6/RUNX1)融合基因(ALL-DS:ALL-NDS2.5%:24%,$P<0.0001$)和超二倍体(三倍体4和10)(ALL-DS:ALL-NDS 7.7%:24%,$P=0.0009$)发生率非常低,ETV6/RUNX1和三倍体4和10的ALL患儿均与较高的无病生存率相关。近30%的ALL-DS出现后天性JAK2基因突变(位于染色体9p24),也见CRLF2基因异常。CRLF2与突变JAK2的激活有关,CRLF2与NDS-ALL预后不良相关。ALL-DS患者类固醇激素反

应较好,ALL-NDS 与 ALL-DS 患者对类固醇激素的反应分别为 5.8% 和 3.2%。增加化疗强度可以提高 ALL-DS 疗效,但毒副作用则大大增强,尤以 MTX 的毒副作用明显(与异常的叶酸代谢有关)。ALL-DS 患者使用 MTX 应慎重。推荐使用 VCR、pred 或 DXM,缓解率可达 80%。加用左旋门冬酰胺酶及蒽环类,缓解率可提高到 95%(NDS-ALL 缓解率为 98%)。

第四节 慢性粒细胞性白血病

慢性粒细胞性白血病(CML)是一种起源于骨髓异常多能造血干细胞的恶性克隆性疾病。小儿 CML 占儿童白血病 2%～7%。随年龄增长其发病率呈上升趋势,1～4 岁白血病患儿中 CML 占 0.2%,5～9 岁占 2.2%,10～14 岁占 3.7%,15～19 岁占 8.3%。起病后 1～4 年内 70% 患者发生急变呈 AL 表现,预后差,自然病程 3 年,放化疗后生存期 1～10 年(平均 3～4 年)。

一、诊断

【临床表现】

1. 起病情况　多数起病缓慢,15%～20% 为无症状患者,多在体检或其他疾病进行血液学检查时发现。

2. 全身症状　疲乏、盗汗、体重减轻、腹部饱满、骨痛、发热等,主要与其高代谢状态有关。

3. 脾大　约 90% 以上患者存在脾大,巨脾者脾脏几乎占满整个腹腔并深入盆腔,质硬可有切迹。脾脏肿大的程度与白细胞数成正比,可随疾病的缓解或发展而缩小、增大。

4. 肝大　约有 50% 的 CML 患者发生肝大,多在肋下 2～3cm。

5. 骨痛　胸骨压痛较多见,多在胸骨体,是 CML 的重要体征。疼痛程度与白血病细胞浸润成正比。

6. 眼底变化　较常见的眼底改变有眼底出血、眼底静脉充盈、扩张和腊肠样节段,为白细胞浸润所致。晚期可见严重贫血造成的网膜动脉和静脉奶油样红色。

7. 其他　淋巴结肿大不常见,即便有肿大也是轻度的,如淋巴结明显肿大是预后不良的表现,绿色瘤、中枢神经系统白血病等髓外浸润发生于进展期。显著白细胞和血小板增高可致阴茎勃起,但较少见。

【实验室检查】

1. 血象　最显著的特征为白细胞计数增多,该病确诊时 50%～70% 的患者白细胞水平超过 $100 \times 10^9/L$,主要为各个阶段成熟期状态的粒细胞,以中幼粒及成熟粒为突出,嗜碱性和嗜酸性粒细胞绝对数增多。有 10%～20% 处于慢性期的患者白细胞呈现周期性变化。

早期血红蛋白正常,随着病情发展呈正细胞正色素贫血,晚期贫血严重。

在白细胞增多的同时,30%～50% 的患者中还可以观察到血小板增多,偶尔可以超过 $1000 \times 10^9/L$。进入加速期和(或)急变期时,患者出现血小板下降,甚至 $<100 \times 10^9/L$。

2.骨髓象 骨髓较黏稠,易"干抽"。骨髓增生极度活跃,各系普遍增生,以粒系突出,粒红比例明显增高可达(15~20):1,粒系各阶段均增加,以中晚幼粒细胞显著。慢性期原始粒细胞+早幼粒细胞不超过10%,嗜酸和嗜碱性粒细胞明显高于正常;疾病加速期嗜碱性粒细胞增加可超过20%;晚期红系、巨核系明显抑制。骨髓活检各系细胞增生旺盛,在疾病过程中有不同程度的骨髓纤维化。

3.生化指标 中性粒细胞碱性磷酸酶(NAP)活性明显减低,此可与类白血病反应及骨髓纤维化鉴别,伴感染或缓解时可以上升。血清乳酸脱氢酶(LDH)升高,特别是LDH-3同工酶,阳性率超过70%,缓解期阳性率不超过15%。血清维生素B_{12}含量明显升高,叶酸降低,尿酸增高,溶菌酶活性增高。

4.细胞遗传学检查 90%以上CML的染色体核型分析费城染色体(Ph)为阳性,是CML的特征性标志。分带技术显示t(9;22)(q34.1;q11.2)。

5.分子生物学检测 采用反转录聚合酶联反应(RT-PCR)技术和荧光染色体原位杂交技术(FISH)可检测BCR/ABl融合基因,用于CML诊断及治疗后监测微小残留病。P53基因是CML由慢性期向进展期转变的主要分子生物学改变。

6.免疫表型 慢性期CD15、CD11b明显增高;加速期、急变期CD34、CD33、HLA-DR明显高于正常,而慢性期此三者一般较正常略高,如为急淋变,则出现相应的淋系标志。

【临床分期】

CML的典型临床发展过程要通过3个阶段,常规化疗能够延长患者生存期,但是不能改变疾病进展过程。最初诊断时,绝大多数CML患者都处于慢性期(也被认为CML的惰性期)。慢性期持续的时间不一,平均为5~6年,通常加速期持续6~9个月之后,会发展到急变期(持续3~6个月),偶尔可以不经过加速期直接由慢性期转化为急变期。加速期和急变期被称为终末期。CML各期的临床标准见表12-7。

表12-7 CML各期的临床标准

	慢性期	加速期	急变期
白细胞	≥20×10⁹/L		
原始血细胞	<15%	15%~30%	>30%
嗜碱性细胞	≥20%		
血小板	正常或升高		
染色体	Ph+	Ph+	Ph+

目前临床分期的标准普遍采用1989年第二届全国白血病治疗讨论会的意见:

1.慢性期

(1)无症状或低热、乏力、多汗、体重减轻等非特异性表现。

(2)血白细胞升高主要为中性中、晚幼粒细胞和杆状核粒细胞,原始粒细胞+早幼粒细胞<10%,嗜酸和嗜碱性粒细胞增多,有少量有核红细胞。

(3)骨髓增生明显至极度活跃,粒系为主,原始细胞<10%。

(4)费城染色体(Ph)为阳性。

(5)bcr/abl 融合基因阳性。

(6)粒-单系造血祖细胞(CFU-GM)与正常骨髓相似或明显增加。

2.加速期

(1)不明原因发热、贫血、出血进行性加重和(或)骨痛,进行性脾大。

(2)对 CML 治疗有效的药物无效。

(3)外周血和(或)骨髓白细胞原始细胞>10%或20%。

(4)外周血嗜碱性粒细胞>20%。

(5)出现 Ph 以外的染色体异常。

(6)bcr/aol 融合基因阳性。

(7)P53 基因重排,P53 基因点突变及过量表达。

(8)CFU-GM 增殖与分化缺陷,集簇增多,集簇和集落的比值增高。

3.急变期 具备下列之一者可诊断:

(1)外周血原粒细胞+早幼粒细胞>30%。

(2)骨髓中原粒细胞+早幼粒细胞>50%。

(3)外周血、骨髓原始细胞或原淋细胞+幼淋细胞或原单细胞+幼单细胞>20%。

(4)有髓外原始细胞浸润。

(5)CFU-GM 成小簇或不生长。

【分型】

CML 在婴儿时期的临床表现与成年人有显著差别,故一般将小儿 CML 分为幼年型和成人型。文献中亦有分为婴儿型、成人型、家族型者,其中家族型与婴儿型的表现相似,只是常在近亲中发病。

1.幼年型慢性粒细胞白血病(JCML) 此型一般病程短,发病年龄在 6 个月至 5 岁,尤以 2 岁以下的婴幼儿多见,男性发病多于女性,可发生于家族性神经纤维瘤、生殖泌尿系畸形或智力低下的患儿。

起病可急可缓,初发症状以反复感染最常见,常以呼吸道症状为主诉,其次为出血和瘀斑,偶见腹痛、髋部痛、呕吐、食欲缺乏及苍白等。肝、脾轻至中度肿大,淋巴结呈全身或局部性肿大,颈淋巴结常有化脓表现。

几乎所有患儿面部均可见皮疹,多为斑丘疹或湿疹样皮疹,也可呈蝴蝶状丘疹或紫癜,甚至为化脓性皮疹。部分患儿颈部和背部可见红斑结节和反复性手指或手部的肿胀,亦可见皮肤咖啡斑。皮肤症状可于白血病细胞浸润前数月出现。

外周血白细胞数不如成年型增高显著,多在 $100×10^9/L$ 以下,其中原始粒细胞占 1%～8%,早幼粒细胞至晚幼粒细胞 3%～14%,中性杆状及分叶核粒细胞 30%～64%,单核细胞 3%～10%,淋巴细胞 12%～38%,嗜酸性粒细胞常见,而嗜碱性粒细胞增多不常见;末期可见幼红细胞明显增多,并可见单核细胞显著增生。血小板在病初即减少,多数呈中至重度贫血表现,网织红细胞可增加到 3%～10%。白细胞碱性磷酸酶降低,偶尔正常。血清和尿中溶菌酶增高 15%～50%,HbF 增高。骨髓粒系和单核系增生旺盛,可见红系增生异常,粒:红为(3～5):1,原始粒细胞在 20% 以下,巨核细胞减少。

JCML起源于多能造血干细胞,故可造成红系增生障碍,血小板数与量异常以及淋巴细胞功能异常。与成人型不同,其异常增生主要在粒-单系统,体外干细胞培养主要形成CFU-GM。染色体检查Ph染色体阴性,核型分析多正常,个别可见-7,+8(8三体)或+21(21三体)。

由于JCML常有发热、肝脾大、中度贫血、白细胞增多,需与感染所致的类白血病反应鉴别。此外还应与传染性单核细胞增多症鉴别。

2.成人型慢性粒细胞白血病(ACML) 此型发病年龄在5岁以上,以10~14岁较多见,很少见于3岁以下儿童,男女差别不大。

起病缓慢,开始时症状较轻,表现为乏力、体重减轻、骨关节疼痛。体征可见巨脾、肝脏大、淋巴结轻度肿大、视盘水肿等,很少有出血症状。

周围血象主要为白细胞增多,80%在$100\times10^9/L$以上;血红蛋白在80g/L左右;血小板增多;分类可见粒系增多,包括嗜酸、嗜碱性粒细胞增多;原始粒细胞增多不明显,以中、晚幼和成熟粒细胞为主;白细胞碱性磷酸酶减低;HbF不增高;血清免疫球蛋白不增高;血清和尿溶菌酶不增高,但维生素B_{12}和维生素B_{12}运载蛋白增高。

骨髓增生活跃,以粒系增生为主,原始粒细胞<10%,多为中、晚幼粒细胞及杆状核细胞。粒:红比值为(10~50):1,部分患者可见骨髓纤维化。骨髓巨核细胞明显增多,以成熟巨核细胞为主。由于是多能造血干细胞的恶性增殖,故粒系、红系、巨核系等多系受累,急变期可转变为淋巴细胞白血病。约85%以上的患儿存在Ph染色体。对Ph染色体阴性者,用分子生物学技术又可分为有BCR重组和无BCR重组2亚型,前者临床症状与Ph染色体阳性者类似,后者临床症状不典型。

【鉴别诊断】

1.类白血病反应 该病有原发病病因存在,一般白细胞多<$50\times10^9/L$。中性粒细胞中可见中毒颗粒,白细胞碱性磷酸酶增高,Ph染色体及bcr/abl融合基因阴性,骨髓中一系增生,以成熟细胞为主。

2.骨髓纤维化 该病白细胞总数没有CML高,中、晚幼粒细胞百分数亦不如CML多,外周血可见有核红细胞、泪滴形红细胞。骨髓常"干抽",骨髓活检证实有骨髓纤维化。

二、治疗

CML一经确诊应立刻开始治疗,治疗的目标主要有2个:一是使白细胞计数降到正常水平达到血液学缓解;另一目标是降低直至消除Ph染色体达到细胞遗传学缓解。获得细胞遗传学上的缓解以及延长患者生存期是药物治疗CML的目标。干细胞移植仍是目前治愈CML的唯一方法,靶基因治疗药物(如甲磺酸伊马替尼)可使慢性期甚至加速期患者获得细胞遗传学的显著缓解,α干扰素治疗能使慢性期患者达到部分细胞遗传学缓解,化学治疗虽可使疾病缓解但不能改变CML的自然病程。对于有合适供体的患者,应于慢性期早期进行异体造血干细胞移植。

【慢性期的治疗】

化疗已经在 CML 治疗中应用多年。化学制剂通常被用来控制慢性期 CML 的白细胞以及相关的症状,这些方法并不能阻止疾病向急变期进展的进程。白消安和羟基脲是广泛用于控制慢性期 CML 白细胞增殖的药物。

1.羟基脲 1972 年,羟基脲最早被引入 CML 治疗,是目前治疗 CML 的主要药物。使用该药达到血液学缓解迅速(服药 3～5d 外周白细胞即下降),但多数作用时间短暂,因此要求经常随访。通常的给药剂量为 30～50mg/(kg·d),应根据白细胞计数及时调节药物剂量,维持白细胞在 $(2～10)\times10^9/L$ 的水平。在一组 458 例 CML 慢性期患者的大样本随机研究中发现:羟基脲治疗 CML 优于白消安。应用羟基脲治疗的患者生存期显著延长,这一优势在所有治疗的亚组中均存在;羟基脲毒性小于白消安,未有蓄积毒性报道。羟基脲的主要不良反应为:恶心、呕吐、腹泻、黏膜溃疡、皮肤潮红等;它的应用不影响随后的干细胞移植或者 α 干扰素治疗。总之,羟基脲是治疗慢性期 CML 起效快,不良反应少,价格低廉,最易为患者接受的药物,但不能阻止 CML 急变。

2.白消安(马利兰) 最早于 20 世纪 50 年代开始用于治疗 CML。随机研究表明白消安优于放疗和 32P 核素治疗,大多数患者(90%)应用白消安治疗可以获得血液学缓解。该药口服给药,起始剂量为 5～8mg/(m^2·d),约 2 周后外周血白细胞才下降。依白细胞计数调节药物剂量,维持白细胞在 $(5～10)\times10^9/L$ 的水平,稳定 2～3 个月可停药,待白细胞再次上升时再给药,适于 CML 的姑息治疗。白消安有严重的毒副作用:大约有 10% 的患者出现长时间的骨髓抑制、肺间质纤维化、心内膜纤维化、白内障、皮肤色素沉着等。白消安在干细胞移植之前应用对移植后的生存期有不良影响,因此在临床上已经被羟基脲广泛取代。

3.三尖杉碱或高三尖杉酯碱(HHT) 是一种植物生物碱,在体外能够抑制 CML 的祖细胞,但是对正常的祖细胞作用很小。该制剂对慢性期 CML 有效,对能否减少急变的发生有待更长期的随访。剂量为 2.5mg/(m^2·d),加入 NS 500ml 中持续静脉滴注,2 周为 1 个疗程,间隔 1～2 周可重复给药。研究结果提示 HHT 与 α 干扰素(INF-α)或小剂量阿糖胞苷(Ara-C)两药或三药联合应用,可获得较之单药使用更高的血液学及细胞遗传学改进,方法为 HHT 2.5mg/(m^2·d)×5d,Ara-C 15mg/(m^2·d)×5d,每 4 周使用 1 次。

4.巯嘌呤(6-MP)及硫鸟嘌呤(6-TG) 适用于某些血小板减少的患者及幼儿型 CML,一般用药 10d 后白细胞会减少,以后根据外周血象调整剂量。

5.α 干扰素(IFN-α) 基于结构和功能的特性,干扰素被分为-α,-β 和-γ 3 种。目前主要应用 IFN-α 治疗 CML,它有 2 种形式,即 IFN-$α_2$a 和 IFN-$α_2$b,均被广泛用来治疗 CML。干扰素作用的分子和生物学机制仍未明确。

IFN-α 在临床研究中的使用剂量为 $(2～5)\times10^6$U/(m^2·d)。目前的标准剂量为 5×10^6U/(m^2·d),或者减为最大耐受剂量,皮下给药。

IFN-α 治疗的最佳持续时间现在还不清楚。如果在治疗 12 个月之后未有细胞遗传学缓解,应该考虑采纳其他的治疗手段如干细胞移植等。如果获得了细胞遗传学缓解,应该持续治疗至少 2 年或者直到通过 FISH 监测获得完全的细胞遗传学缓解。

IFN-α 和小剂量的阿糖胞苷(Ara-C)15mg/(m^2·d)联合治疗 CML 正在被逐渐推广。研究表明联合治疗可以获得较 IFN-α 单药治疗更高的疗效,一般 2 周为 1 个疗程。

高达 90% 以上接受 IFN-α 治疗的患者出现不良反应,其中超过 50% 的患者需要减少用药剂量,而约有 20% 的患者需要终止治疗。常见的不良反应包括:发热和寒战、食欲减退、后鼻道分泌物下滴、疲乏、沮丧、体重减轻、外周神经病变。

聚乙烯乙二醇 IFN-α(PEG)半衰期较长,血药浓度可维持 1 周,且同标准的 IFN-α 相比有更低的抗原性,由外周给药,每周给药 1 次。

6.联合化疗　除非白细胞计数增高明显和产生严重的症状如引起严重的中枢神经系统症状、肺出血,否则通常没有必要应用强烈的化疗,可选用 COAP、DOAP、MAE 方案。

【加速期的治疗】

可使用慢性期未用过的药物或增加剂量,或采用包括 IFN-α 在内的多药联合用药,但无论采用何种化疗方法,总的疗效不佳。IFN-α 用于治疗已有血液学变化的加速期患者,细胞遗传学缓解率低。但对于加速期仅表现为克隆性进展的患者,IFN-α 也非常有效,此种情况下,IFN-α 能够抑制 50% 患者的克隆性增生。然而,这些缓解通常是短暂的,获得完全细胞遗传学缓解的概率极低。所以,当找到适合的供体应进行异基因造血干细胞移植。

【急变期的治疗】

按急变细胞类型选择方案。急性粒细胞转变的治疗方案的客观缓解率为 20%~40%,中位生存期为 4~6 个月。地西他滨化学名为 5-氮杂-2-脱氧胞苷,该药物是一种 DNA 甲基转移酶抑制药,可以降低 DNA 的甲基化,使关闭的肿瘤抑制基因重新开始转录。剂量为每 12h 100mg/m^2×5d,每天持续用药 6h 以上,4~8 周为 1 个疗程(每疗程 1000mg/m^2)。在治疗急性粒细胞转变的 CML 中显示了显著的临床效果。急性淋巴细胞转变的 CML 应使用急性淋巴细胞白血病的化疗方案,完全缓解率为 60%,大约 50% 的患者获得细胞遗传学的缓解,其缓解的持续时间为 9~12 个月。在化疗之后,急变期 CML 恢复到慢性期后应及早进行干细胞移植治疗。

【治疗 CML 的新制剂与新方法】

1.甲磺酸伊马替尼　2002 年 FDA 批准伊马替尼用于儿童 Ph 阳性 CML 时的如下情况:①骨髓移植后复发;②耐 INF;③加速期 CML。Ⅰ期临床观察儿童的剂量耐受范围为 260~570mg/(m^2·d);一般的给药剂量为 260~340mg/(m^2·d);不良反应轻微。

目前临床医师倾向于对新诊断的成人 CML 推荐使用伊马替尼,仅当对该药反应不佳,并有适合的供者时才采用异基因造血干细胞移植。

伊马替尼与其他治疗方法的联合:伊马替尼及三氧化二砷体外联合作用于 K562 细胞系时,较单独作用的总和而言,抗增殖及促凋亡作用加强了。与 IFN-α、AraC 的体外联合对 CMIA 细胞系有相加甚至协同抑制生长的作用。但尚无大量的临床实验证明联合用药的长期疗效以及对总体生存率的影响。

2.治疗 CML 的新制剂　新的治疗 CML 的策略以及制剂有许多已经进入临床,而且一些已经显示了令人鼓舞的结果。反义单链去氧核苷酸(ODNs)是一短链 DNA 片断,它能结合靶 mRNA 片断,从而阻断信使 mRNA 将信息转化为功能性蛋白。反义 ODNs 直接拮抗 BCR/ABL mRNA,但是可能是因为技术原因,结果在某种程度上令人失望。一些免疫调节剂通过细胞毒性 T 细胞能够抑制 Ph 阳性细胞。近来的研究集中于识别能够消灭白血病祖细胞的 T 细胞。

3.干细胞移植(SCT)

(1)异基因 SCT：指患者的骨髓腾空后将供体干细胞输入患者体内，以期望取代 CML 患者体内受损害的干细胞，它是目前唯一可以治愈 CML 的治疗手段。在过去 20 多年里随着 SCT 技术的发展，CML 成为异基因干细胞移植最肯定的适应证。SCT 治疗慢性期 CML 患者的无病存活率(DFS)为 30%～70%，治疗加速期的 DFS 仅为慢性期的一半。有 15%～30% 的患者出现复发，而且其存活曲线在移植后的平台期大约为 5 年。SCT 作为挽救治疗或者作为急变期 CML 的治疗通常是无效的。移植相关的病死率(TRM)为 15%～70%。大约只有 35% 的年龄在 50 岁以下的患者接受该种治疗，主要原因是因为缺乏适合的组织相容性相关的供者。

SCT 治疗 CML 的效果主要与宿主、疾病和治疗相关的因素有关，异基因 SCT 之后长期的 DFS 率可以从较高的 80%[年轻患者、匹配相关的供体、巨细胞病毒(CMV)阴性、适当的 GVHD 的预防以及支持治疗]减低到不足 30%(老年患者、不相关的供体移植物、CMV 阳性)。

(2)供者淋巴细胞输注(DLI)：CML 患者异基因干细胞移植术后出现如下情况可使用 DLI 治疗：①疾病进展或植入失败；②非清髓移植后嵌合状态；③未出现任何 GVHD 表现为预防复发；④消除及预防微小残留病时。欧洲骨髓移植组(EBMT)及北美骨髓移植组等 2 大移植组的 321 例移植术后复发的 CML 患者应用 DLI 后有 64% 的患者再次得到缓解，DLI 治疗慢性期(CP)及加速期或急性变期(AP/BC)复发患者的长期 DFS 率分别为 60% 及 20%～30%。DLI 最大的弊病在于可以诱发移植物抗宿主病(GVHD)，发生的危险性与输注淋巴细胞的数目成正比。去除供者淋巴细胞中的 $CD8^+$ 细胞或采用低剂量、递增、多次的输注方法可减少 DLI 相关的 GVHD 的发生。DLI 的另一个并发症为造血功能抑制，亦是治疗有效的标志，大多数患者可以自行恢复。

另外，复发患者亦可用 Imatinib，尤其对于已伴发有 GVHD 的患者更为适用。对于 AP 及 BC 的复发患者可以采用综合治疗的方法以达到缓解。对于移植后 12 个月以上的复发患者可以考虑再次移植。

第五节　中枢神经系统白血病

中枢神经系统白血病(CNSL)，为白血病细胞侵犯中枢神经系统(CNS)的一种特殊的髓外浸润形式，一般起源于脑膜，故又称脑膜白血病。在临床上包括初诊时即伴有中枢神经系统浸润和治疗达缓解后中枢神经系统复发这两种情况。由于血-脑脊液屏障的"保护"作用使得多数药物不能在脑脊液中达到有效的浓度，因此中枢神经系统常成为白血病细胞的避难所，成为最终导致治疗失败的重要原因之一。几乎所有类型的白血病均可发生 CNSL，其中急性白血病包括急性淋巴细胞白血病(ALL)和急性髓细胞白血病(AML)是引起 CNSL 的主要类型，而其他慢性白血病如慢性粒细胞白血病(CML)和慢性淋巴细胞白血病(CLL)则较少发生CNSL。如果不经过系统的针对CNSL的预防性治疗，约70%的ALL在治疗过程中可发生CNSL。采取适量放疗、高剂量药物化疗以及鞘内注射化疗药等综合措施后，CNSL的发生率可降至3%～8%。CNSL可发生于白血病的不同时期，少数为首发症即初诊时即伴有CNSL，大多发生在缓解(CR)期，可发生于CR后3个月～2年(ALL平均7.5个月)，持续完全缓解(CCR)4～10年仍有发生，如不加以治疗，约3个月内患者骨髓复发。初诊时儿童AML合并CNSL的几率也在5%左右，但在缓解期CNSL的发生率明显低于ALL，因此AML患者预防和治疗CNSL的措施强度要低于ALL。有些白血病患者生前并无CNSL的临床表现，但尸检时可发现伴有CNS浸润，多为无症状的亚临床型。

随着儿童白血病CR率的提高和DFS延长，髓外白血病复发特别是CNSL的发生率也相应增加，其中30%～40%的首次复发表现为CNS复发，一旦CNS复发，3～5年无事件生存(EFS)率仅46%～75%，CNSL成为彻底治愈儿童白血病的最大障碍之一。如何对CNSL的准确分层诊断、精确危险度评价及针对性防治，成为现代儿童白血病综合治疗体系中的极其重要组成部分。

一、发病机制与危险因素

CNSL发生的确切机制目前尚未完全清楚，白血病细胞可以通过多种方式进入CNS，主要包括以下几个方面：

1. 血源扩散和脑膜种植　血液循环中的白血病细胞在流经脑部血管尤其是硬脑膜和蛛网膜血管时，可向血管外游走、浸润。恶性增殖的细胞穿过浅静脉壁到达蛛网膜表面，并向周围的脑部血管蔓延。白血病细胞也可从颅骨骨髓中通过桥静脉渗透到蛛网膜下腔，通过脉络丛进入脑脊液(CSF)，除引起颅内压增高的临床症状和体征外，尚可通过与蛛网膜下腔相通的血管进入脑实质，形成弥漫性或结节、团块样浸润，并引起相应部位的脑功能障碍。脑神经在经过软脑膜时可能被白血病细胞压迫或侵犯，产生脑神经受损的表现，多见有视神经、面神经及展神经等受损。脊髓软脊膜的白血病细胞浸润可对脊髓造成损伤或产生压迫症状。

2. 颅骨骨髓直接浸润　白血病细胞通过颅骨骨髓与硬脑膜之间的血管或直接穿过骨膜，也可经破骨作用直接侵犯邻近的硬脑膜。白血病细胞到达硬脑膜后，可能通过种植效应进一步向蛛网膜甚至脑实质浸润。

3. 脊髓和神经根侵犯　白血病细胞可侵犯脊髓及外周神经，沿着神经根生长，并通过神经窦口侵入蛛网膜下腔。

4. 腰椎穿刺损伤和脑出血导致的种植　研究表明，ALL患儿诊断性腰椎穿刺时发生损伤者CNSL的发生率高，初诊时有脑出血者，CNSL的发生率也较高，由此推测，白血病细胞可因为外周血带有瘤细胞时发生脑出血而浸润CNS，或者因为诊断性腰椎穿刺损伤而被医源性地种植到CSF中，并受到血-脑脊液屏障的保护，逃避全身性化疗药物的杀伤并最终发展至CNSL。

CNSL发病由于诊断标准及预防方案不同存在差异,其发病的主要危险因素有:

1.白血病类型　在儿童白血病中,可能引起CNSL的临床类型主要是急性白血病,其中ALL发生CNSL的几率显著高于AML。在ALL的各临床亚型中,按FAB分型,L2型的CNSL发生率高于L1型和L3型;按免疫分型,T细胞性ALL的CNSL发生率高于B细胞性ALL。AML病例发生CNSL的几率较ALL低,FAB分类的各临床亚型中,伴有单核细胞异常增生的M4及M5亚型具有较高的CNSL发病风险;骨髓细胞免疫分型中,CD13及CD14同时高表达(>20%)者CNSL的发生几率较高。近年来研究显示应用全反式维A酸(ATRA)治疗的AML-M3病例临床缓解后的CNSL复发率增高,可能与ATRA治疗后缓解率升高、长期存活病例增多以及ATRA可增加白血病细胞的迁移能力有关。

2.发病年龄　儿童ALL和AML患者中<2岁者CNSL的发生率较高。

3.肿瘤生物学特点　除了上述年龄和白血病类型因素外,ALL患者还具有以下易引起CNSL的高危因素,包括:①病初高WBC≥$50×10^9$/L;②PLT<$40×10^9$/L;③肝脾淋巴结明显肿大或纵隔肿块;④初诊时血清乳酸脱氢酶(LDH)及白血病细胞IL-2水平增高;⑤Ph染色体阳性、t(4;11)易位。其中T系伴高白细胞ALL者有极高的CNS复发风险。对于AML而言,具有高肿瘤负荷(高WBC及肝脾大)、白血病细胞伴有淋系抗原(如CD3、CD10)表达以及11号染色体异常的患者发生CNSL的几率较高。

4.治疗因素　白血病患者初诊时诊断性腰椎穿刺发生损伤者的CNSL发生率增加。此外,若白血病治疗过程中没有采取系统的措施预防CNSL,以后出现CNS复发的几率也增高。在临床工作中,应预先对白血病患儿CNSL发病尤其是复发的风险进行评估,以便制订合适的预防方案,以避免过度治疗或治疗不足。

二、临床表现

1.颅内压增高　白血病细胞最常见的颅内侵犯部位为脑膜,并由此进入脑脊液,引起脑膜刺激和颅内压增高等症状,这是CNSL最常见的临床表现。患者常无定位体征,主要表现为头痛(占60%~80%)、喷射性呕吐、恶心(占40%~50%)、抽搐、颈项强直、视神经乳头水肿(占40%~70%),婴儿头围增大、前囟膨隆、心率慢、呼吸不规则及出现脑膜刺激征。部分患者出现不同程度的精神障碍(嗜睡、谵妄和昏迷等)。

2.脑实质损害　白血病细胞侵犯脑实质时可有类似脑瘤的表现,主要临床症候包括肢体偏瘫和抽搐等;可出现意识障碍如嗜睡及昏迷等;也可表现为精神障碍如情感异常、情绪失控和感情淡漠等。其他少见的颅内浸润包括下丘脑-垂体受累引起内分泌紊乱,出现体重过分增加、行为障碍、多毛及糖尿病等,也可引起多发脑白质病以及小脑受累等导致共济失调及舞蹈样动作。有些可因颅内血管受侵犯破裂而发生颅内出血,这是引起白血病患儿突然死亡的重要原因之一。

3.脑神经损害　脑神经受压或浸润,频度顺序为Ⅶ(面神经)、Ⅵ(展神经)、Ⅲ(动眼神经)、Ⅳ(滑车神经)、Ⅱ(视神经)及Ⅷ(听神经)。出现相应的感觉及运动障碍,甚至视神经萎缩。

4.脊髓损伤　白血病细胞侵犯脊髓不多见。主要表现为神经根及周围神经受累,以神经根刺激症状为主,躯干及四肢放射性疼痛,感觉障碍如大腿麻木及腰腿痛等。若直接侵犯脊髓实质或血管可引起脊髓实质受损的表现,出现下运动神经元瘫痪,如轻度偏瘫和截瘫等临床症候。

5.亚临床型　部分 CNSL 患儿临床表现隐匿,可无临床症状或其临床表现无特异性,仅在行脑脊液检查时发现异常。

三、实验室检查

1.CSF 细胞学与常规　是通过对脑脊液中的细胞数量、形态的改变以及各种细胞所占的比例进行观察,CSF 中发现白血病细胞是目前诊断 CNSL 的金标准。常用方法有:

(1)细胞涂片:CSF 离心后涂片镜检可见到数量不等形态较为一致的细胞,细胞核均较大呈圆形,含一个或多个清晰的核仁,染色质疏松细致,多见有丝分裂象,髓细胞性或单核细胞性白血病,瘤细胞质中还可见到 Auer 小体。这类异常细胞在相应类型的白血病患者外周血中大多能先期或同时找到。由于脑脊液中的细胞极易被破坏,离体后1小时便可能损失许多,及时处理标本,收集尽可能多的细胞是脑脊液细胞学检查的关键。目前比较通行的三种脑脊液收集方法是:①沉淀室法:此法收集的细胞形态最为完整清晰,所需标本量较少(0.5~2ml),方法简便,但耗时较另外两者长,是目前临床最为广泛应用的方法。缺点是带孔滤纸在吸水同时也带走了细胞(特别是淋巴细胞),损失率为30%~70%。②玻片离心法:本法应用离心力,可将脑脊液细胞均匀收集到玻片上,所需时间较沉淀室法大为缩短,收集细胞数较多(约90%),细胞形态和内部结构与沉淀室法同样清晰,可以耐受不同的染色。但有时细胞形态由于离心力作用也会受到破坏。③滤膜法:细胞破坏多,较少用。

需要特别注意的是:①穿刺损伤可将外周血中的白血病(原始或幼稚)细胞带入 CSF;②多种原因刺激下(如病毒感染和鞘注化疗药物等)可使 CSF 中的淋巴细胞向淋巴母细胞转化,在形态学上很难与白血病细胞鉴别;③常规化疗后也可使肿瘤细胞形态发生改变,变得更不典型,造成两者辨认困难;④鞘注化疗药物还可干扰 DNA 的合成,使阳性细胞的可检出时间延长,增加假阳性率。故单纯依靠 CSF 形态学来诊断 CNSL 存在一定局限性。临床上,对于一时难以确定的标本可以联系临床排除一切可能因素,必要时重复送检。如果是白血病细胞未经治疗会有逐步上升的趋势,由炎性或其他因素造成的则随着病因的去除而呈逐渐下降趋势。有条件可以结合 CSF 其他细胞学检查方法协助诊断。

(2)流式细胞学(FCM)检查:据患儿初诊时的免疫表型结果选择单克隆抗体组合,采用多参数 FCM 对 CSF 标本进行检测,可以弥补常规形态学的不足,提高诊断的敏感性与准确性,有利于 CNSL 早期诊断和疗效追踪,尤其在 CSF 细胞总数较少的 ALL 中更具优势。CSF 中白血病细胞少、含颗粒杂质、死亡细胞及非造血来源细胞的非特异性染色在一定程度上影响 FCM 检测结果,因此及时处理 CSF 标本,并简化处理程序以减少细胞丢失和损伤。此外尽量选择膜表面抗原,避免使用操作较繁琐的胞内抗原,同时选择抗体中包含 CSF 中正常淋巴细胞表达而白血病细胞不表达的抗原标志物,以排除非特异性染色干扰,可以提高检测精确性。

(3)CSF 细胞学结合电镜(透射和扫描)或激光扫描共聚焦显微术(LSCM)检查:使 CSF

细胞的观察从光镜下的基本形态转到电镜下的超微结构变化上来,相当一部分 CNSL 的 CSF 细胞在未发现光镜形态学改变之前,其 DNA、RNA 及细胞器等超微结构已发生变化,电镜和 LSCM 应用可以更加灵敏客观地检测到这些变化。但受检测条件所限,很难广泛临床应用,其临床意义还有待验证。

(4)90% CNSL 有 CSF 压力增高(滴速>60 滴/分),中位压力数 335mmH$_2$O(1mmH$_2$O≈9.80665Pa);白细胞计数升高>0.05×10^9/L;蛋白增多(潘氏定性试验阳性或定量>0.45g/L)。

2.CSF 酶学与生化

(1)乳酸脱氢酶(LDH)测定:LDH 在脑组织中的含量甚高,通常高于肝脏几倍。在 CNSL 的 CSF 中常伴有 LDH 升高,可作为 CNSL 早期诊断的辅助指标。

(2)腺苷脱氨酶(ADA)测定:CNSL 患者 CSF-ADA 常升高,经治疗后随病情好转而降低,可用于 CNSL 的诊断和疗效观察。

(3)肌酸激酶(CK)、肌酸激酶 B 亚基(CKBB)、天冬氨酸转氨酶(AST)及 N-乙酰-B-D 氨酸葡萄糖苷酶(NAG)测定:CKBB 在脑中的含量丰富,存在于星形细胞与神经元中的树突及胞体的线粒体内,不同区域的分布相对均匀。AST 是脑组织中参与氨基酸代谢酶中含量最高的一种,存在于脑细胞的可溶性组分及颗粒组分(粗线粒体及组核部分)。有报道 CNSL 患者及对照组 CSF 中上述 4 种酶的活性,结果 CNSL 组上述成分均升高,与对照组比较有显著性差异。上述各指标结合分析有助于 CNSL 的早期诊断。

(4)β$_2$-微球蛋白(β$_2$-MG)、纤维结合蛋白(FN)、铁蛋白(Ft)及髓鞘碱性蛋白(MBP)在 CNSL 患者的 CSF 中可见增高,并可随治疗后病情好转而下降,可辅助诊断 CNSL 并有助于病情的判断。此外,CSF 还可有以下改变,包括中分子物质(MMS)、S-100b 及 D-二聚体增高;叶酸水平降低;肿瘤坏死因子(TNF)、可溶性白细胞介素受体(sIL-2R)及胰岛素样生长因子结合蛋白升高,以上指标虽然特异性不高,但结合病情分析有利于 CNSL 的治疗追踪。

(5)CSF 中 IgH 和 TCR 基因重排:在初诊时具有骨髓或外周血肿瘤细胞 IgH 和 TCR 基因重排的急性淋巴细胞白血病病例,若通过 PCR 方法检测到 CSF 中存在相同的基因重排,则有助于 CNSL 的早期诊断或早期判断 CNSL 的复发。此项检查因灵敏度高,可能出现假阳性结果。

3.脑电图及影像学检查 常见弥漫性节律紊乱及非特异性 θ 及 δ 波,此为脑实质受累的证据。CT 及 MRI 检查一般正常,或可发现颅内肿块、结节、血肿或脑膜增厚、脑室扩张等,但无特异性。

四、诊断与鉴别诊断

CNSL 的诊断主要依据在白血病的基础上出现中枢神经系统受累的症状和体征,脑脊液检查发现白血病细胞。CSF 细胞学检查阳性是诊断的金标准,上述其他 CSF 中的检查项目因为特异性不够,仅作为诊断提供参考或帮助判断疗效。

【诊断标准】

1.中国儿童白血病协作组(CCLG,2008 年) 据 CSF 细胞学(包括细胞计数及细胞形态

学)、影像学检查结果和临床表现,将 CNS 的状态分为以下 3 级:

(1)CNSl:需要同时符合以下 3 条:①CSF 中无白血病细胞;②无中枢神经系统异常的临床表现,即无明显的与白血病有关的脑神经麻痹;③无中枢神经系统异常的影像学(CT/MRI)依据。

(2)CNS2:符合以下任何 1 条:①腰穿无损伤即 CSF 不混血(红细胞:白细胞＜100∶1)时,CSF 白细胞计数＜5 个/μl,并见到明确的白血病细胞;②腰穿有损伤即 CSF 混血(红细胞:白细胞＞100∶1)时,CSF 中见到明确的白血病细胞;③腰穿有损伤并为血性 CSF,如初诊白细胞数＞50×10^9/L。

(3)CNS3:即 CNSL。符合以下任何 1 条:①CSF 白细胞计数＞5 个/μl,并以白血病细胞为主,同时红细胞:白细胞≤100∶1;或者 CSF 白细胞计数＞5 个/μl,其中白血病细胞所占比例高于外周血幼稚细胞百分比;②无其他明确病因的脑神经麻痹,即使 CSF 中无白血病细胞;③CT/MRI 显示脑或脑膜病变,并除外其他中枢神经系统疾病。

2.国外诊断标准(Rome 标准)

(1)CNS-1:CSF 中未见原始细胞。

(2)CNS-2:CSF 中可见少量原始细胞,但白细胞＜5 个/μl。

(3)CNS-3:CSF 中白细胞数＞5 个/μl,且存在原始细胞,或影像学见颅内肿块或脑脊膜大量浸润,或伴有脑神经麻痹,即 CNSL。

【鉴别诊断】

1.病毒性脑膜炎或脑炎、结核性脑膜炎、真菌性脑炎及脑肿瘤　鉴别要点:①无白血病的基础病存在;②CSF 中病原学及病原相关检查有阳性发现。

已明确为白血病的患者,在病程中出现 CNS 的临床表现及 CSF 异常改变,需与结核性或真菌性脑膜炎鉴别:①结核分枝杆菌或真菌感染时,CSF 中蛋白增高及糖降低的幅度远大于 CNSL;②病原学检查,感染者有时可找到真菌,少数情况下还可发现抗酸杆菌,而 CNSL 则可检出白血病细胞;③鞘内注入抗白血病药物后,CNSL 常迅速好转,而感染者则无效。此外,结核性脑膜炎时,常伴肺粟粒性结核,影像学检查可辅助诊断。

2.化疗药物(如大剂量 Ara-C 和 MTX)及头颅放疗后白质脑病　根据用药和头颅放疗史及反复 CSF 检测白血病细胞阴性不难鉴别。此外,反复鞘内注药引起化学性蛛网膜炎,停止鞘内注药后逐渐好转,也可基本排除 CNSL。

3.腰椎穿刺损伤(TLP)　根据损伤后的 CSF 检查结果可分为两种情况:①TLP 阳性:指 CSF 中至少污染红细胞＞10 个/μl,并且出现原始细胞;②TLP 阴性:指仅 CSF 中至少污染红细胞＞10 个/μl,而无原始细胞。目前大宗临床试验认为 TLP 阴性者预后良好,5 年 DFS 与 CNS1 类似,而 TLP 阳性组者 CNS 早期复发机会增加,长期生存率下降。

TLP 的危险因素包括:①＜1 岁患儿;②黑色人种;③PLT＜100×10^9/L;④两次腰穿间歇时间＜15 天;⑤缺乏临床经验的医师操作。因此临床医生应最大限度地避免腰椎穿刺损伤,尤其在初诊时更应注意,因为此时患者的血液循环中含有大量的白血病细胞,穿刺损伤可将幼稚细胞医源性带入 CSF,不易与 CNS3 进行鉴别,此外由于腰穿损伤引起脊管内血块,化疗药物进入 CNS 减少,将降低鞘注给药的效果,增加 CNS 复发风险。

为避免 TLP，应做好以下防范措施：①选择合适的初诊腰椎穿刺检查时机，有学者建议 ALL 患者推迟诊断腰穿时间，在泼尼松 1 周后血液中幼稚细胞真正减少时再进行，但经 1 周泼尼松诱导治疗可能将 CSF 中幼稚细胞清除，致使 CNS-2 及 CNS-3 的诊断更加困难，不利 CNSL 的预防。BFM 方案推荐在外周血 WBC$<30\times10^9$/L 时才行初诊腰穿与鞘注，AML-M3 在缓解后进行。②穿刺前积极纠正患儿的血小板低下与凝血异常，输注血小板使初诊 ALL 患者的 PLT$\geq(50\sim100)\times10^9$/L。③初诊腰穿安排由经验丰富的医生进行，术前给予患者必要的镇静或麻醉，以避免不配合导致穿刺损伤。

五、CNSL 的预防

并非所有类型的儿童白血病都需要预防 CNSL。儿童 ALL 需从治疗开始就常规预防 CNSL；ANLL 中有高危因素者，如 M3、M4、M5、AUL（急性未分化型白血病）及肿瘤负荷高者应在 CR 后早期预防 CNSL；其他类型白血病如 CML 和 CLL 通常不需要预防 CNSL，但在干细胞移植前也常给予短期 CNSL 预防。预防方法主要包括鞘内注射化疗药物、全身应用抗代谢药物及颅脑放疗三种。

（一）儿童 ALL 的 CNSL 预防

ALL 患儿 CNSL 预防的目标是既要最大限度地降低 CNSL 的发生，提高长期无病生存率，又要提高生活质量，特别是要防止远期颅脑肿瘤的发生。目前尚无统一的 CNSL 预防方案，各儿童 ALL 研究组报道结果也不尽相同，临床应根据患者本身疾病的临床危险度分类（高、中、标危）、初诊时 CNS 状态和 CNS 复发风险的评估，选择合适的 CNSL 预防性治疗方案，如静脉滴注 MTX 剂量、是否需要颅脑放疗及剂量、鞘内注射的次数和（或）药物等。目前多数研究认为 T-ALL、初诊时高白细胞（$\geq100\times10^9$/L）、Ph 染色体阳性、t(4;11)易位、TPL 阳性及 CNS-2，是儿童 ALL 发生 CNSL 的高危因素，而对于 T 系伴高白血病细胞者有极高的 CNS 复发风险，应选择更强的 CNSL 预防方案。

不同放疗剂量对于 ALL 患儿的生存率、骨髓复发及 CNS 复发率无明显差异，但有较大的晚期不良反应，如影响生长发育（与内分泌紊乱有关）、精神神经障碍（如白质脑病）和继发第二肿瘤（特别是脑肿瘤）机会增加。故现代 ALL 治疗模式不再强调放疗的作用，放疗的剂量也由早期 24Gy 降至 18Gy，甚至 12Gy。ALL-BFM 2002 方案中，低危组可省去头颅放疗，中、高危组在大剂量 MTX 使用的前提下，即使采用 12Gy 头颅放疗，CNS 复发率仍不超过 5%。美国 St.Jude 儿童医院的 Studies XIII B 方案中头颅放疗的比例降至 12%（XDIA 为 22%），但 5 年 CNS 累积复发率却下降了 0.2%（分别为 3% 和 3.2%）。因此，在 CNSL 预防治疗的 3 种主要方法中，总趋势是逐渐减少放疗剂量和（或）使用全身（或鞘注）化疗取代放疗，严格地掌握头颅放疗的适应证，限于高危患者，在持续完全缓解 6 个月时进行。

现代治疗方向包括延长鞘注疗程、采用中大剂量甲氨蝶呤（MTX）持续静脉滴注及在泼尼松的基础上使用地塞米松。3 个 CCG 方案（CCG-191、CCG-105 及 CCG-1882）中，在标危、中危及高危患者中没有使用放疗而只是增加鞘注次数（按性别用 14~18 次），EFS 却与应用放疗加短期（7 次）鞘注者相同。事实证明，不使用放疗但增加鞘注次数（15~17 次）确实可以减少

CNS复发，但是仅单纯短期的鞘注则不能达到较佳治疗效果。一项Meta分析表明，放疗组CNS复发率比延长鞘注疗程组低（分别为8.4%及11.8%），但是放疗组的非CNS复发却增加1.1%，而且，在延长鞘注组CNS复发时，患者在随后治疗中还可接受放射治疗，仍有较大比例能够再次得到缓解及达至治愈。一些研究在鞘注药物中除MTX外增加了Ara-C及地塞米松。CCG报道了目前唯一的随机化方案结果，表明标危ALL患者三联鞘注与单用MTX比较，可减少CNS复发，但不能改善预后。从目前的资料来看，三联鞘注与单用MTX预防效果的比较尚无定论，但T-ALL和高危者多选择三联鞘注。

静脉滴注MTX可通过血-脑脊液屏障，被认为CSNL最有效的措施之一。但是不同治疗方案中静脉滴注MTX方法并不相同，如剂量、次数和持续时间等，不同方案的治疗结果也不尽相同。多数研究认为对于非高危B-ALL采用$2.0g/(mm^2·次)$对于全身复发及CNSL有很好的预防作用，但对于高危B-ALL及T-ALL必须用至每次$5.0g/m^2$，才能达到比较好的预防作用。在相同剂量的糖皮质激素中，地塞米松比泼尼松有更强的淋巴细胞毒性，并且能更有效地进入CNS从而减低CNSL发生的机会。

对B-ALL目前已不再使用放疗，然而许多研究者对T-ALL依然使用放疗。BFM方案在T-ALL预防性CNSL的治疗中采用放疗和11次鞘注MTX，意大利AIEOP方案中仅给予17次三联鞘注，在初诊时外周血$WBC<100×10^9/L$，上述两组疗效是相同的（分别为89.8%及80.6%），但初诊时外周血$WBC≥100×10^9/L$，BFM方案明显优于AIEOP（分别为81.9%及61.9%），因此建议在T-ALL初诊时外周血$WBC<100×10^9/L$，对泼尼松反应好的情况下可不做放疗，只需延长三联鞘注的疗程。但对于初诊时外周血$WBC≥100×10^9/L$的T-ALL，放疗是必要的。

初诊时根据CNS的不同状态可指导采取不同的CNSL预防方法。StJude儿童肿瘤研究中心ⅩⅢA及ⅩⅢB方案中，对CNS-1不伴高危因素者在诱导和早期巩固化疗的第1、22、43、50天共鞘注4次，维持治疗期间每6~8周1次；CNS-1伴高危因素、CNS-2和TLP阳性的患者，在诱导和早期巩固阶段每周1次鞘注，维持治疗期间每4周1次，高危患者和CNS-3还要在第56~59周接受18Gy或24Gy的头颅放疗和5次额外鞘注；所有患者在第1年共鞘注13~26次。2组方案5年EFS率分别为(77.6±3.2)%和(80.8±2.6)%，5年单独CNS复发率为1.2%和1.7%，总CNS复发率为3.2%和3.0%。StudiesⅩⅢA和ⅩⅢB方案强调鞘注预防CNS复发的重要作用，重点突出鞘注早期强化和晚期维持的特点，使得CNS复发率降明显降低。

（二）儿童AML的CNSL预防

AML各形态亚型（除M4和M5外）CR后作鞘注"三联"2~3次即可。M4和M5患儿诱导化疗期做鞘注"三联"3~4次，CR后每3个月鞘注"三联"一次，直至终止治疗。另外，大剂量Ara-C不仅可作为缓解后的根治性治疗，还可对CNSL进行预防。

六、CNSL的治疗

CNSL可发生于白血病初诊时，也可在白血病经化疗达完全缓解后出现CNS复发。初诊时白血病细胞对化疗药物敏感，故初诊即存在的CNSL相对易于治疗。

1. 初诊时伴有 CNSL 的治疗　在进行诱导化疗的同时,三联化疗药物(MTX、Ara-C 和地塞米松)鞘内注射第 1 周 3 次,第 2、3 周各 2 次,第 4 周 1 次,共 8 次。一般在鞘注化疗药 2～3 次后 CSF 常转阴。然后在完成早期强化治疗后(特指针对 ALL 的诱导、巩固、髓外白血病防治和早期强化治疗后第 6 个月),作颅脑放疗 12～18Gy,完成放疗后不能再作 HD-MTX 治疗,但三联鞘注是否需要目前有不同的意见,St.Jude 方案主张还必须每 8 周 1 次,直至终止治疗。BFM 方案则认为不必再鞘注入脊。全身应用化疗药物与同型白血病的治疗一致(即与 CNSL 的预防方案相同)。

2. 完全缓解(CR)后 CNS 复发的治疗　CNS 复发是小儿白血病尤其是 ALL 最常见的髓外复发部位,CNS 复发后如不及时治疗大部分病例会很快出现骨髓复发,积极三联鞘注、全身强化治疗及选择性颅脑+脊髓放疗才可能改善预后。治疗原则要进行全身重新诱导等强烈化疗,并进行针对 CNSL 局部治疗。全身化疗药物选择依据第一次治疗没有或很少应用且进入 CSF 较好药物,如 DEX,大剂量 Ara-C,中大剂量 MTX,VP16,异环磷酰胺及去甲氧柔红霉素等。三联鞘注可采用上述初诊时伴 CNSL 的鞘注方法,颅脑+脊髓放疗紧接全身强化治疗之后,直至维持治疗终止。BFM 2002 ALL-REZ 治疗儿童 ALL 复发方案,提出分层治疗,即根据复发时间的早晚[是否诊断后 18 个月和(或)停药 6 个月]与复发部位不同(单骨髓、髓外或联合复发)及免疫分型(T 与非 T)分为 4 层(S1～S4)治疗,并结合微小残留病(MRD)监测,选择再次化疗或联合造血干细胞移植,初步报告预期 5 年 EFS 可达 50～60%,值得借鉴与选择。

同种异基因造血干细胞移植(allo-HSCT)也是 CNSL 复发的治疗方法之一,但有临床研究报道,在 ALL 中 HSCT 治疗 CNSL 单独复发疗效并不优于化疗加局部治疗。而在 AML 的 CNSL 复发中,有条件应接受 HSCT。

众多临床研究报告均显示,CNS 复发患者预后因素中最主要的为第一次缓解期长短,超过 30 个月以上或完成全部治疗停药 6 个月以后出现复发再行挽救治疗成功率较高;而过去治疗强度不高、未进行过头颅放疗预后也较好,在此种情况下患者采用加强全身化疗并选择针对 CNSL 的治疗措施,其长期无病存活率可达 60%～70%。但第一次缓解期较短的 CNS 复发的疗效并不理想。而初次采用强烈治疗方案,特别是进行过头颅放疗预防的高危患者,发生 CNS 复发的治疗则较为困难。

七、CNSL 各种防治方案的毒副作用

1. 鞘内注射化疗药物　多选用 MTX、Ara-C 和地塞米松三联鞘注,使用时间及次数见前述 CNSL 的防治。鞘内注射的不良反应:①最常见的不良反应是引起急性蛛网膜炎,多发生于鞘内注射后 12 小时以内,表现为头痛、项背痛、恶心呕吐、发热、头晕等颅内压升高和脑膜刺激症状,1～5 天自行缓解。极少数发生严重蛛网膜炎,需要脱水(甘露醇及呋塞米等)治疗,多数为亚临床型,仅有 CSF 压力升高,蛋白质增加,粒细胞计数升高。发生率为 5%～40%。罕见对鞘注药物有超敏反应,出现休克及呼吸心搏骤停等危重情况。②部分患者鞘内注射后不久出现短时的下肢麻木、注射部位疼痛或腰肌僵直症状等。③腰穿本身可引起蛛网膜下血肿、小脑疝及颞叶疝等。④脊髓损伤(广泛脱髓鞘改变):MTX、Ara-C 或联合使用,鞘注 3 次以上

发病,呈上行性急性或亚急性四肢麻痹,出现症状时间 MTX 为 6~48 小时,Ara-C 为 2 周至 4~6 个月。加用 Ara-C 增加坏死性白质脑病和上行性瘫痪等慢性毒性发生率。MTX 与 Ara-C 在体外不能混合一起配制。

2.全身应用化疗药物

(1)大剂量甲氨蝶呤(HD-MTX)联合四氢叶酸(CF)解救:见急性淋巴细胞白血病化疗及治疗篇。

(2)大剂量阿糖胞苷(Ara-C):高浓度 Ara-C 可直接进入 CSF 中。由于 CSF 中缺乏胞苷脱氨酶,对 Ara-c 清除率下降,使脑脊液中 Ara-c 半衰期延长,在 CSF 中能维持较长时间有效浓度,增加杀灭白血病细胞的效用。目前认为,当大剂量 Ara-C 3g/(m^2·次)持续静脉滴注 3 小时,每 12 小时一次,连用 3~4 天时,血中药物峰浓度可达 57~199μM,脑脊液中药物浓度可达 4~6μM,此药物剂量可以达到预防 CNSL 的目的。不良反应见治疗篇。

(3)放射治疗:包括全颅和全脊髓放疗。剂量一般为 12~24Gy,分 10~15 次,2~3 周左右完成照射。全颅照射野以头颅侧平行相对两侧野,包括全颅,下界应在颅底骨线下 0.5~1.0cm。脊髓以俯卧位照射。放疗一般从低剂量开始,逐渐增加剂量。放疗的不良反应可分为急性反应和远期反应。放疗后 1~7 天内出现急性反应,表现为头痛加重、恶心、呕吐、发热、昏睡或烦躁不安等颅内压增高表现,个别患者可突发脑疝死亡。远期不良反应多在照射后数周到数年出现,包括体格发育障碍、内分泌异常、脑白质病以及二次肿瘤(脑肿瘤)等。近年来通过严格控制放疗适应证及减少放射剂量,不良反应的发生明显降低。

第六节 微小残留白血病

血病微量残留病(MRD)是指白血病患者化疗中或缓解时用现有方法可检测到的最低白血病细胞水平。体内残存的白血病细胞是白血病复发的根源。回顾性和前瞻性分析均已证实 ALL 和 AML 患者的 MRD 水平与治疗效果相关并能预测复发风险。在临床诱导缓解治疗结束时 MRD 检测阳性,或持续治疗期间 MRD 有逐渐上升趋势,都预示着患者有复发危险。准确评估患者在缓解期间体内残余白血病细胞的数量有利于对预后的判断和治疗方案的再选择。目前 MRD 的特异标记及检测技术已能覆盖 98% 以上的 ALL 和大部分 AML。

一、MRD 的检测

【检测方法】

目前 MRD 的检测方法多种多样,各种方法的精确度、敏感度及特异度各不相同。白血病患儿异质性很大,单一的检测方法不能满足需要,应根据患者的特点选择相应的手段和综合几种方法以提高检出率。

(一)染色体核型分析

它是基于诊断时患儿染色体核型异常检测 MRD。初诊时检出异常核型细胞的患者,绝大多数形态学完全缓解的同时伴随着异常核型的消失。处于完全缓解期患者检出核型异常细胞，提示短期内有复发的可能。但核型分析依赖于检测细胞的增生率，仅能分析处于分裂中期的细胞，而且个体差异较大，检测灵敏度为 $10^{-2}\sim10^{-1}$，临床应用受限。

（二）荧光原位杂交技术（FISH）

是近年来兴起的一项新技术，是针对白血病基因水平的特异性改变而采用特异性探针检测白血病细胞，是检查细胞分裂间期和中期染色体的有效工具，FISH 检测灵敏度为 $10^{-2}\sim10^{-3}$，能够发现常规染色体检查不容易检出的核型异常。FISH 的基本原理是标记了荧光素的单链 DNA（特异性探针）和与其互补的 DNA（标本）杂交，通过荧光信号的数量和位置反映标本相应特异性基因的情况。用于 MRD 检测的常用 FISH 探针是根据染色体异位的断裂点融合基因设计的单一序列探针。与细胞遗传学方法相比，FISH 提供了分裂间期细胞的信息，提高了低增殖细胞群染色体异常的检出率，适用于造血干细胞移植后动态观察 MRD。但在实际检测过程中受到非整倍体细胞（非白血病细胞）和技术误差的限制，而且标记探针及检测试剂过于昂贵，不利于临床应用。

（三）流式细胞术（FCM）

FCM 是具有单克隆抗体，综合光学、电子学或流体力学、细胞化学、生物学、免疫学以及激光和计算机等多门学科的技术。通过检测在正常骨髓或外周细胞上不表达或低表达而在白血病细胞上或高表达的白血病相关抗原表型来定量 MRD。FCM 具有检测速度快、测量指标多、采集数据量大、分析全面、方法灵活等特点，价格相对便宜，而且所需时间短，1~2d 即可。检查灵敏度为 $10^{-3}\sim10^{-4}$。FCM 可对 80% 左右急性白血病患儿检出 MRD。已广泛用于急性白血病的免疫学分型及 MRD 检出。通过流式细胞仪核型分析，可以显著提高检测速度及 MRD 的检测水平，而以荧光探针标记染色体后可以提高异常核型的检出能力。

FCM 是基于对白血病细胞相关抗原表型（LAIP）进行识别来定量检测 MRD。LAIP 有以下特点：抗原不同步表达、抗原交叉表达、抗原过表达、抗原缺失、抗原异位表达，其优势是可在单细胞水平辨认细胞形态、大小和荧光特征，从而准确地定量残余白血病细胞数，还可用计算机进行处理，快速地对各个细胞进行多参数（MP）分析。对于 ALL 而言，区别 T 系白血病细胞与正常细胞主要以末端脱氧核糖核苷酸转移酶（TdT）伴 T 系相关抗原如 CD7、CD5、CD2、CD3 等为标记，这些标记在正常个体的胸腺 T 细胞可同时表达，但在胸腺外组织极其罕见或表达量极低，而 95% 以上的 T-ALL 在骨髓或外周血中具有 TdT 和 T 系抗原这两类标记，因此 TdT 与一种以上的 T 系相关抗原标志物可以作为检测 T-ALL 的 MRD 的分子标记。由于 B 祖细胞也表达 TdT，同时绝大多数 B-ALL 表达 CD19、CD10、CD20、CD22 等分化抗原，结合 TdT 与上述 B 系分化抗原也可用于 B-ALL 的 MRD 检测。美国 St.Jude 儿童医院应用 FCM 检测 90% ALL 的敏感度可达 $10^{-4}\sim10^{-5}$。随着八色流式细胞术的出现，敏感度更高。FCM 检测 MRD 出现假阴性与以下几方面有关：①与敏感性有关：FCM 检测 MRD 敏感度达 $10^{-4}\sim10^{-5}$，敏感度以下的白血病细胞不能检测。②白血病的异质性高：有的白血病患者可无异常表型，或存在不同亚型，且在治疗过程中可能出现免疫表型转变，从而失去白血病细胞克隆的表型特异性而造成假阴性。因此，较多研究中心建议对每例受检患者使用 2 种不同的免疫表型可减少假阴性结果。

(四)聚合酶链反应(PCR)

PCR技术简单、快速、灵敏度高,检测敏感度为$10^{-4} \sim 10^{-5}$,可对85% ALL及30% AML患儿进行MRD检测,是目前应用最广泛的检测MRD的实验技术。采用的方法包括普通PCR、巢式PCR、荧光定量PCR或半定量PCR等,其中以实时定量PCR(RQ-PCR)最为灵敏,敏感度可达$10^{-5} \sim 10^{-6}$。RQ-PCR方法主要是通过扩增免疫球蛋白(Ig)/T细胞受体(TCR)基因重排和白血病细胞特殊染色体易位所形成的融合基因检测MRD。

1.Ig/TCR基因重排 Ig和TCR是由分隔在胚系基因组染色体上的多处基因编码,在淋巴细胞发育过程中,这些基因经过重组结合到一起形成完整的基因。Ig/TCR基因重排时,由于不同V、D、J基因片段的随机组合,及其连接处随机丢失或插入部分碱基形成N区,使重排具有高度多样性,此外,体细胞突变进一步扩大了多样性。因此,Ig/TCR基因重排对每一细胞及其子细胞是特异的,可作为肿瘤特异性的标志。通常,TCR基因重组不仅见于T细胞ALL(T-ALL),亦见于B细胞-ALL(B-ALL)。IgH、TCRδ、TCR-γ和TCR-β在B-ALL的表达率分别为95%、84%、55%和33%,而在T-ALL的表达率则分别为14%、68%、91%和89%,并且每个患者基因重排具有特异性,因此Ig或TCR基因重排序列常作为PCR检测ALL MRD的靶基因。需注意的是,已重排的Ig/TCR基因可以再次重排,形成寡克隆或克隆演化。有学者检测了18例复发的B-ALL患儿,重排形式改变的有14例(78%)。为了减少假阴性率,在MRD检测中对于每例患者应同时检测至少2个Ig/TCR靶分子。

2.染色体易位和相应的融合基因 染色体易位常导致断裂点或其附近的基因结构或表达异常,与白血病的发生、发展密切相关。根据2条染色体断裂位点上的基因序列设计引物,采用实时定量反转录PCR(RQ-RT-PCR)扩增易位后形成的白血病特异性融合基因转录本,是MRD检测的良好指标。常见的融合基因包括:TEL/AML1、BCR/ABL、E2A/PBX1、MLL/AF4等。融合基因直接反映白血病的病理特征,检测方法特异性强,敏感性高($10^{-4} \sim 10^{-6}$),对同一类患者只需合成少数探针和引物,具有良好的应用前景。缺点在于,只有40% ALL患者发现有断裂点明确的染色体易位,因此覆盖面不够广泛。

目前用于MRD检测的方法虽然很多,但没有一种方法适用于所有患儿。美国St. Jude儿童医院用PCR和MP-FCM方法同时检测了62例B-ALL临床缓解患儿的骨髓标本,证明抗原受体基因重排的PCR与MP-FCM检测抗原异常表型有很好的一致性,同时应用可检测几乎所有ALL的MRD,减少假阴性结果的发生。其后的几项报道也得出相同的结论。

近年来,对于MRD的检测方法有了显著的发展,但反复多次的损伤性骨髓穿刺患儿不容易接受,这就涉到外周血(PB)代替骨髓(BM)用于检测MRD的可行性问题。研究发现T-ALL中BM和PB的MRD水平高度一致,而B-ALL中PB的MRD水平比BM低至少10%,提示PB的MRD是依赖于白血病细胞特殊的生物特征而不是打破了血-骨髓屏障。因此,T-ALL检测MRD可仅取PB标本,与BM标本检出率基本一致;而B-ALL的BM MRD检出率高于PB,PB不能完全代替BM,如PB检测到MRD则提示高危复发。

【检测的意义】

(一)早期预报白血病复发

急性白血病患者在经过治疗达到CR后,若停止化疗或采用不恰当的治疗,体内残留白血病细胞克隆将不断增殖,经过一段时间后体内白血病细胞负荷又将增至 1012 个以上,并出现临床症状。由于 MRD 检测手段较骨髓细胞形态学等常规检测更为敏感,当患者 MRD 持续阳性或负荷逐渐增多时,即使骨髓原始细胞<5%,也可判断该患者可能出现复发。定期检测 MRD 有助于早期发现可疑病例并给予早期干预治疗,这样就有可能控制和消除 MRD,从而延长患者 CR 期和长期存活率。

(二)指导缓解后治疗

由于白血病患者之间存在个体差异,不同患者对化疗药物的敏感度并不完全相同,过弱的化疗达不到治疗目的,但过强的化疗则有可能影响患者生存质量,甚至有可能导致继发性白血病或其他肿瘤等。根据 MRD 检测结果则有可能做到针对不同患者进行个体化的治疗,避免治疗的不足或过量,提高疗效,延长患者 CR 时间,减少药物累积毒性,提高长期无病生存率及生活质量。

(三)指导干细胞移植

自体干细胞移植(ASCT)和异体干细胞移植后复发的主要原因是患者体内存在残留白血病细胞,因此 MRD 的检测将有助于判断合适的移植时机,提高移植成功率,减少复发率。

(四)判断预后和指导制定更精确的白血病缓解标准

目前临床判断白血病患者预后大多依赖于两大类指标:一是患者的临床资料如年龄、性别、初诊时外周血白血病细胞数、是否合并中枢神经系统白血病以及诱导治疗的反应、首次 CR 的时间等;二是白血病细胞的生物学特征如细胞类型、成熟程度、染色体核型以及决定肿瘤细胞药物代谢和化疗敏感性的相关基因的多态性等。此外,还包括药物的剂量以及它们之间的相互影响、药物的药动学特征和治疗方案的选择等。但这些均属间接分析,它们对于预后的判断并不绝对,而且在白血病患者的治疗应用中常常受限。而 MRD 检测则可直接分析患者白血病处于何种状态,通过动态、系列跟踪则可能更准确预测患者的预后。另外,目前的白血病 CR 标准过于宽松,因为形态学检测方法存在天然的局限性,并不能判断 CR 时患者体内残存的白血病细胞数,而不同患者 CR 时体内所残留的白血病细胞数并不相同。通过敏感的 MRD 检测方法,已有研究单位提出了更精确的细胞遗传学缓解和分子生物学缓解标准。如将检测抗原受体基因重排的 PCR 和检测异常免疫表型的 MP-FCM 联用,可检测几乎所有 ALL 患儿的微量残留白血病细胞,敏感度达 $10^{-4} \sim 10^{-6}$,界定了儿童 ALL"分子"或"免疫"缓解的标准,即在诱导缓解治疗结束时,骨髓中白血病细胞<10^{-4},提示预后良好,反之则诱导失败,复发的可能性大。

总之,通过对 MRD 检测的研究,必将对人类目前尚未弄清的微量残留白血病细胞的细胞动力学特征、生物学特性以及体内分布特点等研究提供有效的手段,并为提高白血病的长期预后提出可能的策略,包括治疗方案、治疗时间的调整等。同时,随着对白血病认识的深入,目前已有研究表明,白血病复发可能与患者体内存在白血病干细胞有关,通过对 MRD 的研究,有可能帮助弄清微量残留白血病细胞与白血病干细胞之间的关系以及白血病干细胞的生物学特征,为将来更好的治疗白血病提供有力的理论基础。

二、MRD 的治疗

由于目前 MRD 检测手段的局限性,白血病患儿在完成正规化疗后,部分患儿体内肿瘤细胞可能已完全清除,部分仍然存在微小残留病灶,对于后者,继续接受化疗药物治疗的意义有限,因为常规化疗药物难以杀灭残存肿瘤细胞,另外药物的累积毒性可能严重影响患儿的生存质量,因此对于 MRD 的治疗倾向于生物免疫疗法,如干细胞移植、细胞因子诱导的杀伤(CIK)细胞治疗、单克隆抗体治疗等。

(一)干细胞移植

利用异基因干细胞移植的 GVL 效应理论上可以清除微小残留病灶,但是如前所述,治疗效果与患者移植前体内的 MRD 水平密切相关。GVL,是供者淋巴细胞输注(DLI)诱导的抗白血病作用,其过继性免疫反应的机制主要是肿瘤特异性抗原和主要组织相容性复合体(MHC)抗原诱导的特异性与非特异性的细胞毒 T 细胞对肿瘤的杀伤作用。异基因 T 淋巴细胞需要通过识别抗原递呈细胞(APC)或白血病细胞自身直接加工提呈的特异性抗原才能发挥作用,白血病细胞这种刺激异源性 T 细胞的能力与 MHC-Ⅱ类分子的表达密切相关。

(二)CIK 细胞治疗

用 M3bCD3、IL-2、IFN-γ 等细胞因子体外培养的外周血单核细胞具有比淋巴因子激活的杀伤(LAK)细胞更强的抗肿瘤活性,这种细胞被称作细胞因子诱导的杀伤细胞,即 CIK 细胞。CIK 细胞同时表达 CD3 和 CD56 2 种膜蛋白分子,因此兼有 T 淋巴细胞强大的抗瘤活性和 NK 细胞的非 MHC 限制性杀瘤特点。由于急性白血病复发的机制之一是 MRD 逃避免疫监视,而患者 CIK 细胞可以清除表达急性白血病标志的肿瘤细胞。目前临床上采用患者自身的树突细胞(DC,取自骨髓)与 CIK 细胞(取自外周血)共同孵育并回输的方法治疗包括实体瘤在内的微小残留病灶,结果显示接受治疗的患者 MRD 水平明显降低或消失。由于 CIK 细胞的前体为 T 细胞,因此 DC-CIK 细胞治疗主要用于 ANLL 和 B-ALL 患儿。

(三)单克隆抗体(mAb)治疗

基因工程嵌合体和人源化抗体的抗微小残留病作用已由临床充分证实。目前主要有抗 CD33 的单抗用于急性早幼粒细胞白血病(APL)、CD20 的单抗用于淋巴瘤治疗等,其通过以下途径之一发挥杀灭肿瘤细胞的作用:补体依赖的细胞毒作用(CDC)、抗体依赖的细胞介导的细胞毒作用(ADCC)、通过信号传导途径直接与受体结合以及阻断细胞生长需要的细胞因子与细胞的结合而诱导细胞凋亡。另外还有与药物结合的抗体、与放射性核素结合的抗体尚在研究之中。

(四)其他治疗方法

如 LAK 细胞治疗、肿瘤疫苗、细胞因子治疗等均对 MRD 有一定的疗效,肿瘤疫苗仍是目前研究的热门课题,全程化疗结束后针对 MRD 的干扰素治疗可能有一定作用。

第七节 骨髓增生异常综合征

骨髓增生异常综合征(MDS)是一组起源于骨髓造血干细胞的异质性克隆性疾患。主要特征为无效病态造血和高危演变为急性白血病。本病在美国发病率为$(3\sim4)/10$万,随年龄增长发病率逐渐升高,在60岁以上人口中发病率为$(7\sim35)/10$万。故MDS多见于老年人,中位发病年龄70岁,男性多。小儿少见,占14岁以下血液系统肿瘤比例5%~9%。婴幼儿发病率高于年长儿童。

一、发病机制

原发MDS病因未明,该病异质性十分显著,故推测应该存在多种始动及促发因素。可能的病因包括病毒性肝炎、苯暴露、吸烟、接触某些农药或溶剂以及家族血液系统肿瘤史等。多年的研究发现MDS的发生和发展与细胞生成、分子异常及免疫改变密切相关。

(一)遗传学改变

MDS存在多种遗传学异常,疾病的发展通常伴有大量原癌基因的激活和抑癌基因的失活。近年研究证实50%以上MDS患者染色体核型异常。由于染色体缺失及易位等改变,引起癌基因的异常表达。目前已知5q-涉及RPS14和SPARC两个基因与MDS发病相关。RPS14基因编码产生核糖体40S亚单位,该基因缺失将造成核糖体受损,导致红系成熟障碍。SPARC基因为抑癌基因,其编码产物参与细胞黏附、血管生成、细胞增殖和细胞外基质调节等环节。目前已发现的MDS遗传学改变有:5q-(占15%);-7/7q-(11%,儿童25%);+8(8%);-18/18q-(4%);20q-(4%);-5(3%);-Y(3%);+21(2%);-17/17q-(2%);Inv/t(3q)(2%);-13/13q-(2%);+1/+11q(1‰);-21(1%);+11(1%);12p-(1%);T(5q)(1%);11q-(1%);9q-(1%);T(7q)(1%);-20(1%)。平衡异位有t(11;16)(q23;p13.3),t(3;21)(q26.2;q22.1),t(1;3)(p36.3;q21.1),t(2;11)(p21;q23)和inv(3)(q21q26.2)。已存在上述染色体异常的MDS患者,当再遭遇RAS,P53基因或CDKN2B甲基化启动子突变时,则疾病可进展。发生早期RAS基因突变占30%~53%(在JMML中达85%),选择性对ras依赖的信号传导通路下调失活导致对GM-CSF高敏感,易发展为白血病。在RARS-T和一些伴有血小板增多的5q-患者中发现活化的JAK2。此外,还有p53、WT1突变、fms癌基因点突变、C-myc和bcl-2表达异常、C-myb、C-abc和C-ets基因过度表达以及c-erbA和c-erbB基因的重排等。

(二)表观遗传学异常

MDS的白血病转化是一个涉及遗传学和表观遗传学改变的多步骤过程。一些与MDS相关的基因,如转录调节子ASXL1、TET2、EZH2和KDM6A等在多种肿瘤中失活。转录因子AML1(RUNX1)及TEL等基因突变均可造成MDS细胞凋亡紊乱及病程演变。大部分(89%以上)向白血病演变(时间1个月~15年),其中主要为AML,少数为ALL。而另一部分失去分化能力最终发展为进行性血细胞减少。在儿童 RAEB 及 RAEB-T 患者中也进行了甲基化研究,证实至少半数患儿存在 CDKN2B(p15)基因或 CALCA 基因甲基化,发生率与成人相似,然而甲基化的后果及相关的临床特征尚不明确。虽然 30% 的成人患者发现 P53 及 CSFIR 基因突变,但儿童患者尚未发现该种突变。儿童 MDS 的发展阶段还与细胞中蛋白转移相关基因的不表达有关。

(三)免疫应答异常

免疫紊乱在 MDS 的发病过程中也起到重要作用,免疫紊乱促进早期 MDS 向晚期进展。目前已证实 MDS 的免疫缺陷涉及 T 细胞、NK 细胞、抗原呈递细胞、抗体和细胞因子的产生、中性粒细胞功能及自身免疫性疾病的发生等诸多方面。MDS 患者的 Treg 细胞发生功能缺陷和移行改变,对正常骨髓前体细胞造成免疫损伤,利于自身免疫反应效应细胞的产生。Treg 的增高伴随着疾病的恶化及白细胞转化,与此相应的是 TH1:TH2 比例正常或增高。促凋亡分子 Fas/FasL 表达增加,T 细胞中 caspase 3 和 8 提高,使 T 细胞凋亡加速。低危 MDS 造血前体细胞凋亡增加,分化受损,是外周血白细胞降低的原因之一,此时骨髓细胞可正常或减少。在高危 MDS,造血前体细胞却表现为凋亡抗性,细胞增殖增加,当细胞分化完全丧失时则进展为 AML。MDS 早期阶段过度凋亡细胞释放的自身抗原被抗原呈递细胞捕获,激发继发免疫反应,故该阶段可伴随一系列自身免疫性疾病的表现。有观察显示高危 MDS 血管生成增加,微血管密度提高带来骨髓的免疫抑制微环境,同时发现 Treg 细胞增加,骨髓微环境中免疫抑制造成克隆发育障碍,导致疾病进展。使用 cDNA 微排技术发现 MDS 患儿骨髓的基质细胞与正常儿童相比有明显差异,提示 MDS 的发生与骨髓造血微环境有关。1/3 骨髓衰竭的患者细胞毒性 $CD8^+CD28^+$ T 细胞和 $CD8^+$ T 细胞增加。过度表达自身反应性 B 细胞。NK 细胞功能下降。树突细胞功能降低,分泌 IL-12 减少。中性粒细胞颗粒减低,对 G-CSF 及 GM-CSF 反应下降。MDS 骨髓间质细胞的功能异常尚无明确结论。但是可以肯定的是骨髓微环境产生的细胞因子 IL-1b、干细胞因子和 IL-32 与正常人相比显著提高。IL-32 和肿瘤坏死因子-α(TNF-α)被认为是低危 MDS 的标志,此两者可形成自我扩增回路,促进细胞凋亡。自身免疫疾病样表现、提高的促凋亡因子水平、B 细胞功能不良、Treg 细胞数量下降、Th17 数量增加以及 T 细胞介导造血抑制等被广泛认为是早期 MDS 的病理生理特征。而进展期 MDS 表现为免疫逃避,NK 细胞功能障碍,Treg 提高,凋亡抗性和选择性利于肿瘤克隆生长细胞因子分泌。这些免疫异常与 MDS 互为因果,导致 MDS 的一系列表现。

二、临床表现

贫血为主要症状,半数有不同程度出血(血小板可正常)和(或)发热,或仅有出血、发热而无贫血表现。轻-重度肝及/或脾大(占 3/4),少数有淋巴结肿大或骨痛等。常伴有体质性异常(有相应临床表现)。

三、实验室特征

1. 血象　全血细胞减少(约占 26%),或一、二系血细胞减少。可出现巨大红细胞,异形、有核红细胞,红细胞多嗜性、点彩及 Howell-Jolly 小体;白细胞可增多,核左移或分叶过多,Dohle 畸形、Pelger-Huet 核畸形及双核,胞浆颗粒过多或过少、空泡,单核细胞或淋巴细胞增多,可见原始或幼稚细胞;巨型或异形血小板,小巨核细胞。

2. 骨髓象　正常或低下,呈二系以上血细胞的病态造血。红系增生亢进,少数减低,可见核畸形、核碎裂、出芽、核间桥接、多核及巨幼样变,幼稚型增多;粒系增生活跃或低下,单核样变,成熟障碍,核浆发育紊乱,双核、畸形,巨幼样变,原粒+早幼粒增加可达 5%~30%;巨核细胞增多或正常、减少,小巨核(小淋巴样及多个小圆核)增多,大单个核、巨核或双核,产血小板少。

骨髓活检时,可见造血细胞定位紊乱,进展的 MDS 在骨髓中央远离血管结构和骨小梁的内膜表面可见到幼稚细胞簇(3~5 个细胞)或幼稚细胞丛(>5 个细胞)。

MDS 病态造血标准:

(1) FAB 病态造血标准

1) 红系

①骨髓:红系比例过多(>60%)或过少(<15%);多核红细胞、奇数核、核碎裂、核凹陷及核分叶过多;核质发育不平衡,巨幼样变;成熟红细胞大小染色不均,有点彩和多嗜性;RAS 环状铁幼粒细胞>15%。

②外周血:可出现有核红细胞及巨大红细胞。

2) 粒单核系

①骨髓:原幼细胞比例增高;核分叶过多或过少,可见 Pelger-Huet 样畸形;核质发育不平衡粒系细胞颗粒过多或过少。

②外周血:出现幼稚粒细胞及与骨髓中同样异常改变。

3) 巨核系

①骨髓:小巨核细胞、大单圆核巨核细胞,多核巨核细胞;胞质中颗粒加大或形状异常。

②外周血:小巨核细胞巨大血小板。

(2) WHO 病态造血标准

1) 红系细胞核异常:出芽、核间桥接、核碎裂、多核及巨幼样变细胞质;环状铁粒幼颗粒、空泡及 PAS(+)。

2) 粒单核系:假性 Pelger-Huet 样畸形,核分叶过多,胞质颗粒过少或假性 Chediak-Higashi 颗粒。

3) 巨核系:低分叶小巨核、不分叶巨核、细胞(无论细胞大小)多核及多分裂核巨核细胞。

(3) MDS 形态学工作组病态造血标准

1) 红系:多核、不对称核、核间桥及环状铁粒幼细胞。

2)粒单核系：假性 Pelger-Huet 异常及无颗粒的中性粒细胞。

3)巨核系：小巨核、单圆核、双圆核及多圆核巨核细胞。

3.细胞组织化学检查 中性粒细胞的过氧化物酶、氯酰酯酶及碱性磷酸酶均可减低，中性粒细胞 PAS 反应呈粗大颗粒，单核细胞非特异性酯酶及酸性磷酸酶减低；铁粒幼红细胞增加，可见环形铁粒幼；巨核细胞 DNA 含量异常，铁沉着及多糖沉着。

4.血小板功能异常 血小板数正常而有出血（约占 1/3），BT 延长，血小板凝集试验异常（主要对肾上腺素和胶原的凝集异常）。

5.免疫功能异常 T 细胞、B 细胞和 NK 细胞功能和数量异常，抗体依赖性细胞介导的细胞毒作用（ADCC）减弱，IL-2 和 IL-2R 活性下降而 SIL-2R 明显增加。血清 IgA 可增加。骨髓中肥大细胞增多，若呈进行性减少，可能预示转为白血病。

6.细胞遗传学改变 应用高分辨分带技术，50% MDS 有染色体异常，最多为染色体数目的增减，其中一半为 5q-、-7、+21 和 +8，其他少见核型异常尚有 11q-、12p-和 20q-等。核型异常与预后相关，核型近于正常者预后较佳，核型全部异常者转化为白血病的可能性为 80%。

7.祖细胞体外培养 MDS 常见祖细胞生长不良，也因 MDS 的亚型不同而有所区别。RA 和 RARS 的 CFU-GM 可表现为正常生长，但若表现 CFU-GM、CFU-MK、CFU-E 和 CFU-Mix 集落形成低或缺如、无生长型和丛落比明显升高型均为白血病前期生长型，提示预后不良。

8.其他 HbF 中等程度增加或有 HbH，红细胞抗原异常（i 增加，A、B、H 减少），尿溶菌酶可增加，红细胞 PK，谷胱甘肽还原酶和乙酰胆碱酯酶活性低下，胸苷三磷酸和精氨酸酶活性增高。

四、儿童 MDS 特点

1.小儿 MDS 少见，丹麦和英国的一项联合调查显示 MDS（除外 Down 综合征）占所有儿童恶性血液病的 4%，在 0～14 岁儿童中的年发生率为 $1.8/10^7$。MDS 和 JMML 占日本儿童白血病的 7.7%，其中治疗相关 MDS 占 23%。英国的一项统计数据在排除了继发性因素后，显示了 MDS 相当低的年发病率 $0.8/10^7$，其中高危型占 50%。男女发病率相同。婴幼儿显著高于年长儿童，中位发病年龄 6.8 岁。

2.儿童 MDS 约 1/3 继发于遗传性/获得性疾病及治疗相关性 MDS，如 Kostmann 综合征和 Shwachman 综合征等。Down 综合征相关 MDS 占小儿 MDS 的 20%～25%，其与 Down 综合征相关髓性白血病具相同的独特生物学特性，应与其他小儿 MDS 相区别。

3.儿童 MDS 中 RARS 相当少见，而 5q-几乎不可见。

4.难治性血细胞减少（RC）：儿童 MDS 较成人更常观察到骨髓细胞减少，且单纯贫血少见，多伴全血细胞持续减低，谓之小儿难治性血细胞减少（RCC），占小儿 MDS 的 50%。

骨髓穿刺涂片应见 2 系以上的病态造血表现，若仅有一系改变，异常细胞应>10%；无环状铁粒幼；小巨核细胞强烈提示 RC。骨髓中原始细胞<5%，外周血<2%。多数 RC 核型正

常,异常核型多见7号染色单体。

5.儿童MDS可转化为ALL：临床特点为短暂的骨髓增生低下(再障)期→自发缓解期→ALL期。再障期患儿表现为贫血、感染,偶尔也可有出血倾向；肝、脾和淋巴结不大；骨髓增生减低；活检常增生活跃；骨髓网硬蛋白增加,巨核细胞和淋巴细胞增多,细胞遗传学检查无异常,常误诊为再障。持续6~30天后,可自发或经糖皮质激素治疗获临床和血液学完全缓解。缓解期持续1~9个月,患儿呈现典型ALL的临床和血液学表现,常为ALL-L1型。Pre-ALL转化ALL的临床表现、对治疗的反应及预后与原发性ALL无明显差异。

【分型与诊断】

1.儿童MDS诊断标准

(1)儿童MDS最低诊断标准(2003年Hasle等)：符合以下4项中的任何2项：①持续性不能解释的血细胞减少(中性粒细胞减少、血小板减少或贫血)；②形态学至少存在2系发育异常(病态造血)；③造血细胞存在获得性克隆性细胞遗传学异常；④原始细胞增高(≥0.05)。

(2)WHO儿童MDS和MDP的诊断分类

1)骨髓增生异常/骨髓增殖性疾病(MDP/MPN)

①幼年型粒单核细胞白血病(JMML)。

②慢性粒单核细胞白血病(CMML)(仅为继发性)。

③BCR/ABL阴性慢性粒细胞白血病(Ph-CML)。

2)Down综合征(DS)疾病

①短暂性异常髓系造血(TAM)。

②DS髓系白血病。

3)骨髓增生异常综合征(MDS)

①难治性血细胞减少(RC)(外周血原始细胞<2%,骨髓原始细胞<5%)。

②难治性贫血伴原始细胞过多(RAEB)(外周血原始细胞2%~19%,骨髓原始细胞5%~19%)。

③转化中的RAEB(RAEB-T)(外周血或骨髓原始细胞20%~29%)。

2.成人MDS标准

(1)FAB分型(表12-8)。

(2)WHO分型标准(表12-9)。

表12-8 MDS的FAB分型

FAB类型	外周血	骨髓
RA	原始细胞<1%	原始细胞<5%
RAS	原始细胞<1%	原始细胞<5%,环形铁幼粒细胞>全髓有核细胞15%
RAEB	原始细胞<5%	原始细胞5%~20%。
RAEB-t	原始细胞≥5%	原始细胞>20%而<30%；或幼粒细胞出现Auer小体
CMML	原始细胞<5%,单核细胞绝对值>1×10⁹/L	原始细胞5%~20%

表 12-9 WHO 2008 年 MDS 分型更新建议

亚型	外周血	骨髓
难治性细胞减少伴单系发育异常(RCUD)	单系或双系细胞减少[1],无或罕见原始细胞(1%)[2]	单系发育异常,受累细胞系≥10%发育异常,原始细胞<5%
难治性贫血(RA)	Hb<10g/L	<15%红系前体为环形铁粒幼细胞
难治性中性粒细胞减少(RN)	ANC<1.8×10⁹/L	
难治性血小板减少(RT)	PLT<100×10⁹/L	
难治性贫血伴环状铁粒幼细胞(RARS)	贫血,无原始细胞	仅红系增生异常,环状铁粒幼红细胞≥15%,原始细胞<5%。
难治性细胞减少伴多系发育异常(RCMD)	无或罕见原始细胞(1%)[2] 无 Auer 小体,单核细胞<1×10⁹/L	≥两系细胞发育异常,各受累细胞系≥10%,幼稚细胞<5%,无 Auer 小体,±15%环状铁粒幼细胞
难治性贫血伴原始细胞增多-1(RAEB-1)	细胞减少 2%~4%原始细胞,无 Auer 小体 <1×10⁹/L 单核细胞	单系或多系发育异常 5%~9%原始细胞[2] 无 Auer 小体
难治性贫血伴原始细胞增多-2(RAEB-2)	细胞减少 5%~19%原始细胞 Auer 小体±[3] <1×10⁹/L 单核细胞	单系或多系发育异常 10%~19%原始细胞 Auer 小体±[3]
骨髓增生异常综合征未分类(MDS-U)	细胞减少 ≤1%原始细胞[2]	单系或多系细胞发育异常<10%,<5%原始细胞
MDS 伴单一 5q 缺失	贫血 血小板计数通常正常或升高 <1%原始细胞	巨幼核细胞正常或增多,有低分裂细胞核,<5%原始细胞 细胞遗传学上单独 5q 缺失 无 Auer 小体

[1] 有时可见双系减少。全血细胞减少者应归为 MDS-U

[2] 如果骨髓原始细胞<5%,但外周血原始细胞 2%~4%,应归为 RAEB-1。RCUD 和 RCMD 伴外周血 1%原始细胞应归为 MDS-U

[3] 有 Auer 小体,外周血原始细胞<5%,骨髓<10%应归为 RAEB-2

【鉴别诊断】

MDS 的诊断应排除能引起骨髓增生异常的非克隆性疾病,骨髓细胞形态学与 MDS 有相似之处。儿童继发性 MDS 主要见于:①先天性骨髓衰竭综合征(如 Fancom 贫血、Kostmann 综合征、Shwachman-Diamond 综合征、Blackfan-Diamond 贫血及家族性 MDS);②放(化)疗治疗可导致严重骨髓再生障碍;③中毒(重金属暴露及砷剂);④营养性因素(如维生素 B_{12} 缺乏及叶酸缺乏);⑤微小病毒 B_{19} 感染可造成幼红细胞减少伴巨幼红;⑥某些药物的使用,如磺胺甲基异噁唑可引起似 MDS 的中性粒细胞核碎裂增加,吗替麦考酚酯也可致幼红细胞减少,G-

CSF可导致明显的中性粒细胞颗粒增多及核碎裂增多。继发性MDS诊断分型标准同原发性MDS,但应注明继发于何种情况。

应特别注意低增生性MDS与再生障碍性贫血的鉴别,获得性再障骨髓几乎仅见散在的髓系细胞,无未成熟红细胞组成的细胞岛,无病态造血,无小巨核细胞。免疫治疗前AA不见巨幼红细胞。骨髓活检有巨核系异常造血、ALIP现象和网状纤维增生可除外再障。对一时难以确诊的病例应追查临床和各种指标的变化,有条件者可参考细胞遗传学和骨髓祖细胞体外培养的改变,以求明确诊断。MDS还需与AML鉴别,MDS白细胞一般不增高,而AML白细胞可降低、正常或增高;肝大在MDS中不常见,而AML较普遍发生肝肿大;细胞遗传学畸变检测有助两者的鉴别;发现单体7应考虑MDS,某些AML特异的染色体易位如t(8;21)(q22;q22)、t(15;17)q22;q12)或inv(16)(p13q22)则支持AML的诊断,此时无需考虑幼稚细胞的多少;MDS骨髓中可见多系发育畸形,而AML少见;MDS相对预后更差。

【治疗】

应依照发病机制、分型、无效造血程度、转化为AL的可能性及预后等进行综合分析,制订个体化的治疗方案。小儿MDS应采取更积极的治疗策略,以求清除异常克隆,治愈疾病,而非仅仅延长生命。

(一)支持治疗

目的是提高生存质量,减少并发症的发生。

1.造血生长因子 常用的造血生长因子有EPO、GM-CSF、G-CSF、IL-11及IL-3等。

(1)EPO 40000~60000U/w皮下注射,血清EPO水平<500U/L及RA患者效果更好。若2~3个月内Hb提高不足1.5g/L,或对输血依赖无改善,应停止用药。α达泊汀是长效EPO类似物,其半衰期为标准EPO的3倍,成人剂量150~300μg/w。

(2)严重中性粒细胞减少和严重感染的患者可间歇给予GM-CSF或G-CSF,75%~90%患者有效。EPO与GM-CSF或G-CSF 0.3~3μg/(kg·d),每周联合给药3天有明显协同作用。

(3)IL-3 250~500μg/(kg·d),15天为1疗程,共3疗程。

2.祛铁治疗 铁沉积与MDS的AML转化有关,还会增加感染的发生。NCCN指南中推荐血清铁蛋白>2500μg/L者祛铁治疗,血清铁蛋白浓度<1000μg/L停药。多在低危和(或)中危MDS中使用。

3.成分输血,防治感染。

(二)免疫抑制剂治疗

目前,免疫治疗仍存争议,由于MDS发生、发展与免疫功能紊乱有关,故理论上讲这部分患者使用免疫调节剂可获益。对于低危MDS,HLA-DR15(+)、骨髓增生减低、无染色体核型异常、存在有PNH克隆与红细胞输注时间<2年的患者,可采用类似再障的免疫抑制剂治疗。CsA疗效与骨髓增生程度无关,对RA治疗效果较佳。抗胸腺细胞球蛋白(ATG)或抗淋巴细胞球蛋白(ALG)与CsA联合治疗,可提高单药用药疗效。不同中心治疗效果不一,一项来自瑞士的研究显示,与给予最好的支持治疗组相比,ATG+CsA治疗组虽可改善血象,但对于

生存率或恶性转化无影响。NIH 采用抗 CD52 抗体阿仑单抗显示了明显的疗效。

(三)雷利度胺

雷利度胺是一种沙利度胺(反应停)类似物,其抗肿瘤、促进红细胞生成及免疫调节作用比沙利度胺更强,且无沙利度胺的神经毒性与致畸性。雷利度胺上调 5q-MDS 的 SPARC 和 RPS14 基因表达,使红系造血恢复正常,可看作是 5q-MDS 的靶向治疗因子。该药可降低干细胞数量。Ⅰ期及Ⅱ期临床试验已证实,雷利度胺改善 2/3 的 5q-MDS 患者的输血依赖性甚至使患者不依赖输血。使近 50% 的低危和中低危 MDS 患者获得细胞遗传学缓解或改善。对非 5q-MDS(主要是二倍体 MDS)、治疗相关 MDS 及 5q-AML 也有效。该药起效快,中位起效时间 4.6~4.8 周。起始剂量为 10mg/d,根据血象调节剂量,连续使用 21 天,每 28 天一疗程。目前在美国已批准用于低危 MDS、贫血及 5q-改变,而血小板降低不严重($>50×10^9$/L)患者。但因未能证实该药使用后是否会加快 MDS 向 AML 转化,故在欧洲尚未被批准使用。

(四)氮杂核苷类

在成人 MDS 中,DNA 甲基转移酶抑制剂 5-氮杂胞苷与 5-氮-2-脱氧胞苷(地西他滨)均可用于低危依赖输注的所有类型 MDS,可提高患者的生活质量,尚无证据表明该两药对低危患者病情的自然演变有影响。5-氮杂胞苷还可用于多数高危患者,能显著提高患者的生活质量和存活率。其中,-7q 核型患者对于 5-氮杂胞苷治疗的反应优于其他治疗。去甲基化在儿童 MDS 的发生率与成人相仿,推测儿童患者应可从此治疗中获利。剂量:地西他滨 $20mg/m^2$,每疗程连续给药 5 天。5-氮杂胞苷 $75mg/(m^2·d)$,连用 7 天,每 28 天一疗程。

(五)化疗

对于高危 MDS 采用细胞毒性化疗药物清除 MDS 恶性单克隆,恢复正常多克隆造血。患者可获得诱导缓解,但缓解率低(40%~60%),长期缓解率极低(中位缓解时间 10~12 个月),EFS 0~30%,治疗相关死亡率达 10%~30%。化疗最重要的预后因素为染色体核型,-7q 和复杂核型缓解率低。根据化疗药物剂量不同分为两类:标准剂量或大剂量强化疗和小剂量化疗。

1. 强化疗方案可采用中大剂量阿糖胞苷(Ara-C)、去甲氧柔红霉素(IDA)、氟达拉滨、拓扑替康及 VP16 等,根据个体化原则采用合适的剂量,联合用药,以降低早期病死率而不影响缓解率和生存率。

2. 小剂量化疗主要用于机体状况较差以及并发严重心、肺疾病等不适于强化疗的患者。小剂量 Ara-c 联合其他药物较多。如 CAG 方案(Ara-C $10~20mg/m^2$,每 12 小时 1 次,第 1~14 天;阿克拉霉素 $14mg/(m^2·d)$,第 1~4 天;G-CSF $200μg/(m^2·d)$,第 1~14 天。

(六)造血干细胞移植(HSCT)

造血干细胞移植是目前唯一可彻底治愈 MDS 的方法,适于高危和复发的 MDS。可在有 HLA 配型合适供者条件下,积极争取同胞或异基因 HSCT,小儿 MDS 在无相合供者时,可采用脐血移植或半相合移植。移植后无病生存率近 50%,EFS 20%~30%,移植后复发中位时间 4~8 个月。RAEB 和 RAEB-T 移植的治疗效果相似,MDS-AML 则相对较低。来自同胞全相合或非血缘异基因全相合 HSCT 的资料显示,由白消安、环磷酰胺和左旋苯丙氨酸氮芥组成的清髓预处理方案治愈率＞50%。HSCT 前接受 TBI 并未显示出更优于白消安的抗白血病效果，且儿童患者接受 TBI 远期副作用不容忽视，故不推荐在儿童 MDS 移植前给以 TBI。HSCT 前强化疗是否能提高生存率尚有争议。欧洲 MDS 工作组（EWOG-MDS）的经验认为 HSCT 前给予强化疗，患儿的无病生存率、总生存率、复发和治疗相关死亡等方面与未经强化疗者无差别。另有资料显示儿童 MDSHSCT 前强化疗可减低复发率，但不能提高无病生存率。因此有专家建议在小儿 RAEB 和 RAEB-THSCT 前不使用强化疗，而 MDR-AML 时可考虑使用。

（七）儿童 MDS 的治疗策略

儿童 MDS 有别于成人，治疗时应遵循其特有的规律。

1. 观察和等待　适于 RC 非 7 单体或复杂核型者，虽然发病时患者不依赖输血或白细胞不低，但大部分患儿最终还是需要移植，故应每年行骨髓检查观察随诊。

2. RC 患儿的免疫抑制治疗（IST）　MDS 早期的骨髓衰竭部分是由于 T 细胞介导的免疫损伤造成的，故在低增生 RC 及核型正常患儿可试用 IST。

3. HSCT 治疗 RC 及进展的原发 MDS　MSD-HSCT 的无病生存率近 50%，近年 UD-HSCT 也达相似疗效。移植后复发中位时间 4～8 个月。HSCT 前强化疗并不能提高生存率。

4. 继发 MDS 治疗　采用 AML 的化疗方案长期缓解率极低，与原发 MDS 相比，治疗相关毒性更大，但复发的危险度相似。HSCT 后 EFS 20%～30%。

【儿童 MDS 的预后】

国际预后评分系统（IPPS）将 MDS 划分为低危、中危 1、中危 2 和高危四型，各型的总生存时间分别为 5.7 年、3.5 年、1.2 年和 0.4 年，该标准主要针对成人 MDS。小儿 MDS 发病相对较急，病情变化快，预后不良，JMML、REAB 和 RAEB-T 预后较差，常较早发生骨髓衰竭或转化为急性白血病，能获持续缓解者不超过 5%。血小板减少及骨髓幼稚细胞≥5% 提示预后不良。儿童 MDS 染色体异常发生率高，染色体核型被认为是最重要的预后指标，8-三体可保持较长时间的稳定。≥3 个染色体的异常同时包括至少一种结构畸变，提示预后极差。单体 7 在成人是预后不佳的指征，但在儿童却与非单体 7MDS 的预后无差别，儿童单体 7 的 RC 恶化的中位时间＜2 年。此外，血清铁蛋白（SF）和 sLDH 的明显升高及伴嗜酸性粒细胞增多均为预后不良指标。

第八节　类白血病反应

类白血病反应是指由于各种原因引起的外周血白细胞升高或减低，伴有外周血或骨髓中原始细胞增多，临床表现类似白血病的一种综合征。但随后病程或尸检证实无白血病。小儿造血器官处于不成熟、不稳定状态，更易出现类白血病反应。临床可分为类急性白血病反应和类慢性白血病反应。细胞类型常见中性粒细胞，其次为淋巴细胞、嗜酸性粒细胞和单核细胞，红白血病型及浆细胞型少见。各型与原发病关系如表 12-10。

表 12-10　类白血病反应细胞类型与原发病关系

细胞类型	原发病
中性粒细胞型	急性细菌感染,溶血性贫血,急性失血,休克,类风湿病,药物中毒,骨髓转移癌
淋巴细胞型	百日咳,结核病,风疹,水痘,传染性单核细胞增多症,传染性淋巴细胞增多症
嗜酸性粒细胞型	寄生虫,过敏或胶原性疾病,药物反应
单核细胞型	播散性肺结核,布氏杆菌病,SLE,肠阿米巴病,风湿病
红白血病型	严重贫血(髓外造血),苯中毒,脾切除术后等
浆细胞型	晚期结核,肝病

一、临床表现

以原发病表现为主要特征,但原发病可隐蔽,而表现为发热、贫血、肝脾及淋巴结肿大。原发病经治疗去除后,血象变化随之恢复正常。有报告急性白血病强化疗后出现类白血反应,经 1~2 周后外周血象及骨髓象恢复正常。

二、实验室检查

1. 血象　白细胞增多型:达 $(50\sim200)\times10^9/L$,幼稚细胞一般占 5% 左右,亦可 >90%。粒细胞型可似慢粒或急粒血象,胞浆中粗大中毒颗粒、空泡,其他细胞类型出现相应的幼稚细胞。白细胞减少型:常见原始和幼稚细胞。红细胞及 Hb 值多正常或轻度减少,血小板多正常。

2. 骨髓　象明显增生或极度活跃,常以一系增生为主,多数以成熟细胞为主,亦可核左移或成熟障碍,常有核浆发育不平衡现象。红系及巨核细胞正常。

3. 中性粒细胞碱性磷酸酶多明显增高　无染色体异常或 BCR/abl 融合基因。

三、鉴别诊断

白血病呈进行性贫血、血小板减少及出血,器官浸润明显,外周血原始细胞 >5%,骨髓增生极度活跃,以原+早(幼)细胞为主,原始细胞多 >20%;慢粒可见 Ph 染色体,中性粒细胞碱性磷酸酶积分减低或消失(除 ALL 外),预后差;类白血病反应有原发病存在,原发病治疗后临床症状好转,血象恢复正常。鉴别困难的病例可用白血病细胞培养(CFU-L)和 CFU-GM 培养,免疫学分型(FCAS)及染色体分析等进行鉴别。

四、治疗

治疗原发病及对症处理。

第十三章 淋巴增生性疾病

第一节 自身免疫性淋巴结增生综合征

自身免疫性淋巴增生综合征(ALPS)是一种凋亡所需蛋白基因缺陷,T细胞凋亡不足所致持续性非恶性淋巴增生和自身免疫性疾病为特征的遗传性疾病,又称Canale-smith综合征。从1994年在欧美发现本症至今,全球约报告100多例,目前国内尚无报道。本症无明显的种族性。

一、病因及发病机制

1995年,研究揭示了ALPS是因Fas蛋白(CD95/apo-1)表达异常导致的遗传性疾病。已知凋亡信号转导途经过程可分为三步:①Fas与FasL结合,向细胞内的"死亡结构域"转导死亡信号;②死亡结构域在FADD的参与下活化TNF-R和TNF超家族,是介导T细胞凋亡的主要途径;③活化的T细胞表面表达Fas增加,高表达的Fas与FasL结合后,向细胞内传导死亡信号,引发T细胞凋亡。

研究显示淋巴细胞凋亡障碍可发生于凋亡信号传导途径的不同位点上,据此可将ALPS分为三型:①Ⅰ型:Ⅰa占70%,为Fas基因缺陷;Ⅰb为FasL缺陷,占2%;②Ⅱ型,Ⅱa为caspase-10缺陷,占2%,Ⅱb为caspase-8缺陷,占1%;③Ⅲ型,未知缺陷基因,占25%。

1.Fas-FasL基因缺陷　Fas基因位于常染色体上,由317个氨基酸残基组成的跨膜糖蛋白,分为4个结构域,其中3个在胞外,富含半胱氨酸残基,称CRD。胞内的一个结构称为死亡结构域。Fas通常以同源三聚体形式存在细胞表面,FasL亦以三聚体形式与Fas结合。通常ALPS患者Fas两个等位基因只有一个缺陷。从理论上讲,患者将表达50%有缺陷的蛋白和50%正常的Fas蛋白,应有半数的信号向胞内传导,但实际上,患者的凋亡信号传导远低于此水平,因缺陷的Fas蛋白在功能上占优势,称优势抑制现象。ALPS患者正常的和突变的Fas蛋白混合形成无信号转导功能的三聚体,而三个正常的Fas形成三聚体可能性只有1/8,致患者T细胞凋亡水平极低。部分患者Fas基因突变发生于胞内区,影响死亡结构域,阻断了信号传导。

2.Caspase-10基因缺陷　此基因缺陷导致的ALPS病情比较严重,临床表现复杂。因

caspase-10 是 T 细胞凋亡途径的主要分子,也是树突状细胞(DC)凋亡的参与者,DC 的免疫作用广泛。

3.Caspase-8 基因缺陷　此基因同样会导致凋亡途径更下游部位的阻断,迄今仅有一个家族二例报告。

二、临床表现

本症男女均可发病。多数发生于婴幼儿及儿童期,一般(1.8±1.8)岁起病,以 5 岁以内多见,也有成人期发病者。病情轻重不一;多在青少年和青春期缓解。

1.脾脏、淋巴结肿大　几乎所有患儿(100%)都有淋巴样细胞聚集现象,脾大(90%)可达髂窝;淋巴结肿大(87%)常见于颈部及腋下,也可见于腹股沟、纵隔、腹腔及腹膜后等。部分患者有肝大(45%)和淋巴瘤(3%)。病程中脾和淋巴结肿大程度不一,随年龄增大可缩小,少数可恢复正常。也有在青春期减轻后,成人期加重者。有以皮疹为首发症状者。

2.自身免疫性疾病　可合并不同程度的多种自身免疫性疾病,与脾和淋巴结肿大同时或先后出现。以溶血性贫血多见(53%);特发性血小板减少性紫癜占 44%,中性粒细胞减少症占 31%,自身免疫性血细胞减少症是本综合征的临床发病的重要标志,有 Evan 综合征的患儿应注意是否为 ALPS,反复荨麻疹 13%,肾小球肾炎 8%,吉兰-巴雷综合征 5%,自身免疫性肝炎 6%,眼葡萄膜炎及虹膜睫状体炎 5%。其他常见临床表现有皮疹、关节炎、SLE、血管炎、桥本甲状腺炎、糖尿病及脂膜炎,罕见胎儿水肿、再生障碍性贫血、多发肿瘤、口腔溃疡、早发卵巢衰竭、反复头疼、惊厥及意识障碍。

三、实验室检查

1.外周血及骨髓检查　可有不同程度的贫血、血小板减少($<2\times10^9$/L)和(或)中性粒细胞减少(绝对数$<1.0\times10^6$/L),淋巴细胞数正常或增多。骨髓检查常无异常,个别患者髓系增生或减低,可出现淋巴细胞增多症、全血细胞减少及网状细胞增多症等。多数患者 IL-10 增高。

2.双阴性 T 细胞增加　100%的患者外周血 CD4⁻、CD8⁻ T 细胞(双阴性 T 细胞,DNT)增高 3~60 倍,可达 40%~60%(正常<1%),其表型为 CD3⁺TCRa/BCD4⁻CD8⁻,且多表达 HLA-DR,不表达 CD25,尤其在 CD4 与 CD8T 细胞百分数总和少于 CD3 百分数应怀疑本病。双阴性 T 细胞增多程度不一,但均持续存在。脾和淋巴结中也见该类细胞增多和聚集。多数患者 B 细胞绝对数和百分数也增高。

3.淋巴细胞凋亡缺陷　98%患者淋巴细胞经 PHA 及 IL-2 活化,用 FasL 或 Fas 单抗诱导的 T 细胞凋亡均有不同程度减少,经抗 CD3 单抗诱导的凋亡也有缺陷。

4.高免疫球蛋白血症　常见 IgG、IgA 及 IgM 增高,Ig 增高多为多克隆性,一经出现,持续存在。血浆 IL-10 和 FasL 浓度升高。

5.自身抗体　患儿自身抗体检出率高达 80%。直接 Coombs 试验阳性 73%;抗心磷脂抗体阳性 46%,抗核抗体阳性 15%,类风湿因子阳性 12%。

6.病毒及细菌血清学检查　发病初期检测 CMV、EBV、HIV-1、HHV-6、弓形虫、布氏菌属及肝炎病毒均阴性。

7.病理　淋巴结活检显示淋巴结副皮质区淋巴滤泡异常增生,浆细胞增生,CD4⁻CD8⁻T细胞浸润为其特征性改变。

8.基因分析　Fas 基因突变占 87%;Caspase-10 突变占 6%,少见 Fas 及 caspase-8 突变。

四、诊断、分型与鉴别诊断

1.诊断　一般在病后数月或数年才被发现有本病特征。典型表现为:①婴幼儿或儿童期起病;②慢性淋巴结病及脾大,不同种类的自身免疫性疾病;③血液和淋巴组织中有异常的 CD3⁺TCRa/b⁺CD4⁻CD8⁻细胞增生积聚;④淋巴细胞凋亡缺陷证据,亲属常携有相同分子缺陷。

2.分型　按基因突变类型分为五型:

(1)0型:为 Fas 基因纯合子突变,患者完全缺乏该基因蛋白,出生前即表现严重的临床表现。属于 Fas-FasL 系统分子突变者,起病更早,症状更重,若突变为非上述系统则病情轻重不一。

(2)Ⅰa型:为 Fas 基因杂合突变,最常见,具有典型的临床和实验室特征。

(3)Ⅰb型:为 FasL 基因突变,无 Fas 基因突变,患者淋巴结肿大程度较轻,可有 SLE,由抗 Fas 单抗诱导的 T 细胞凋亡正常。

(4)Ⅱ型:为 caspase-10 或 caspase-8 基因突变。

(5)Ⅲ型:为未知基因突变者。

3.鉴别诊断

(1)感染性淋巴增殖性疾病:ALPS 患儿病毒及细菌等血清学检查阴性,外周血双阴性 T 细胞增多,肿大的淋巴结/脾病理结构完整,不含凋亡细胞碎片,抗生素治疗无效可与之鉴别。

(2)恶性淋巴增殖性疾病:ALPS 呈良性经过,自身免疫性疾病表现明显,患者与直系亲属中可检测到相同的分子缺陷有助鉴别。

五、治疗

1.脾切除　使用玻纤护脾背心,禁止剧烈运动,以防脾破裂。有严重脾亢者才切脾治疗。

2.自身免疫病的处理　激素为一线用药,若合并溶血性贫血或 ITP,可按此两种疾病治疗,有报道用霉酚酸酯或雷帕霉素有明显疗效;合并中性粒细胞减少及反复感染者可予 G-CSF。

3.支持对症治疗　严重贫血者可输血。

4.骨髓移植　严重病例可考虑异基因骨髓移植,可改善造血功能,淋巴结肿大及自身免疫性疾病消失,外周血双阴性 T 细胞在移植后逐步减少。

5.抗疟药 抗疟药 Fansidar(防治疟)具有经诱导线粒体凋亡途径活化使活化淋巴细胞凋亡的作用,疗效显著,无毒副作用。

六、预后

预后尚不明确,绝大多数 ALPS 患者呈良性经过。本病淋巴瘤发生率高于普通人群 14~15 倍。少数患者最终发生恶性疾病,如 T 细胞白血病、多发性骨髓瘤、黑色素瘤及肝细胞癌等。少数患者死于严重自身免疫病、脾切除术后败血症和淋巴瘤。

第二节 巨大淋巴结增生症

巨大淋巴结增生症又称 Castleman 病、血管滤泡淋巴结增生症及淋巴样错构瘤,是一种少见的淋巴组织增生性疾病。男女发病率无明显差异,各年龄段均可发病,好发于中青年。

一、病因及发病机制

本病的病因和发病机制尚不明确,现多认为本病是一种慢性非特异性炎症反应,病毒感染可能与本病的发生密切相关,目前大量的研究提示人类疱疹病毒 8 型与本病有关,也有研究认为 EB 病毒及巨细胞病毒等亦可能与本病有关。白细胞介素 6(IL-6)促进 B 细胞增生,并促使 B 细胞向浆细胞转化,是引起本病全身症状的重要致病因子。亦有研究发现血管内皮细胞生长因子(VECF)、表皮生长因子受体(EGFR)、肿瘤坏死因子(TNF)等细胞因子或受体也参与了本病的发生或发展。

二、病理

本病病理上主要分为透明血管(HV)型和浆细胞(PC)型,其中以透明血管型多见,占 90%。少数兼有 HV 型和 PC 型的特点,称为混合型。其病理分型可能与不同宿主的免疫能力或与致病原有关。病理学的共同特点为淋巴结内淋巴滤泡增生,部分滤泡中心树突网状细胞和组织细胞增生,部分淋巴细胞围绕生发中心呈环层状排列,类似"洋葱皮"样结构,淋巴窦结构残留。HV 型滤泡间及副皮质区血管增生,部分血管壁增厚并有透明样变,部分血管向滤泡中心插入及生发中心出现透明样变的血管。PC 型滤泡的生发中心明显,帽带薄,滤泡间小血管少,血管透明样变不明显,滤泡间及髓质区见大量浆细胞增生。混合型则在同一淋巴结内同时显示有 HV 和 PC 两型的特点,一般认为是 PC 型向 HV 型之间的转化过程。

三、临床表现

本病分为局灶型和多中心型,其中以局灶型多见。

1.局灶型 在病理上90%为透明血管型,10%为浆细胞型。可发生于任何年龄,多见于中青年。大多数患者无任何症状或仅有肿块压迫症状,表现为无痛性的单一或局限淋巴结肿大,大小不一,直径1.5~25cm。纵隔淋巴结肿大最多见,颈部、腋下、腹部及盆腔也可发生。

2.多中心型 病理学上主要为浆细胞型(占90%)或混合型。此型患者发病年龄较晚,多见于老年人。除多部位淋巴结肿大外,往往伴随有全身症状及多系统受累的表现。大多数患者有发热、盗汗、食欲缺乏、贫血及消瘦等症状,体征上多有多发淋巴结肿大及肝脾大,实验室检查可有贫血、血沉加快、蛋白尿、高免疫球蛋白血症和低白蛋白血症、肝功能改变等。

四、诊断及鉴别诊断

由于本病发病部位不一,临床表现多样化,且临床症状无特异性,故诊断较为困难,B超、CT及MRI等检查对本病诊断有一定帮助,早期确诊主要靠组织病理学诊断。

本病需与恶性淋巴瘤、淋巴结核、非特异性淋巴结炎、免疫母细胞性淋巴结病及胸腺瘤等鉴别。

五、治疗及预后

1.局灶型 手术切除肿大的淋巴结可治愈,预后良好。

2.多中心型 目前尚无确切的治疗方案。

(1)化疗:化疗是大多数有症状性多中心型患者的首选。但尚未有标准的治疗方案。目前临床上多采用恶性淋巴瘤的化疗方案,如CHOP或COP方案。

(2)肾上腺皮质激素:泼尼松或其他肾上腺皮质激素能迅速改善临床症状,缓解淋巴结肿大及实验室检查指标异常。当激素减量或中断治疗时,病情可能复发,罕见长期缓解的病例。长期应用激素会增加致命性细菌感染的发生率。建议在病情迅速进展、尚未制订确切的治疗方案时,可短期应用。

(3)抗病毒治疗:α-干扰素有助于控制病情,阻止向恶性病变进展。

(4)其他:抗CD20抗体(利妥昔单抗)及抗IL-6受体抗体等可改善全身症状及淋巴结肿大,改善实验室炎性指标。

此型患者一般预后不良,特别是PC型。大多数在数月至数年后因合并严重感染、肾衰竭,或演变为淋巴瘤和Kaposi肉瘤而死亡。

第三节 坏死增生性淋巴结病

坏死增生性淋巴结病是一种病因不明的非肿瘤性淋巴结肿大疾病,又称为组织细胞坏死性淋巴结炎。本病由日本病理学家 Kikuchi 于 1972 年首先描述,故又称之为 Kikuchi 病(菊池病)。临床上以发热、淋巴结肿大和白细胞减少为主要特征,病理组织学上见淋巴结内有广泛的凝固性坏死伴组织细胞反应性增生,但无中性粒细胞浸润为其特点。年轻女性多见,四季均可发病,但以冬春季多发。

一、病因及发病机制

本病病因不明,可能与病毒感染后免疫功能紊乱有关。与病毒感染有关的依据如下:①病前有上呼吸道感染史;②外周血白细胞减少;③病程中淋巴结无化脓现象;④病理改变坏死灶中未见中性粒细胞浸润;⑤抗生素治疗无效。与免疫反应有关的依据如下:①血清 CD4/CD8 比值下降;②免疫组化检查发现活检淋巴结中增生的细胞有 T 淋巴细胞标志;③免疫球蛋白增高,提示 B 细胞系亢进。发生免疫调节障碍,导致免疫异常反应。

二、临床表现

前驱症状:发病前约 60% 有上呼吸道感染,往往有扁桃体红肿及咽峡充血,一般持续 1 周左右。几乎所有患者都有发热,多为中/高热,热初热型多为稽留热,后期以弛张热和不规则热为主,亦可呈间歇热,热程 15 天至半年不等,甚至一年以上。抗生素治疗无效。淋巴结肿大见于所有患者,为本病特征之一。以颈部淋巴结肿大为多,其次为腋窝淋巴结肿大,也可遍及全身,包括肺门淋巴结、肠系膜或腹腔深部淋巴结。淋巴结多为轻至中度肿大,质软,不粘连,活动性好,多有触痛,但无红肿。淋巴结肿大多与发热同时出现。本病最特殊的表现是持续发热或发热达高峰时,淋巴结也随之增大,发热缓解时,淋巴结也缩小。此现象可在 24 小时内见到。轻至中度肝肿大,程度亦随发热变化,高热时肝肿大明显,触痛或自发性胀痛,热退后缩小,胀痛消失。30% 患者有皮疹,皮疹为多形性,可类似药疹和多形性红斑,多见于四肢,其次为躯干及面部,有痒感,一般持续 2~3 天,亦有延续至半年。少数病例反复发作,此起彼伏。皮疹亦可随发热程度消长。可有四肢大关节疼痛,偶有红肿及渗出。部分患者可有乏力、贫血、盗汗、脾大及少量胸腔积液等表现。

三、实验室检查

外周血象白细胞减少占 85%,40% 有轻、中度贫血。血沉增快,肝功能 AST 和 ALT 可升高,LDH 升高,IgM、IgG、IgA 和 γ 球蛋白增高,CD4/CD8 比值降低。骨髓象多呈感染性骨髓象,可有组织细胞和异常淋巴细胞增多。淋巴结活检病理学特征为淋巴结内有广泛的凝固性坏死伴组织细胞反应性增生、吞噬现象,无中性粒细胞浸润。

四、诊断与鉴别诊断

本病诊断要点:①抗生素治疗无效的顽固性发热;②颈部或腋窝为主的痛性淋巴结肿大;③白细胞减少。临床上有此三项表现者可疑为本病,淋巴结活检可确诊。

鉴别诊断:

1.淋巴结核 有午后潮热、盗汗、消瘦及乏力等结核中毒症状,发热多为低热,淋巴结肿大常为一侧性,无压痛,呈慢性过程。淋巴结活检见干酪样坏死。

2.恶性淋巴瘤 多有发热、消瘦、贫血及肝脾大等全身表现。淋巴结肿大发展较快,可粘连成块,质硬。淋巴结病理见淋巴结结构消失,被膜破坏,为弥漫性单一淋巴细胞增生,细胞明显异型,并见病理性核分裂,无灶性及碎片状坏死,免疫组化可鉴别。

3.传染性单核细胞增多症 临床表现有发热及淋巴结肿大,但血白细胞总数增多,尤以淋巴细胞为主,异形淋巴细胞占10%以上,血清嗜异凝集抗体及EB病毒IgM阳性。

4.恶性组织细胞病 病情凶险,进展快,平均病程2~4个月。淋巴结多进行性肿大,可呈局灶性也可为全身性。全血细胞减少,骨髓涂片可见异形组织细胞,并有吞噬红细胞现象。淋巴结活检可见组织结构破坏,有异常组织细胞,以及异型组织细胞吞噬红细胞现象。

5.血管免疫母细胞淋巴结病 好发于老年人,一般状况差,多无白细胞减少,淋巴结活检以免疫母细胞增生为主。

五、治疗及预后

绝大多数患者对激素反应良好。泼尼松初始剂量为0.5~1mg/(kg·d),一般3天后体温正常,约1周淋巴结肿大及肝脾大消退,症状控制后激素逐渐减量至停药,一般疗程4~6周。

本病预后良好。但3%~4%的患者长时间缓解后有复发的可能。

第四节 EB病毒相关的淋巴组织增生性疾病

传染性单核细胞增多症,简称传单(IM),是由EBV感染所致的一种多脏器受累的急性或亚急性全身性免疫异常疾病,本质上是一种自限性的淋巴增殖性疾病,其外周血变异淋巴细胞多数是细胞毒性T淋巴细胞。以发热、咽峡炎、淋巴结和肝脾大、外周血异常淋巴增多、血清嗜异抗体及EBV抗体升高为其临床特征。本病主要经过口或飞沫传染,偶可经血传播,引起IM样输血综合征。有垂直传播的报道。多于冬末春初流行或散发。80%病例<13岁,最小3个月。在我国的儿童IM发病高峰年龄在学龄前和学龄儿童。而发达国家则多见于青少年和年轻成人。

EBV具有高度的宿主特性,通过其包膜糖蛋白gP350/220与B淋巴细胞表面补体受体CR1(CD35)和CR2(CD21)结合进入B细胞内,在B细胞内不断增殖促进B淋巴细胞多克隆活化,激活的B细胞分泌多样Ig;被感染的B淋巴细胞因受EBV的作用,细胞膜发生抗原性变化,诱导机体免疫反应,刺激$CD4^+$T淋巴细胞产生TH1型细胞因子,激活NK细胞和$CD8^+$T淋巴细胞并大量增殖(即异形淋巴细胞),浸润全身内脏器官及淋巴结;产生EBV特异性细胞毒T淋巴细胞(CTL),杀伤和抑制EBV感染的B淋巴细胞的增殖,从而本病病程自限。发病第一周B细胞增加,第二周降至正常,10~14天T细胞达高峰,持续约6周。本病具终身免疫力,EB病毒抗体持续存在,甚至达终生,罕有再感染者。

一、临床表现

IM是由EBV引起的一种单核,巨噬细胞系统急性增生性传染病,症状与宿主的免疫反应(T细胞活化及细胞因子生成)及广泛的组织器官反应性淋巴细胞浸润有关。一般接触传染的潜伏期为2~4周。输血后嗜异凝集抗体阳性的IM多发于输血后5周。临床分前驱期(4~5天的呼吸道感染症状)、腺肿期及恢复期。主要临床表现见于腺肿期,呈现发热、咽峡炎和颈淋巴结肿大的典型临床三联征。小儿多为亚临床型。

1.发热 最常见,多呈不规则型,波动于37.5~40℃,持续4~21天,亦可低热长达3个月。全身中毒症状轻。可伴风疹样皮疹,淋巴结肿大常在发热1周后出现。

2.呼吸系统症状 婴幼儿以上呼吸道炎及肺炎常见。半数患者有渗出性咽峡炎及扁桃体炎,扁桃体有厚霜样渗出物、假膜形成或溃疡,可发生水肿,波及悬雍垂及软腭,严重者可出现呼吸和吞咽困难。支气管肺炎可迁延月余,多为间质性肺炎,累及双肺,常伴有单侧或双侧的胸腔积液。

3.淋巴结及肝脾大 本病特征为全身淋巴结肿大,以颈后三角区淋巴结肿大常见,硬度中等,常在热退后数周才消退,其次为颌下、腋下及腹股沟淋巴结。肿大淋巴结无明显压痛、无融合粘连,多在热退后数周消失。肠系膜淋巴结肿大可引起腹痛,以淋巴结肿大为主要表现者称为腺肿型。脾大者>50%,多为2~3cm,亦可达盆腔,质稍硬,可有压痛,脾破裂发生率0.1%~0.5%,多发生于病程第2~3周,是IM最常见的危险因素。肝轻度肿大(约80%),一般在2cm以下,2~3周消失,部分病例可持续数月之久。

4.消化系统症状 轻度呕吐、腹泻及腹痛,肝肿大者常伴有肝功能异常,少数有黄疸。一般肝炎病程2~6周,肝功能异常持续2个月以上,重者可发生肝性脑病。

5.皮肤黏膜症状 病程4~10天出现多型性皮疹(10%~20%),如丘疹、斑丘疹、荨麻疹、猩红热样红斑疹及出血性皮疹等,多见于躯干。数日内消失。可有皮肤/黏膜瘀点和瘀斑,表现为在软、硬腭交界处有针尖大小的小出血点,鼻出血或消化道出血,年幼儿有眼睑或颜面水肿。

6.神经系统症状 脑膜炎、脑脊髓膜炎、脑干脑炎和小脑及周围神经炎。有时患儿缺乏典型IM症状而仅仅表现为神经系统症状。脑膜脑炎是最常见神经系统合并症,临床表现主要为发热、头痛、喷射性呕吐、烦躁不安、意识障碍及行为异常,30%~40%的患者出现惊厥。其他表现还有共济失调、视物变形症、发音不清及面神经麻痹等,有类似帕金森症状的 EBV 脑炎的报道。

7.其他 心肌炎或心包炎(1%~6%),胰腺炎,肾脏受累。

二、实验室检查

1.血象 外周血白细胞数变化,有时第一周可出现白细胞减少,严重可降至 $0.5×10^9/L$,但多数白细胞升高,于疾病第 2~3 周达高峰,多在 $(10~20)×10^9/L$,亦可达 $(40~60)×10^9/L$,分类以淋巴细胞为主,多为 0.42~0.88。异形淋巴细胞达 0.1 可考虑诊断,≥0.2 可肯定诊断,亦可达 0.6~0.9,一般病后 2~5 天出现,7~10 天达高峰,少数低热 1~2 个月者均可达 0.1 以上。年龄越小,阳性率越高。但有些病例很少或无异形淋巴细胞,异形淋巴细胞可分为三型:

(1)Ⅰ型(泡沫型):最多见,细胞大小不等,多数稍大于淋巴细胞,圆形,胞核形状不规则,呈圆形、肾形或分叶状,染色质粗松,呈网状排列;胞浆较丰富、嗜碱性,少量嗜天青颗粒,泡沫状胞浆。

(2)Ⅱ型(不规则型):细胞比Ⅰ型大,胞形不规则,核圆形,染色质结构较致密,胞浆丰富,呈灰蓝色,核周着色较细胞边缘浅,少量嗜天青颗粒,偶见空泡。

(3)Ⅲ(幼稚型):胞体较大,核圆形,染色质呈细网状排列,有 1~2 个核仁,胞浆量较少,蓝色。

2.骨髓象 淋巴细胞增多或正常,异形淋巴细胞>0.2 可确诊。

3.血清学检查 嗜异性凝集试验不属于 EBV 特异性试验,但对 IM 较特异,阳性出现早,有一定诊断价值。IM 患者血清中嗜异性凝集抗体属 IgM,少数属 IgG。一般病程第 1~2 周出现高峰,持续 3~6 月消失,个体差异大。一般第 1 周阳性率 38%,第 2 周 60%,第 3 周 88%,年龄越小,阳性率越低。≥1:56 为阳性,可作为诊断依据。若单份血清的抗体滴度在 1:80 以上或双份血清的抗体滴度上升 4 倍以上对传染性单核细胞增多症有辅助诊断意义。但正常人、血清病、结核病、白血病、淋巴网状细胞肉瘤、风疹及传染性肝炎也可呈阳性反应,但经豚鼠肾吸附后反应阴性,IM 仍阳性(≥1:28)。临床上约 10%的儿童整个病程可能均为阴性。<5 岁幼儿多阴性。

4.病毒特异性诊断

(1)抗原诊断

1)口腔分泌物及外周血检测 EB 病毒:从 IM 患儿唾液及咽漱液中分离出 EBV,阳性率 85%,其中大多数间歇排毒>3 个月,少数可持续排毒。15%~20%健康人口咽部携带病毒。患者外周血淋巴细胞培养亦可见病毒颗粒。

2)体外 EBV 负荷测定:在体外以定性或半定量法测定 IM 患者外周血白细胞引起淋巴增殖的能力,以及产生免疫球蛋白的 B 细胞活力,可以估计体内的 EB 病毒负荷。半定量法可有效地估计 EB 病毒感染的细胞数量及病毒活力。

3)EB 病毒基因检测:用原位杂交、PCR 法可检出 B 细胞负载的 EBV-DNA。在 EBV 感染早期,实时荧光定量 PCR 能够准确地检测全血及外周血单个核细胞病毒的拷贝数。

(2)抗 EBV 特异性抗体诊断:特异性的抗原病毒抗体是诊断 IM 的重要指标。

目前常用于诊断 IM 的抗体有:抗病毒壳抗原抗体(VCA-IgG、IgM、IgA);抗早期抗原(EA)-IgG;抗 EB 核抗原(EBNA)-IgG(补体结合抗体及非补体结合抗体)。小儿体液免疫功能尚未发育完善,还处于相对低水平,抗 EBV 抗体测定阳性率偏低。EBV 感染 7 天以内,EBV-VCR-IgM 阳性率仅为 26%,因此,在疾病早期如第一周内,检出率较低,即便 EBV-VCR-IgM 阴性,也不能除外 EBV 感染。VCR-IgM 仅在 EBV 首次感染急性期可见滴度明显升高,恢复期和健康携带者抗体滴度稳定在低水平,再次感染、复发或免疫抑制患儿往往不表现此抗体的升高,易出现假阴性反应。微小病毒、巨细胞病毒、钩端螺旋体及弓形虫等感染时,VCR-IgM 易出现假阳性反应;VCR-IgM 还容易受到类风湿因子的干扰而出现假阳性结果。

5.其他 肝功能损害,部分患者可有蛋白尿。累及中枢神经系统时脑脊液可有相应改变。10%左右病例心电图有 T 波改变或 P-R 延长。

三、诊断标准

1.临床症状 至少 3 项以上阳性:①发热,热型不定,持续 1~4 周或更长时间后骤退或渐退;②咽炎及扁桃体炎:常有咽痛及咽部充血,扁桃腺炎伴厚霜样渗出物;③颈部淋巴结肿大(1cm 以上):常见,全身淋巴结均可累及,颈后三角区最常累及;④肝脏肿大(4 岁以下,2cm 以上;4 岁以上,可触及):多数伴肝功能损害;⑤脾脏肿大(可触及);⑥皮疹:斑疹或斑丘疹,或眼睑水肿。

2.血象检查 ①WBC 分类,淋巴细胞>50%,或淋巴细胞总数>$5×10^9$/L;②异型淋巴细胞>10%,或总数>$1×10^9$/L。

3.EBV 抗体 急性期 EBNA(-),以下一项(+):①EB 病毒抗衣壳抗原抗体(VCA-IgM)初为阳性,随后转阴性;②先后双份血清 VCA-IgG 升高 4 倍;③EA-IgG↑;④VCA-IgG 由阳性转阴性,EBNA-IgG 转阳性。

4.除外传染性单核细胞增多综合征。

具备诊断标准 1 项中任意 3 条,并同时具备 3、4 项,有或无 2 项即可诊断。应注意与链球菌性扁桃腺炎、急性咽峡炎、川崎病、急性淋巴细胞白血病、淋巴瘤及坏死性淋巴结炎等鉴别。

我国 IM 发病的高峰年龄在学龄前和学龄儿童,其血清嗜异凝集抗体常阴性,而外周血异型淋巴细胞比例>10%的病例在学龄前儿童 IM 中只有 41.8%,因此,有学者建议国内 IM 的诊断应用下列标准:

(1)下列临床症状中的 3 项:发热、咽峡炎、颈淋巴结大及肝脾大。

(2)下列 3 项实验室检查中任 1 项:①抗 EBV-CA-IgM 和抗 EBV-CA-IgG 抗体阳性,且抗 EBV-NA-IgG 阴性;②抗 EBV-CA-IgM 阴性,但抗 EBV-CA-IgG 抗体阳性,且为低亲和力抗体;③嗜异凝集抗体阳性;④外周血异型淋巴细胞比例≥10%。同时满足以上 2 条者可以诊断为 EBV-IM。

四、合并症

约20% IM儿童可有一种或多种并发症,多于疾病高峰期或恢复期出现。少有永久后遗症。

1.EBV引起鼻咽部、腭和扁桃体肥大及其周围软组织水肿,导致气道阻塞。进行性气道阻塞是IM最常见的住院指征。

2.药物性皮疹　氨苄西林抗体免疫复合物沉积引起。IM患者如给予氨苄西林,皮疹发生率可增加至60%～100%,多发生于成年人。

3.血液系统并发症　EBV激活感染或转染的B细胞,使机体产生多种抗体,引起造血系统异常:①自身免疫性溶血性贫血,再生障碍性贫血;②病程的2～3周25%～50%可发生轻度血小板减少($50×10^9/L$～$100×10^9/L$),少见重度血小板减少($<20×10^9/L$);③约3%的患者发生粒细胞减少($<1×10^9/L$),持续时间数天到2周不等。

4.神经系统并发症　50% IM患者可伴有头痛,1%～5%表现为严重的神经系统症状,包括脑膜脑炎、小脑炎、横贯性脊髓炎、吉兰,巴雷综合征及脑神经炎等,以脑膜脑炎最常见。

5.脾破裂　一般发生在病程的2～4周,但可于发病第3天至病程2个月时。下列线索有助于IM合并脾破裂的诊断:①近期内有IM病史;②发病前有剧烈运动或轻微外伤史;③突然出现的腹痛,有时疼痛向左肩部放射(Kehr征),下腹部有触痛及反跳痛;④短期内脾脏的突然增大;⑤无明确原因的急性失血性贫血伴心动过速及低血压等。通常腹部B超或CT检查有助于确定诊断。

五、预后

免疫功能正常的个体自然病程为1～2周,部分患者会复发,发热、淋巴结肿大和乏力症状可持续数周至数月。患者血清LDH值高于1200U/L提示组织损伤程度,可以成为判断病情严重性的主要依据之一。病死率1%～2%,极少数个体在EBV原发感染后出现致命的并发症,称为暴发性IM或致死IM,死因常为HLH、暴发性肝炎引起的严重出血倾向及肝功能衰竭,且多发生在基因或免疫缺陷个体。

六、治疗

目前无特异疗法,采取综合治疗措施。一般3～4周症状可消失或好转,预后大多良好。

(一)对症及支持治疗

IM传染不强,但流行时应予以隔离,以减少传播病毒机会。急性期应卧床休息,加强护理,注意营养,积极预防并发症。有继发感染时可应用抗生素。血清疗法:恢复期患者血清10～20ml/次,肌内注射,可减轻症状。多不主张作常规用肾上腺皮质激素。应用指征包括中毒症状重、咽喉水肿、急性溶血性贫血、血小板减少、心肌炎、心包炎及神经系统并发症。泼尼松或地塞米松5~7天。静脉注射免疫球蛋白具有抗病毒作用,0.4~0.5g/(kg·d)静脉滴注2~3天。可缩短病程及改善预后。

(二)抗病毒治疗

有报道用甲硝唑(600~1200mg/d,共5~7天)治疗咽喉炎型。阿昔洛韦30mg/(kg·d)加皮质激素对重症IM有明显疗效。对并发自身免疫性溶血及血小板减少亦可在24小时内开始改善。α-干扰素(3~5)万U/(kg·d),肌内注射,连用7~14天,抗病毒谱广,可取得较好的临床效果。抗DNA病毒药物更昔洛韦对病毒感染的淋巴细胞有高度亲和性,故能明显缩短白细胞总数及异型淋巴细胞恢复时间,能明显缩短平均住院日、体温恢复时间及肝、脾、淋巴结缩小时间。

(三)并发症治疗

如呼吸道阻塞作气管切开;脾破裂应急症手术,行脾切除为主,也有建议在无剧烈腹痛及反跳痛,出血情况稳定时可保守治疗。预防脾破裂:①IM脾脏的病理改变恢复慢,应在症状改善后2~3个月甚至6个月才能运动;②IM患儿应注意处理便秘,避免增加腹压造成脾破裂;③IM患儿应尽量少用阿司匹林降温,因其可能诱发脾破裂及血小板减少。

七、疗效标准

1.治愈 ①症状与体征消失;②血象和肝功能等实验室检查恢复正常(血清特异性抗EBV抗体除外);③并发症治愈;观察1个月无复发。

2.好转 ①症状与体征好转;②血象与肝功能等实验室检查好转;③并发症好转或治愈。

3.无效 ①症状与体征无好转或恶化;②实验室检查无好转或恶化;③并发症发生或恶化。

第十四章 单核-巨噬细胞系统疾病

组织细胞增生症是一组以单核巨噬细胞和树突状细胞增生为主的疾病。组织细胞在这里被定义为一组免疫细胞，包括巨噬细胞和树突状细胞。

巨噬细胞的主要功能包括组织重构、肿瘤抑制、促进，抗原的递呈和免疫刺激。树突状细胞的主要功能是抗原递呈和免疫系统的调节。虽然该疾病的主要病理细胞是组织细胞。但是这里指的组织细胞是非常有针对性的，并不包括储积性疾病，譬如高血脂为表现的黄色素瘤，慢性感染引起的肉芽肿如肺结核或异物导致的肉芽肿。

第一节 朗格汉斯细胞组织细胞增生症

朗格汉斯细胞组织细胞增生症(langerhan's cellhistocytosis, LCH)是一种少见的以单核-吞噬细胞系统特定的树突细胞增生为特点的疾病，为儿童最常见的组织细胞疾病。该病发病高峰年龄为1～4岁，也可出生即发病，男：女发病比例为1.2～2∶1。各研究报道儿童发病率不一，约为3.5～7.0/100万。LCH临床表现具有异质性，轻者仅累及皮肤、单骨或多骨损害，重者可累及多器官系统并造成重要脏器功能损害。LCH患儿的总体病死率约为15.0%，远期后遗症发生率为30.0%～40.0%。以往依据本病的发病年龄、病变范围和临床表现分为三种，即韩-薛-柯病，勒雪病和嗜酸性肉芽肿。实际上三者临床表现相互关联、重叠，为婴儿和儿童不同年龄期的不同表现，可有过渡型，相互转化。

一、病因及发病机制

朗格汉斯细胞组织细胞增生症病因及发病机制尚不清楚。目前多认为本病是与免疫功能异常有关的反应增殖性疾病，近几年有部分学者认为本病是一种肿瘤性疾病。目前存有克隆性增生学说和肿瘤学说

1.克隆性增生学说 1973年Nezelof首次通过电镜发现LCH患者病变组织存在特异的Birbeck颗粒，推测该类细胞可能源于朗格汉斯细胞(langerhans cells, LCs)。其后经免疫组化证实此种细胞的特性和正常LCs非常接近，从而确立了本症是LCs异常增生的结果。

LCs或树突状细胞(dendritic cells, DCs)起源于髓系和淋系细胞前体，是重要的抗原提呈细胞，在免疫系统中起着重要的调节作用，可分泌多种具有生物活性的因子。有人发现LCH

患儿存在 T 细胞免疫功能降低和自然杀伤细胞（natural killer cell，NK cell）功能缺陷，免疫功能降低的程度与病情轻重有关。Senechal 等研究发现，LCH 患者中调节性 T 细胞（regulatory T cell，T-regs）的积累与未成熟 LCs 增殖有关，阻止免疫系统对未成熟 LCs 的应答，使病变增殖、扩散。T-regs 通过增殖抑制宿主免疫系统对 LCH 细胞的消除过程是近期发现的该病可能的发病机制，T-regs 可能成为未来治疗 LCH 的靶点。未成熟 LCs 表面存在多种炎性趋化因子受体，它们可自发募集到炎性反应部位。LCs、T 细胞、内皮细胞和角质细胞及其分泌的多种细胞因子和趋化因子共同参与了此免疫反应事件。

2.肿瘤学说　有研究发现在增生的朗格汉斯细胞存在染色体等位基因缺失、染色体不稳定性增高及 Ki-67、P53、P16 及 Bcl-2 等细胞周期蛋白及原癌基因表达上调等异常，提示本病是一种肿瘤性疾病。Leenen PJ 等将恶性组织细胞肉瘤病毒转入小鼠机体后，包括朗格汉斯细胞在内的多种组织细胞均能发生肿瘤性，也提示本病可能是一种肿瘤性疾病。遗传学研究发现 LCH 有一定的家族聚集倾向，单卵双生子发生 LCH 较双卵双生子几率高，提示本病与肿瘤性疾病一样具有遗传易感性。本病有浸润及多系统受累特点，抗肿瘤药物治疗有效，也提示本病是一种肿瘤性疾病。但也有学者通过包括流式细胞术、染色体核型分析、矩阵比较基因杂交技术以及单核苷酸多态性分析等多种分子生物学技术均未发现本病有染色体、基因及细胞周期蛋白的异常，对肿瘤学说提出了挑战。而且，肿瘤学说也不能解释部分患者存在自愈的现象及朗格汉斯细胞处于相对成熟状态等现象。因此，肿瘤学说目前还存在争议。

随着基因分子生物学和二代测序技术的发展，2010 年 Badalian-Veryd 等首次发现 50.0% 以上的 LCH 患儿 LCs 中存在 BRAF V600E 基因突变，BRAF 是丝裂原活化蛋白激酶（mitogen-activated protein kinase，MAPK）信号通路中的关键因子，是由 RAS 蛋白偶联的受体酪氨酸激酶活化的一种蛋白激酶，能使其下游的丝氨酸/苏氨酸蛋白激酶（mitogen-activated protein kinases，MEK）和细胞外的信号调节激酶（extracellular signalregulated kinase，ERK）磷酸化，在 RAS-RAF-MEK-ERK 信号通路中起重要作用，参与调控广泛的细胞生物学事件，如细胞的增殖、存活、分化和凋亡。BRAF V600E 基因突变激活 BRAF 蛋白，从而激活下游的 MEK-ERK 信号通路，促进肿瘤的发生、发展。BRAF V600E 基因突变的发现为 LCH 是肿瘤源性疾病提供了有力的证据。

因此总的来说 LCH 起源于髓系 DC 前体细胞，具有免疫调节异常和肿瘤性增殖双重特性。据此 Berres 等提出"LCH 为炎症性髓系肿瘤"的假说：BRAFV600E 基因突变或其它刺激影响了髓系 DC 前体细胞的定向分化、归巢和增殖程序；当病理性前体细胞被"误导"于病变部位时，它们异常分泌或表达多种细胞因子、趋化因子及其配体，以维持自身在病变部位的滞留和增殖，并活化和驱动"旁路"细胞向病变部位的浸润。

二、临床表现及常见受累部位

【临床表现】

虽然目前并不建议讲传统的朗格汉斯细胞组织细胞增生症像过去那样截然分为韩薛柯病、勒雪病和嗜酸性肉芽肿，但是将该病分为三种亚型来描述临床表现还是对该病的识别是非常有帮助的。

嗜酸性肉芽肿包括局灶性或者多发性骨骼损害,主要见于年龄较大的儿童及青少年,一般在5~10岁为发病的高峰。LCH患儿中大约60~80%除了有其他系统的损害外,还伴有骨骼的损害。

韩薛柯病是一种多系统损害的疾病,通常称为突眼,骨损害和尿崩症的临床三联征。多发生于2~5岁的儿童,也可见于其他年龄段。由于眼窝内的瘤块导致骨缺损和眼球突出。但是由于视神经和相关肌群很少收到损害,故很少引起视力的丧失或者斜视。骨骼的常见受累部位有包括头骨、肋骨、骨盆和肩胛骨。表现为呈囊肿状突起,质软,压痛,可触及骨损边缘。下颌受累致牙齿松动脱落及齿槽脓肿。患儿有时因牙齿的脱落而被父母发现患病,由于颞骨和外儿骨的损害,有些患儿会有中耳炎样表现如外耳道流液等。尿崩症:部分病儿发生尿崩,主要是因为垂体受浸润或蝶鞍破坏压迫所致,但生长发育障碍者少见。

勒雪病比较少见,占该病不到10%,往往比较严重。通常情况下,患者年龄小于2岁且有鳞状的脂溢性湿疹,有时是紫色的皮疹,包括头皮、耳道、腹部和颈部和脸部的交错区域。皮疹可能是黄斑或结节状。溃疡可能会产生,特别是在相互摩擦的区域。溃烂和剥蚀的皮肤由于微生物的侵入,导致败血症。耳朵流液、淋巴结及肝脾肿大、严重的肝功能异常、低蛋白血症和凝血因子的合成减少。纳差、易烦躁,有时伴有严重的肺部症状,如咳嗽、呼吸急促和气胸。严重时可累计血液系统,由于骨髓浸润导致全血细胞减少。

【常见的受累部位】

1.骨骼　在骨损害中,具有造血功能的骨骼疼痛比较常见,在影像学上有骨破坏的表现。以颅骨多见,其他如颌骨、乳突、长骨近端、肋骨和脊椎骨等也可受累。可为单一或多发性骨损害。颅骨病变开始为头皮表面隆起,硬而有轻度压痛,当病变蚀穿颅骨外板后,肿物变软,触之有波动感。多可触及颅骨边缘呈锯齿状。眶骨破坏多为单侧,可致眼球突出或眼睑下垂。下颌骨破坏致齿槽肿胀,牙齿脱落。发生于6个月以内婴儿可有早出牙早落牙现象。脊柱严重的骨损害可导致压缩性骨折。放射性核素骨扫描(^{99m}tc-poly)可显示局部摄取增强。磁共振成像(MRI)显示骨损害。

2.皮肤　皮肤损害常见于弥散性皮疹样损害,如同脂溢性皮炎。约50%的患儿于起病早期出现。主要分布于躯干、头皮和耳后,也可见于会阴部。起病时为淡红色丘疹,直径2~3mm,继而呈出血性,或湿疹样及皮脂溢出样等;以后皮疹结痂、脱屑。触摸时有刺样感觉,脱痂后留有色素脱失的白斑或色素沉着。各期皮疹可同时存在,常成批出现,一批消退,一批又起。

外耳道溢脓也较常见,为耳道软组织或骨组织朗格汉斯细胞浸润的结果,除外耳道流脓外可伴有耳后肿胀和传导性耳聋。常呈慢性反复发作,与弥漫性耳部细菌感染很难区别,但对抗生素不敏感。CT检查可见骨与软组织病变。

皮肤出血点或者紫癜,肉芽肿或者溃疡性损害,黄脂瘤样表现。

3.肺部　肺部病变主要包括呼吸困难,气促、紫绀、咳嗽、气胸或者胸水。影像学表现为弥漫性浸润或者结节灶样改变。有时与粟粒型肺结核很难区分。

4.肝　肝脏肿大。肝功能障碍包括:低蛋白血症(总蛋白少于5.5g/dl和/或白蛋白少于

2.5g/dl)、水肿、腹水。高胆红素血症（胆红素水平大于1.5mg/dl,不能归因于溶血）。术前肝活组织检查更常表现为门静脉炎,较少发生纤维组织细胞浸润或胆管增生。硬化性胆管炎、纤维化和肝衰竭可能需要肝脏移植。

5.造血系统 造血系统的功能主要包括贫血（血红蛋白水平低于10g/dl,不是由于缺铁或感染所致）。白细胞减少（中性粒细胞低于1500/mm³）,或血小板减少（减少<100000/mm³）。

6.淋巴结 LCH的淋巴结病变可表现为三种形式:①单纯的淋巴结病变,即为淋巴结原发性嗜酸性粒细胞肉芽肿;②为局限性LCH的伴随病变,常伴有溶骨性病变或皮肤病变;③为全身弥漫性病变的一部分。常累及颈部或腹股沟部位的孤立淋巴结,可有局部疼痛。单纯淋巴结受累者预后好。

三、实验室检查

1.血象:无特异性改变,以不同程度贫血较多见,多为正细胞正色素性。重症患者可见血小板降低。

2.常规免疫检查大都正常,T抑制细胞及T辅助细胞都可减少,可有淋巴细胞转化功能降低,T淋巴细胞缺乏组胺H_2受体。

3.病理活检或皮肤印片:病理活检是本病的诊断依据,可做皮疹、淋巴结或病灶局部穿刺物或刮除物病理检查。病理学特点是有分化较好的组织细胞增生,此外可见到泡沫样细胞、嗜酸性粒细胞、淋巴细胞、浆细胞和多核巨细胞。不同类型可由不同细胞组成,严重者可致原有组织破坏,但见不到分化较差的恶性组织细胞。慢性病变中可见大量含有多脂质性的组织细胞和嗜酸细胞,形成嗜酸细胞肉芽肿,增生中心可有出血和坏死。

凡符合以上临床、实验室和X线特点,并经普通病理检查结果证实,即可初步诊断。确诊条件:除上述临床、实验室和普通病理结果外,尚需进行免疫组化检查,如S-100蛋白阳性,特别是电镜检查Birbeck颗粒。

四、诊断

LCH诊断需要临床症状、X线检查和病理检查三方资料互相参照,病理学检查是确诊的依据。有条件应活检送电镜找含Birbeck颗粒的LC。

1987年国际组织细胞协会的《郎格罕细胞组织细胞增生症病理诊断标准》中,确诊指标中的金标准有"电镜检查发现病变细胞内含Birbeck颗粒",由于近年来发现郎格素（langerin,CD207）表达阳性可以代表Birbeck颗粒,所以郎格素具有与Birbeck颗粒相同的确诊意义。因此,在2009年新版"指南"中规定,上述两者具备其中1项即可确诊。"指南"认为,只有在颈椎的扁平椎或齿状突（odontoid peg）孤立性受累、无软组织受累的LCH患者,由于活检风险大于组织诊断的需要,可以将Birbeck颗粒作为必需项目。因此,在1987年标准的基础上,2009年新版"指南"的标准为:

1.初诊 仅依据病理检查的光镜所见典型的LCH细胞。

2.诊断 在光镜检查的初诊基础上,以下 4 项中≥2 项指标阳性:①ATP 酶阳性;②CD31,S-100 蛋白阳性;③D-甘露糖酶阳性;④花生凝集素受体阳性。

3.确诊 在光镜检查的初诊基础上,以下 3 项中≥1 项指标阳性:①郎格素阳性;②CD1a 抗原(T6)阳性;③电镜检查发现病变细胞内含 Birbeck 颗粒。

五、治疗前评估及临床分类

1.治疗前评估 在治疗前进行完整的病史、体格检查、实验室和影像学评估,推荐了基本检测和评估的项目,以及根据特定临床表现的特殊检查项目。去除了非特异性的临床表现内容,增加了组织病理学、影像学的内容,使器官受累的标准更加科学、客观和全面,具体如下。

(1)"危险器官"受累的标准:

1)造血功能受累(伴或不伴骨髓侵犯):符合以下≥2 项:①贫血:血红蛋白<100g/L,婴儿<90g/L(不是由于铁缺乏等其他原因);②白细胞减少:白细胞<4×10^9/L;③血小板减少:血小板<100×10^9/L。骨髓侵犯的定义是在骨髓涂片上证实有 CD1a 阳性细胞。

2)脾脏受累:脾脏在锁骨中线肋缘下>2cm。

3)肝脏受累:符合以下≥1 项:①肝脏在锁骨中线肋缘下>3cm;②肝功能不良:血浆蛋白<55g/L,白蛋白<25g/L。不是由于其他原因所致;③LCH 的组织病理学诊断。

4)肺受累:符合以下≥1 项:①肺的高分辨率 CT(HR~CT)的典型表现(如果条件许可,应用低剂量多探测器 HR-CT);②LCH 的组织病理学/细胞学诊断。

(2)特殊部位受累:压迫脊髓的颈椎导致扁平椎、齿状突受累,伴有脊髓内软组织受压及病变位于重要功能区。由于疾病进展和局部治疗障碍可对患者构成中度危险。

(3)颅面骨受累:眼眶、颞骨、乳突、蝶骨、颧骨、筛骨损害,或上颌窦或鼻旁窦,或颅窝损害,伴有颅内软组织受压。

(4)眼受累:眼球突出,突眼,或眼眶损害,颧骨或蝶骨损害。

(5)耳受累:外耳炎,中耳炎,耳漏,或颞骨、乳突或岩部骨损害。

(6)口腔受累:口腔黏膜、牙龈、腭骨、上颌骨、下颌骨损害。

(7)可危及中枢神经系统(CNS)的损害:长期的颅骨受累(不包括穹隆受累),可使患者易患尿崩症。在多系统 LCH 患者,有颅面部,尤其是耳、眼、口受累者,在病程中易发生尿崩症。

2.临床分类 为指导治疗及判断预后,根据上述器官受累的新标准,进一步对病情进行临床分类。与 1987 年 Lavin 和 Osband 的临床分级标准相比较,不再考虑年龄因素,而以考虑脏器与系统受累为主,具体如下:

1)单系统 LCH(SS-LCH):有 1 个脏器/系统受累(单病灶或多病灶):①单病灶或多病灶(>1 个)骨骼受累;②皮肤受累;③淋巴结受累(不是其他 LCH 损害的引流淋巴结);④肺受累;⑤下丘脑.垂体/CNS 受累;⑥其他(甲状腺、胸腺等)。

2)多系统 LCH(MS-LCH):有≥2 个脏器/系统受累,伴有或不伴有"危险器官"受累。

3)下列定位及病变程度分类是全身治疗的指征:包括:

①SS-LCH 伴有可危及 CNS 的损害;

②SS-LCH 伴有多病灶骨骼损害(MFB);
③SS-LCH 伴有特别部位损害;
④MS-LCH 伴/不伴危险器官的损害。

六、鉴别诊断

本症应与某些骨骼、淋巴和皮肤器官的疾病以及其他组织细胞增多症相鉴别。

1.骨骼疾病 上述骨骼的不规则破坏、软组织肿胀、硬化和骨膜反应同样常见于骨髓炎、尤文肉瘤、成骨细胞肉瘤、神经母细胞瘤骨转移、颅骨的表皮样瘤及纤维发育不良等。颅骨的溶骨性损害、突眼以及上眼睑瘀斑往往是神经母细胞瘤的早期表现。

2.淋巴网状系统 肝脾和淋巴结肿大,特别是颈淋巴结肿大提示弥漫性肉芽肿病,如结核及组织胞浆菌病等。

3.皮肤病 本症的皮肤改变与脂溢性皮炎、特应性湿疹、脓皮病、血小板减少性紫癜或血管炎等鉴别。皮肤念珠菌感染可能与本病的鳞屑样和色素脱失为其特点,皮疹压片可见成熟组织细胞。

七、预后

总体预后良好,经正规治疗的患儿,治愈率达 80%。但预后取决于危险脏器受累的数目及对诱导治疗反应,年龄小于 2 岁不是决定预后的关键因素。危险脏器受累且对诱导治疗反应差的患者仅 20% 治愈,对这类患者采取造血干细胞移植术可提高治愈率达 40%~50%。

八、治疗

从 1991 年开始对 MS-LCH 进行了 3 个大规模、国际化、前瞻性的治疗研究,即 LCH-Ⅰ、LCH-Ⅱ、LCH-Ⅲ研究。在 2009 年新版"指南"中,反映了上述研究的结果。由于 LCH-Ⅳ研究、LCH-S-2005 研究、LCH-HCT 研究尚未结束或发表,在该"指南"中仅简单提及。该"指南"强调:①与总疗程 6 个月的化疗相比,总疗程 12 个月的化疗可减少疾病的复发率。②在 MS-LCH 患者,不论是否有"危险器官"受累,如诱导方案 6 周治疗有效,则有很好的长期存活率。③VBL+泼尼松的诱导方案已被证实有效,并且副作用很少,因此作为所有 MS-LCH 患者的初治疗法。④如果 MS-LCH 有"危险器官"受累者应用诱导方案 6 周无效,则预后较差,需要第 2 疗程的早期强化治疗。⑤SS-LC 伴有多病灶骨骼损害、特殊部位损害、可危及 CNS 的损害者,治疗后的预后好,但有 30%—50% 的复发率。这些患者有 40% 的可能发生尿崩症或其他内分泌疾病,以及实质性脑病。在基底核和小脑发生实质性脑病有很大危险性。对这些患者的治疗目的是防止再发、尿崩症和永久性不良结局。"指南"根据上述临床分类,制定了治疗原则并推荐治疗方案,汇总国内外有关治疗的文献,将药物应用的具体方法一并介绍如下:

(一)一线化疗

1.MS-LCH ①VBL+泼尼松6周诱导方案:不论是否有"危险器官"受累,均可应用该方案。在第1、8、15、22、29、36天静脉推注VBL,每次6mg/m²。在第1～29天口服泼尼松,每日40mg/m²,第29天后减为每日20mg/m²,第36天后减为每日10mg/m²,第43天停药。②VBL+泼尼松第2疗程方案:对于无"危险器官"受累但治疗后为"中度反应"者、有"危险器官"受累在治疗后有"较好反应"者,接着应用6周的第2疗程。在第43、50、57、64、71、78天静脉推注VBL,剂量同上。每周在静脉推注VBL当天开始口服3d泼尼松,剂量同上。③维持治疗:在上述治疗后6～12周后达到非活动性疾病(NAD)的患者,进入维持治疗。在第7～52周(总疗程的第12个月末),或在第13周到总疗程的第12个月末,每3周1次应用VBL,方法同上;应用VBL的每周中,口服5天泼尼松,剂量同上;每天口服6-巯基嘌呤(6-MP),每日50mg/m²,口服12个月。④解救方案:对于诊断LCH时有"危险器官"受累或在上述初治方案后"危险器官"受累无改善者、在VBL+泼尼松第2疗程后仍然有"危险器官"受累者,进入二线治疗中危险LCH的解救方案。⑤非危险LCH的二线方案:对于无"危险器官"受累但VBL+泼尼松第2疗程治疗后仍然未改善者,进入非危险LCH的二线治疗方案。

2.SS-LCH 伴有可危及CNS的损害或多病灶骨骼损害(MFB)或特别部位损害:①应用上述VBL+泼尼松6周初治方案,接或不接第2疗程,然后应用上述维持治疗,但不用6-MP。总疗程12个月。②DAL-HX83/90方案:见下述。除了上述SS-LCH患者外,不伴有"危险器官"受累的SS-LCH可不进行全身治疗,可进行局部治疗如手术治疗,但须密切随访观察,如果病情进展则转为上述一线治疗。

(二)二线化疗

1.危险LCH的解救方案 用于难治性(正规治疗无效)或复发的伴有"危险器官"受累的MS-LCH、伴有造血功能低下的MS-LCH。

①2-CdA+Ara-C方案:每日先应用Ara-C,每日1000mg/m²静脉滴注2h,然后静脉滴注2-CdA,每日9mg/m²。每4周应用5天2-CdA+Ara-C为1个疗程。至少应用2个疗程。②RIC-SCT:应用氟达拉滨(fludarabine,福达华)+苯丙氨酸氮芥(melphalan,美法仑或米尔法蓝)+全淋巴照射或阿伦珠单抗(抗CD52单抗,alemtuzumab,campath)或抗胸腺球蛋白进行预处理。

2.非危险LCH的二线方案 用于难治性或复发的不伴有"危险器官"受累的MS-LCH。①病灶内注射糖皮质激素:适于不宜手术刮除局部病灶。甲泼尼龙每次75～750mg,局部病灶注射。②长春新碱(VCR)+Ara-C+泼尼松龙方:第1-4周每日口服泼尼松龙共4周,每日40mg/m²,第5～46周改为每日20mg/m²口服,以后逐渐减量,至第52周(12个月)停用。VCR+Ara-C组合:在第1天静脉推注VCR,每日1.5mg/m²,在第1-4天每天皮下注射Ara-C,每日100mg/m²。在第0、2、5、8、12、17、23周中应用1次VCR+Ara-C组合,其间如果达到NAD则停用,如果未达到NAD则以后每6周应用1次VCR+Ara-c组合,直到达到NAD。③2-CdA单药治疗:每日5～6.5mg/m²静脉滴注3d,每3～4周重复1次为1个疗程,可应用2～6个疗程。2-CdA的副作用有感染、发热、胃肠道反应、肝功能损害、骨髓抑制、免疫功能抑制。也可应用小剂量开始的方案,较为安全,起始剂量每日3mg/m²(0.1mg/kg)静脉滴注,如无副作用,在 5~7 天内逐渐增加剂量,达到每日 13mg/m² 再应用 5d。每 3~4 周重复 1 次为 1 个疗程,可应用 1~6 个疗程。④2-脱氧助间型霉素(2-deoxycoformycin,2-DCF)单药治疗:2-DCF 剂量为每次 4mg/m² 静脉滴注,每周 1 次用 8 周,然后改为每 2 周 1 次。应用 16-18 个月可达到 NAD。副作用与 2-CdA 相似。

3.DAL-HX83 方案

(1)患者分类:①A 组:仅有骨骼病变的 SS.LCH;②B 组:软组织病变的 SS-LCH,有或无骨骼病变,无脏器受累;③c 组:伴有脏器(肝、肺、造血系统)受累的 MS-LCH。

(2)诱导缓解:A、B、C 组相同。从第 1 天(第 0 周)开始每天口服泼尼松,每日 40,第 29 天减为每日 20mg/m²,第 36 天减为每日 10mg/m²,第 43 天(第 5 周末)停药。第 1~5 天静脉滴注 VP16,每日 60mg/m²。第 18、25、32、39 天静脉滴注 VP16,每日 150mg/m²,第 15、22、29、36 天静脉推注 VBL 每次 6mg/m²。

(3)维持治疗:①A 组:在第 6-52 周,每天口服 6-巯基嘌呤(6-MP),每日 50mg/m²。在第 9、12、15、18、21、24、30、36、42 周中,每周第 1 天应用 1 次 VBL,方法与剂量同上。应用 VBL 的每周中口服 5d 泼尼松,剂量同上。②B 组:6-MP 和 VBL 用法同 A 组,在应用 VBL 的各周的第 5 天,静脉滴注 1 次 VP16 150mg/m²。③C 组:6-MP、VBL 和 VP16 用法同 B 组,在应用 VBL 的当天,静脉滴注 1 次 MTX 500mg/m²,在应用后 36h,给予四氢叶酸钙 15mg/m² 静脉滴注解救

九、疗效评定标准

1.疾病状态定义

(1)非活动性疾病(NAD):无疾病证据,所有症状和体征消失。

(2)活动性疾病(AD):①疾病消退:症状和体征消退,无新损害出现;②疾病稳定:症状或体征持续存在,无新损害出现;③疾病进展:症状和体征有进展,或有新损害出现(孤立骨损害的患者,疾病进展表示出现新的骨病灶或其他器官病灶)。

2.治疗反应标准

(1)较好反应:①完全消失,达到上述 NAD;②消退:达到上述 AD 的疾病消退。

(2)中度反应:①混合反应:1 个部位有新损害,另一个部位损害消失;②稳定:达到上述 AD 的疾病稳定。

(3)恶化反应:达到上述 AD 的疾病进展。

十、随访

在治疗结束后 5 年内,每 6 个月进行体检,测量身高、体重及青春期发育;第 1 年每 3 个月进行的实验室检测包括:血常规、血沉、肝肾功能及尿渗透压,第 2~5 年每年检查 1 次。对疑有新的病灶或复发的患者进行骨骼影像学检查。对有耳或乳突受累病史的患者,第 1、5 年进行相应的听力检查。对有肺受累的患者,第 1 年每 6 个月进行 HR-CT 和肺功能检查。有肝

功能受累的患者,第1年每6个月行B超检查,第2~5年每年检查1次。对有尿崩症、其他内分泌病变及可危及CNS的损害者,在第1年、以后5年内每2年1次头颅MRI检查。对有CNS受累者,在第1年,以后5年内每2年1次进行神经心理学测定。

第二节 单核-巨噬细胞系组织细胞增生症

噬血细胞综合征(hamophagocytic syndrome,HPS)又称噬血细胞性淋巴组织细胞增生症(hemophagocytic lymphohisttiocytosis,HLH),是一组单核巨噬细胞系统反应增生性疾病。本症以儿童病例报告为多。是以发热、肝脾大、黄疸、出血、全血细胞减少、肝功能异常、凝血障碍、骨髓和其他组织中可发现噬血细胞为特征的临床综合征。分为2型:原发性HPS,又称家族性HPS;继发性HPS。verbsky报道儿童巨噬细胞活化综合征(macrophage activation syndrome,MAS)多属于继发性HPS。

一、病因和发病机制

1.原发性HPS 为常染色体隐性遗传病,其发病和病情加剧常与感染有关。部分患儿无家族史。目前国际上已确定3种基因缺陷与此综合征有关,主要是穿孔素基因及Muncl3-4(17q25)基因和SyntaxinⅡ基因。病理生理特点为细胞毒T细胞和巨噬细胞增殖与活化、高细胞因子血症、杀伤T细胞和自然杀伤(NK)细胞功能缺陷。穿孔素基因是一种与T、NK细胞杀伤靶细胞有关的细胞蛋白质。穿孔素插入效应细胞膜中使其穿孔,并激发和促进细胞毒T细胞、巨噬细胞自身凋亡。当穿孔素基因发生突变时,造成细胞毒T细胞和巨噬细胞增殖、活化、凋亡受阻,因而造成细胞毒T细胞和巨噬细胞大量聚集,形成细胞因子风暴,细胞因子主要有IFN-γ、IL-10、TNF-α、sIL-2r、IL-6和IL-1受体拮抗物等。临床征象和实验室改变均可归咎于细胞因子的生物学作用。TNF-α和其他一些因子可引起发热及器官损害,同时TNF-α、IFN-γ,又可激活巨噬细胞,导致噬血现象发生,引起血细胞减少。T、NK细胞激活辅助细胞,释放趋化因子,既活化巨噬细胞,又活化T细胞和NK细胞,从而形成自分泌链,导致巨噬细胞持续活化,以致病情逐步加重。

2.继发性HPS 通常分成以下3型:

(1)感染相关性HPS(infection-as-sociatedhemophagocytic syndrome,IAHS),大多由病毒感染引起,故又称为病毒相关性HPS(vAHs),也可由细菌、真菌、原虫等感染引起。

(2)肿瘤相关性HPS(maliglancy associatedhemophagocytic syndrome,MAHS),可发生于恶性肿瘤治疗前或治疗过程中,多见于急性淋巴细胞白血病、淋巴瘤、多发性骨髓瘤、生殖细胞肿瘤、胸腺瘤等。

(3)其他原因:如幼年性类风湿关节炎、SLE、某些药物等,又称MAS。继发性HPS的病理生理与家族性HPS一样,但对其发病机制的了解相对较少,继发因素造成机体免疫功能紊乱至关重要。最近有研究显示,EB病毒(EBV)感染后EBV的膜潜伏蛋白1(LMP1)表达增强;也有研究发现,EBV 感染后出现 IL-18/IL-18 结合蛋白(IL-18BP)之间失衡,IL-18/IL-18BP 达 4.5 以上。上述原因均可导致机体细胞毒 T 细胞和巨噬细胞凋亡受阻,细胞毒 T 细胞和巨噬细胞增殖与活化、NK 细胞功能缺陷、Th1 细胞增高诱生大量细胞因子。

二、临床表现

1.早期多有发热,热型波动而持续,可自行下降;肝、脾明显大,且呈进行性;约有 50% 患者有淋巴结大,甚至为巨大淋巴结;约 20% 的患者可出现一过性皮疹,多伴高热,无特异性;还可出现黄疸、腹水等。

2.中枢神经系统症状晚期多见,但也可发生在病程早期。表现为兴奋,抽搐,婴儿前囟饱胀,颈强直,肌张力增高或降低,第Ⅳ或第Ⅷ对颅神经麻痹,共济失调,偏瘫或全瘫,失明和意识障碍,颅内压增高等。

3.其他可有寒战、乏力、厌食、体质量下降、胃肠道症状、呼吸系统症状等。

三、实验室检查

1.血象多为全血细胞减少,以血小板计数减少最为明显,白细胞计数减少程度较轻;观察血小板计数变化,可作为本病活动性的一个指征。病情缓解时,首先可见血小板计数上升;而在病情恶化时,则首先见到血小板计数下降。

2.骨髓像早期为增生性骨髓像,噬血细胞现象不明显,常表现为反应性组织细胞增生,无恶性细胞浸润。该病极期除组织细胞显著增生外,红系、粒系及巨噬细胞系均减少,可有明显的吞噬血细胞现象。晚期骨髓增生度降低,很难与细胞毒性药物所致的骨髓抑制相鉴别。有的病例骨髓可见大的颗粒状淋巴细胞,胞体延长如马尾或松粒状,可能是 HPS 的一种特殊类型的淋巴细胞。

3.血液生化检查血清转氨酶、胆红素、三酸甘油、LDH、中性粒细胞碱性磷酸酶(NAP)可增高。在全身感染时,可有低钠血症、低清蛋白血症及血清铁蛋白增多。

4.凝血功能在疾病活动期,可有血浆纤维蛋白原减低,纤维蛋白降解产物增多,部分凝血活酶时间延长。肝损害时凝血酶原时间也可延长。

5.免疫学检查抗核抗体(ANA)和抗人球蛋白试验(CombS 试验)可呈阳性。在疾病活动期,IFN-γ 水平增高,IL-10 水平也多增高。家族性 HPS 常有 NK 及 T 细胞活性降低。

6.脑脊液检查细胞数增多,主要为淋巴细胞,可能有单核细胞,但很少有噬血细胞,蛋白质增多,部分患者即使有脑炎的临床表现,其脑脊液亦可能正常。

7.病理学检查受累器官病理活组织检查在单核巨噬细胞系统发现良性的淋巴组织细胞浸润,组织细胞呈吞噬现象,以吞噬红细胞最多,有时也吞噬血小板和白细胞。

四、诊断

由于缺乏特异性实验室诊断方法，诊断 HPS 有时非常困难，因而误诊和漏诊者较多。家族性与继发性 HPS 很容易混淆。一般认为，2 岁前发病者多提示为家族性 HPS，而 8 岁后发病者，多考虑为继发性 HPS。2-8 岁发病者，则要根据临床表现来判断，如果还难确定，则应按家族性 HPS 处理。但成年人发病也不能完全排除家族性 HPS。2004 年 WGHS 对原诊断指南重新修订如下。

符合以下标准中 1 项可作出 HPS 的诊断：

1. 分子生物学诊断符合 HPS。
2. 符合以下诊断标准 8 条中的 5 条（A 和 B）。

A. 初诊标准：临床标准：①发热，持续时间＞7 天，最高体温＞38.5℃；②脾大（肋下〕3cm）；实验室标准：③血细胞减少（外周血可有 2 或 3 系受累），不是由于骨髓增生减低或增生异常所致，Hb＜90g/L，血小板＜$10×10^9$/L，中性粒细胞＜$1.0×10^9$/L；④高三酰甘油血症和（或）低纤维蛋白血症：三酰甘油（空腹）≥2.0mmol/L，或增高≥3s，纤维蛋白原≤1.5g/L 或降低≤3s；⑤组织病理学：骨髓或脾或淋巴结发现噬血细胞存在（增多），无恶性病变证据。

B. 新诊断标准：⑥NK 细胞活性降低或完全缺少；⑦血清铁蛋白≥500ug/L；⑧可溶性 CD25（SIL-2r）≥2400U/mL（诊断家族性 HPS 必须符合诊断条件，且有阳性家族史，父母近亲婚配作为支持诊断的条件）。

五、鉴别诊断

1. **原发性和 sHLH 的鉴别**　原发性和 sHLH 在发病机制、治疗及预后方面有所差别。原发性 HLH 具有家族遗传倾向，和基因缺陷，一般发病年龄较早、病情较重、易于反复，HSCT 为目前唯一根治性治疗手段。sHLH 一般无家族史或免疫缺陷，但多有明确的诱因或基础疾病，病情相对较轻，一般不需要 HSCT 治疗，故即使符合 HLH 临床诊断标准，也需尽量及时检查是否存在 HLH 相关基因的突变，明确 HLH 类型，指导临床合理治疗。对于 sHLH，应积极寻找病因（常见的如感染、肿瘤及风湿免疫性疾病），并治疗原发病。对病因不明者，通过系统随访观察可能发现原发病。一般可根据特殊临床表现、免疫学和分子遗传学分析对两者加以鉴别。NK 细胞活性检测及 sCD25 测定对于 HLH 具有较高的敏感性和特异性，但一般的实验室开展有困难。血清铁蛋白≥10000ug/L 对于 HLH 的诊断有较高的特异性。而干扰素（IFN）-γ、白介素（IL）-10 明显增高，IL-6 正常或轻度增高的细胞因子谱对于 HLH 有很高的特异性，对于 HLH 与病毒感染、细菌感染的鉴别及肿瘤、自身免疫性疾病合并 HLH 的判断具有重要的价值。但另外需要强调的是，即使未检测 HLH 相关基因突变或明确诱发因素，并不能完全排除原发性 HLH。

2. **HLH 与其他疾病的鉴别**　目前 HLH，尤其是 sHLH 的诊断主要基于非特异性的临床表现和实验室检查，因此需对下述临床表现与 HLH 相似的疾病进行鉴别，并警惕该疾病继发

HLH 的可能：①重症感染：重症感染、全身炎症反应综合征（SIRS）、多器官功能衰竭综合征（MODS）等。同时，HLH 治疗过程，可能再次发热，应注意鉴别是 HLH 复发抑或是继发感染。②血液病：朗格罕细胞组织细胞增生症（LCH）、骨髓增生异常综合征（MDS）、门身免疫性溶血性贫血等可有血象改变、肝脾肿大、肝功能异常等类似 HLH，需加以鉴别

六、治疗

WGHS 94 诊治方案（HLH-94）公布以后，先后有 20 多个国家参与了该组织的病例登记和统一治疗方案协作。在总结 94 方案的基础上，该组织于 2004 年又公布了新的治疗方案（HLH-04）。新方案将环孢素提前到第 1 天就开始应用，余同 94 方案。通过这个诊治方案的国际间协作，使临床医师进一步加深了对本症的认识。这是近年来通过国际间协作，提高对儿童少见病认识最成功的范例之一。本病进展迅速、病死率高，确诊后应立即开始治疗。有些不完全符合该诊断标准的病例，也可以在严密观察病情的同时给予治疗。

以下方案适用于家族性和继发性 HPS 中严重病例及病情持续存在的病例。继发性 HPS 部分病例在诱发因素（如细菌、病毒、真菌等）得到控制以后，可在较短时间内恢复。

本症治疗主要包括支持治疗、化学治疗及造血干细胞移植等。对于家族性 HPS，唯一根治方法是化疗缓解后予以造血干细胞移植。然而，由于家族性和继发性 HPS 之间鉴别困难，化疗仍是目前最主要的治疗方法。

1. 治疗方案（HLH-04） 早期治疗阶段（8 周）：地塞米松（Dex）：$10mg/m^2 \cdot d$，每 2 周剂量减半，第 7 周 $1.25mg/m^2 \cdot d$，第 5 周减停；依托泊苷（VP16）：$150mg/m^2$，2 次/周，共 2 周，后 1 次/2 周，共 6 周；环孢素：$4\sim 6mg/(kg \cdot d)$（注意血药质量浓度监测），连服；有神经系统症状或脑脊液异常者，甲氨蝶呤（MTX）与泼尼松龙二联鞘注，第 3 周开始，1 次/周，共 4 次。鞘内注射：第 3～6 周，1 次/周。维持治疗阶段（9～40 周）：除环孢素继续口服外，VP16：$150mg/m^2$，静脉注射，1 次/2 周，共 1a；Dex：$10mg/m^2 \cdot d$，3 天/2 周，共 1a。

2. 造血干细胞移植家族性 HPS 的根治性治疗是同种异体造血干细胞移植。难治性 HPS 采用上述治疗后如能控制病情，还应及早进行异基因骨髓移植以彻底治疗。

3. 免疫治疗有报道用大剂量丙种球蛋白及抗胸腺细胞球蛋白（ATG）亦可使诱导缓解。HPS 的病理生理机制中高细胞因子血症是重要的致病环节，抗细胞因子治疗可中和明显增高的细胞因子，达到减轻病情的目的。一为抗 CD25 抗体，即抗 IL-受体的人源化单抗-达利珠单抗（daclizumab）；另一为抗 TNF-α 单克隆抗体-英夫利昔单抗（infliximab）。

4. 病因治疗继发性 HPS 治疗应基础病与 HPS 并重。病毒或细菌感染常可诱发并加重病情，因此抗生素的正确应用是必要的。对于 MAHS，如 HPS 发生于治疗前的免疫缺陷，则治疗主要是抗感染及抗肿瘤；如果 HPS 发生于化疗后，肿瘤已缓解则停止抗肿瘤治疗，而采用上述治疗方案。

七、预后

HPS预后多不良。家族性HPS病程短、预后差,未经治疗者中位生存期约2个月,不到10%的患者生存期>1a。有的患者经化疗后可存活9a以上。异基因造血干细胞移植使治愈家族性HPS成为可能。由细菌感染引起者预后较好,EBV所致者预后最差,其他病毒所致者,其病死率一般在50%左右。MAHS病死率几乎为10%。HPS的出现往往标志着疾病恶化,主要死亡原因有出血、感染、多脏器衰竭。

第三节 恶性组织细胞增生症

恶性组织细胞病(malignanthistiocytosis,MH)简称"恶组",是组织细胞及其前身细胞异常增生导致的,呈系统性、全身性浸润的高度进展的恶性肿瘤性疾病。其主要特点是肝、脾、淋巴结、骨髓等器官、组织中出现广泛的恶组细胞灶性增生,常伴有明显的血细胞被吞噬现象。临床表现为难以控制的高热、肝脾和淋巴结肿大、全血细胞减少和进行性衰竭,病程大都急剧短促,治疗效果差,预后不良。本病发病率极低,年发病率为<0.5/10万。可见于各年龄组,但多见于20~40岁年龄组,好发于男性青壮年,婴幼儿少见。男女比例约为3:1。

一、发病机制

MH的病因及发病机制目前尚不清楚。通常认为是组织细胞淋巴瘤或急性单核细胞性白血病的一种变异型。近年来报道恶组作为第二恶性肿瘤,常并发于恶性淋巴瘤(B细胞型)、T细胞和裸细胞性急性淋巴细胞白血病、急性粒-单核细胞性白血病,Lennerts淋巴瘤。其原因与化疗和原发性肿瘤免疫抑制,导致染色体异常,克隆恶性突变有关。

有人怀疑MH与EB病毒感染有关,但除了个别病例,不能发现血清中有抗EB病毒抗体的存在。有人认为该病是一种自身免疫增生性疾病,起初为过敏,逐渐转化为肿瘤。有人注意到近年来恶组在中非地区发病率有所上升,推测可能与环境因素有关,但是目前尚缺乏有力的血清学和流行病学证据。国外有学者考虑与遗传因素有关,有报道父子先后发病。国内学者发现恶组尸检中全身淋巴组织呈现高度萎缩,推测患者伴有免疫功能缺陷,至于免疫缺陷是病因还是结果尚无定论。上述情况导致无法进行对因治疗。MH的病因和发病机制是今后进一步研究的方向,这有利于治疗的开展。

二、临床表现

1.一般症状 多数病例起病急骤。发热是最早出现的症状,95%以上MH有发热,以高热为主,热型不规则,可呈弛张热、稽留热或间歇热,亦有低热,皮肤病变为首发症状时可以不发热。

除发热外,还可有畏寒、盗汗、乏力、食欲减退、体重减轻、面色苍白、头痛、口腔和鼻黏膜出血、进行性衰竭等症状。

2.造血器官受累症状 肝、脾和淋巴结因组织细胞浸润而逐渐肿大是本病的特征。肝肿大,质软至中,可有轻至中度压痛,以致有些病例被误诊为肝脓疡。脾肿大常很显著,在疾病晚期,脾下缘常可超过脐水平而达到下腹,其质地由中至硬,可有触痛和轻度压痛,偶有隐痛,但未见梗死或脾周炎。浅表淋巴结肿大在早期较少见,随着病程的进展,淋巴结逐渐肿大,晚期约有50%患者有淋巴结肿大,大多为黄豆至蚕豆大小,以颈部和腋下最常见,腹股沟次之,少数亦可表现为腹块。由于造血组织受大量恶组细胞浸润,加上毒素抑制、组织细胞吞噬、脾功能亢进等因素,绝大多数患者出现进行性全血细胞减少,面色苍白和衰竭症状很显著,尤其是在疾病晚期,皮肤黏膜或内脏出血也较为常见。出血以皮肤瘀点或瘀斑多见,其次为鼻出血、齿龈出血、黏膜出血、尿血、呕血或便血等,出血症状在部分患者可为首发症状。病程后期患者可出现黄疸,黄疸的发生主要与肝窦实质损害有关,少数与肝门淋巴结肿大压迫胆总管有关。

3.非造血器官受累症状

(1)肺部浸润:表现为咳嗽、咯血、气促、哮喘、胸痛、胸腔积液等。在初诊时,约有1/3病例X线胸片中可见肺实质受累,出现网状结构或绒毛状浸润,也可见片状模糊阴影或弥漫性粟粒状改变,病变分布甚均匀,可被误诊为粟粒性肺结核。部分病例可出现肺不张、肺气肿、肺大泡、咳嗽、咯血,甚至发生呼吸衰竭。

(2)泌尿系统浸润:在疾病的后期,泌尿系统浸润可表现为蛋白尿,尿中可见红细胞、白细胞及管型,尿素氮和肌酐升高。患者出现颜面、下肢浮肿、少尿,重者发展为尿毒症。

(3)肠道浸润:恶组细胞可浸润于空肠、回肠、回盲部、结肠、乙状结肠、直肠和肠系膜淋巴结,表现为持续性或间歇性腹痛、腹泻、黏液或脓血便,有的患者每日大便次数可达10余次,有的患者表现为腹泻与便秘交替。病变可同时累及不同肠段,受累处局部增厚,形成肿块,向腔内外突出,导致局部肠腔狭窄;也可弥漫浸润,累及整个肠壁。肠道浸润可导致肠出血、坏死、溃疡和穿孔,而一旦发生肠穿孔则预后极差。

(4)心脏浸润:恶组细胞主要侵犯心脏间质,有的临床表现类似中毒性心肌炎,心电图示心肌损害,可出现心动过速,也可有I~II度房室传导阻滞、奔马律、房颤和室性早搏等。

(5)鼻咽部浸润:鼻咽部被浸润时,鼻咽部可见肉芽肿,出现鼻塞、流黄水、鼻臭、鼻出血、鼻黏膜糜烂等表现。

(6)皮肤和皮下组织浸润:常见症状有出血性丘疹、红斑、大疱、斑块、结节、溃疡、皮下肿块、剥脱性红斑或大疱等。皮损多见于四肢,呈向心性分布,恶组细胞在真皮或皮下的血管周围呈片状浸润。皮肤型恶组往往起病较缓,病程较长,呈慢性经过。

(7)神经系统浸润:病变常累及第9、第10和第12对脑神经,引起吞咽困难、眼球麻痹、失明等症状。病变累及脊髓时,表现为肢体麻木、瘫痪、排便障碍、根性神经痛、周围神经伴肢体感觉异常或截瘫等。另外,还可有脑膜炎、尿崩症和眼球突出等表现。

(8)浆膜浸润:可发生胸膜、心包、腹膜等浆膜炎症,临床表现为胸腔积液、腹腔积液以及心包积液,渗出液可为纤维蛋白性或血性。

三、实验室检查

1. 血象 全血细胞减少为本病突出表现之一,大多数患者诊断时即为全血细胞减少。贫血出现早,2/3 为正常细胞正色素性贫血,呈进行性加剧,严重者 Hb 甚至可降至 20～30g/L。白细胞计数早期可正常或增高,晚期常显著减少,有时可出现少数中、晚幼粒细胞。血小板计数大多减少,亦有以血小板减少为首发表现者,晚期更甚。极少数患者血涂片可找到恶性组织细胞,用浓缩血液涂片法可提高阳性率。

2. 骨髓象检查 多数患者骨髓象呈增生和增生活跃,增生低下病例一般已属晚期。患者骨髓涂片中可找到数量不等的异常组织细胞,这些异常组织细胞有以下 6 种类型。①异型组织细胞:体积较大,外形规则或不规则,胞浆比较丰富,边缘可呈波形,有的具有细小颗粒或空泡,核圆形、椭圆形或不规则形,染色质细呈网状,核仁较为明显。②多核巨组织细胞:细胞体积较大,直径可达 50μm 以上,外形不规则,常有 3～6 个核仁或核呈分叶状。③吞噬性组织细胞:胞体较大,主要特征为胞浆内有被吞噬的成熟红细胞及其碎片、幼红细胞、血小板、中性粒细胞、淋巴细胞等。④单核样组织细胞:形态类似单核细胞,核染色质细呈网状,核仁隐显不一。⑤有丝分裂组织细胞:细胞核呈有丝分裂状态。⑥淋巴样组织细胞:大小似淋巴,椭圆形或不规则圆形,胞质浅蓝色。另外,还有浆细胞样组织细胞。在上述 6 种类型恶组细胞中,目前认为异型组织细胞和多核巨组织细胞对诊断更有意义,尤其是后者。

3. 组织化学染色 恶组细胞的酸性磷酸酶呈强阳性。以醋酸 α 萘酚为基质的特异性酯酶染色时,单核细胞和异常组织细胞都为阳性。用氯醋酸 AS-D 萘酚作为基质,单核细胞可为氟化钠所抑制,而恶组细胞非特异性酯酶染色仍为阳性。过氧化酶、苏丹黑、碱性磷酸酶染色和 β 葡萄糖醛酸酯酶均为阴性反应。

4. 淋巴结检查 淋巴结穿刺涂片显示正常淋巴结细胞减少,可见异常组织细胞。淋巴结活检可见正常淋巴结结构遭到破坏,淋巴细胞减少、消失而被异常的组织细胞所代替。由于浅表淋巴结取材相对简单、易行、安全,且病理学改变显著,故国内应用较多。

5. 肝、脾病理检查 肝活检可能显示肝门区和肝窦状隙区的异常组织细胞浸润,有一定的诊断价值,但在国内应用较少。如果实行脾切除术,则病理检查表现为脾脏正常结构被破坏,红髓及白髓均受累。

6. 细胞遗传学检查 和许多其他恶性疾病一样,MH 也存在着明显的细胞遗传学异常。对确诊的 MH 患者的研究表明,大多数患者存在着复杂的细胞遗传学异常,其中有些被认为是本病的特异性改变。在初诊时,许多 MH 患者细胞染色体呈多倍体如 17p+,但随着治疗后的缓解,含有多倍体染色体的细胞数逐渐减少。发现的染色体异常还有:-7、-8、+9、-11、-12、-19、-21、3q+、6p+等。目前认为 17p+是本病特异性染色体变化。

7. 免疫细胞化学 恶性组织细胞表达包括 CD68、溶菌酶(CD11c)和 CD14 在内的一种或数种组织细胞标记,S-100 蛋白可以阳性。缺乏髓系标记,如髓过氧化物酶,CD33 和 CD34 均阴性。CD68 为跨系表达标记,在组织细胞及髓系细胞上均可表达。树突状细胞标记(CD1a、CD21 和 CD35)和 CD30、HMB45 及 EMA(一种角质素)的表达阴性。B 细胞特异标记阴性。

CD4可阳性,此特点易将恶组误诊为恶性淋巴瘤。Ki67(C30)指数在10%～90%,平均20%。

8.病理活检 恶性组织细胞浸润是本病病理学的基本特点,也是诊断本病的主要依据。被累及的组织中有许多畸形的、形态多样的异常组织细胞,间杂有多核巨细胞和大量的吞噬多种血细胞的吞噬性组织细胞。恶性组织细胞广泛浸润肝、脾、淋巴窦甚至导致正常脏器被肿瘤细胞占满。病变分布广泛,除单核-吞噬细胞系统外,全身大多数器官组织均可累及,如皮肤、浆膜、肺、心、肾、胰腺、胃肠、内分泌、乳房、睾丸及神经系统等。同时,病变分布又存在不规则的特点,即这些器官及组织不一定每个都被累及,而受累的器官或组织病变分布亦极不均一,恶性组织细胞可以是分散的或成集结分布,但极少形成瘤样肿块。

9.染色体检查 一些恶组病例常有与单核细胞分化AML类似的染色体易位,如t(9;11)(p33;p23)和t(8;16)(p11;p13)等。

10.X线检查 纵隔或肺门块阴影,气管或器官旁淋巴结肿大。肺部浸润占42%(肺泡间质性),有的呈肿块阴影。1/2的患者钡餐检查见消化道外肿块、胃或十二指肠受压。淋巴管造影表现为主动脉旁或髂淋巴结轻度肿大。骨质疏松,骨骼透明变,皮质侵蚀,骨移位及骨膜反应,骨质多处溶解和硬化。

四、鉴别诊断

1.反应性组织细胞增多症 反应性组织细胞增多症是指继发于某些感染或由药物过敏或其他恶性肿瘤引起的非恶组细胞增多反应。待原发病除去、刺激减轻后,增生的组织细胞可自然消失。反应性组织细胞增多症时在骨髓涂片中也可见到组织细胞增多和血细胞被吞噬现象,有时甚至与恶组细胞相似,但还是与恶性组织细胞病存在一定差异。

2.噬血细胞综合征 鉴于MH与反应性组织细胞增多症的鉴别有时相当困难,近年来引入了噬血细胞综合征(HS)的概念。HS本质上被认为是一种特殊类型的反应性增生,属单核-巨噬细胞系统的良性疾病。其特点为分化成熟的组织细胞增多,具有活跃的吞噬血细胞现象,并引起一系列临床病理改变。HS临床表现为高热、寒战、黄疸及肝、脾、淋巴结肿大,部分患者可有出血、皮疹或全血细胞减少。骨髓穿刺检查可见组织细胞吞噬血细胞现象。HS如无继发感染,多在1～8周内自然缓解,但有时病情相当凶险,其临床过程类似MH,与MH缺乏特异性鉴别试验,两者较难区别。目前认为,下列指标对两者鉴别具有一定意义。①中性粒细胞碱性磷酸酶活性仅在良性增多时增高。②血清中血管紧张素转化酶增高。③组化染色检查见巨噬细胞中大量α_1抗胰蛋白酶和α_2抗胰蛋白酶。上述几项指标可作为MH筛选试验。④MH血清铁蛋白明显高于正常人和反应性组织细胞增多症者。⑤MH某些病例有特异性染色体异常,有利于确立诊断,如t(2;5)(p23;q35),断裂点在17p13,17p+和1号部分三体(1qter-1p11)和涉及1p11的易位。

3.恶性淋巴瘤 可有发热及肝、脾、淋巴结肿大等表现,与MH关系密切。其中,组织细胞淋巴瘤与MH关系尤为密切。近年来,很多学者应用单克隆抗体和免疫组化等技术重新研究了过去诊断为MH的病例,证明大多数病例实为大细胞淋巴瘤。这些患者往往伴有反应性组织细胞增生(可能由瘤细胞分泌淋巴因子引起)使其与MH鉴别相当困难。但恶性淋巴瘤病变的分布较为局限,经常出现肿块或较大的结节,淋巴结肿大更为多见。在组织学方面,恶性淋巴瘤淋巴结的结构破坏较早,瘤细胞可向被膜扩散,瘤细胞常聚集成堆,吞噬血细胞现象少见,浆细胞也很少见;而恶组细胞较分散,吞噬现象多见,浆细胞常可见到。除霍奇金病外,各种恶性淋巴瘤的瘤细胞变异较少,而恶组细胞形态呈多种多样,可有多核巨细胞。恶组细胞表面除表达 HLA-DR 和髓系相关抗原 CD11b、CD13、CD15 和(或)CD33 外,有巨噬细胞相关标记 CD11c、CD14、CD68,还可与 MAC387、LeuM5、RFD7 等 MCAb 呈特异性反应

五、治疗

1.治疗原则

(1)抗癌药物的联合化疗,有条件者可考虑行骨髓移植。

(2)加强对症支持治疗,改善全身衰竭情况,如退热、抗感染、输血等。

(3)中医中药治疗及其他辅助治疗。

2.治疗方案 目前尚无十分有效的治疗方法,主要采用对症支持治疗和抗癌药物的联合化疗。经联合化疗,半数以上患者症状可有所改善,但往往不能取得缓解,疗效较差,而且持续时间较短,早期病死率高。虽偶有存活数年的报道,但大多数患者在出现症状后半年内死亡。如 Abele 等报告 67 例,平均生存期仅 4 个月。1977 年 Alexander 和 Deniels 首先倡导 CHOP 联合化疗方案用于恶组治疗,并取得了满意的疗效。近年来,随着支持治疗、化疗新药和新联合方案的应用,MH 的疗效已有明显提高。

(1)对症支持治疗:MH 的高热一般抗生素治疗无效,但有继发感染时可选用适当的抗生素。若体温过高、神志不清,可采用糖皮质激素(氢化可的松或地塞米松)治疗,体温可获得一过性下降,但不久将会回升。高热大汗者应注意维持水和电解质平衡。由于 MH 有全血细胞减少伴全身进行性衰竭,输血或成份输血是必要的。此外,护肝治疗及必要的营养支持也十分重要。

(2)化学治疗:近年来采用的治疗方案与恶性淋巴瘤大致相似,由于其病变范围开始就比淋巴瘤广泛,所以一般均首先采用全身化疗。

1)CHOP 方案:环磷酰胺(CTX)750mg/m^2、阿霉素 40~60mg/m^2、长春新碱(VCR)1.5mg/m^2 于第 1 日静脉注射,醋酸泼尼松 50~100mg/(m^2·d)第 1~5 日口服。CHOP 方案被认为是目前 MH 的首选治疗方案,有较高的完全缓解率(CR)。许多作者报道,采用 CHOP 治疗 MH 者,其缓解率为 57%~92%。如在 CHOP 方案中加甲氨蝶呤(MTX)可提高疗效,具体方法是在疗程的第 10 日静脉给 MTX 1g/m^2,连续 12 小时,24 小时后加四氢叶酸阻断解毒。CHOP 方案中加入依托泊苷(VP-16)组成的 CHOP-E 方案也是治疗 MH 很有效的化疗方案。一般主张 CHOP 方案两个疗程无效者应改换其他方案。

2)COP 方案:环磷酰胺 750mg/m^2,长春新碱 1.5mg/m^2 于第 1 日静脉注射。醋酸泼尼松 50~100mg/d,于第 1~5 日口服。该方案一般不单独用于 MH 治疗。但对外周血白细胞和血小板计数很低、一般情况较差不能耐受太强烈化疗患者及老年患者,临床有时于第 1 个疗程时先试用此方案。若患者能较好耐受,再换用 CHOP 方案。

3)其他化疗方案:曾报道治疗有效的方案有 CVBP 方案,即洛莫司汀(CCNU)100mg/m² 于第 1 日口服,长春新碱 1.5mg/m²、博莱霉素 6mg/m² 于第 1 日静脉注射,醋酸泼尼松 50mg/(m²·d)于第 1~5 日口服;VPMP 方案,即替尼泊苷(VM-26)160mg/m² 和氮芥 5mg/m² 于第 1 日静脉注射,甲基苄肼 100mg/(m²·d)第 1~7 日口服,醋酸泼尼松 40mg/(m²·d)第 1~14 日口服,依托泊苷 60mg/m² 和阿糖胞苷 200mg/m² 静脉注射,每周 1 次;EP 方案,即依托泊苷 50~100mg/d 静滴,强的松 40mg/d 口服,5~7 日为一个疗程,间歇 7~10 日后进行第 2 疗程。

MH 患者化疗达 CR 后,还应进行巩固和强化治疗,一般主张 CR 后第 1 年内 2~3 个月再用原方案强化 1 疗程,第 2 年可适当延长。

关于 MH 患者在化疗缓解后是否需要进行预防性中枢神经系统病变的治疗,目前尚无统一意见。有作者报道 16 例 CR 恶组患者,7 例中枢神经系统复发。但也有认为,恶组患者在 CR 后中枢神经系统预防性治疗对生存率未见明显改善。

(3)干扰素:国外报道一老年女性 MH 患者,γ-干扰素单药治疗后获部分缓解,随后 γ-干扰素与 VP-16(100mg/周)联合应用。两年后,患者处于完全缓解状态。

(4)骨髓移植:近年来,随着骨髓移植技术的不断改进和提高,MH 患者在 CR 后,有条件者可考虑骨髓移植。现已有用同种异体骨髓移植治疗年轻患者获得成功的报道。国内首例报道采用同种异体骨髓移植治疗 MH 患者,移植后无病生存二年。

(5)放射治疗:一般不单独用作 MH 的诱导缓解治疗。MH 患者病变范围较广,在充分化疗的基础上,若局部病变仍较明显,则可考虑加用病变局部放疗。

六、疗效标准

1.完全缓解 症状及属于本病的不正常体征均消失。Hb>100g/L,WBC>4.0×10⁹/L,分类正常;骨髓涂片中找不到异常组织细胞,无明显的血细胞吞噬现象。

2.部分缓解 自觉症状基本消失,体温下降或稳定一段时间,肝、脾及淋巴结明显缩小(肝、脾、肋下<1.5cm),血象接近但未达到 CR 标准;骨髓涂片中异常组织细胞和血细胞被吞噬现象基本消失或仅极少量。

七、预后

本病病情凶险,预后不良,如不予治疗,进展迅速,100%死亡。包括蒽环类抗生素在内的联合化疗的缓解率在 50%以上,但缓解期短,大部分患者在一年内死亡,仅少数可以生存数年。中位生存时间 12 个月,B 症状和肿瘤负荷大影响预后,均提示更加恶性过程。生成期长短还与受累器官多寡、异型组织细胞分化程度及其浸润数量有关。受累器官超过 7 个以上者预后甚差。死因多为败血症、出血、全身衰竭、肝性脑病或 DIC 等。

第十五章 恶性淋巴瘤

恶性淋巴瘤是原发于淋巴结和其他器官淋巴组织的恶性肿瘤。恶性淋巴瘤的发生率占儿童恶性肿瘤13%，仅次于白血病和中枢神经系统肿瘤，位于第三位。恶性淋巴瘤主要分大两大类：①霍奇金淋巴瘤(HL)；②非霍奇金淋巴瘤(NHL)。采用现代标准的治疗策略和方案，儿童恶性淋巴瘤的生存率已大于80%。儿童恶性淋巴瘤的病理、临床分期、治疗策略方案和预后与成人恶性淋巴瘤有所差别。本章节主要阐述儿童恶性淋巴瘤的现代诊断和治疗。

第一节 霍奇金淋巴瘤

儿童霍奇金淋巴瘤(Hodgkin lymphoma,HL)是来源于B淋巴细胞的淋巴瘤,在中国内地的发病率明显低于非霍奇金淋巴瘤,但尚无全国性流行病学调查资料。我国上海疾病控制和防治中心2002~2005年数据显示,15岁以下上海户籍儿童HL年发病率为0.6/100万。与我国香港地区报道结果相似,但明显低于北美洲5.5/100万的发病率。根据美国国家肿瘤监测、流行病学及转归登记系统(Surveillance,Epidemiology,andEndResuhs,SEER)统计资料(2002~2008年),儿童HL的5年生存率已达96%±0.4%。

一、病理

HL的诊断依赖于在病变淋巴结或组织中找到镜影细胞。按照2008年世界卫生组织造血和淋巴组织肿瘤分类标准,HL分为两大类：经典型HL和结节样淋巴细胞为主型HL(nodular lymphocyte-predominant HL,NLPHL)。

1.经典型HL 进一步分为4个亚型,包括淋巴细胞消减型、结节硬化型、混合细胞型和经典淋巴细胞富裕型。这4种亚型以CD15和CD30阳性表达的"典型"镜影细胞为特征,约50%的病例病理组织中表达EB病毒编码的RNA。

2.NLPHL 以往称为恶性淋巴肉芽肿,其典型特征是肿瘤内存在特殊的LP细胞(实际为淋巴细胞和组织细胞)。LP细胞是镜影细胞的变异形式,呈现"典型"HL不具备的免疫表型,如通常不表达CD30和CDl5,而表达CD20、CD79α和CD75,是特殊的HL亚型。近50%病例病理组织中表达上皮膜抗原,但不表达EBER。NLPHL通常见于40岁以上成人,儿童和青少年少见。国外文献中,NLPHL占15岁以下儿童HL的10%~20%,占15~20岁HL

的5%~8%。2010年国内医院调查中,15岁以下HL未见此类型报道。

二、临床表现

霍奇金淋巴瘤的病程较长,发展较缓慢。无痛性淋巴结肿大是HL最常见临床表现,尤以颈部和(或)纵隔多见。HL巨大纵隔肿块可以表现为严重的呼吸困难,但并不常见。患儿如半年内体重减轻>10%,和(或)发热>38℃,和(或)夜间盗汗则称为有症状组患儿(B组症状);反之,则称为无症状组患儿(A组)。

三、实验室检查

1. 血常规 大多数HL患者外周血检查正常,部分患者可伴有贫血,但Coombs试验阳性的自身免疫性溶血性贫血不足1%。粒细胞常增高导致白细胞总数增高。部分患者可有嗜酸性粒细胞增高,淋巴细胞常减少。在伴有发热HL中,有时可有类白血病反应,白细胞总数可达$50×10^9/L$以上。

2. 骨髓检查 常呈粒细胞增生,伴有组织细胞和浆细胞增多,类似"感染性骨髓象"。骨髓侵犯发生率2%~15%,一般见于Ⅲ、Ⅳ期病变。确诊需经骨髓活检证实。单纯骨髓穿刺涂片细胞学检查很少能发现R-S细胞,但骨髓活检(包括穿刺活检)则可能发现R-S细胞(双核或单核)灶性或弥漫性骨髓浸润。

3. 生化检查 常伴有红细胞沉降率(ESR)增快,可作为疾病活动的检测指标。血乳酸脱氢酶(LDH)升高提示肿瘤负荷大。骨和肝脏受侵常伴有碱性磷酸酶升高。

4. 影像学检查 胸部X线正侧位照片可观察纵隔和肺侵犯。B超可检测肝脾和腹部淋巴结肿大情况。CT或MRI在诊断胸部、腹部和盆腔病灶比X线和B超敏感。全身PET/CT检查比CT或MRI更敏感,可发现更微小的病灶。

四、诊断性评估

HL诊断性评估包括病理活检、详细体检、影像学和实验室检查等,完整和详细的检查有助于临床分期和治疗选择。

1. 组织病理学 对于无痛性淋巴结肿大,伴或不伴有发热、盗汗和体重下降的患者需要行淋巴结活检明确诊断。最好取完整的淋巴结进行病理检查包括免疫组织化学检测。穿刺细胞涂片由于缺乏间质组织,难以诊断HL和分型,故不提倡行淋巴结穿刺液细胞学诊断。

2. 体检 详细体格检查和病史询问。体检包括全身浅表淋巴结情况、韦氏咽环、肝脾及皮疹等。有无发热、盗汗及体重下降等B症状。

3. 实验室检查 血象、血沉、生化功能和心电图等。有B症状和Ⅲ~Ⅳ期患者需要行骨髓活检。

4. 影像学检查 胸部正侧位X线片,B超,胸部、腹部和盆腔CT扫描是治疗前必要的检之一,有条件最好做全身氟脱氧葡萄糖正电子发射断层扫描(PDG-PET 扫描),有助于更准确分期和治疗后残留病灶鉴别,PDG-PET 扫描在淋巴瘤敏感性为 71%～96%,结合 CT 扫描更有助于进一步提高其确诊率。淋巴管造影准确性受相关经验限制,目前已不推荐作为常规检查。

五、病情评估及分期

1.病情评估

(1)体格检查:HL 的进展常表现为淋巴结播散,因此体格检查需要包括患儿每个体表淋巴结区域。

(2)影像学检查:胸部 X 线检查、胸部或腹部或盆腔 CT 扫描是目前确定脏器受累与否的标准评估手段(需造影剂增强)。此外,磁共振成像(MRI)也是目前可以选择的评估脏器受累程度的影像学技术。对于有骨痛或病变广泛的患儿,需要进行骨扫描检查。

(3)骨髓检查:骨髓活检病理学检查或骨髓穿刺细胞学检查可以发现患儿有无骨髓受累,应常规检查。有 B 组症状或Ⅲ～Ⅳ期患儿骨髓受累可能更高。

(4)其他常规辅助检查:外周血象及分类、红细胞沉降率、肝功能、肾功能和血清铁蛋白。

(5)病理学诊断方法选择:选取临床怀疑的病变淋巴结或组织进行切除活检以获得病理学诊断。由于细针穿刺不能获得足够的标本进行病理组织学诊断(镜影细胞数量少),故不推荐。

(6)脏器功能评估检查:心电图、心脏超声、肺功能(肺活量)和内分泌功能检查(见随访要求)等。

2.分期系统及危险度分组

(1)Ann Arbor 分期系统(Costswolds 会议修订):AnnArbor 分期是儿童 HL 的标准分期系统。分期首先取决于受累淋巴结区域或结外组织的分布数量。

Ⅰ期是累及单个淋巴结(Ⅰ);或局部累及一个淋巴结外器官或部位(ⅠE)。

Ⅱ期是指累及 2 个或 2 个以上淋巴结(Ⅱ),或局部累及 1 个淋巴结外器官或部位及其横膈同侧 1 个或多个淋巴结受累(ⅡE)。

Ⅲ期表示累及横膈两侧(上下)淋巴结(Ⅲ),可以同时伴有局部淋巴结外器官或部位受累(ⅢE。),也可以同时伴有脾脏受累(ⅢS),或同时伴结外器官或部位及脾脏受累(ⅢE+S)。横膈两侧(上下)都有受累。

Ⅳ期是指弥漫性累及多个淋巴结外器官或组织,可以伴或不伴相关淋巴结受累。

此外,这一分期系统还对患儿是否具有全身症状、淋巴结外组织受累情况和巨大肿块进行了定义。

临床症状用 A、B 描述患儿是否具有全身症状;A 为无症状;B 为有症状;症状定义为 6 个月内体重减轻＞10%,和(或)发热＞38℃,和(或)夜间盗汗。淋巴结外组织受累情况(E 期):结外组织包括胸腺、脾、韦氏环、阑尾和培氏斑。

巨大肿块定义为:肿块＞≥8cm(6 岁以下 6cm)或 X 线胸片上纵隔占位＞1/3 最大胸径。

2)危险度分组:目前临床诊疗中,一般将 HL 患儿分为低危、中危和高危 3 个组别。治疗方案的强度依据于相应的危险度分组。但不同临床研究方案中,危险度分组定义略有差别,尚无统一定义。综合各大协作组报告并结合国内实际应用可行性,建议分组标准如下:

低危组(R1):ⅠA、ⅡA。(≤2个淋巴结区受累,无巨大肿块,无肺门浸润);中危组(R2):其他Ⅰ、Ⅱ期及ⅢA期;

高危组(R3):ⅢB期和Ⅳ期。

六、治疗

【初发患儿治疗方案建议】

儿童HL是目前远期生存率较高的儿童肿瘤性疾病之一。基于危险度分组的全身化疗加上受累部位的低剂量放疗是目前国际上最常采用的治疗方案。治疗前分期按前述AnnArbor分期系统标准。危险度分组建议按前述危险度分组标准。治疗计划框架:R1~3组化疗分别为4、6、6~8个疗程,第2、4、6个疗程后进行评估,若2个疗程CR可不放疗;2个疗程后PR可采用低剂量受累部位放疗,若治疗失败,则进行个体化治疗。放疗原则:年龄>5岁伴巨大肿块或2个疗程评估未CR者,化疗结束后放疗;年龄≤5岁者,则在化疗结束时仍有肿瘤残留才考虑放疗。R3组患儿2个疗程未CR者,化疗至8个疗程。

1. 化疗方案

(1) MOPP/ABVD方案:是国际上应用广泛的HL化疗方案。美国斯坦福大学和儿童肿瘤协作组(Pediatric OncologyGroup,POG)曾发表关于此方案的临床研究报道(加或不加放疗)。早期患儿共用6个疗程;晚期患儿共用8个疗程。Ⅰ~Ⅳ期患儿10年总体无病生存率(overall survival,OS)超过90%,Ⅲ~Ⅳ期患儿的5年无事件生存率(eventfree survival,EFS)也可达80%。

(2) 美国儿童癌症协作组(Children'S Cancer Group,CCG)C5942方案:为儿童HL的最大样本量报告,10年(中位随访7.7年)EFS和OS分别为83.5%和92.5%。低危、中危组COPP/ABV方案分别为4和6个疗程,高危组A、B、C3组方案交替共6个疗程。

上述2种方案已为国内学者采用,疗效令人满意。MOPP/ABVD和C5942方案的化疗药物及时间安排见表15-1。

表15-1 St.Jude NHL 分期系统

分期	定义
Ⅰ期	除外纵隔及腹部起源的单个淋巴结外肿块或单个淋巴结解剖区受累
Ⅱ期	横膈同侧病变:≥单个淋巴结或淋巴结外肿块伴有区域淋巴结浸润;胃肠道原发(通常为回盲部)病变,伴或不伴系膜淋巴结浸润,手术已完全切除
Ⅲ期	横膈二侧有病变;所有原发于胸腔的病变;所有未能手术切除的广泛腹腔病变;所有脊椎旁或硬膜外肿瘤
Ⅳ期	有中枢浸润或骨髓浸润

国内推荐方案:根据国内药物供应具体情况,1998年中国小儿肿瘤专业委员会对C5942

方案进行了改良,制订了 HL98 方案。国内部分医院从 1998 年起采用此方案治疗儿童 HL,低、中、高危组患儿的 4 年 EFS 分别为 100.0%、80.3% 和 62.5%。此方案的修正方案也从 2011 年下半年起实施,对预后较差的高危组患儿参考了针对难治性儿童 HL 和高危儿童 HL 的美国儿童肿瘤协作组(Children'S Oncology Group, COG)的 AHOD00P1 和 AHOD0831 临床研究方案。采用了更为强烈的 IFOS/EMVP 方案,旨在进一步提高高危患儿疗效。分组标准同前,化疗方案用药时间和剂量见表 3。低危组 A 方案 4 个疗程;中危组 A 方案 6 个疗程;高危组 A 和 B 方案交替共 8 个疗程。每 2 个疗程评估 1 次。年龄>5 岁伴巨大肿瘤或 2 个疗程后评估未获得 CR(CT 提示残留病灶>1.5cm),化疗结束时放疗;年龄≤5 岁则在停药时仍有残留者考虑放疗。

2.放疗　累及野放疗(involved-field radiation therapy, IFRT)联合全身化疗是儿童 HL 治疗的基本原则。在传统放疗基础上如何进一步降低放疗剂量,缩小放疗野体积,并将目前先进的放疗技术整合入放疗方案至关重要。

(1)放疗剂量:不同医疗中心和临床研究中儿童 HL 的放疗剂量各不相同,但总体而言,总剂量都比较低。在放疗联合化疗的前提上,标准放疗剂量为 15~25Gy,并考虑缩小放射野体积再另外给予剂量追加。仅在非常特殊的情况下放疗剂量超过 25Gy。尽管降低了放疗剂量,临床研究报道的局部控制率依然维持在 89%~95%。

(2)放疗范围:依据原发肿瘤侵犯范围、肿瘤对全身化疗反应等因素勾画靶区及确定照射野。累及野不仅指病理阳性的淋巴结,还要包括累及淋巴结所在的整个淋巴结区域。为了进一步缩小照射野和降低正常组织的剂量以期降低后期毒性,一些临床研究正在探索累及淋巴结放疗的可行性。

(3)放疗技术:现代放射治疗以三维治疗为基础,强调模拟 CT 定位的重要性,为清楚显示血管和淋巴结的区别,可采用增强的模拟 CT 扫描。对某些因呼吸等移动的解剖部位进行放疗时,可考虑采用四维 CT 进行扫描。目前首选考虑有适形功能的放疗计划,如正向计划的三维适形放疗和逆向计划的调强放疗(intensity-modulated radiation therapy, IMRT)。为保证放疗得以精确实施,必要的固定装置十分重要。如头颈部放疗可采用头颈肩面罩固定,腹部放疗可采用真空气垫固定等。最后,放疗体位的摆位需通过 KV 级射野验证片或锥形束 CT 扫描后不同组织配准来确保治疗准确性。目前对于膈上病变,采用 4~6MV 能量的高能 X 线,若病变位于腹腔,则考虑采用 8~15MV 能量的高能 X 线。

3.支持治疗

(1)卡氏肺囊虫肺炎的预防:所有患儿从治疗开始使用复方新诺明 25mg/(kg·d)(分 2 次,每周 3d)进行预防。直至全部治疗结束后 3 个月。

(2)粒细胞缺乏发热的处理:中性粒细胞<$0.5×10^9$/L,或预计 2d 后降至 $0.5×10^9$/L 以下者,24h 内 3 次口腔体温>38.0℃(间隔 4h 以上)或 1 次体温>38.3℃,或 1 次体温>38.0℃ 持续 1h 以上,即为粒细胞缺乏发热。进行各种微生物学检查同时,应积极使用广谱抗生素。广谱抗生素使用后,体温退而复升,或持续 5~7d 体温不退者,即使没有辅助检查依据,可开始经验性抗深部真菌治疗,并进行必要的检查如肺高分辨 CT,以发现早期真菌感染。如微生物学检查均阴性,抗感染治疗应持续到中性粒细胞至少>$0.5×10^9$/L 且>48h 无热。

(3)血液制品的使用:如有条件,建议 HL 患儿使用辐照血液制品。

(4)粒细胞集落刺激因子(G-CSF)的使用:如有条件,患儿化疗后粒细胞缺乏期使用 G-CSF。

七、疾病状态评价和疗效评估

1.疗效评估 一般至少包括 3 个时间点:治疗 2～3 个疗程后,化疗结束时放疗开始前以及所有治疗结束时。但不同方案中,疾病评估的时间点并不完全相同。疾病状态通常用完全缓解(complete response,CR),部分缓解(partial response,PR),疾病稳定和进展和(或)复发来描述。

(1)CR:体格检查没有可以触及的病灶,影像学检查提示肿块消失或体积明显缩小,每个病灶体积<2cm3(1.4cm×1.4cm×1.4cm),且所有之前结外受累部位没有疾病证据。

(2)部分缓解:体格检查、CT 等各种影像学检查提示肿块体积缩小>50%,未达 CR 标准。

(3)疾病稳定:评估时未达到 CR 或 PR 标准,但也不符合疾病进展和(或)复发定义,即没有原发病灶增大或出现新病灶。

(4)疾病进展和(或)复发:原发病灶增大或出现新病灶。

活检病理组织学证实是最可靠的复发依据。治疗过程中,CT 检查仍是目前国际公认最重要的评价治疗效果的方法。CT 检查淋巴结或肿块最大直径>2cm,可判定为有肿瘤累及;如淋巴结或肿块最大直径<1cm,认为是阴性;如最大直径 1～2cm,则为可疑,需要结合临床其他证据进行判断。

2.治疗疗效评估

(1)早期化疗疗效评估通过治疗前和 2 个疗程后 PET/CT 显示的肿瘤活性而判断。化疗 2 个疗程后 PET/CT 显示病灶活性下降或转阴性,提示预后良好。根据早期疗效改变治疗策略和方案仍需要研究。

(2)化疗结束后再评估化疗后肿瘤缩小超过 70%～80%而且 PET/CT 转阴性可考虑完全缓解。PET/CT 评估最好是停化疗至少 3 周,停放疗 8～12 周进行,需要注意 PET/CT 的假阳性和假阴性。纤维组织残留在 HL 中常见,特别是纵隔肿块患者。

(3)国际淋巴瘤工作组疗效标准和修订标准国际淋巴瘤疗效评价标准从 1999 年以来已在临床上广泛应用,然而,此标准并未结合 PET、免疫组化和流式细胞术结果进行评估。

第二节 非霍奇金淋巴瘤

儿童非霍奇金淋巴瘤(non-Hodgkin lymphomas,NHL)是源于淋巴系统器官和细胞的一系列疾病的总称,包括所有未归类于霍奇金病的恶性淋巴瘤。北美<15 岁的儿童 NHL 年发病率为 8.3/百万。1992-1996 年上海市肿瘤登记系统统计结果表明 0～14 岁组儿童 NHL 发病率为 8.94/百万,仅次于白血病和颅内肿瘤。在以下几个方面与成人 NHL 不同:①儿

NHL病理组织类型明显与成人不同,以高度恶性病理类型为主,淋巴母细胞淋巴瘤、伯基特淋巴瘤、弥漫大B细胞淋巴瘤和间变大细胞淋巴瘤是四种主要的组织学类型。而成人NHL低度恶性更常见。②儿童NHL结外侵犯为主,早期广泛播散和非邻近扩散,易侵犯骨髓,中枢神经系统侵犯常见。而成人NHL则原发淋巴结侵犯更多见。③儿童NHL临床分期与成人NHL不同,儿童NHL采用StJude Stage System分期系统,成人NHL采用Ann Arbor分期标准,分期不同导致治疗策略和方案选择不同。④儿童NHL治疗主张积极强化疗法。淋巴母细胞淋巴瘤采用急淋白血病治疗方案。伯基特淋巴瘤和弥漫大B细胞淋巴瘤采用短疗程、高强度、多药联合和中枢神经系统预防等方案。除了某些选择性的局限期患者外,成人NHL常用的CHOP方案很少用于儿童NHL。儿童NHL现代标准治疗策略是根据不同的病理类型,按危险因素进行分层治疗,采用现代标准治疗方案,儿童青少年NHL的长期生存率已达80%。早期患者可达95%以上,广泛期患者也可达75%以上。

一、病因及发病机理

NHL的病因及发病机理尚未完全明确,但因其起源于免疫系统的构成细胞,故病因常与机体免疫功能异常有关,而某些病毒感染和原发及继发性免疫缺陷疾病常与本病密切相关。

1.病毒人类淋巴瘤中最早被证实的是伯基特淋巴瘤与EB病毒感染有关,通过细胞生物学技术业已证明在伯基特淋巴瘤流行区98%的肿瘤中可找到EB病毒基因组,而在散发区的伯基特淋巴瘤中亦有30%~40%含有EB病毒。患者EB病毒的壳抗原抗体全部阳性,且滴度高,而壳抗原抗体阳性的儿童中发生此肿瘤的风险为对照组的30倍。目前认为,本病是非洲儿童在婴幼儿期重度和持续EB病毒感染,免疫功能受到抑制、癌基因被激活,导致B淋巴细胞恶性增殖的后果。近年来,另一重要发现是成人T细胞淋巴瘤的病毒病因为T细胞白血病淋巴瘤病毒(HTLV-1),这是一种很特殊的逆转录病毒,核心为单链RNA,外有包膜,病毒有核心蛋白、包膜蛋白及酶蛋白三种结构蛋白。经Gallo等证明其与法国学者Monlagnier分离的AIDS病毒近缘。但我国的T细胞淋巴瘤与HTLV-1无肯定关系。

2.免疫因素免疫缺陷疾病如Wiskott-Aldrich综合征、X-连索淋巴组织细胞增生综合征患者,获得性免疫缺陷疾病如AIDS、器管移植后需长期服药抑制免疫机制的患者等,淋巴瘤发生率明显高于一般人群,且原发于结外者较多,而原发及获得性免疫缺陷患者同时伴有EB病毒感染时淋巴瘤发生率更高。

3.染色体及基因异常近年来更多的研究显示,NHL的发病与某些染色体及基因的出现密切相关。淋巴瘤患者常可见到染色体或基因异常,如B细胞NHL约80%表达有cmyc基因即有t(8;14)(q24;q32)的易位。B细胞NHL常见的t(8;14)易位,使位于第8对染色体长臂二区四带上对细胞增殖有调控作用的c-myc癌基因易位到第14对染色体三区二带上的免疫球带白重链基因部位,从而使c-myc基因与免疫球蛋白恒定区互换,从而篡夺了c-myc基因的调控作用。由于易位的c-myc基因的不适当表达,使细胞处于增殖状态,因此,c-myc基因的改变是发生淋巴瘤的重要步聚。其他类型的B细胞淋巴瘤还可见到t(2;8)(p12;q24)和t(8;22)(q24;11q)的表达;T细胞淋巴瘤则多见TCR基因重排,此外还可见到HOX11(TLX1)、

TAL1(SCL)、TAL2、LYL1、BHLHB1、LMO1 和 LMO₂ 等基因的表达；而 80% 的大细胞间变性淋巴瘤（ALCL）可见到 t(2;5)(p12;35q)异位产生的 ALK 基因。

二、临床表现及病理类型

1. 临床表现　　无痛性、进行性淋巴结大是淋巴瘤的常见表现。但在儿童 NHL 中，全身症状和肿瘤侵犯周围织引起的症状也十分常见。全身症状包括发热、消瘦、乏力和盗汗等。各种儿童 NHL 中，ALCL 常有较为明显的全身症状。肿瘤侵犯周围组织引起的症状取决于肿瘤部位及肿瘤的生长速度。如 LBL 患者，纵隔肿块起病，因肿块增大迅速，患者常以肿块压迫引起的上腔静脉压迫综合征就诊，此种情况属于儿童肿瘤急症。而 BL 患者，原发部位以腹腔肿块最为常见，临床上常表现为腹痛、肠梗阻和肠穿孔等。此外，儿童 NHL 易有骨髓转移，特别是 LBL，贫血、出血和肝脾大等白血病表现也可以是初发症状。

2. 病理类型　　根据 WHO2008 淋巴瘤分类标准：儿童青少年 NHL 的主要病理类型为前驱 B 和前驱 T 淋巴母细胞淋巴瘤、伯基特淋巴瘤、弥漫大 B 细胞淋巴瘤和间变性大细胞淋巴瘤。几乎都是高度恶性侵袭性的淋巴瘤。

NHL 相关的免疫缺陷常伴有成熟 B 细胞表型。大多数移植后淋巴增生性疾病（PTLDs）为 B 细胞表型。其他类型淋巴瘤，例如外周 T 细胞淋巴瘤、T/NK 淋巴瘤、皮肤淋巴瘤及惰性 B 细胞淋巴瘤（如：滤泡淋巴瘤）多见于成人，儿童罕见。

(1) 淋巴母细胞型：占儿童 NHL 病例的 30% 左右，相应于抗原不依赖性淋巴系前体细胞阶段，其主要为 T 细胞型，仅 10% 左右为 B 细胞型。T-LBL 起源于胸腺 T 细胞。好发于男性青少年，进展快，死亡率高。表现为颈及纵隔淋巴结迅速肿大，75% 的病例表现为前纵隔肿块、胸腔渗出、上腔静脉压迫综合征、咳嗽、呼吸困难、头面部肿胀、颈静脉和胸壁静脉怒张。常侵犯骨髓、肝脾及中枢神经系统等。B-LBL 好发于儿童，常侵犯淋巴结、皮肤、骨、骨髓和中枢神经系统等。淋巴母细胞淋巴瘤骨髓侵犯在骨髓形态学和免疫表型常与急性淋巴细胞白血病相混淆，一般而言，骨髓幼稚淋巴细胞≥25%诊断为急性淋巴细胞白血病，<25%则诊断为淋巴瘤骨髓侵犯，然而，这仅是人为划分，还不清楚这种划分的生物学和临床意义。

淋巴瘤诊断必须获取肿瘤组织活检，明确病理诊断和分型对治疗方案选择非常重要。但是，如果患者就诊时因前纵隔巨大肿块及上腔静脉压迫不能进行活检手术，则可根据骨髓穿刺和骨髓细胞流式细胞术免疫表型分析，或骨髓活检结果进行诊断。也可以抽取患者胸水进行细胞形态学和流式细胞术免疫分析帮助

(2) 伯基特淋巴瘤伯基特淋巴瘤占儿童 NHL 的 40%，发生在流行区的伯基特淋巴瘤常侵犯下颌骨。散发区则是广泛腹内侵犯和骨髓侵犯。腹部是散发区伯基特淋巴瘤最常见的侵犯部位（占 90%）。常表现为右下腹部包块或急性阑尾炎、肠套叠和小肠梗阻。多见于 5~10 岁的男孩。肿瘤侵犯远端回盲肠、肠系膜、腹膜后、肾脏、卵巢和腹膜表面，常伴恶性腹水，手术难以切除。头颈区是第二常见侵犯部位，表现为扁桃体肿大、牙龈肿块、鼻咽口咽肿块及颈淋巴结肿大，可有与下颌骨或其他面骨相关的面部软组织肿块。常有骨髓和中枢神经系统侵犯。恶性程度高，进展快，死亡率高。骨髓侵犯形态学常表现为 L3 型骨髓象，免疫表型为成熟 B

细胞单克隆标记,肿瘤细胞无 TdT 或 CD34 等早期标记表达,可与前 B 急淋白血病相鉴别。肿瘤可自发崩解,常伴有水、电解质等代谢紊乱,严重可导致肾功能不全。

(3)弥漫大 B 细胞淋巴瘤 弥漫大 B 细胞淋巴瘤占儿童青少年 NHL 的 10%～20%。更常见于 10 岁以上儿童。临床表现与伯基特淋巴瘤相似,但较少侵犯骨髓和中枢神经系统。大约 20%DLBCL 起源于纵隔,原发纵隔 DLBL 好发大龄儿童和青少年,占儿童大细胞淋巴瘤的 10%,表现为前纵隔肿块,侵犯肺及胸膜,可伴上腔静脉压迫综合征,预后较其他部位 DLBCL 差。

(4)间变大细胞淋巴瘤 间变型大细胞淋巴瘤占儿童青少年 NHL 的 10%。易侵犯淋巴结和结外组织包括皮肤、软组织、肺和骨,较少侵犯中枢神经系统和骨髓。间变大细胞淋巴瘤常伴高热和体重下降,常常误诊为感染,部分患者可合并噬血细胞综合征。某种 ALCL 亚型可伴有外周血白血病侵犯,表现为弥漫性肺浸润所致严重性呼吸性窘迫或胸水和肝脾大,这些患者大部分有异常 T 细胞表型合并髓系抗原表达,需要高强度积极治疗。

三、实验室检查

1. 血常规 早期 NHL 外周血象正常。晚期患者可有贫血。晚期淋巴母细胞淋巴瘤或伯基特淋巴瘤如侵犯骨髓可伴有外周血白细胞升高、贫血及血小板下降等白血病血象。间变大细胞淋巴瘤可伴有外周血白细胞数增高,以中性粒细胞为主,类似类白血病反应血象。晚期和进展期间变大细胞淋巴瘤可伴有血小板下降。

2. 生化常规 血乳酸脱氢酶(LDH)升高提示肿瘤负荷大。骨和肝脏受侵常伴有碱性磷酸酶升高。晚期伯基特淋巴瘤常伴有肿瘤自发溶解综合征,水、电解质紊乱,肾功能受损:尿酸升高,肌酐和尿素氮升高,高钾、高磷和低钙。

3. 骨髓检查 所有 NHL 患者均有可能侵犯骨髓。淋巴母细胞淋巴瘤和伯基特淋巴瘤最常伴有骨髓侵犯。骨髓流式细胞术检测有助于区别白血病和淋巴瘤。淋巴母细胞淋巴瘤骨髓形态学和流式细胞术检测与急性淋巴细胞白血病相似,而其他类型淋巴瘤属于淋巴细胞发育后期的肿瘤,流式细胞术进行免疫分型可以与急淋白血病相鉴别。NHL 骨髓侵犯可为局灶性侵犯,多部位取材和行骨髓活检有助于骨髓侵犯的诊断。

4. 影像学检查 所有 NHL 患者治疗前需要进行全身 CT 检查,明确肿瘤侵犯范围。全身氟脱氧葡萄糖正电子发射断层扫描,有助于更准确分期和治疗后残留病灶鉴别,PDG-PET 扫描在淋巴瘤敏感性为 71%～96%,结合 CT 扫描更有助于进一步提高其确诊率。

四、鉴别诊断

浅表淋巴结肿大应与淋巴结其他疾病相鉴别,如:结核性淋巴结炎、慢性淋巴结炎、传染性单核细胞增多症和转移癌等鉴别。凡直径>1cm 的淋巴结肿大且观察 6 周以上仍不消退。均应活检明确诊断。

无浅表淋巴结肿大的纵隔、肺门和后腹膜淋巴结肿大,需要与结核、胸部肿瘤和腹膜后肿瘤鉴别。必要时行纵隔肿块穿刺明确病理诊断。后腹膜肿块必要时需要剖腹探查。

对于常规治疗无效的淋巴结肿大或肿块结节或发热原因不明的患者,需要详细全身检查包括胸腹部的影像学检查,对肿大的淋巴结或包块结节行活检病理检查是最重要的鉴别诊断手段。

五、疾病分期

1. 治疗前必须明确分期　常规分期检查包括以下项目:

(1) 详尽体格检查:体表肿块或淋巴结>1cm,质硬并在化疗开始后短期内(如 7d 内)明显消退,应考虑为该淋巴结(或体表肿块)受累。

(2) 骨髓涂片和(或)活检。

(3) 胸、腹、盆腔影像学检查(以增强 CT 检查为主):必要时增强头颅 MRI 或 CT 检查查除外颅内转移。

(4) 脑脊液检查:应采用离心甩片法寻找肿瘤细胞;有条件单位在脑脊液中细胞数增高时采用流式细胞术检查证实是否为肿瘤细胞。

(5) 全身骨扫描:有条件时进行。

(6) 必要时眼底检查。

通过以上检查确定肿瘤浸润范围,并据此作出临床分期诊断。

2. 分期标准　建议采用 St.Jude 分期系统(表 15-2)。

表 15-2　WHO-2008I 淋巴系恶性肿瘤分类中儿童常见类型

前驱淋巴母细胞型
　1. 前驱 B 淋巴母细胞型白血病/淋巴瘤
　2. 前驱 T 淋巴母细胞型白血病/淋巴瘤
成熟 B、T/NK 淋巴细胞型
　1. 成熟 B 淋巴细胞型
　　(1) 非霍奇金淋巴瘤
　　　① Burkitt's 型淋巴瘤
　　　② 弥漫大 B 细胞型
　　　③ 纵隔(胸腺)原发大 B 细胞型
　　　④ ALK$^+$ 大 B 细胞型
　　　⑤ B 细胞性淋巴瘤,未能进一步分类,介于弥漫大 B 细胞型和 Burkitt's 型之间
　　　⑥ B 细胞性淋巴瘤,未能进一步分类,介于弥漫大 B 细胞型和经典型霍金奇淋巴瘤之间
　　　⑦ 儿童结节性边缘区 B 细胞淋巴瘤
　　　⑧ 儿童滤泡型淋巴瘤
　　(2) 霍奇金淋巴瘤
　　　① 结节性淋巴瘤细胞优势型
　　　② 经典型:分为结节坏死型、淋巴细胞丰富型、淋巴细胞削三型、混合细胞型

续表

2.成熟 T/NK 淋巴细胞型淋巴瘤

(1)ALK$^+$ T 细胞性间变大细胞型淋巴瘤

(2)ALK$^-$ T 细胞性间变大细胞型淋巴瘤

(3)外结 NK/T 细胞淋巴瘤-鼻咽部

(4)儿童全身性 EBV 阳性 T 细胞型淋巴组织增生性疾病(与慢性活动性 EB 感染相关)

(5)痘疱状淋巴瘤

(6)外周 T 细胞性淋巴瘤,未特指

注:仅列出儿童常见类型,为 2008 年新定义类型

儿童青少年 NHL 临床分期不采用 Ann Arbor 分期。目前广泛接受的是 StJude Children's ResearchHospital Staging System。此分期系统将原发部位和肿瘤侵犯范围结合起来共同考虑,更能客观地反映儿童 NHL 的预后和指导治疗。

Ⅰ期 淋巴结外单一肿瘤或病变只累及一个淋巴结区域,无纵隔或腹部病变。

Ⅱ期 淋巴结外单一肿瘤伴区域淋巴结侵犯,病变累及膈肌同侧两个或以上淋巴结区域,膈肌同侧两个单一的结外肿瘤,伴有或不伴有区域淋巴结侵犯。原发于胃肠道(通常在回盲部)伴有或不伴有肠系膜淋巴结侵犯。

Ⅲ期 膈肌双侧各有一处结外侵犯;膈肌上下两个或以上淋巴结侵犯;原发瘤位于胸腔内(纵隔、胸膜及胸腺);广泛的原发腹内病变;所有位于脊髓旁或硬膜旁病变,不考虑其他部位的病灶。

Ⅳ期 上述的任何病变伴有中枢神经系统或骨髓侵犯。

注:Ⅱ期腹部病变一般指病变限于肠道的一部分(如:常见回盲部)伴有或不伴有相关的肠系膜淋巴结侵犯,原发肿瘤能通过切除肠段而被完全切除。

Ⅲ期腹部病变一般指病变播散到腹主动脉旁、腹膜后、肠系膜和腹膜,或直接浸润到邻近器官,腹水,肿瘤不能完全切除。

起病时发生骨髓侵犯,如幼稚细胞百分比<25%,定为Ⅳ期 NHL;如≥25%则定为急性白血病(前 B-ALL,T-ALL 或 L3-ALL)骨骼、肺、肌肉和皮肤等实质器官侵犯也定为Ⅳ期

六、治疗

1.治疗原则及急诊处理 治疗方法以化疗为主,根据病理及免疫分型、不同临床分期及分组采用相应治疗方案。

(1)放疗:不推荐常规放疗。存在中枢浸润、脊髓肿瘤压迫症、化疗后局部残留病灶、需姑息性治疗等特殊情况时,根据临床情况由临床医生决定是否放疗。

(2)手术:主要用于下列情况

1)手术活检:尽量争取获得足够组织标本以明确病理诊断及分型,如肿块较小并为局限性病变,可将肿块完全切除。如估计肿块不能完全切除,应进行小切口活检术,不推荐肿瘤部分或大部切除术。

2)急腹症:出现肠套叠、完全性肠梗阻、肠穿孔、严重胃肠道出血等外科急腹症时考虑急诊手术。

3)二次活检及手术:化疗3个疗程后仍存在稳定残留病灶时应考虑再次手术切除病灶同时进行病理评估,为进一步治疗提供依据。

(3)急诊处理:部分儿童 NHL 临床进展极快。应尽快完成各项检查明确诊断。如为巨大纵隔肿块伴有气道及上腔静脉压迫症状,无外周淋巴结肿大,细胞形态及免疫学检查(如标本为骨髓及体液)也不能明确诊断时,可选择性采取纵隔镜活检、胸骨旁切口活检或肿块切割针穿刺活检。如病情危重,且经评估全身麻醉可能危及患儿生命,I 临床表现及影像学检查符合 NHL,为抢救生命可予紧急低剂量化疗(如成熟 B-NHL 治疗方案中的 P 化疗)。12-24h 后多数患儿的压迫症状可得到有效缓解。病情稍稳定后及时进行活检(化疗 24~48h 以内),应尽最大可能获得明确的病理诊断。大量胸腔积液或心包积液时可引流改善症状。对明确诊断的肿瘤负荷较大的患儿,应尽早给予 3-7d 低强度化疗(如 B-NHL 方案中的 P 化疗),同时充分水化[$3000ml/(m^2 \cdot d)$],5%碳酸氢钠[$5ml/(kg \cdot d)$]碱化尿液、别嘌呤醇[$10mg/(kg \cdot d)$]抑制过多的尿酸形成,密切监测并维持水电解质酸碱平衡,保证尿量不少于 $3ml/(kg \cdot h)$,如有少尿给予利尿剂速尿 $1mg/(kg \cdot 次)$。预防和积极处理肿瘤细胞溶解综合征。刚开始治疗时,因输入液体多可致原有的胸腹腔积液增多,必要时可留置引流。如有肾脏浸润或肾功能不全应禁止在 CT 时使用造影剂,以免加重肾功能不全。对有椎管内硬膜外肿块压迫造成截瘫者,应及时化疗,必要时可考虑局部放疗或减压性手术。

2.成熟 B 淋巴细胞型 NHL 推荐治疗方案

(1)方案一(B-NHL 2010 国内方案)

类似方案由美国国立癌症研究所 Dr.Magrath 在 1984 年首先应用,又称 MCP-84 方案 16J,在 Burkitt's 型 NHL 首先获得良好疗效,国内多家医院开始应用,经国内改良后与本方案相似的 2001 方案总体 5 年无病生存率为 88.3%,Ⅰ、Ⅱ期为 100%,Ⅲ、Ⅳ期为 79.9%。

适应证:

1)未治成熟 B 细胞型 NHL(以 WHO-2008 淋巴系恶性肿瘤分类中名称为标准,表 15-1):Burkitts 型 NHL;②弥漫大 B 细胞型 NHL;③纵隔(胸腺)原发大 B 细胞型 NHL;④ALK^+大 B 细胞型 NHL;⑤B 细胞性 NHL,未能进一步分类,介于弥漫大 B 细胞型和 Burkitt's 型之间;⑥B 细胞性 NHL,未能进一步分类,介于弥漫大 BG2 组 A1 细胞型和经典型霍奇金淋巴瘤之间。

2)ALK^+和 ALK^-的 T 细胞性间变大细胞型 NHL 也可采用本方案。

3)各脏器功能基本正常。

4)无先天性免疫缺陷病、无器官移植史、非第二肿瘤。

分组及治疗计划:

①分组:

a.G1 组:手术已完全切除肿块的Ⅰ、Ⅱ期,乳酸脱氢酶(LDH)正常。②G2 组:LDH 小于正常 2 倍的Ⅰ、Ⅱ期,手术未完全切除。

b.G3 组:Ⅲ、Ⅳ期。或 LDH 大于正常 2 倍。

c.G4组:2个疗程未获完全缓解者。

化疗方案:鞘内化疗剂量见表15-3。

表15-3 方案一鞘内化疗剂量(mg)

年龄	甲氨蝶呤	阿糖胞苷	地塞米松
<12个月	6	15	2.5
12～36个月	6	25	2.5
>36个月	≤12.5	35	5.0

注:脑膜肿瘤浸润者隔天鞘注直至正常,接着每周2次,再每周1次,共8次。

(2)方案二(BFM-95成熟B细胞型NHL治疗方案)

本方案来自BFM,国内外许多医疗中心应用,BFM报告总体5年无病生存率为89.0%,Ⅰ、Ⅱ期为98%,Ⅲ期为87%,Ⅳ期为81%,B细胞型白血病为77%。

适应证:同方案一。

分组标准如下:

①R1组:手术已完全切除肿块的Ⅰ、Ⅱ期。

②R2组:手术未完全切除Ⅰ、Ⅱ期。LDH<500U/L的Ⅲ期。

③R3组:LDH在500～1000U/L的Ⅲ期;Ⅳ期和B细胞白血病并LDH<1000U/L并中枢无浸润。

④R4组:Ⅳ期和B细胞白血病并LDH≥1000U/L,和(或)中枢无浸润。

化疗方案:鞘内化疗剂量见表15-4。

表15-4 方案二鞘内化疗剂量(mg)

年龄	甲氨蝶呤	阿糖胞苷	甲泌尼龙
<12个月	6	15	5
12～36个月	9	25	8
>36个月	≤12	30	10

(3)方案三(LMB-96成熟B细胞型NHL治疗方案)

本方案来自LMB协作组,国外许多医疗中心应用,国内报告尚少。SFOP报告LMB方案总体4年无病生存率为90.2%,Ⅰ、Ⅱ期为98%,Ⅱ期为89.8%,Ⅳ期[除外中枢神经系统(CNS)浸润及骨髓浸润大于25%患者]为85.6%。

前驱淋巴母细胞型NHL推荐治疗方案

推荐改良BFM-95儿童淋巴母细胞型NHL治疗方案,原方案来自欧洲BFM协作组,国内外许多医疗中心应用,BFM报告总体5年无病生存率为82.0%,Ⅲ+Ⅳ期(除外CNS浸润者)为78%。

适应证:①前驱B淋巴母细胞型淋巴瘤;②前驱T淋巴母细胞型淋巴瘤;③骨髓幼稚细胞<30%;④无先天性免疫缺陷病;无器官移植史;非第二肿瘤。

分组:①低危组:Ⅰ、Ⅱ期;②高危组:Ⅲ、Ⅳ期。

七、疗效评估

国际淋巴瘤疗效评价标准从1999年以来已在临床上广泛应用。然而,此标准并未结合PET、免疫组化和流式细胞术结果进行评估。2007年国际淋巴瘤工作组在原疗效评价标准的基础上更新修订新的淋巴瘤疗效评价标准。

八、预后因素

采用现代标准治疗,儿童青少年NHL5年生存率超过80%。许多因素影响治疗结果,包括临床分期和组织学亚型。主要预后因素如下:

1. 年龄婴儿NHL罕见,回顾性分析显示婴儿NHL生存率低于儿童NHL。BFM协作组研究显示青少年NHL生存率比儿童NHL低(EFS 79%与85%),尤其是在T淋巴母细胞淋巴瘤和弥漫大B细胞淋巴瘤患者中年龄影响因素更明显。

2. 疾病部位早期患者(即:单个肿瘤位于腹部或胸腔以外,或者腹部肿瘤完整切除)有极好的预后,不考虑组织学亚型,5年生存率大约90%。骨的NHL也有极好的预后。睾丸侵犯不影响预后。非淋巴母细胞淋巴瘤的纵隔侵犯预后较差。原发纵隔弥漫大B细胞淋巴瘤与其他NHL相比较预后稍差。起病时中枢侵犯预后也较差。间变大细胞淋巴瘤侵犯骨髓预后较差。

3. 染色体异常虽然NHL细胞遗传学资料不如白血病多,但是,某些染色体异常与预后有关。肿瘤组织存在13号染色体(13q)和22号染色体异常(22q)的儿童高危晚期伯基特淋巴瘤患者预后差。T淋巴母细胞瘤染色体6q杂合子丢失的患者有较高复发风险。

4. 肿瘤负荷乳酸脱氢酶(LDH)升高与不良预后相关。骨髓和外周血微小残留病灶与预后关系仍待研究。

5. 化疗疗效伯基特淋巴瘤对前期化疗的疗效与预后相关,前期化疗肿瘤缩小低于20%预后差。

第十六章　先天性溶酶体病

第一节　戈谢病

戈谢病又称葡糖脑苷脂病，是一种β葡糖脑苷脂酶缺乏的代谢性疾病，为常染色体隐性遗传，以犹太人最多见。1882年Gaucher描述首例病人，其报道发现病人脾中有异常大的泡沫状胞浆的细胞（为此病特征）及有肝脾肿大和皮肤色素的表现。

一、病因及病理

葡糖脑苷酯酶是一种可溶性的糖脂类物质，是细胞的组成成份之一，在体内广泛存在。正常人每克脾组织（湿重）含GC 60～280ug，而GD患者可高达3～40.5mg。生理情况下，来源于衰老死亡的组织细胞的葡糖脑苷酯被单核-巨噬细胞吞噬后，在溶酶体内经GBA作用水解生成葡萄糖和神经酰基鞘氨醇（Ceramide）。

脑组织中蓄积的GC主要来源于神经节苷脂（ganglioside），此外尚可来源于体内如肝、肾和肌肉等各种组织。由于GBA基因突变导致体内无GBA生成或生产的GBA无活性，造成单核-巨噬细胞内的GC不能被有效水解，大量GC在肝、脾、骨骼、骨髓、肺和脑组织的单核-巨噬细胞中蓄积，形成典型的戈谢细胞。

戈谢病为常染色体隐性遗传，致病基因位于1号染色体。目前已经发现，许多不同的GBA点突变与发病有关。编码GC的基因位于常染色体1q21，基因长7Kb，含有8个外显子。在此基因下游16Kb处有一高度同源的假基因。GD患者可见到错义突变、剪接突变、转移突变、基因缺失、基因与假基因融合等。以错义突变最常见，导致GC的催化功能和稳定性下降。不同人种基因型的变异不同，如Ashkenzi犹太人群体中N370S最常见，仅见于Ⅰ型患者，纯合子病情轻。而在亚洲人群中则无这种变异型。L444P在Ⅰ、Ⅱ和Ⅲ型患者中均可见到纯合子病情重，常有神经系统症状。GD患者中已确定的基因突变有100余种，中国人GD的基因型已报道10例，其中5例Ⅰ型为G46E/L444P，F37V/L444P，N188S/L444P、Y205S/L444P及R48W/R120W；2例Ⅱ型均为F213I/L444P；3例Ⅲ型为N409H/N409H，G202R/N409H及L444P/L444P，其中以L444P基因型最常见，在等位基因中占领40%，并出现在各型GD中。F37V及Y205C为中国人特有的新生突变。

二、临床表现及分型

根据GD发病的急缓和内脏受累程度及有无神经系统症状将GD分三种类型:慢性型(非神经型、成人型、Ⅰ型)、急性型(Ⅱ型、神经型)和亚急性型(Ⅲ型、神经型)。同时根据亚急性型患者的临床表现又再分为Ⅲa、Ⅲb和Ⅲc。

1.临床表现 由于β-葡糖脑苷酯酶缺乏的程度不同,临床表现有较大差异。生长发育落后,甚至倒退。肝脾进行性肿大,尤以脾大更明显,肝功能异常,脾功能亢进,可有淋巴结肿大。骨和关节受累,可见病理性骨折。X线显示骨质疏松、局限性骨破坏,股骨远端膨大,犹如烧瓶样,是典型X线征象,有些合并股骨颈骨折或脊柱压缩性骨折。化骨核愈合较晚。门脉高压、肺动脉高压。肺受累有咳嗽、呼吸困难和紫绀。X线胸片有肺浸润病变。眼部可见眼球运动失调、斜视、水平注视困难、球结膜对称性棕黄色楔型斑块、基底在角膜边缘、尖端指向眼眦、先见于鼻侧后见于颞侧。皮肤可见鱼鳞病,暴露部位皮肤可见棕黄色斑。中枢神经系统受侵犯可有意识障碍、语言障碍、颈强直、角弓反张、四肢强直、剪刀腿、行走困难、全身肌肉萎缩、牙关紧闭、吞咽困难、喉痉挛、惊厥发作等,脑电图异常。

2.临床分型 戈谢病常有多脏器受累的表现,但轻重程度差异很大。根据神经系统是否受累,将戈谢病主要分为非神经病变型(Ⅰ型)及神经病变型(Ⅱ型及Ⅲ型)。其他少见亚型(围产期致死型、心血管型等)也有报道。

Ⅰ型(非神经病变型):为最常见亚型(在欧美达90%,东北亚患者中占比例略低),无原发性中枢神经系统受累表现,一些Ⅰ型戈谢病患者随着疾病进展可能出现继发神经系统临床表现(如脊髓受压等)。各年龄段均可发病,约2/3患者在儿童期发病。症状轻重差异很大,一般来说,发病越早,症状越重。脏器表现主要为肝脾肿大,尤以脾肿大显著,常伴脾功能亢进,甚至出现脾梗死、脾破裂等。血液学主要表现为血小板减少和贫血,部分患者白细胞减少,可伴有凝血功能异常。多数患者有骨骼受侵,但轻重不一。受侵犯部位主要包括早期的腰椎、长骨干骺端、骨干以及中后期的骨骺和骨突。患者常有急性或慢性骨痛,严重者出现骨危象(严重骨痛急性发作,伴发热及白细胞增高、红细胞沉降率加快)。X线表现为股骨远端的烧瓶样畸形、骨质减少、骨质疏松,重者出现骨的局部溶解、骨梗死、病理性骨折、关节受损等。骨骼病变可影响日常活动,并可致残。儿童患者常见的表现依次是骨质稀疏、长骨干骺端烧瓶样畸形、长骨干骺端密度不同程度的减低、骨皮质变薄等,可有生长发育迟缓。部分患者可有肺部受累,主要表现为间质性肺病、肺实变、肺动脉高压等。此外,患者还会出现糖和脂类代谢异常、多发性骨髓瘤等恶性肿瘤发病风险增高、胆石症、免疫系统异常等表现。

Ⅱ型(急性神经病变型):Ⅱ型患者除有与Ⅰ型Ⅰ型(慢性非神经病变型)占戈谢病的大部分(94%)。相似的肝脾肿大、贫血、血小板减少等表现外,主要为急性神经系统受累表现。常发病于新生儿期至婴儿期,进展较快,病死率高。有迅速进展的延髓麻痹、动眼障碍、癫痫发作、角弓反张及认知障碍等急性神经系统受损表现,精神运动发育落后,2~4岁前死亡。一些重度患者会出现关节挛缩。

Ⅲ型(慢性或亚急性神经病变型):早期表现与Ⅰ型相似,逐渐出现神经系统受累表现,常发病于儿童期,病情进展缓慢,寿命可较长。患者常有动眼神经受侵、眼球运动障碍,并有共济失调、角弓反张、癫痫、肌阵挛,伴发育迟缓、智力落后。Ⅲ型可分为3种亚型,即以较快进展的神经系统症状(眼球运动障碍、小脑共济失调、痉挛、肌阵挛及痴呆)及肝脾肿大为主要表现的Ⅲa型,以肝脾肿大及骨骼症状为主要表现而中枢神经系统症状较少的Ⅲb型,其他症状较轻,以心脏瓣膜钙化及角膜混浊为特殊表现,主要出现在德鲁兹人群的ⅢC型。

戈谢病的临床分型较为复杂,在未出现神经系统症状之前,有些Ⅲ型患者的表现和Ⅰ型很难区分。

三、实验室检查

1.血常规可正常,脾功能亢进者可见三系减少,或仅血小板减少。

2.骨髓涂片大多数戈谢病患者骨髓形态学检查能发现特征性细胞即"戈谢细胞",该细胞体积大,细胞核小,部分胞质可见空泡。但该检查存在假阴性及假阳性的情况。假阴性:即当未查见戈谢细胞时,仍不能否定患有戈谢病,需要通过葡萄糖脑苷脂酶活性检测进行确诊。假阳性:骨髓中的单核巨噬细胞等会吞噬细胞碎片或脂质代谢产物,形成与"戈谢细胞"相似的"类戈谢细胞",在慢性髓性白血病、地中海贫血、多发性骨髓瘤、霍奇金淋巴瘤、浆细胞样淋巴瘤中都可能出现这种"类戈谢细胞"。因此,当骨髓中查见"戈谢细胞"时,应高度怀疑戈谢病,但并不能确诊戈谢病,需在鉴别区分其他疾病的同时,进一步做葡萄糖脑苷脂酶活性测定。

3.酶学检查

(1)葡萄糖脑苷脂酶活性检测:葡萄糖脑苷脂酶活性检测是戈谢病诊断的金标准。当其外周血白细胞或皮肤成纤维细胞中葡萄糖脑苷脂酶活性降低至正常值的30%以下时,即可确诊戈谢病。国内相关研究表明,戈谢病患者的酶活性常低于正常值的28%,由于检测方法及参考值存在差异,不同实验室酶学的检测结果可能有所不同,应该根据各实验室的实际情况确定酶活性正常值。但是值得注意的是,少数患者虽然具有戈谢病临床表现,但其葡萄糖脑苷脂酶活性低于正常值低限但又高于正常低限30%时,需参考该患者血中生物学标志物结果(壳三糖酶活性等),进一步做基因突变检测,从而实现确诊。外周血白细胞葡萄糖脑苷脂酶活性检测需采集新鲜全血样本,并在短时间内分离白细胞。部分实验室使用干血纸片法(或称干血斑法 dried bloodspots,DBS)采集、运输、储存样本,用于包括戈谢病在内多种溶酶体贮积症的诊断。该方法采样方法简便易行,仅需将患者新鲜全血滴在滤纸上,获得直径约1cm血斑,于室温放置4h直至干燥,然后将滤纸置于密封塑料袋中运输到中心实验室,每个干血斑约需50ul全血。干血纸片法适合在远离检测中心的地区开展戈谢病高危疑似患者酶学筛查,也适用于戈谢病的新生儿筛查。

(2)血浆壳三糖酶活性检测可用于戈谢病患者的辅助诊断和治疗效果的检测。壳三糖酶是由活化的巨噬细胞在特殊环境下产生的,该酶的活性是目前戈谢病众多生化标志物中升高最显著的,患者的结果通常较正常人增高数百或上千倍。在应用酶替代治疗(enzyme replacement therapy,ERT)后,治疗有效患者的壳三糖酶活性会显著下降,是能够辅助诊断戈谢病及监测治疗效果的生物学标志物。

4.基因检测:目前已发现的葡萄糖脑苷脂酶基因突变类型有 400 多种,相似的表型可有多种不同基因型,而相同基因型的患者临床表现、病程及治疗效果也不同。葡萄糖脑苷脂酶基因的突变类型具有种族差异,并与临床表型相关。在德裔犹太患者中,C.1226A>G(N370S)、c.84dupG(84GG)c.1448T>C(L444P)和 C.27+1G>A(IVS2+1)这 4 种突变等位基因占犹太人戈谢病基因突变的 95% 左右,其中 C.1226A>G(N370S)占 78%。这 4 种突变在非犹太群体中占 50%～60%,以 c.1448T>C(L444P)最常见,占 36%,其次为 c.1226A>G(N370S),占 29%。到目前为止已发现中国人戈谢病基因突变类型约 40 种,以 IA44P 为最常见的突变类型,可出现在有神经系统症状及无神经系统症状的戈谢病各型患者中,其次为 F213I、N188S、V375L 和 M416V 突变类型 clj。基因诊断并不能代替酶活性测定的生化诊断,但可作为诊断的补充依据并明确对杂合子的诊断 引。少数突变与患者的临床分型具有相关性,对判断疾病程度和预后具有指导作用,C.1226A>G(N370S)的纯合子患者症状较轻,至少具有 1 个 c.1226A>G(N370S)突变的患者不会出现神经系统症状;具有 c.1297G>T(V394L)、c.1246G>A(G377S)和 c.680A>G(N188S)突变的纯合子患者均为Ⅰ型,临床表现较轻;c.1448T>c(L444P)突变虽然在各型戈谢病患者中都曾检出,但纯合子患者大多表现为亚急性神经病变型(Ⅲ型);c.1342G>C(D409H)纯合子患者通常表现为心血管型。如果已通过酶学检测确诊戈谢病,可进行基因分子检测,以预测患慢性神经性戈谢病的风险,以及确定合理的治疗、随访方案。

5.脑电图检查可早发现神经系统浸润。

6.B超检查可提示肝脾肿大。

7.其他检查应做肝功能及凝血项检查等。戈谢细胞检查患儿骨髓、脾、肝或淋巴结穿刺液均可供检测。

四、诊断

临床有贫血、肝脾大和淋巴结肿大的病人除做血常规外,均应做骨髓检查。在骨隋涂片尾部寻找戈谢氏细胞,并做组织化学染色。同时应做 β-葡萄糖脑苷酯酶活性测定连同双亲的酶活性进行检查。有条件者可同时做基因诊断。

五、鉴别诊断

1.尼曼-匹克病:是脂质贮积病之一,常染色体隐性遗传,由神经鞘磷脂缺乏或活力减低所致。临床贫血、肝脾大,以肝大为主,多有神经系统受累的改变,眼底可见樱桃红斑,由骨髓涂片中找到尼曼-匹克细胞可基本确诊。进一步检查可测定神经鞘磷脂酶活性。

2.幼年型类风湿性关节炎和风湿性关节炎:GD 以骨骼浸润为主,有时与关节炎相似,但一般关节炎有发热、肝脾轻度肿大或不大,伴风湿性关节炎的其他体征和化验。骨髓中无戈谢细胞。

3.在慢性粒细胞白血病、血小板减小性紫癜、一些结缔组织病的骨髓片中偶尔可见少数类戈谢细胞,这是由于血细胞大量破坏,红细胞葡萄糖苷脂和乳糖基酰基鞘氨醇大量进入吞噬细胞中,超过其水解糖脂类的能力,造成吞噬细胞内GC堆积所致。

白血病、淋巴瘤、多发性骨髓瘤、尼曼匹克病、地中海贫血等疾病临床表现与戈谢病相似,需注意鉴别诊断。

六、治疗

过去戈谢病的治疗以对症治疗为主,属非特异性治疗。近年来,随着分子遗传学及生物工程技术的发展,已研发并临床应用了戈谢病的ERT。ERT特异性地补充患者体内缺乏的酶,减少葡萄糖脑苷脂在体内的贮积,为戈谢病的特异性治疗。

1. 非特异性治疗　可根据患者的临床症状与特征选择。贫血患者可补充维生素及铁剂,预防继发感染,必要时输注红细胞及血小板以纠正贫血或血小板减少。骨骼病变的处理包括止痛、理疗、处理骨折、人工关节置换等,并可辅以钙剂及双磷酸盐治疗骨质疏松。在无法接受酶替代治疗的情况下,因病情进展(如脾功能亢进、脾梗死等)可谨慎考虑脾切除,但应明确脾切除会加速葡萄糖脑苷脂在骨髓、肝脏、肺脏等器官的蓄积,加剧许多临床症状,并增加多种致命的戈谢病并发症(如骨危象、肺动脉高压等)的发生风险。脾肿大可通过触诊及影像学检查(CT、MRI)确定,脾切除的指征应结合患者的实际情况,与外科医生协作进行。脾切除的目的在于减小脾的体积,减轻由于脾肿大带来的症状。脾切除后需要对肝、肺、骨骼的不良反应情况进行定期监测。

2. 特异性治疗　美国食品药品监督管理局于1991年批准上市了由胎盘中提取的葡萄糖脑苷脂酶,后于1994年又批准了以基因重组方法研制的葡萄糖脑苷脂酶[注射用伊米苷酶(Imiglucerase)],用于戈谢病的ERT治疗。临床实践显示,伊米苷酶可明显改善Ⅰ型戈谢病患者的临床症状体征,维持正常生长发育,提高生活质量,为Ⅰ型戈谢病治疗的标准方法,治疗越早,疗效越好。伊米苷酶是目前国内唯一可获得的戈谢病特异性治疗药物。除此以外,ERT的药物还包括美国FDA批准的Velaglucerase alfa和Taliglucerase alfaL9J。但是上述药物尚未在中国药监部门进行适应证申请或获得审批。伊米苷酶有更充分的循证医学证据证实其疗效和安全性,并能有效用于戈谢病骨病治疗。应根据患者的严重程度、病情进展、合并症的发生等情况对患者进行疾病风险评估,并确定患者伊米苷酶ERT治疗的剂量。高风险患者的推荐初始剂量为60U/kg,低风险患者的初始剂量为30～45U/kg,均为每2周1次静脉滴注。达到治疗目标后,应按照表3的原则对患者进行持续临床监测,对病情稳定者可酌情减少伊米苷酶治疗剂量进行维持治疗。病情严重的高风险成人患者及所有儿童患者,伊米苷酶长期维持剂量不应<30U/kg,每2周1次。而低风险成人患者的长期维持剂量不应<20U/kg,每2周1次。在持续临床监测中患者出现以下情况之一时,

需恢复伊米苷酶的初始治疗剂量:①间隔2周以上进行的2次检查发现,与减量前的血红蛋白相比,成人女性及儿童患者降低>12.59/L,成人男性患者降低>15g/L;②间隔2周以上进行的2次检查发现,血小板计数较减量前下降>25%,或<80×10^9/L;③肝脏和(或)脾脏体积较减量前增大>20%;④有骨骼疾病进展证据,包括骨折、骨梗死、骨溶解或无菌性骨坏死;

⑤骨痛频率及严重程度增加;⑥骨危象重复出现或频率增加;⑦无其他原因的生活质量下降;⑧与戈谢病相关的肺部症状出现或加重;⑨儿童患者生长发育迟缓或倒退。除以上临床表现外,如患者的壳三糖苷酶或其他生物标志物较减量前升高>20%时,或双能X线吸收法(DEXA)监测显示骨密度降低有临床意义时,需考虑恢复患者初始ERT治疗剂量。值得注意的是,戈谢病患者在无内脏及血液系统表现时也可出现骨骼病变,改善骨病的伊米苷酶剂量比改善内脏及血液系统病变所需剂量大、疗程长,严重骨骼疾病应在病情明显改善后维持原剂量至少1年,并需持续治疗。伊米苷酶初始治疗1年内的患者,如存在疗效减退证据,可考虑进行抗体检测。

3.治疗进展　近年来,美国FDA已经批准了一些底物减少疗法,其作用机制是抑制脂肪形成的代谢过程,直接减少脂肪沉积物在细胞中的积累。但该治疗方法仅适用于成人,不适用于儿童,并且底物减少疗法的相关药物尚未在中国药监部门进行适应证申请或获得审批。其他疗法如分子伴侣疗法、基因治疗等正在探索中,临床应用极少,尚无确切的证据证明上述治疗方法对戈谢病的治疗效果。

4.其他治疗　对于儿童戈谢病患者,国外在20世纪较为集中地展开过造血干细胞移植治疗,取得了一定成效。但是造血干细胞移植存在死亡率高、异体移植匹配程度低等缺陷,并且目前尚未有随机对照临床试验比较其相对于酶替代疗法的有效性和安全性。国内亦无造血干细胞移植成功治疗戈谢病的病例报道。因此,造血干细胞移植不应在能够接受酶替代疗法的患者中开展。

5.基因治疗导入正常葡萄糖苷酶基因应是最终治愈该病的方法。

戈谢病是一种常染色体隐性遗传病。患者父母如果再次生育,其子女患病的风险为25%。对于生育过戈谢病患者的家庭及亲属应进行遗传咨询及致病基因携带者检测。产前诊断是预防高危家庭再次生育类似患儿的最有效方法。在高危孕妇妊娠9~13周取胎盘绒毛,或是在妊娠16~22周取羊水进行胎儿羊水细胞培养,进行葡萄糖脑苷脂酶活性和(或)DNA基因突变检测。

第二节　尼曼-匹克病

尼曼匹克病(NPD)又称鞘磷脂沉积病,属先天性溶酶体病,系溶酶体神经鞘磷脂水解酶的先天性缺陷,致使神经鞘磷脂(SM)在全身单核-巨噬细胞及神经细胞内沉积,形成大量泡沫细胞,表现为肝、脾肿大及中枢神经系统退行性变。

由于基因变异的差异出现多种临床表现型,目前至少有5种类型(A、B、C、D、E)。有1/3患者可有明确家族史,发病多见于2岁以内婴幼儿(占62.4%),年龄最小者为2个月。

一、发病机制

神经鞘磷脂是一切细胞膜和亚细胞器的脂质成分,也是红细胞和神经髓鞘的主要脂质,各种衰老的细胞被巨噬细胞吞噬后,经神经鞘磷脂酶将其水解成 N 酰基鞘氨醇和磷酸胆碱。正常肝、脾、肾、脑及小肠中都富含神经鞘磷脂酶,肝脏中此酶活力最高,而患者肝、脾等组织中此酶缺乏,酶的活力降低至正常的 50% 以下,导致神经鞘磷脂不能被水解而沉积于单核巨噬细胞及神经细胞中形成泡沫状细胞,受累器官有大量神经鞘磷脂及其他磷脂和胆固醇,部分含有蜡样质。临床表现为肝、脾肿大及中枢神经系统退行性变,由于神经鞘磷脂沉积程度不同而有不同表现型。

二、临床表现及分型

根据临床表现可分为 5 型:

1. 急性神经型(A 型或婴儿型) 为典型的尼曼匹克(占 85%),多在出生后 3～6 月发病,少数在生后几周或 1 岁后发病,病情发展较迅速,表现为智能运动进行性减退,贫血、肝脾肿大、恶液质,皮肤常出现细小黄色瘤状皮疹,半数眼底有樱桃红斑点,SM 累积量为正常的 20～60 倍,神经鞘磷脂酶活性为正常的 5%～10%,多在 4 岁内死。

2. 非神经型(B 型或内脏型) 婴幼儿或儿童期起病,病程进展慢,肝脾肿大突出,智力正常,无神经系统症状,可活至成人,SM 累积量为正常的 3～20 倍,酶活性为正常 5%～20%。

3. 幼年型,慢性神经型 多见于儿童,首发为肝脾肿大,多数在 5～7 岁出现神经系统症状,眼底可见樱桃红斑点,可活至 5～20 岁。

4. Nova-Scotia 型(D 型) 临床经过较幼年型缓慢,有明显黄疸、肝脾肿大,神经系统症状,多于学龄期死亡。酶活性降低。

5. 成年型 成人发病,智力正常,无神经系统症状,不同程度肝脾肿大,可长期生存在。

三、实验室检查

血红蛋白正常或轻度降低,脾功能亢进时贫血加重,白细胞和血小板减少。骨髓涂片可见充满脂质的泡沫细胞(即尼曼匹克细胞)是诊断本病的主要依据。这类细胞胞体大,直径 20～100μm,有一个胞核,呈偏心位,染色质疏松,可见 2～3 个核小体,胞浆充满空泡,呈泡沫样,PAS 染色空泡中心常呈阴性、泡壁呈阳性,酸性磷酸酶阴性或弱阳性,此点有别于戈谢细胞。血浆胆固醇、总脂含量增高,SGPT 轻度升高。肝、脾及淋巴结活检可见成堆、成片或弥漫性分布的泡沫细胞浸润。X 线检查肺部可见粟粒或网状阴影。长骨有骨质疏松,髓腔增宽,皮质变薄,可有局部坏死,但无骨端烧杯状增宽改变。

四、诊断

1. 肝脾肿大。
2. 有或无神经系统损害或眼底樱桃红斑。
3. 外周血淋巴细胞和单核细胞胞浆有空泡。

4.骨髓找到泡沫细胞。

5.X线肺部呈粟粒样或网状浸润。

6.有条件可作神经鞘磷脂酶活性测定,尿神经鞘磷脂排泄量,肝脾或淋巴结活检证实。对于明显肝脾肿大特别伴有血脂及胆固醇升高时更要高度警惕本病,临床表现及酶活性不同进行临床分型。

五、鉴别诊断

此病逐渐起病,容易误诊,应与下列疾病进行鉴别

1.戈谢病,以肝肿大为主,肌张力亢进、痉挛,无眼底樱桃红斑,淋巴细胞胞浆无空泡,血清酸性磷酸酶升高,骨髓中可找到戈谢细胞。

2.肝豆状核变性,以肝大伴神经系统病变,眼底可见 K-F 环。

3.粘多糖病Ⅰ型,有 NPD 的肝脾肿大、淋巴细胞胞浆空泡、骨髓有泡沫细胞外,另有心脏缺损,多发性骨发育不全,无肺浸润。

4.郎格罕细胞组织细胞增多症,症状多样,多系统损害,病变侵犯骨髓时常可见 Birbeck 细胞等。

六、治疗

目前无特殊治疗,一般给予支持治疗,对症处理。有脾功能亢进者则行脾切除术,但不能缓解本病的进展。骨髓移植在试验中,胚胎肝移植已有成功报道。

A 型及 B 型可作产前诊断。C 型的产前诊断可通过特殊的探针进行,确诊患本病的胎儿,应终止妊娠。

出血性疾病篇

第十七章 出血性疾病总论

第一节 凝血机制

凝血是一系列凝血因子相继酶解激活的过程,由无活性前体变为活性形式,每次酶解应有放大效应,直至最终凝血酶和纤维蛋白凝块形成。谓之瀑布学说。该凝血机制分内源性和外源性凝血途径。两者的启动方式及参与的凝血因子不完全相同,但都能激活FⅩ,形成一条最终生成凝血酶和纤维蛋白凝块的共同途径外,参与两条途径中的某些凝血因子能交叉激活,使两条凝血途径相互关联。血液凝固可分为三个阶段:①凝血活酶生成阶段;②凝血酶生成阶段;③纤维蛋白形成阶段。

一、凝血活酶生成阶段

依启动方式及因子Ⅹ被激活的途径不同可分为内源性和外源性凝血途径。

1. **内源性途径** 参与凝血的因子全部来自血液,由因子Ⅻ被活化启动,因子Ⅴ、Ⅶ、Ⅸ、Ⅹ、Ⅺ、Ca^{2+}、PF_3、PK 及 HMWK 等参与完成至Ⅸa-PF_3-Ca^{2+}-Ⅷa 复合物形成及因子Ⅹ激活的过程。当血管壁损伤,暴露了内皮下组织,因子Ⅻ与带负电荷的内皮下胶原纤维接触即被激活为因子Ⅻa,少量的因子Ⅻa 与 HMWK 可使 PK 转交为激肽释放酶,后者又可与 HMWK 一起迅速激活大量因子Ⅻ,因子Ⅻa 又同时激活因子Ⅺ成为Ⅺa,后者在 Ca^{2+} 参与下使 FⅨ变为Ⅸa。随后 FⅨ与 Ca^{2+} Ⅷa 和 PF_3 共同形成复合物,从而激活 FⅩ→FⅩa。此时内源性与外源性两途径合成为共同途径,此途径反应需 3~8 分钟。FⅧa 参与 FⅨa 激活 FⅩ过程可提速约 20 万倍。血友病 A、B、C 分别缺乏 FⅧ、FⅨ和 FⅪ,凝血过程非常缓慢,往往微小创伤即可发生出血不止。

2. **外源性凝血途径** 外源性凝血途经由组织因子(TF)进入血液启动,至形成Ⅶa-Ca^{2+}-TF 复合物激活因子Ⅹ的过程。当血管内有损伤暴露组织因子或血管内皮细胞、单核细胞受细菌内毒素、补体 C5a-免疫复合物、TNF 等刺激时,TF 进入血液,即与Ⅶa 结合成复合物。FⅦa 酶解 FⅩ,TF 提高 FⅦa 催化作用约 1000 倍。少量的 FⅩa 激活 FⅦ生成大量 FⅦa,后者激活FⅩ生成大量的FⅩa,对外源性途径产生正反馈作用。Ⅶa-Ca^{2+}-TF复合物还可激活FⅨ成为FⅨa,故因子Ⅸ缺乏时的出血倾向重于FⅪ和FⅫ缺乏。FⅨa可激活FⅦ,还可与FⅧa结合形成复合物,激活FⅩ→FⅩa,此时内外源性凝血途径皆通过共同途径生成凝血酶原酶复合物完成凝血过程。外源性凝血过程产生的FⅦa-TF复合物可直接激活Ⅸ因子,加强内源性凝血途径,故外源性途径为启动途径,内源性为维持与放大途径。

二、凝血酶生成阶段

在内外凝血途径生成的FⅩa-Va-Ca^{2+}-PF$_3$的凝血酶原复合物的催化下,凝血酶原转变为凝血酶。一旦有少量的凝血酶生成,通过其正反馈作用,使FⅤ、Ⅷ和FⅪ活化为FⅤa、Ⅷa和FⅪa,促进血小板释放PF$_3$,进一步生成大量凝血酶,加速凝血过程。但凝血酶又激活蛋白C系统,灭活FⅤa和Ⅷa,延缓凝血过程并局限于损伤部位。

三、纤维蛋白生成阶段

纤维蛋白原由两条Aα链、两条Bβ链和两条γ链组成。凝血酶使纤维蛋白原转变为纤维蛋白单体及纤维蛋白肽A和肽B。多数纤维蛋白单体互相聚合成纤维蛋白聚合体(可溶性纤维聚合体)。凝血酶使FⅩⅢ→FⅩⅢa(一种转谷氨酸酶),可使相邻纤维蛋白单体γ链及α链各自形成聚合体而纵横交联形成不溶性纤维蛋白凝块。α$_2$-纤溶酶抑制物和纤维连接蛋白在FⅩⅢa的作用下,α$_2$-纤溶酶抑制物和纤维连接蛋白与纤维蛋白单体α链共价交联,增强纤维蛋白的稳定性及增加纤维蛋白凝块对纤溶酶的耐受性。稳定的纤维蛋白凝块网罗各种血细胞形成血块。

凝血过程本质上是一系列酶促反应过程,形成的酶反过来促进其自身的合成。

第二节 出血性疾病分类

根据止血、凝血机制异常,可将出血性疾病分为三类:①血管外因素和血管因素异常。②血小板因素异常。③凝血因子异常。出血性疾病可由一种或多种因素发生障碍所致。

一、血管外因素及血管因素异常

1.血管外因素异常 是血管周围组织发生变性、萎缩、松弛或皮肤弹性纤维发育不良所致的出血性疾病,如Ehlers-Danlos综合征、弹性假黄瘤、Marfan综合征、成骨发育不全症、高胱氨酸尿症等。

2.血管因素异常 由于血管舒缩功能及血管壁结构异常所致的出血。

(1)先天性血管疾病:遗传性出血性毛细血管扩张症,家族性单纯性紫癜。

(2) 获得性血管疾病:过敏性紫癜,感染性血管性紫癜,暴发性紫癜,药源性血管性紫癜,中毒(碘、汞、铋、蛇毒、尿毒症)性紫癜,维生素 C 缺乏症,机械性紫癜(痉咳、挤压、用力哭叫、高血压等)。

二、血小板因素异常

1. 血小板数量改变

(1) 血小板减少症

1) 先天性血小板减少症:血小板减少伴桡骨缺乏综合征(TAR 综合征),巨大血小板性血小板减少性紫癜,先天性巨核细胞性血小板生成素缺乏症,血小板减少伴间歇性微血管病性溶血性贫血(Upshaw-Shulman 综合征),威-柯综合征(Wiskott-Aldrich 综合征),May-Hegglin 异常,Alport 综合征(遗传性血尿-肾病-耳聋综合征)等。

2) 获得性血小板减少:特发性血小板减少性紫癜(ITP),感染性血小板减少症,Evans 综合征,药源性血小板减少症,再生障碍性贫血,骨髓浸润病变(白血病、淋巴瘤、肿瘤转移),自身免疫性疾病,代谢性疾病,DIC,微血管病性溶血性贫血,血栓性血小板减少性紫癜,溶血尿毒症综合征,脾功能亢进,巨大血管瘤等。

(2) 血小板数量增多:原发性血小板增多症,反应性血小板增多症。

2. 血小板功能障碍

(1) 遗传性血小板功能障碍

1) 血小板黏附功能缺陷:巨大血小板病,血管性假血友病,胶原无效性血小板病。

2) 血小板聚集功能障碍:血小板无力症,血小板病性血小板减少,遗传性无纤维蛋白原血症。

3) 血小板释放功能缺陷:原发性血小板病(贮藏池病、轻型血小板病),血小板第 3 因子释放功能障碍,核苷酸代谢缺陷(血小板缺乏葡萄糖-6-磷酸酶,血小板缺乏果糖-1,6-己糖磷酸酶)。

(2) 获得性血小板功能障碍:骨髓增生性疾病,肝脏疾病,尿毒症,药源性血小板功能障碍,获得性贮藏池病,巨球蛋白血症等。

三、凝血因子异常

1. 先天性凝血因子异常

(1) 凝血活酶生成障碍:因子Ⅷ缺乏(血友病甲),因子Ⅸ缺乏症(血友病乙),因子Ⅺ缺乏(血友病丙),因子Ⅻ缺乏症(Hageman 因子缺乏症)。

(2) 凝血酶生成障碍:因子Ⅴ缺乏症,因子Ⅶ缺乏症,因子Ⅹ缺乏症,凝血酶原(因子Ⅱ)缺乏症。

(3) 纤维蛋白生成障碍:纤维蛋白原缺乏症,异常纤维蛋白原血症,因子ⅩⅢ缺乏症。

2. 获得性凝血因子异常　肝病,纤维蛋白原消耗过多(如 DIC),获得性维生素 K 依赖因子缺乏(因子Ⅱ、Ⅶ、Ⅸ、Ⅹ缺乏,常见于新生儿出血症、晚发性维生素K缺乏症),先天性心脏病,先天性甲状腺功能低下(因子Ⅷ、Ⅸ缺乏),肾病(因子Ⅸ及因子Ⅻ缺乏)。不少获得性凝血因子缺乏常有几种凝血因子联合缺乏。

3.抗凝物质增多

(1)先天性:抗Ⅷ因子抗体、抗Ⅸ因子抗体、抗Ⅻ因子抗体抗凝物质增多。

(2)获得性:常于某些疾病致抗凝物质增多,如SLE、肝硬化、亚急性细菌性心内膜炎、天疱疮、肺结核、慢性肾炎、某些肿瘤、结节性多动脉炎、疱疹性皮炎等。

4.生理性抗凝物质减少或功能减弱

(1)抗凝血酶Ⅲ(ATⅢ)缺乏:遗传性、获得性(如DIC、手术、肝硬化、肾病综合征、肿瘤等)。

(2)蛋白C缺乏(PC):遗传性(纯合子型及杂合子型)、获得性(如DIC等)。

第十八章　血管结构及功能异常

第一节　遗传性出血性毛细血管扩张症

遗传性出血性毛细血管扩张症（HHT）又名 Rendu-Osler-Weber 综合征，是一种常染色体显性遗传性毛细血管结构异常的出血性疾病。HHT 在人种与地理上具有差异性分布：法国发病率约为 1/2351，丹麦约为 1/3500，美国为 1/6500～1/1250；亚洲日本北部秋田县发病率为 1/8000～1/5000；欧洲平均发病约为 1/2000；我国曾有散在 HHT 病例的报道，但目前还缺乏相关的流行病学调查统计学资料。HHT 可累及皮肤、黏膜及全身各个器官，其临床基本特征是皮肤和（或）黏膜毛细血管扩张及同一部位反复出血。

一、发病机制

本病的病理学基础是毛细血管扩张和动静脉畸形。毛细血管扩张多发生于口、鼻、胃肠道、皮肤及手指等部位，动静脉畸形多发生于胃肠道、肺、脑及肝脏等部位。轻微病变表现为毛细血管后静脉局部出现扩张。严重病变者血管出现显著扩张和扭曲，管壁由多层平滑肌组成而没有弹力纤维，且扩张的静脉常常与扩张的动脉直接相连。

遗传性出血性毛细血管扩张症（HHT）和家族性肺动脉高压均为编码转化生长因子（TGF）β 受体的蛋白[包括活化素受体激酶 1（ALK1）、内皮因子和骨形态发生蛋白 2（BMPR2）]基因突变引起的血管系统病变。内皮细胞表面 TGF Ⅱ 型受体（如 BMPR2）在 Ⅲ 型受体（如内皮因子）辅助作用下，与 Ⅰ 型受体（如 ALK1）结合形成跨膜复合物，激活 Ⅰ 型受体激酶，促进其胞内蛋白磷酸化，激活下游 Smad 信号，进入胞核促进基因转录，调节血管的分化和增殖。该通路中的任何组分，包括 ALK1、BMPR2 和内皮因子突变，均可能与肺动脉高压有关。根据分子遗传学机制的不同，HHT 分为 3 型。HHT1 型通常为内皮因子基因突变所致，HHT2 型和 HHT3 型分别为 ALK1 和 Smad4 基因突变所致。既往研究显示，HHT 相关肺动脉高压主要发生于 Ⅰ 型 HHT，表现为肺动脉阻力增高，肺动脉压力增加，心输出量下降。

本病的基本病理变化可见于全身各个部位，尤其是皮肤、黏膜和内脏的毛细血管、小动脉及小静脉管壁结构异常，血管壁变得异常菲薄，有的部位仅有一层内皮细胞，外围包裹一层疏松结缔组织,缺乏正常血管壁的弹力纤维及平滑肌成分。同时血管壁失去对交感神经和血管壁活性物质调节的反应能力,缺乏正常的舒缩功能,以致在血流的冲击下,病变部位的血管可发生结节状和瘤状扩张,严重时可形成动静脉瘘和动静脉瘤,可引起出血。常见于口腔、鼻黏膜、手掌、甲床和耳部及消化道。病变呈针尖样、斑点状或斑片状、小结节状,也可呈血管瘤样或蜘蛛痣样,可高出皮肤表面,加压后消失,用玻片轻压有时可见小动脉搏动。本病为常染色体显性遗传性疾病,男女均可患病,父母均可遗传。56.7%~80%患者有阳性家族史。同一家系中罹患本病时,其出血发生年龄、部位、严重程度及扩张的毛细血管类型、分布和特征等基本相同。

二、临床表现

1.出血症状　50%~87%患者于10岁内发生出血,最小年龄为生后2~3个月。特点为同一部位反复出血或轻伤后出血不止,也可呈皮肤淤点或手术时出血不止。儿童最常见为鼻出血、牙龈出血(常于毛细血管扩张之前),随年龄增长出血由鼻出血为主发展到以内脏出血为主,以胃肠道出血最多见,尚有咯血、血尿、月经量多等。出血量多少不一,可达数十毫升或多至数百毫升。

2.毛细血管扩张状态　毛细血管扩张可发生于皮肤、黏膜,也可发生于内脏。

(1)皮肤黏膜毛细血管扩张:皮肤病变多见于手部、面部、颈部、上肢、胸背部及足部;黏膜病变多见于鼻腔、唇、舌、颊部、齿龈、结合膜、咽喉部。

典型病变呈鲜红色或紫红色的毛细血管和小血管扩张。形态包括:①结节状:呈针头状或斑点状,一般在1~2mm大小。②血管瘤状:一般直径在3mm以上,形似小血管瘤。③蜘蛛状:中央有一瘤状突起,外周有扩张的小血管。扩张之血管可聚合成斑片状,一般高出皮肤或黏膜表面,压之可褪色或有搏动感。

(2)内脏病变:多见于消化道、泌尿道、生殖器及呼吸道等,肠系膜、视网膜及脑部也可有病变。随年龄增长,毛细血管扩张加重。

1)消化道毛细血管扩张:临床表现为反复消化道出血,大便潜血阳性。内镜检查才能发现病变。

2)肺动静脉瘘:表现为反复咯血、肺部感染、气促、发绀、杵状指(趾),胸部可闻及血管杂音,常需支气管纤维镜检查才能发现。

3)肝、脾血管扩张:肝脏毛细血管扩张常伴有纤维组织增生(肝硬化);脾动脉瘤形成可致脾肿大。

4)脑部毛细血管扩张:临床表现类似颅内占位性病变,常误诊。如血管破裂可致脑出血。

3.诱因　出血除自发性发生外,也可由外伤或手术、腹压增加、感冒发热、过度疲劳、精神紧张、月经、分娩等诱因引起。

三、实验室检查

1. **血象** 长期出血可致缺铁性贫血的血象，可见网织红细胞增高，骨髓可见红系增生活跃或正常。

2. **出凝血检查** 凝血时间及血小板数均正常，3%患者出血时间延长。束臂实验大多阳性，25%患者可能伴血小板病，呈血小板功能下降；34.2%患者有纤溶活力增强；有些病例合并凝血因子（Ⅱ、Ⅴ、Ⅶ及Ⅷ因子）缺乏。

3. **毛细血管镜或裂隙灯检查** 病变部位呈扭曲和扩张的毛细血管团。甲皱毛细血管病变阳性者约50%。

4. **内镜检查** 消化道出血可见消化道黏膜点状血管扩张，纤维支气管镜检查可见病变支气管黏膜血管扩张等。

5. **超声心动图检查** 可发现肺动静脉分流，如超声发现存在肺动静脉分流，需进行3mm层厚的肺CT对动静脉畸形进行评估。肺动静脉畸形的大小会随着年龄的增长而增大，因此要对有小动静脉畸形的患者进行终生随访。对于直径＞3mm的动静脉畸形患者应立即进行相应的治疗，并应用美国心脏协会推荐使用的抗生素预防感染性栓子形成。

6. **CT/MR及MRA（磁共振血管造影）检查** 对可疑部位进行CT/MR并血管造影术，可明确显示该部位的毛细血管。脑部动静脉畸形导致的并发症是致命的，HHT患者需行头颅MRA筛查是否存在脑的动静脉畸形及扩张情况，以防发生并发症。

四、诊断

阳性家族史、毛细血管扩张及同部位的反复出血有助于诊断。另外，由于患者血管壁脆弱，临床上束臂试验常阳性，并有出血时间延长。血管造影有确诊价值。最近开始有DNA测试，有助诊断未发病的患者，预防严重的脑或肺出血。若有肺动静脉瘘家族史，在青春期进行肺电脑扫描或脑磁共振检查，将有助于诊断。2000年国际HHT基金科学顾问委员会的诊断标准如下。

1. **鼻出血** 反复、自发性鼻出血。

2. **毛细血管扩张** 位于特征部位（如嘴唇、口腔、手指和鼻部）的多发毛细血管扩张。

3. **内脏损害** 如胃肠毛细血管扩张（伴或不伴出血）、肺动静脉畸形、肝脏动静脉畸形、脑动静脉畸形和脊椎动静脉畸形。

4. **家族史** 根据上述诊断，患者一级亲属中，至少有1位被诊断为HHT。

以上4项中，符合3项即可确诊HHT，符合2项则疑诊为HHT，如少于2项则诊断可能性不大。

五、鉴别诊断

注意需与蜘蛛痣和红痣相鉴别,还需要与其他原因所致的内脏出血相鉴别。

出血情况鉴别:有胃肠道出血者,需多次作胃肠道钡剂造影或纤维胃镜和结肠镜检以排除其他胃肠道疾病。严重出血无典型体表血管扩张者应与 Von Wille brand 病鉴别,后者出血时间延长。

六、预防

本病患者应避免诱因,一般情况下不用扩张血管药物、升压药、抗血小板药和抗凝剂、溶栓剂。

七、处理

无特效疗法,只能对症治疗,防止出血。但由于肺动静脉瘘危险,即使无症状,也应该彻底检查,以便做预防性栓塞治疗。未能栓塞消除肺动静脉瘘之前,任何手术或牙科治疗都应该加用预防性抗生素,以避免脑脓肿。预防性用雌性激素可以减少严重出血者输血需要。

1. 局部止血法 鼻出血、皮肤及口腔黏膜出血,可直接压迫或明胶海绵止血。或以棉球、纱布浸上肾上腺素、麻黄碱或垂体后叶素等填塞。还可采用雌激素、电烧灼、激光治疗、鼻中隔成形术和血管栓塞治疗等。

2. 消化道出血的治疗 轻微的上消化道出血可以采用包括铁剂治疗、雌孕激素和氨基己酸等治疗。严重的上消化道出血应使用内镜或血管造影等方法确定出血的部位和类型,在内镜下应用加热探针、双极电凝或激光进行治疗。内镜下治疗仍无效的可考虑外科手术治疗。

3. 肺动静脉畸形的治疗 伴有肺动静脉畸形的患者最重要是预防脑栓塞、脑脓肿及肺出血。有症状的患者应进行治疗。研究证实经导管的血管栓塞术是最有效、安全的治疗方法。伴有肺动静脉畸形的女性患者,应在怀孕之前进行治疗,如果孕前未及时诊断可在孕 4～6 个月时进行治疗。当检查发现畸形的血管直径＞3mm 时应立即进行血管栓塞治疗。

4. 脑动静脉畸形的治疗 治疗脑动静脉畸形的方法包括经导管血管栓塞、手术切除、立体定向放疗和联合治疗等。对于有中枢神经系统症状或检查发现畸形的血管直径＞1cm 时应立即予以治疗。对于伴有脑动静脉畸形的儿童患者,除非出现脑出血、神经功能障碍及其他威胁生命的症状时一般采用保守治疗。

5. 肝脏动静脉畸形的治疗 因肝脏的动静脉畸形而引起心衰或肝衰竭的治疗是目前的难题。应用血管栓塞治疗肝的动静脉畸形可能会导致致死性肝脏梗死,肝移植是目前有效的治疗方法。

6. 止血药的应用 严重出血者可选用垂体后叶素及卡巴克络等。垂体后叶素 10U 加

25%葡萄糖液缓慢静脉注射或静脉滴注、或卡巴克络肌内注射等。消化道出血者口服鞣酸蛋白或果胶制剂,可试用西咪替丁;中药云南白药及三七粉等可选用。

7.手术治疗 对消化道出血或咯血者积极内科治疗无效才考虑手术,但大出血发生率达72%,故应慎重。目前也可用血管内介入治疗。

8.大多患者需长期使用铁剂,以补充黏膜反复出血所丧失的铁,某些患者需消化道外补铁。仅大量失血者可适当输血,但不宜过量,避免血压过高而使出血难止。

9.其他 β受体阻滞剂可改善高动力循环状态,降低肝血流量,使分流量减少。

第二节 维生素C缺乏症

维生素C缺乏症,又称坏血病,是一种由于长期缺乏维生素C引起的全身性疾病。其特征为骨骼病变和毛细血管通透性增高引起的出血性表现,尚可伴有骨髓巨核细胞退行性变、红细胞巨幼变及血小板减少,甚至骨髓衰竭。目前本病已少见。

一、病因

维生素C属于己糖醛酸,因具有抗维生素C缺乏病的作用,故旧称抗坏血酸,具有很强的还原性。在酸性溶液中较为稳定,受光、热、铜、铁氧化分解,在碱性溶液中极易破坏。食物加工处理不当,贮存过久,维生素C损失很大。新鲜蔬菜和水果中维生素C含量很高,如柿椒、苦瓜、菜花、甘蓝、青菜、塌棵菜、荠菜及菠菜等,水果有酸枣、红果、沙田柚、刺梨、沙棘及猕猴桃等,都富含维生素C。维生素C缺乏是由以下因素所致:

1.摄入不足 一般动物体内可以从葡萄糖和其他单糖合成维生素C,而人类和某些动物(猴子、豚鼠、鸟类及鱼类)体内缺乏合成维生素C所需要的古罗糖酸内酯氧化酶,不能合成维生素C,必须从外界摄入,如果摄入量不足即可导致坏血病。人工喂养儿容易缺乏维生素C,人乳中维生素C的含量为40~70mg/L,可以满足一般婴儿的需要,当然,要保证一定的摄入乳量。而牛乳中的维生素C含量仅为人乳的1/4,再经过储存、稀释、加工及消毒灭菌等处理,其维生素C含量所剩无几。因此,用牛奶、奶粉、乳儿糕及米面糊等喂养的婴儿,如不及时补充新鲜蔬菜及水果,或偏食,可造成摄入不足。

2.消化、吸收障碍 消化不良和慢性腹泻时维生素C的吸收减少,胃酸缺乏时,维生素C容易在胃肠道内受到破坏。

3.消耗增加 感染、发热、外科手术、代谢增高和患病时,维生素C的需要量增加。

二、发病机制

1.影响胶原合成 胶原蛋白是纤维组织的基本结构,是构成骨、软骨、牙齿、皮肤、血管壁、肌腱、韧带及瘢痕组织的重要成分。而胶原的主要成分是羟基脯氨酸和软骨素硫酸盐,维生素C缺乏时羟基脯氨酸和软骨素硫酸盐减少,可使胶原纤维的形成发生障碍,影响结缔组织形成。

(1)毛细血管内皮细胞间缺乏黏结物质,以致毛细血管脆性及血管壁渗透性增加,可以使皮肤、黏膜、骨膜下、关节腔及肌肉内出血。

(2)骨骼改变,在肋骨与肋软骨连接部位、长骨端,尤其长骨端在腕、膝和踝关节处,由于基质的形成障碍,成骨受到抑制,软骨内的骨化发生障碍,但软骨基质内钙质仍然沉着,干骺端临时钙化带有钙质堆积,形成临时钙化带致密增厚。由于成骨作用被抑制,不能形成骨组织,骺端骨质脆弱,容易骨折和骨骺分离,甚至发生骨萎缩。

(3)齿龈充血、水肿,齿龈乳头增生,肉芽组织生长,以致逐渐坏死。

2.维生素C缺乏时 机体不能代谢过量的酪氨酸、去甲肾上腺素、5-羟色胺合成受到影响,儿茶酚胺神经递质的合成减少,出现疲劳和虚弱感。

3.影响造血过程 维生素C是叶酸的还原剂,缺乏维生素C时,叶酸不能生成具有代谢活性的四氢叶酸,导致巨幼细胞性贫血。此外,维生素C在小肠和血液内有促进和保持铁离子的还原形式的作用,直接影响铁的吸收和转运。再者维生素C缺乏造成的全身性慢性失血,可引起小细胞低色素性贫血。

4.维生素C能动员血管壁内胆固醇转变成胆酸,减少胆固醇在血管壁内的沉着 维生素C缺乏时,加重动脉硬化。维生素C作为还原剂,能防止硝酸盐生成亚硝酸盐,阻断致癌物亚硝胺的形成。体内适当浓度的维生素C,能提高免疫功能,增强对感染的抵抗力,并能促进伤口愈合。

三、临床表现

一般情况下,婴儿出生时储备的维生素C可供生后3个月的需要。若孕妇患本病或饮食严重缺乏维生素C,人工喂养儿(牛乳含维生素C约为人乳含量的1/4)、早产儿及未添加维生素C辅食婴幼儿均可发病。本病好发于6个月~2岁。维生素C缺乏后数月,患者感倦怠、全身乏力、精神抑郁、多疑、虚弱、畏食及营养不良。常同时存在贫血、反复感染和伤口愈合缓慢等表现。

1.骨骼病变 主要为骨膜下出血,致肢体肿胀、骨关节肌肉疼痛及活动受限,致下肢假性瘫痪;可呈肋串珠(可达56%)。全身性骨质疏松,或典型的皮尔坎征,骨骺分离及移位。牙龈肿胀、出血,并可因牙龈及齿槽坏死而致牙齿松动、脱落。

2.出血 约占23%,常见部位为鼻黏膜(鼻出血)、血尿和胃肠道出血;皮肤瘀点、瘀斑,毛囊过度角化、周围出血,罕见关节及肌肉出血。骨骺端附近可见瘀点和瘀斑。

四、实验室检查

1.束臂试验 常阳性,提示毛细血管通透性增高。血小板一般正常,偶伴血小板减少或血小板黏附及凝聚功能降低，血小板第3因子活性减弱。

2.红细胞形态　合并缺铁性贫血者呈小细胞低色素改变；合并维生素B_{12}及叶酸缺乏者为大细胞贫血（占83.3%）。

3.X线检查　①骨干骺端临时钙化带增厚致密，"坏血病带"及"侧刺"；②骨干骺分离脱位或半脱位（"坏血病角"）；③骨骺端"指环"；④骨膜下可见血肿，使长骨呈梭状、哑铃状及杵状等；⑤骨皮质变薄，骨质普遍疏松，骨小梁不清，透明度增加。

4.维生素C浓度测定　禁食后维生素C浓度>34.1μmol/L(0.6mg/dl)，可排除本病。予草酸处理的血液分离得白细胞/血小板层时，其抗坏血酸浓度<1590.4μmol/L（一般为1590.4~1704μmol/L，28~30mg/dl）。

5.尿维生素C负荷试验　给患儿每天口服维生素C 0.2g，3天，患儿尿液维生素C排泄不增加（正常儿应增加>40mg/24h）。或用抗坏血酸20mg/kg置于生理盐水制成4%溶液，静脉注射，如4小时后尿标本维生素C量>85.2μmol/L(1.5mg/dl)可排除本病。

五、诊断

根据维生素C摄入不足膳食史、典型的临床表现及长骨X线检查特征改变和对维生素C治疗反应，可作出诊断。

维生素C缺乏病应与下列疾病相鉴别：

1.肢体肿痛　应与化脓性关节炎、骨髓炎、蜂窝组织炎及深部脓肿等鉴别；维生素C缺乏时骨膜下血肿需与肿瘤鉴别。

2.肋串珠　维生素C缺乏患儿的肋软骨串珠呈尖刺状，而佝偻病的肋串珠呈圆钝形。

3.出血症状　应与其他出血性疾病，如血小板减少性紫癜、过敏性紫癜、血友病、白血病及败血症型流行性脑脊髓膜炎等鉴别。

六、防治

1.治疗

(1)轻症：维生素C 500mg/d，口服，5~7天一疗程。

(2)重症：维生素C 1g加25%葡萄糖20~40ml静脉注射，5天一疗程。一般治疗24小时内症状迅速好转，食欲进步，出血症状改善或停止，1~3周内完全恢复正常。骨骼病变恢复较慢，若治愈后下肢疼痛未缓解，应考虑骨骼是否分离。

(3)对症处理：RutiC及卡巴克络可减轻出血；下肢疼痛者，予患肢固定，必要时使用止痛、镇静剂。

2.预防

(1)孕母及乳母应多食富含维生素C的新鲜水果和蔬菜。

(2)婴幼儿及时添加辅食或维生素C制剂。

第三节 过敏性紫癜

过敏性紫癜又称亨-舒综合征(HSP),是一种小儿常见的毛细血管、小动脉和小静脉的变态反应性炎症。临床特点为对称性皮肤紫癜、关节痛、腹痛、便血及肾脏损害。本病多见于3~7岁(平均5~6岁),最小7个月,大于20岁和小于2岁者少见,男孩发病率大于女孩,男:女为3:1。冬末春初多发,常继发于上呼吸道感染。目前认为HSP是环境因素及特殊感染引起的一种特殊的变态反应性疾病。

一、病因和发病机制

1.感染和HSP发病的关系

(1)病原体:有很多种病原体感染均与HSP的发病有关,这些病原体包括细菌、病毒以及其他的病原体。20%~50%急性HSP患者血清学检测或细菌培养可发现存在A组溶血性链球菌GAS感染,现已证实过敏性紫癜肾炎患儿的肾小球膜上存在一种GAS抗原,即肾炎相关纤溶酶受体,它与肾炎的发生发展有密切关系。还有很多关于其他病原菌,包括肺炎支原体、幽门螺旋杆菌、EB病毒、微小病毒B_{19}、副流感病毒、柯萨奇病毒、腺病毒、甲型肝炎病毒、乙型肝炎病毒、金黄色葡萄球菌和嗜血杆菌等与HSP的发病密切相关。

(2)感染导致HSP的可能机制:关于感染导致HSP发病的具体机制,目前有四种假说:①分子模拟学说:认为这些病原体与人类血管壁存在相似的抗原,病原体感染后,激活的体液免疫和细胞免疫,在杀伤病原体的同时,也会对血管壁造成损伤;②隐蔽抗原活化学说:病原体感染后可引起非特异性炎症反应,导致细胞及组织损伤,损伤过程可使正常情况下隐蔽的自身抗原暴露,从而激活免疫系统;③假抗原学说:认为病原体可与血管壁蛋白相互作用,形成一种新的抗原复合物,激活免疫系统;④超级抗原学说:像链球菌和病毒病原体携带有超级抗原,超级抗原无需抗原呈递细胞加工即可直接激活T细胞,从而引起血管内皮细胞损伤。目前认为,病原体可能通过同一免疫机制引起小血管变态反应性炎症。

2.其他可致HSP发病的因素

(1)药物:通常认为某些抗生素如磺胺类药、异烟肼、雷尼替丁、水杨酸类药、ACE抑制剂和苯巴比妥等药物均可能与HSP的发病有关,如注射用盐酸克林霉素、加替沙星及头孢氨苄等均有相关文献报道可导致过敏性紫癜的发生。

(2)食物:通常认为乳类、蛋类、鱼、虾、蟹及蛤等食物也可能与HSP的发病有关。

(3)其他因素:现认为HSP为一种变态反应性疾病,因此其发病还可能与花粉、油漆、粉尘过敏、蚊虫叮咬、疫苗接种、冷刺激或肿瘤等因素有关,如狂犬疫苗及麻疹活疫苗的接种均有文献报道可导致HSP的发病。

3.炎症介质在 HSP 发病中的作用

(1)非特异促炎因子:急性 HSP 患儿体内的非特异促炎因子如 TNF-α、IL-4、IL-6 和 IL-8 均明显增高,上皮细胞内存在颗粒状分布的 TNF-α,且 HSP 患者血浆 TNF-α 水平与血管损伤的严重程度相关。

(2)TGF-β、IL-6 及 VEGF 在急性 HSP 患者外周血中明显升高,亦有报道 Th7 等促炎性 T 细胞增多和 $CD4^+CD25^+$ 调节性 T 细胞数量减少所导致的免疫失衡,是导致过敏性紫癜发病的重要原因。

4.HSP 细胞免疫异常　目前普遍认为 HSP 发病与 T 细胞亚群功能紊乱有关。HSP 患者 $CD4^+$ T 淋巴细胞数量降低,$CD8^+$ T 淋巴细胞数量增高,$CD4^+/CD8^+$ 比值降低,$CD4^+CD25^+$ T 细胞明显减少,故推测调节性 T 细胞数量减少导致的免疫抑制效应不足可能是 HSP 免疫失衡的重要原因之一。此外,HSP 患者在急性期 Th2 含量明显升高而 Th1 含量明显降低。可能是由于 Th/Ts($CD4^+/CD8^+$)的相对变化导致 Th1/Th2 比例失衡,Th2 优势活化,IL-4、IL-5、IL-6、IL-9、IL-10 和 IL-13 等细胞因子产生增多,大量 B 细胞增殖分化,成为长寿的浆细胞,从而使免疫球蛋白和白细胞介素合成和释放增加。

二、病理改变

局部出现血管炎性改变。皮肤损害表现充血水肿及黏膜下出血。显微镜下血管壁有大量白细胞浸润,上皮细胞增殖,纤维样坏死和红细胞渗出。结肠损害肉眼可见结肠充血水肿、黏膜下出血及溃疡。显微镜下其血管病变和皮肤病变相似。肾损害表现为亚急性肾小球肾炎,局灶性肾小球肾炎伴内皮细胞增殖,血小板血栓堆积于毛细血管中,纤维蛋白、γ 球蛋白和补体沉积于肾小球膜。

三、临床表现

1.前驱症状　多数于发病前 1～3 周内有上呼吸道感染史,80% 有发热、乏力及食欲减退等全身症状。部分病例紫癜前 1 天～3 个月以腹痛、便血、水肿、血尿或荨麻疹为首发症状。

2.皮肤症状　以皮肤紫癜为首发症状者占 84.5%,紫癜多见于下肢及臀部,尤以踝关节内侧和膝关节周围,呈对称性、分批出现大小不等的斑疹或荨麻疹样丘疹,高出皮面、不痒,初为淡红、深红,数小时内红斑中心呈点状出血或融合成片,或呈出血性疱疹;后渐呈暗紫色、铁锈色。常于 1 周内消失,皮疹消退后不留痕迹。少数持续 4 周以上,呈一过性或反复发作数月至数年。

3.软组织水肿　常伴血管神经性水肿(46%),多为手、足背,其次为头、前额、眼睑、背及阴囊水肿。婴儿可头皮水肿、触痛。

4.关节症状　一过性关节痛或红、肿、痛(占 46%～65%),呈游走性,以膝、踝及肘腕多见,可有浆液性关节腔积液,一般 2 周内消退,无关节畸形。

5.胃肠道症状　50%~90%有腹痛、呕吐、便血和黏液样便。少数发生肠套叠(3%)、梗阻或穿孔。部分病例可以腹痛或腹痛伴便血为首发症状。

6.肾脏症状　过敏性紫癜性肾炎(HSPN)是指 HSP 时肾实质的损害。在 HSP 病程中(包括病程 6 个月以内)出现血尿和(或)蛋白尿即可诊断为 HSPN。20%~60%的 HSP 患儿发生肾损伤,其好发年龄为 6~10 岁。国内报道发病仅次于急性肾炎和肾病综合征(NS)而居第 3 位。本病也是小儿最常见的继发性肾小球疾病,肾脏症状一般出现于皮肤紫癜 1~4 周,特别 2 周内更多见。而肾脏受累的几率与 HSP 早期肾外症状出现多少有关,特别是消化道症状。因此,对于 HSP 早期出现较多肾外症状的患儿,应反复多次的动态观察尿常规变化。虽大多预后良好,但约 15%的患儿会有持续性肾损害,约 8%的患儿发展到肾衰竭,故应引起高度重视。可将 HSPN 分为 6 型:孤立性血尿或孤立性蛋白尿、血尿和蛋白尿、急性肾炎型、NS型、急进性肾炎型和慢性肾炎型。其中蛋白尿诊断主要是依据尿常规和 24 小时尿蛋白定量异常。HSPN 的病理分级。Ⅰ级:肾小球轻微异常;Ⅱ级:单纯系膜增生,分为 a1 局灶/节段,b1弥散性;Ⅲ级:系膜增生,伴<50%肾小球新月体形成/节段性病变(硬化、粘连、血栓及坏死),其系膜增生可为 a1 局灶/节段,b1 弥散性;Ⅳ级:病变同Ⅲ级,50%~75%的肾小球伴上述病变,分为 a1 局灶/节段,b1 弥散性;Ⅴ级:病变同Ⅲ级,>75%的肾小球伴上述病变,分为 a1 局灶/节段,b1 弥散性;Ⅵ级:膜增生性肾小球肾炎。肾损害是本病最严重的表现,需追踪 3~5 年。

7.其他　少数病例有神经系统损害(面神经瘫痪、神经炎、暂时性偏瘫头痛、惊厥及颅内出血)、肺大出血、脂肪泻、失蛋白性肠病、坏疽、心脏损害(奔马律、房室传导阻滞及心功能不全等)及睾丸肿瘤、出血等。

四、实验室检查

1.白细胞正常或增加,中性和嗜酸性粒细胞可增高;除非严重失血,一般无贫血;血小板计数正常甚至升高,出血和凝血时间正常,血块退缩实验正常,部分患儿毛细血管脆性试验阳性。

2.尿液检查:可有血尿、蛋白尿和管型。半数于 3 个月内,80%于 1 年内消失。有消化道出血者大便隐血试验阳性。

3.血沉正常或增快;血清补体 C3、C4 正常或升高;抗"O"可阳性;抗核抗体及 RF 阴性;半数血清 IgG 和 IgA 升高,IgM 可减少,以 IgA 升高最明显,2~3 个月恢复正常。

4.抑制性 T 细胞(Ts)活性下降,辅助性 T 细胞(Th)增高,B 细胞数量增加及活性增强。肿瘤坏死因子(TNF-α)、白介素 6(IL-6)及白介素 8(IL-8)水平升高。

5.腹部超声检查,有利于早期诊断肠套叠;出现中枢神经系统症状患者可予头颅 MRI;肾脏症状较重和迁延患者可行肾穿刺以了解病情给予相应治疗。

6.脑电图(EEG)检查异常发生率 30%~75%,主要见于急性期;可无中枢神经系统症状;有关节症状者 EEG 异常率较低。EEG 异常有:慢波、尖波和阵发性发作等。

7.心电图(EKG)检查异常发生率约 28%,多见于重型病例,主要表现为窦性心动过速、窦性心动过缓、频发性房性或频发性室性期前收缩,ST-T 改变,QT 间期延长和完全性右束支传导阻滞。

五、临床分型

根据临床表现,可分为单纯性紫癜、关节型、腹型、混合型和紫癜性肾炎型。

六、诊断

1.国内标准　根据中华医学会儿科学分会肾脏病学组 2009 年制定的紫癜性肾炎诊治循证指南的诊断标准为:在过敏性紫癜病程 6 个月内出现血尿和(或)蛋白尿、血尿、肉眼血尿或镜下血尿;蛋白尿 1 周内 3 次尿常规蛋白阳性,24 小时尿蛋白定量＞150mg;1 周内 3 次尿微量球蛋白高于正常值。满足以上 3 项中任意一项。但另有约 3% 的患儿肾损害并非发生于过敏性紫癜起病的 6 个月内。其中有的肾损害发生于发现皮肤紫癜之前数天至数月;有的肾损害发生于病程的 1 年后等。此类患儿易误诊,建议进行肾活检以确诊。若表现为伴有 IgA 沉积的系膜增生性肾小球肾炎,则支持本病诊断。

2.临床分型

国内 2009 年试行指南:①孤立性血尿型;②孤立性蛋白尿;③血尿和蛋白尿;④急性肾炎型;⑤肾病综合征型;⑥急进性肾炎型;⑦慢性肾炎型。

国外研究者亦有以下分型:①镜下血尿;②肉眼血尿;③血尿和蛋白尿;④肾病综合征;⑤急性肾炎综合征;⑥肾炎-肾病综合征。

病理分级:目前国内外多应用统一的肾小球病理分级标准,但为了更准确全面地评价病情,评估疗效及预后,建议联合肾小管间质病变分级标准进行分级。

(1)肾小球病理分级[依据国际小儿肾脏病研究组(ISKDC)2007]:Ⅰ级:肾小球轻微异常;Ⅱ级:单纯系膜增生(a)局灶/节段(b)弥漫性;Ⅲ级:系膜增生,伴有＜50% 肾小球新月体形成/节段性病变(硬化、粘连、血栓及坏死),其系膜增生分为:(a)局灶/节段(b)弥漫性;Ⅳ级同Ⅲ级:50%~75% 肾小球有上述病变,分为(a)局灶/节段(b)弥漫性;Ⅴ级同Ⅲ级:＞75% 肾小球有上述病变,分为(a)局灶/节段(b)弥漫性;Ⅵ级:膜增生性肾小球肾炎。

(2)肾小管间质病理分级:＋级,轻度小管变形扩张;＋＋级,间质纤维化,小管萎缩＜20%,散在和(或)弥漫性炎性细胞浸润;＋＋＋级,间质纤维化,小管萎缩占 30%,散在和(或)弥漫性炎性细胞浸润;＋＋＋＋级,间质纤维化,小管萎缩＞50%,散在和(或)弥漫性炎性细胞浸润。

七、鉴别诊断

1.特发性血小板减少性紫癜　根据皮肤紫癜的形态不高出皮肤,分布不对称及血小板计数减少,不难鉴别。过敏性紫癜皮疹如伴有血管神经性水肿,荨麻疹或多形性红斑更易区分。

2.败血症脑膜炎 双球菌败血症引起的皮疹与紫癜相似,但本症中毒症状重,白细胞明显增高,刺破皮疹处涂片检菌可为阳性。

3.风湿性关节炎 两者均可有关节肿痛及低热,于紫癜出现前较难鉴别,随着病情的发展,皮肤出现紫癜,则有助于鉴别。

4.肠套叠 多见于婴幼儿。如患儿阵阵哭闹叫,腹部触及包块,腹肌紧张时应疑为该病。钡灌肠透视可予鉴别。但过敏性紫癜可同时伴有肠套叠,故应引起注意。

5.阑尾炎 者均可出现脐周及右下腹痛伴压痛。但过敏性紫癜腹肌不紧张,皮肤有紫癜,可予鉴别。

八、治疗

(一)一般治疗

本病无特效疗法。卧床休息,以不少于7天为宜,过早下床活动常致紫癜复发。积极寻找和去除致病因素,控制感染;有链球菌感染者,用足量青霉素注射7～10天。避免应用阿司匹林等药物,酌情使用抗过敏药物。

(二)对症治疗

有荨麻疹或血管神经性水肿时,应用抗组胺药物和钙剂;腹痛时应用解痉剂,消化道出血时应禁食,可静脉滴注西咪替丁20～40mg/kg,必要时输血。可用大剂量维生素C,每天2～5g,以改善血管通透性。

(三)免疫调节与活血抗凝治疗

1.肾上腺皮质激素 对胃肠道、关节及软组织症状有效,24小时内肿痛消失,72小时内痉挛性腹痛缓解,控制便血。而皮肤紫癜及轻症紫癜肾炎不应使用激素(因激素对皮肤紫癜疗效差,不能防止复发,也不能预防肾损害的发生)。泼尼松1～2mg/(kg·d),症状消失后逐渐减量至停药,用药1个月无效者可停用。

2.免疫调节疗法 常与小剂量激素联用,疗程数周至数月。本法适用于紫癜性肾炎Ⅲ、Ⅳ、Ⅴ型或单用激素2～4周疗效差者。①免疫抑制药物有环磷酰胺1～2mg/(kg·d),分2～3次口服,或隔日静脉注射100～200mg。硫唑嘌呤:3～5mg/(kg·d),分次口服。环孢素A 3～5mg/(kg·d)。②胸腺多肽或猪胸腺免疫抑制物(PTISE)5mg/次,每天1次,肌内注射;3周后改为每3天1次,3～6个月一疗程。③雷公藤多苷1mg/(kg·d),3个月1疗程,对关节型及肾炎型疗效较好。④西咪替丁为选择性的H_2受体拮抗剂,具有抗过敏及免疫调节作用。20～40mg/(kg·d)分两次静脉滴注,连用7～21天,皮疹减少后改口服治疗10天停药,治愈率达85%以上;并肠套叠及肠穿孔等忌用。

3.川芎嗪 磷酸川芎嗪5～8mg/(kg·d),加10%葡萄糖溶液中静脉滴注,2～4小时滴完,药液浓度<6mg/ml(<0.1%为安全),否则可诱发溶血。或川芎嗪片剂8～10mg/(kg·d),分3次口服,均连用1～3周。川芎嗪具有以下作用:①提高体内超氧化物酶和谷胱甘肽过氧化

物酶活性,减轻肾组织的脂质过氧化损害;②减轻肾小血管内皮细胞及周围水肿;③抑制血小板血栓素 A2(TXA2)的合成及血小板活性物质释放,扩张毛细血管等;④抑制血小板聚集作用。该药疗效佳,可缩短疗程,降低复发,尤对肾炎型的防治更佳。

4.血小板抑制剂及血管扩张药 可应用 Persantin,654-Ⅱ,硝苯地平(Ca^{2+}阻滞剂)及维生素 E(阻止 Ca^{2+} 释放及抑制 PGE 代谢)等。

5.中药 云南白药 2g 加生理盐水保留灌肠,每天一次,连用 3~5 天,对腹型病例有效。可试用犀角地黄汤加减或与激素联用。

(四)紫癜性肾炎(HSPN)的治疗

HSPN 的本质是小血管炎,因而激素治疗对大多数 HSPN 是适宜而有效的,但是应选择适应证。对尿常规轻度改变(即镜下血尿,轻微蛋白尿)、肾功能正常、肾活检仅轻微改变或呈局灶性系膜增生改变者,暂不需要激素治疗,可先予对症处理,加强随访观察。多数主张对达到肾病水平蛋白尿、临床表现为肾炎综合征或 NS、急进性肾炎、病理为弥散性系膜增生性肾炎伴局灶或弥散性细胞新月体形成或呈膜增生性肾炎者,则必须激素治疗。本病有一定自限性,病情轻重不等,一般治疗同 HSP,应尽量结合临床分型和病理分级予以治疗。注意个体化处理,长期随访。有学者认为激素不能预防 HSP 时肾损害的发生,亦不能缩短 HSPN 的病程。但对严重病例应早期应用激素和免疫抑制剂。

对于轻微镜下血尿患儿国外多不予特殊治疗,但严格随访至少 3~5 年。国内试行指南推荐:对于孤立性血尿或病理Ⅰ级的患儿可给予双嘧达莫和(或)清热活血中药。对于肉眼血尿及不同程度的蛋白尿,应进行肾活检以明确病理分级。目前,对于非肾病水平蛋白尿,国内外均肯定应用血管紧张素转化酶抑制剂(ACEI)类或血管紧张素受体拮抗剂(ARB)类药物治疗减少尿蛋白。

1.KDIGO 指南草案推荐 对于 24 小时尿蛋白定量<500mg 者,可不予特殊治疗,严格随访观察。对于尿蛋白定量 500~1000mg 者,给予 ACEI 类药物或 ARB 类药物口服;对于尿蛋白定量>1000mg 者,给予 ACEI 类药物或 ARB 类药物口服 3 个月;若无效则加用激素治疗 6 个月。国内试行指南:24 小时尿蛋白定量<25mg/kg 或病理Ⅱa 者,推荐给予 ACEI 和(或)ARB 类药物治疗,另可选择性应用雷公藤多苷;24 小时尿蛋白定量 25~50mg/kg 或病理Ⅱb、Ⅲa 者,推荐 ACEI 和(或)ARB 类药物治疗。可选择性应用雷公藤多苷或激素+环磷酰胺(CTX)静脉冲击治疗。对于肾病水平蛋白尿患者,或病理大于等于Ⅲb 级者,治疗方案不一,强调个体化治疗。国内试行指南建议:肾病水平蛋白尿或病理Ⅲb、Ⅳ级,推荐 ACEI 和(或)ARB 类药物,激素+环磷酰胺冲击治疗,另可选择性应用激素+硫唑嘌呤或环孢霉素 A 或吗替麦考酚酸酯。急进性肾炎或病理Ⅳ级、Ⅴ级,推荐甲基泼尼松龙+环磷酰胺冲击+肝素+双嘧达莫治疗,可选择性应用甲基泼尼松龙联合尿激酶冲击治疗+口服泼尼松+环磷酰胺+华法林+双嘧达莫治疗。

2.糖皮质激素 对于严重紫癜性肾炎,静脉给予甲基泼尼松龙是有效的方法。对于表现为严重的肾病综合征或新月体性肾小球肾炎者给予静脉甲基泼尼松龙 $1000mg/1.73m^2$,隔天 1 次,共 3 次。然后给予口服泼尼松治疗 3~5 个月。国内对病理Ⅲ级及以上者多给予甲泼尼龙 15~30mg/kg,最大量 1000mg,连续 3 天为一个疗程,可根据病情应用 1~3 个疗程。随后口服足量泼尼松 4 周后逐渐减量。应用激素治疗紫癜性肾炎的同时,往往需联合应用免疫抑制剂,但对于应用静脉或口服激素的适应证,联合何种免疫抑制剂,国际上尚无统一的诊疗方案。

3. 环磷酰胺 环磷酰胺是治疗儿童重症肾病综合征的传统一线药物,一般用于重症 HSPN 患儿。环磷酰胺联用糖皮质激素可改善肾脏组织学和肾功能,有助于延长缓解期及减少复发,改善糖皮质激素耐药者对糖皮质激素的效应等。一般予 90mg/(m^2·d)连用 42 天。

4. 雷公藤多苷 雷公藤及其相关中药制剂在国内应用于临床治疗轻中度蛋白尿紫癜性肾炎患儿已有 20 余年的历史,2009 年国内试行指南推荐雷公藤多苷 1mg/(kg·d)口服 3~6 个月治疗未达肾病水平蛋白尿的紫癜性肾炎。但因其性腺损伤的不良反应尚不明确以及缺乏前瞻性的研究资料,其疗效尚未被国际所认可,需进一步长期随访研究以证实其疗效及毒副作用。

5. 硫唑嘌呤 关于硫唑嘌呤的研究仍需进一步完善,现有的研究均为回顾性对照研究或无对照的研究,虽结果均提示随访 0.5~14 年,硫唑嘌呤可有效治疗重症紫癜性肾炎或可预防慢性肾损害的发生,但仍需前瞻性的大样本的随机对照试验以证实。

6. 抗凝疗法 主要用于病情较严重的紫癜性肾炎,经一般方案治疗无效者。①肝素 1~2mg/(kg·d),2 周(或低分子肝素),联用雷公藤多甙 1mg/(kg·d),12 周,优于泼尼松加环磷酰胺的联合治疗;②肝素 100U/(kg·d),静脉滴注 4 周,联用激素、CTX 及双嘧达莫 2mg/(kg·d)。用肝素时,需控制凝血时间在 20~30 分钟;③Urokina(2500U/kg)静脉冲击;④Ⅷ因子替代疗法,患者血中因子Ⅷ活性降低与胃肠出血有关,补充疗法后血中Ⅷ因子活性增高,腹痛缓解,胃肠出血停止。

7. 异体光量子照射血疗法 试用于难治性紫癜性肾炎,有一定疗效。

九、预后

一般预后良好。于 1~6 周内恢复正常。病程最长可达 1 年。若病原持续存在可致本病转为慢性。死亡率 2%,多死于肾衰竭或外科合并症及胃肠道大出血。

第四节 爆发性紫癜

暴发性紫癜又称坏死性紫癜,可能是过敏性紫癜的一种变异型,一种可致命的出血性急症。某些致敏因素及出疹性传染病(猩红热、咽峡炎、水痘、麻疹、风疹及上呼吸道感染等)引起的急性变态反应性坏死血管炎伴血栓形成、血管阻塞、组织缺血坏死及肾皮质坏死,广泛出血。该病起病急骤,以皮肤出血坏死、低血压、发热以及弥散性血管内凝血(DIC)为特征。多发生于小儿,病死率极高。该病是由 Guelliot 于 1884 年首次描述。新生儿暴发性紫癜很可能会致命。

暴发性紫癜分3种类型：①急性严重感染所致的急性感染性暴发性紫癜；②遗传性或获得性蛋白C抗凝通路障碍所致的凝血障碍性暴发性紫癜；③原因不明的特发性暴发性紫癜。

一、病因

病因未明，可能与细菌和病毒感染引起血管内皮细胞损伤有关。最常发生于儿童感染的恢复期，如猩红热、链球菌性咽炎与扁桃体炎、脑膜炎球菌性脑膜炎、水痘、麻疹、传染性肝炎、亚急性细菌性心内膜炎、败血症、粟粒性结核与斑疹伤寒等。部分患者无前驱感染史。

二、发病机制

由于高热、微小梗死性血栓、毒素及脓毒性栓塞，导致血管内皮细胞损伤和弥散性血管内凝血（DIC），后者又可导致血小板、纤维蛋白原、凝血酶原与其他凝血因子的耗竭以致发生弥漫性瘀斑。在传染病后发病的患者亦可能是由于细菌内毒素本身的抗原致敏了血管内皮而致病。本病中有广泛血栓形成和血管周围炎性浸润而认为是一种Shwartzman现象。

病理可见表皮和部分真皮往往广泛坏死，大疱部位的表皮与真皮分离，坏死区附近真皮中血管栓塞，栓子由血小板及纤维蛋白等组成。血管内无炎症反应，真皮内有大量出血。

葡萄球菌性暴发性紫癜患者表现为在呼吸道感染康复过程中，突然发生病情恶化，多死于中毒性休克综合征。这些菌株产生大量超抗原：中毒性休克综合征毒素及葡萄球菌肠毒素，并导致细胞因子风暴。

三、临床特点

多见于小儿。在各种细菌或病毒感染后2～4周发生，发病迅速，病情险恶，多数致死。紫癜常发生于下肢，而臀、躯干和面部偶也可累及，呈对称分布。为大片触痛性瘀斑，在瘀斑上可有出血性大疱和凝固性坏死，边缘与正常皮肤分离，基底与皮下纤维组织粘连，表面覆以厚黑痂，后者不易剥离。有时可造成肢端缺血性坏疽而需截肢。常伴高热、寒战及虚脱等严重全身中毒症状，以致2～3天内迅速进入休克状态、昏迷、衰竭或脑出血而终致死亡。肾、肠及肺等也可同时受累，有尸解发现肾上腺出血坏死而作为Waterhouse-Friderichsen综合征的一个症状。血小板正常或减少，贫血，白细胞增多，出凝血时间延长，凝血酶、凝血酶原及凝血激酶等各种凝血因子消耗，鱼精蛋白副凝固试验阳性。

四、诊断

患者多为儿童，为暴发性、泛发性及触痛性大面积瘀斑，进展迅速，病情险恶，若是在感染后发生则更有助于诊断。

本病是弥散性血管内凝血的结果。连续监测凝血因子Ⅰ（纤维蛋白原）、Ⅱ（凝血酶原）、Ⅴ、Ⅷ和Ⅶ～Ⅹ复合物，对估计病情及评价疗效等极为重要。本病需与产后意外并发去纤维蛋白综合征及某些蛇毒伤相鉴别。还应与过敏性紫癜相鉴别，后者是散在隆起性出血性丘疹或瘀斑，常伴关节与腹部症状，故可资鉴别。

五、治疗

细菌感染引起者选用有效抗生素。在出现不可逆的组织损害前，患者应早期应用活化蛋白C，以减轻皮肤紫癜病变，抑制炎症级联反应。由于中毒性休克综合征是由超抗原介导的，因此可能适合静脉注射免疫球蛋白。可试用肾上腺皮质激素。纠正水、电解质紊乱。治疗DIC。

第十九章 血小板减少及血小板减少性紫癜

第一节 免疫性血小板减少症

免疫性血小板减少症(ITP)是由于抗血小板抗体引起的血小板破坏加速、生成受抑制的一种自身免疫性疾病,是小儿最常见的出血性疾病,占儿童出血性疾病的25%～30%。既往曾被称为特发性血小板减少性紫癜(idiopathic thrombocytopenic pupura)或免疫性血小板减少性紫癜(immune thrombocytopenic purpura)。ITP是正常血小板被免疫性破坏的自身免疫性疾病,最主要的临床特点是:皮肤、黏膜自发性出血和束臂试验阳性,血小板减少、出血时间延长和血块收缩不良。本病可以是特发性,也可以是继发。继发性ITP包括病毒感染、自身免疫性疾病和一些药物等引起的血小板减少。此病在多数患儿中为自限性,80%的患儿在诊断后的6-12个月内治愈。

小儿ITP高发年龄为2～5岁,0～1岁14.4%,1～6岁56.7%,6～15岁28.8%。冬季到初春是发病高峰,这大概与病毒感染的季节性相关。不同种族不同性别差异无意义。

【病因与发病机制】

ITP患儿体内存在免疫紊乱,急性感染可加剧这一免疫紊乱状态。

1.抗体介导的血小板破坏增多 目前已确定的自身抗体多数是GPⅡb-GPⅢa,GPⅠb-GPIX和GPⅠa-Ⅱa,结合了自身抗体的血小板与网状内皮系统中度组织吞噬细胞表面的Fc受体结合,使血小板被内吞、降解清除。这些抗体对血小板的功能无影响。

2.巨核细胞分化成熟障碍 TPO的反馈调节机制受到了干扰,TPO水平和血小板数量非相关;GPⅡb-GPⅢa和GPⅠb-GPIX的表面抗原同时表达于巨核细胞和前体巨核细胞表面,它们同样被自身抗体识别从而导致了巨核细胞生成、成熟、释放的异常;

一、遗传易感性

ITP好发于DRW2及HLA-DR4(LB4),与治疗反应相关。因此,儿童ITP是否存在遗传易感性引起了人们的关注,应用DNA微矩阵(DNA-microarray)方法分析,发现了176个cDNA与ITP发生明显相关。

二、感染与 ITP

某些感染诱发或加重 ITP,其中病毒感染(包括疫苗接种)及幽门螺旋杆菌(Hp)感染最受关注。ITP 患儿在发病前常有呼吸道感染史。疫苗相关 ITP 发病率为 0.87/10 万~4/10 万,接种次数中位数为 2.6,麻疹或风疹自然感染后 ITP 的发病率为 6/10 万~1200/10 万。目前认为病毒感染不是导致血小板减少的直接原因,而是由于病毒感染后使机体产生相应的抗体,这类抗体可与血小板膜发生交叉反应,使血小板受到损伤而被单核-巨噬细胞系统所清除。此外,在病毒感染后,体内形成的抗原-抗体复合物可附着于血小板表面,使血小板易被单核-巨噬细胞系统吞噬和破坏,导致血小板减少。

HP 感染的 ITP 患者经根除 HP 治疗后,血小板数明显增加,且很少复发。HP 感染引起 ITP 的发病机制目前认为有以下几种:①HP 感染阳性的 ITP 患者的血小板稀释液能够识别细胞毒素相关基因 A(CagA),CagA 是决定幽门螺旋杆菌毒性的蛋白之一,它通过介导免疫反应激活了机体免疫系统,从而破坏机体的免疫自稳状态,而引起血小板的破坏;②HP 感染阳性患者的血小板稀释液并不与幽门螺旋杆菌抗原反应,而与血小板糖蛋白 Ⅱb/Ⅲa(GPⅡb/Ⅲa)或 GPIB 反应,从而加速血小板破坏;③幽门螺旋杆菌抗原与血小板/巨核细胞糖蛋白分子具有分子模拟性及幽门螺旋杆菌感染后扰乱机体免疫调节系统,因而促进自身反应性抗体产生,加速血小板破坏,导致血小板减少;④HP 感染阳性的 ITP 患者血液循环中的单核-吞噬细胞抑制性受体 FcrRⅡB 表达下降,具有较强吞噬能力的活化性 Fcr 受体表达增加,因而血小板破坏增加。

支原体是介于病毒与细菌之间的一种病原微生物,MP 感染除引起肺炎外,还可引起许多肺外表现,其机制可能是 MP 对人体心、肺、肝、脑、肾及平滑肌等组织存在部分共同抗原,当感染人体后可产生相应组织的自身抗体,形成免疫复合物,导致多系统的免疫损伤,使血小板受损被单核-巨噬细胞系统清除所致。

【临床表现】

儿童 ITP 多无严重出血,初诊者无论是否接受治疗,2/3 以上的患儿在 6 个月内自发缓解。症状和体征在个体间差异较大,很多患儿无出血症状或只有轻微皮肤出血,而极少部分患儿(约 4%)则有严重出血,如消化道出血及广泛皮肤黏膜出血。颅内出血的发生率极低,0.1%~0.5%。血小板减少程度与是否发生出血不完全相关,但颅内出血多发生于血小板计数低于 $10×10^9/L$ 时。

国内常规采用的临床分度和分型

1.病情分度

(1)轻度:血小板≥$50×10^9/L$,一般无出血征,仅外伤后易发生出血或术后出血过多。

(2)中度:血小板≤$50×10^9/L$,>$25×10^9/L$,皮肤黏膜瘀点,或外伤性瘀斑、血肿和伤口出血延长,但无广泛出血。

(3)重度:具备下列一项者:①血小板数<$25×10^9/L$,>$10×10^9/L$,皮肤黏膜广泛出血点、瘀斑、大量鼻出血或多发血肿;②消化道、泌尿道或生殖道暴发出血,或发生血肿压迫症状;

③视网膜或咽后壁出血和(或)软腭瘀点、明显血尿、黑便或鼻出血、头痛及眩晕等(可为颅内出血的先兆症状);④外伤处出血不止,经一般治疗无效。

(4)极重度:具备下列一项即可:①血小板数<10×10⁹/L 或几乎查不到,伴皮肤黏膜广泛自发出血、血肿及出血不止;②危及生命的严重出血(包括颅内出血)。

2.病情分型 目前倾向于按儿童 ITP 临床表现进行分型,而不是依据血小板计数分型。

(1)美国血液学会(ASH)提出干性出血(仅有皮肤出血点和瘀斑)和湿性出血(黏膜出血)的概念,湿性出血更预示严重出血倾向。

(2)欧洲学者分型:A 型(无症状 ITP):临床上从无症状到皮肤少量出血点或瘀斑,不伴黏膜出血;B 型(中间型 ITP):临床上可见皮肤较多出血点,且伴黏膜出血;C 型(严重 ITP):至少伴有下列情况之一的严重出血:视网膜出血、颅内出血及出血性休克等其他危及生命的出血。

(3)美国目前儿童 ITP 的分型:①新诊断的 ITP(newly diagnosed ITP):病程<3 个月;②持续性 ITP(persistent ITP):病程 3~12 个月;③慢性 ITP(chronic ITP):病程>12 个月;④重型 ITP(severe ITP):血小板计数<10×10⁹/L,且就诊时存在需要治疗的出血症状,或常规治疗中发生新的出血症状,需要加用其他升高血小板药物,或增加现有治疗药物剂量。

小儿 ITP 按发病急缓、病程的长短,临床分为急/慢性 ITP,有失偏颇。ITP 实质是自身免疫性疾病,其发病机制是免疫异常,它既有体液免疫异常,更有细胞免疫异常或两者并存。不同的患者具有不同的遗传背景,不同的抗原激发,导致不同的免疫紊乱,出现临床表现、治疗效果及结局的差异。大多数小儿 ITP 是属于所谓的"急性";有些所谓"慢性 ITP",由于免疫异常的特有本质,疾病初诊即非"急性"而是"慢性",无需等待病程长短而定。今后,除了临床表型外,非常有必要探寻更有特异性的免疫学指标(包括体液/细胞以及细胞因子)进行 ITP 的免疫分型,以更有的放矢指导治疗及预后评估。

【实验室检查】

1.外周血象中血小板计数≤100×10⁹/L 多在 20×10⁹/L 以下,慢性型一般在(30~80)×10⁹/L(在非急性发作期)。出血轻重与血小板数多少有关,≥50×10⁹/L 可无出血症状;≤10×10⁹/L 可出现广泛或自发性出血。但有些患儿>30×10⁹/L 时出血症状严重,特别是伴发热或感染时,可发生颅内出血;有些患儿,特别是婴幼儿血小板<20×10⁹/L,甚至<10×10⁹/L 亦无明显出血。血涂片可见血小板形态大而松散,染色较浅。红细胞及白细胞正常,当出血明显(如鼻出血、消化道、泌尿道及颅内出血明显),可伴有贫血,白细胞增高,偶见异型淋巴细胞(提示病毒感染)。出血时间延长,血块收缩不良或不收缩,凝血时间正常(血小板极度减少或 PF_3 缺乏时可延长),凝血酶原消耗减少。

2.骨髓象可见巨核细胞系异常 巨核细胞计数增多或正常,成熟障碍。急性型表现为幼稚巨核细胞明显增多,体积增大,胞质少,缺乏颗粒,细胞核圆形、甚少分叶状,胞浆中有大小不等的空泡;慢性型骨髓巨核细胞数显著增多,核浆发育不平衡,产板巨核细胞极少,包浆呈空泡变性。骨髓红系及髓系正常。出血严重时可见反应性造血功能旺盛。对于初诊的血小板减少症,特别是不能以出血解释贫血,对 IVIG 及肾上腺皮质激素无反应者,必须常规行骨髓细胞学检查,以排除早期白血病、早期轻型再生障碍性贫血及 MDS(患者纯外周血血小板减少期),

从而确诊ITP。

3.血小板相关抗体检测　绝大多数ITP患儿血小板相关抗体(PAIg)水平增加,PAIg类型有PAIgG、PAIgM、PAIgA和PAC₃,以PAIgG型最多见,阳性检出率达90%~95%。慢性型ITP阳性率高于急性型ITP;PAIgG水平与患者外周血血小板数呈负相关。如PAIgG水平持续升高,提示可能为慢性型。PAIg测定诊断ITP高度敏感,但缺乏特异性,难于区别免疫性与非免疫性血小板减少症。采用单克隆抗体特异性俘获血小板抗原(MAIPA)技术,可检测ITP患者血浆血小板糖蛋白(GP)特异性抗体(如GPIa/Ⅱa、GPⅠb/Ⅳ、GPⅡb/Ⅲa、GPⅣ和GPV等),可区别免疫性和非免疫性血小板减少,对ITP诊断特异性明显提高(敏感性39%,特异性91%)。只有在病史、体检及全血计数与ITP不十分相符时可作血小板抗体检查,且某些非免疫性血小板减少也可阳性,而特异性MAIPA技术因操作不便也难于临床常规应用。

【诊断】

小儿ITP的诊断为排他性诊断,定义为仅有血小板减少和(或)出血表现,其他方面完全正常。因此鉴别诊断非常重要,应仔细询问是否家族中有血小板减少、是否有免疫性疾病患者、是否并其他疾病、是否经常发生感染以及是否服用药物等。如果无阳性个人史、家族史及体检血常规仅血小板数减少、外周血涂片可有血小板形态异常外无其他异常可临床诊断ITP,必须进行骨髓检查以排除白血病早期、MDS和再障等方可确诊。

中华医学会儿科学分会血液学组1999年推荐的儿童ITP诊断一般应符合以下条件:

1.血小板计数<100×10^9/L,红系及白细胞系正常。

2.骨髓巨核细胞增多或正常,有成熟障碍。成熟障碍主要表现为幼稚型和(或)成熟型无血小板释放的巨核细胞比例增加,巨核细胞颗粒缺乏、胞浆少。

3.有皮肤出血点、瘀斑和(或)黏膜出血等临床表现。

4.无肝、脾淋巴结肿大。

5.具有以下4项中任何1项:①肾上腺皮质激素治疗有效;②脾切除有效;③血小板相关抗体(PAIg)、补体(PAC3)或特异性抗血小板抗体阳性;④血小板寿命缩短。

6.排除其他可引起血小板减少的疾病,如再生障碍性贫血、白血病、骨髓增生异常综合征(MDS)、其他免疫性疾病以及药物因素等。

【鉴别诊断】

ITP的诊断是排除性诊断,根据病史结合临床表现和实验室检查排除以下疾病,ITP的诊断方可成立。

1.婴幼儿时期需排除先天性和非特异性遗传性血小板减少症　如Bernard-Souler综合征、Wiskott-Aldrich综合征及Alport综合征等。遗传性血小板减少症是一个复杂的临床综合征,必须引起临床医师的重视。这些患儿极易被漏诊或误诊为ITP,从而接受肾上腺皮质激素甚至免疫抑制剂治疗。出现下列情况要考虑到遗传性血小板减少症:①出生后即出现血小板减少;②很长时间内血小板计数稳定;③家族史,如父母及兄弟姐妹等有血小板减少史;④外周血涂片可见体积巨大或小的血小板;⑤对ITP常规治疗如肾上腺皮质激素及IVIG等无反应。

与血小板减少症有关的遗传综合征及临床特征为:①血小板体积明显减小和免疫缺陷,如

Wiskott-Aldrich 综合征;②血小板体积巨大,伴高频听力障碍的肾小球肾炎,如 MYH-9 相关性疾病;③智力低下,如 Paris-Trousseau 综合征;④血小板计数 $>50\times10^9/L$ 时出血,如 Bemard-Souler 综合征;⑤严重的血小板减少逐渐进展至再生障碍性贫血,如先天性无巨核细胞性血小板减少症;⑥与出血不相符的贫血(常常是小细胞性),如 GATA-1 缺陷。

2.新生儿同种免疫性血小板减少性紫癜 新生儿期出现的血小板减少应注意排除同种免疫性血小板减少性紫癜。

3.病毒感染急性期(病毒血症)所致血小板减少 本病可在急性病毒感染或者疫苗接种后发生。水痘相关的患儿部分病例可出现复杂的与抗蛋白或者抗蛋白抗体有关的凝血紊乱;麻疹、腮腺炎和风疹疫苗(MMR)以及 HIV 可诱发,通常发生在疫苗接种 6 周内。因此,英国医疗安全委员会推荐初次接受 MMR 者 6 周内患 ITP 的患儿再次接种该疫苗前应行血清学检测,以确定再次接种的必要性。

4.感染并发 DIC。

5.再生障碍性贫血或急性白血病及骨髓异常增生综合征(MDS) 有部分患者早期出血、血小板减少明显,白细胞及血红蛋白下降不明显。骨髓细胞形态学检查可鉴别。

6.其他免疫性疾病导致的血小板减少 10 岁以上患儿慢性 ITP 的概率高,应注意与其他的自身免疫疾病如 SLE 及抗磷脂综合征等鉴别。

7.无效性血小板生成所致血小板减少 维生素 B_{12} 或叶酸缺乏所致巨幼红细胞性贫血(血小板减少伴巨核细胞增多、巨幼样变及血小板寿命正常)。

8.消耗性血小板减少 由于非免疫因素的其他疾病造成血小板消耗性减少,如卡梅综合征;由于患儿体内存在血管结构异常的巨大血管瘤而引起了血小板的消耗性减少;感染、创伤、肿瘤性疾病所致的慢性、亚急性、急性弥散性血管内凝血过程,也会引起血小板消耗性减少,常伴原发病表现及 D-二聚体上升;血栓性血小板减少性紫癜,在血小板减少的同时常有血管内溶血和微血管功能不全的表现,如肾功能不全、抽搐等,乳酸脱氢酶常明显上升。

9.分布异常性血小板减少 人体内三分之一的血小板分布于脾脏,当各种原因(肝硬化、门静脉血栓等)引起脾脏增大时,会有更多血小板储存于脾脏,造成血小板分布异常性减少,也称为脾功能亢进。在大量液体和血制品输入时也会出现稀释性血小板减少。

【治疗】

ITP 是一种异质性自身免疫性疾病,其发病机制包括体液和细胞免疫紊乱,不同类型的 ITP 患者可能涉及不同的发病机制。因此,同一疗法对不同患者会产生不同的效果。

免疫抑制剂 抑制血小板自身抗体产生或中和血小板自身抗体或抑制/清除产生抗体的 B 淋巴细胞成为 ITP 的重要治疗措施。

(1)急性型:轻型患儿无需特殊治疗,多于 4 周内恢复(血小板数 $>100\times10^9/L$)。出血明显,血小板 $<30\times10^9/L$ 者需要免疫抑制等治疗。

1)糖皮质激素:抑制体液免疫,为一线临床用药。甲基泼尼松龙 $1\sim2mg/(kg\cdot d)$ 分 3 次服,用药 2 周后,视病情逐渐减量,疗程一般不超过 4 周。出血严重者或血小板 $<(10\sim15)\times10^9/L$ 可用甲基泼尼松龙 $20\sim30mg/(kg\cdot d)$ 或氢化可的松 $400mg/(m^2\cdot d)$,或地塞米松 $20mg/(m^2\cdot d)$,连续静脉滴注 $2\sim3$ 天后,每 2 天减半量至 $1\sim1.5mg/(kg\cdot d)$,出血好转后改

为口服泼尼松。一般用药 24~48 小时血小板≥100×10⁹/L,2~3 周出血症状消失(无需待血小板恢复正常)即可试停药,最长不超过 4 周(用药 2 周者可骤停)。有效率达 85%,持续缓解率约 74%,地塞米松的疗效优于泼尼松。

2)大剂量静脉丙种球蛋白(HDIVIG):①激素无效的急性型患儿;②危重型 ITP 患儿;③不宜采用糖皮质激素治疗者;④需外科或拔牙手术者;IVIG 具有抑制 Fc 受体介导的免疫破坏作用,封闭单核-吞噬细胞系统,使抗体包被的血小板免于破坏,血小板数快速上升(比糖皮质激素快)。剂量及疗程:0.4g/(kg·d),连用 5 天,或 lg/(kg·d),1~2 天。有效者第 2 天血小板上升,4~11 天达高峰,第 2~10 天稳定于一定水平,视病情需要 2~4 周内可再给药一次,有效率 91.7%,国外研究发现小剂量[IVIG 250、400 或 500mg/(kg·d)×2 天]对快速升高急/慢性儿童 ITP 血小板水平同样有效。必要时可联合使用皮质激素与 HDIVIG,以更快升高血小板水平,IgA 缺乏症禁用。IVIG 的副作用:20%患者有头痛或无菌性脑膜炎(可予地塞米松 0.15~0.3mg/kg 静脉注射),1%~3%患者有寒战、发热(可予对乙酰氨基酸 10~15mg/kg,4 小时一次,及苯海拉明 1mg/kg,6~8 小时一次)。其他副作用尚可见暂时性偏瘫、急性肾衰、动脉栓塞及溶血性贫血等。

3)抗 RhD 免疫球蛋白:抗-D 免疫球蛋白的主要机制是通过致敏的红细胞竞争性抑制和阻断脾内单核-巨噬细胞的 Fc 受体,从而阻断抗体致敏的血小板在脾脏内的破坏。主要用于 RhD 抗原阳性,直接 Coombs 试验阴性和未切脾者,有效率达 70%~90%。剂量:50~75μg/(kg·d),可以 1 次用药,也可以连用数天。慢性 ITP 可予 50μg/(kg·d),每 4 周 1 次,连用 5 次。抗-D 免疫球蛋白的作用有剂量依赖性,75μg/(kg·d)升血小板的作用较 50μg/(kg·d)迅速,且与治疗相关的溶血无显著增加,儿童急性 ITP 的推荐剂量 75μg/(kg·d),超过 75μg/(kg·d),重度血管内溶血和急性肾衰竭的风险也会增高。抗-D 免疫球蛋白可以静脉注射、肌内注射及皮下注射。静脉注射最常用,但不良反应常见,尤其是可引起血管内溶血及 DIC。皮下用药有效、方便、不良反应少,适于慢性 ITP 患者。使血小板计数>50×10⁹/L,一般不用于危重型患儿。其主要副作用为发热、头痛及轻-中度溶血反应。

4)重组干扰素 α-2b(IFNα-2b):α-干扰素具有抗病毒及调节细胞免疫作用,适于血清 γ-干扰素水平低下或病毒诱发 ITP 患者。剂量及用法:每次 3 万~6 万 U/kg,每天 1 次至隔天 1 次,连续 1~2 周;有效者血小板数上升,再酌情递减(每周 2~3 次),连续 8 周,停药观察。

(2)慢性型(CITP):儿童 CITP 的自然病程和转归与成人 CITP 不同,尽量采用保守治疗措施,严格掌握儿童 CITP 脾切术指征,尽量延迟切脾的年龄。应根据 CITP 患儿是否存在临床出血倾向和程度决定是否治疗及治疗措施,而不仅取决于血小板水平。严重出血的风险除与血小板水平有关外,与血小板功能、药物、感染和机体免疫功能状况的关系更为密切。许多 CITP 患儿尽管血小板水平低,但生活仍相对正常,只是难以参加剧烈或对抗性活动。目前国际上认为不应盲目过度治疗,否则药物的严重不良反应可能显著影响患儿的生活质量。

1)糖皮质激素:仍为慢性 ITP 治疗的首选,用法同急性型。一般用药头 2 周内可达部分缓解(血小板>50×10⁹/L)或完全缓解(血小板>100×10⁹/L),有效者用 3~4 周,待血小板上升稳定后逐渐减量,每 1~2 周减 1/4 量,每天早晨(7~8 点)一次顿服,以最小剂量维持,总疗程 6~24 个月。若治疗 3 周后血小板<30×10⁹/L 或 6 周后仍未完全缓解者则对激素无

效,需改其他疗法。长期应用激素可引起患儿内分泌代谢失衡,影响生长发育,特别是地塞米松的类库欣综合征明显。

2)慢性ITP的二线用药:对激素依赖、无效的难治性患者需要改用二线药物或与激素联用。

HDIVIG适于激素治疗无效的慢性ITP,详见前述。血小板数提升后可予小剂量激素加硫唑嘌呤维持治疗。或每3~4周小剂量IVIG 0.2~0.4g/kg,维持血小板计数≥(40~50)×10^9/L。

抑制巨噬细胞对血小板破坏:一般可采用长春新碱和达那唑,可一定程度抑制巨噬细胞表面Fc(IgG)受体表达,抑制巨噬细胞吞噬血小板。适于慢性ITP对激素耐药、切脾无效及部分患者对激素和切脾禁忌者。①长春新碱(VCR):每次1.5~2mg/m²(<2mg/次)静脉注射或每次0.5~1mg/m²加生理盐水250ml缓慢静脉滴注,每周一次或小剂量(每次0.02mg/kg)长时间给药(6~8小时缓慢滴注),每周1~2次,连用4~8周为1疗程(诱导期),此后隔月1次,共3次(维持)。②达那唑:人工合成性激素,15~20mg/(kg·d),每天2~4次口服,2~3个月一疗程,起效后渐减量,隔日一次,适于难治性ITP,与皮质激素有协同作用。

重组干扰素a-2b,见急性ITP。

细胞免疫抑制剂:ITP也存在细胞免疫异常,尤其是Th细胞参与破坏血小板,可通过抑制T细胞功能来治疗ITP,适于对激素和切脾无效者。硫唑嘌呤2~3mg/(kg·d),分次口服,可与小剂量激素连用,一般连用30天,无效停药,亦可试用环孢素A 5mg/(kg·d),分2次口服,可与泼尼松联用,有效率约50%。有试用具免疫抑制作用的全反式维A酸,疗效优于环孢素,且副作用少。

美罗华(CD20单抗):用于激素、丙球及免疫抑制剂等治疗无效,CD20⁺B细胞明显升高者,每次100~375mg/kg,每周1次,连用4周,第6周开始CD20⁺细胞可降至2%,约1/3患者从第9~12周起血小板可达50×10^9/L,中位有效率为60%。5年持续CR率为15~49%,但疗效不持久,价格高昂。

刺激血小板生成的药物:血小板生成素(TPO)拟似剂/TPO受体激动剂:romiplostin(AMG-531)是一种合成的小分子肽,通过信号调节作用刺激巨核细胞成熟,增加血小板。开始剂量为1μg/(kg·周),皮下注射,以后调整剂量为2~3μg/(kg·周),以保持外周血血小板计数维持在(50~200)×10^9/L。毒副作用不多,可见轻度头痛、停药后反跳性血小板减少及骨髓原始细胞增加等,长期毒副作用有栓塞。Eltrombopag是一种非肽链小分子,通过透膜蛋白结构起到信号传导反应,活化TPO受体刺激巨核细胞成熟。成人剂量30~75mg,每天1次口服,有效率达80%以上(50mg或75mg较好),毒副作用与Romiplostin相同。

血小板生成素:血小板自身抗体不仅致敏血小板,造成血小板过度破坏,还可致敏巨核细胞,导致巨核细胞增殖和成熟障碍,血小板生成减少。重组人血小板生成素(rhTPO)对巨核细胞生成的各阶段均有调节作用。TPO[10mg/(kg·d)×14天]治疗难治性ITP患儿,总反应率为85.3%,完全反应率58.5%,不良反应轻微,患儿可耐受。但缺点是疗效短暂,停药后血小板计数会逐渐下降。一般认为,rhTPO仅可一过性升高慢性难治性ITP患儿的血小板计数,但对其长期疗效及不良反应有待进一步观察。

脾切除术适应证：①危及生命的严重出血或外科急需的大手术；②长期或间断处于重度出血、IVIG和（或）药物治疗无效或需长期大剂量激素维持，病程1年以上，年龄≥5岁，骨髓中巨核细胞增多；③中度出血，病程3年以上，年龄＞10岁，应用正规药物保守治疗无效者。切脾缓解率为60%～90%，病死率为1%，部分切脾未缓解患者再用药物治疗有效。近年来有学者对ITP患儿进行16年的随访，结果显示颅内出血发生率仅0.52%，较切脾的死亡率更低，有学者对于儿童患者切脾持谨慎和否定态度。术前/后处理：术前予地塞米松、氢化可的松或甲基泼尼松龙联合大剂量丙种球蛋白静脉滴注。有活动性出血者可输新鲜血或血小板。术中脾静脉结扎后10～30分钟血小板即上升，术后4～14天达高峰，持续几周，于4～8个月缓慢降至正常。若术后1～4天血小板计数＞400×10^9/L者，可望持久缓解；若血小板计数＞1000×10^9/L，应给予阿司匹林或双嘧达莫治疗以防血栓形成。所有接受脾切除治疗的ITP患儿，应接受嗜血杆菌流感B型疫苗、多价肺炎球菌疫苗及脑膜炎球菌二联疫苗免疫。5岁内切脾患者应予长效青霉素和丙种球蛋白预防感染，直至5岁。5岁以上患儿，酌情给予以上治疗。切脾疗效与以下因素有关：①切脾前体表扫描，血小板在脾脏破坏为主，有效率达70%～90%，以肝脏为主＜30%；②PAIgG＜0.4×10^{12}～10×10^{12}g者，切脾有效，PAIgG极高者无效；③骨髓巨核细胞增多者效果好；④未切除副脾可导致复发。

2.急救处理 发生危及生命的出血（如颅内出血及消化道大出血等）的危重患儿需综合治疗：①输血小板，若贫血明显可输红细胞；②HDIVIG、甲基泼尼松龙或地塞米松冲击疗法；③经上述治疗无效者行脾切除术。

【疗效评定标准】

长期以来ITP缺乏统一的疗效标准，国际工作组（IWG）推荐的疗效标准如下：①完全缓解（complete response，CR）：指治疗后血小板计数≥100×10^9/L且没有出血；②缓解（response，R）：指治疗后血小板计数≥30×10^9/L并且至少比基础血小板数增加两倍，且没有出血；③激素依赖：需要持续使用皮质激素，使血小板计数＞30×10^9/L或避免出血；④无效（no response，NR）：指治疗后血小板计数＜30×10^9/L或低于血小板最低值的两倍，或存在相关的临床出血；⑤难治性ITP：脾切除无效或复发者。难治性ITP可能暂时性的对皮质激素或IVIG有反应。所有难治性ITP必须通过广泛的临床检查排除血小板减少的其他原因。

【预后】

儿童ITP患儿预后良好，严重出血极少见，无论是否接受治疗很快恢复。Bolton-Maggs等报道：起病2周后血小板＞50×10^9/L占＞50%，4周后占75%。北欧协作组研究表明50%患者1个月内恢复，2/3的患者在3个月内恢复，到6个月时血小板仍＜20×10^9/L仅占10%。ASH报道血小板恢复＞20×10^9/L时间、比率分别是到病程6个月为91%，12个月为94%，18个月为96%。慢性者50%～60% 5年内可恢复正常，其余患者切脾后65%～85%有效。本病死率为0.65%～1.9%，主要死于颅内出血、消化道出血或感染。3%小儿ITP为自身免疫性疾病的前驱症状，经数月至数年发生Evans综合征、SLE、甲亢及类风湿病等。

第二节　Evans 综合征

Evans 综合征(ES)又称 Fisher-Evans 综合征,为一种自身免疫性疾病,系血细胞特异性自身抗体引起红细胞和血小板破坏增加,而导致相继或同时发生自身免疫性溶血性贫血(AIHA)和免疫性血小板减少症(ITP)。1949 年 Evans 及 Duans 首先报道此综合征,以后国内外相继有类似病报道。ES 患者主要临床表现有贫血、出血、黄疸及肝脾大,有的可出现血红蛋白尿。ES 确切发病率尚不清楚,Norton 等报道 179 例(164 例 ITP,15 例 AIHA)儿童中,7 例为 ES。国内 ES 发生率占 AIHA 总数的 17.2%～23%,并不少见,女性多于男性(3.3∶1),成人较儿童多。通常无种族和遗传因素,但有报道一个家庭中有数名 ES 患者。

一、病因

(一)特发性(原发性)ES

特发性 ES 约占 80% 以上,无确切病因或基础疾病。

(二)继发性 ES

继发性 ES 约占不足 20%,可相继或同时发生下列情况。

1.其他自身免疫性疾病　包括系统性红斑狼疮(SLE)、类风湿性关节炎、皮肌炎、多发性硬化症、干燥综合征、甲状腺炎、甲状腺功能亢进、甲状腺功能减退、溃疡性结肠炎、抗磷脂抗体综合征以及急性炎症性脱髓鞘性多发性神经病变(吉兰-巴雷综合征)等,其中以 SLE 最常见。有作者认为有的 ES 可作为 SLE 的早期表现,因此,对于 ES 患者应高度警惕 SLE 可能。有的 ES 患者同时继发"免疫相关性多脏器损害"。

2.血液系统疾病　霍奇金淋巴瘤(HL)、非霍奇金淋巴瘤(NHL)、慢性淋巴细胞白血病(CLL)、Wal-denstrome 巨球蛋白血症(WM)、多发性骨髓瘤及骨髓增生异常综合征(MDS)等。亦有报道胃淋巴瘤、肺淋巴瘤、肝脾 γδT 细胞淋巴瘤、弥漫大 B 细胞淋巴瘤及多中心 Castleman 病等可继发 ES。多数患者先出现 ES 后发现 NHL,有的 NHL 患者病程中或以后发生 ES,有的 ES 和 NHL 同时发生。

3.感染性疾病　主要为病毒感染,如病毒性肝炎及病毒性脑炎。儿童急性发病,往往是不明原因的上呼吸道感染。继发性 ES 还可见于结核(皮肤结核和结核性淋巴结炎)及其他细菌感染等。

4.免疫缺陷性疾病　低丙种球蛋白血症、普通易变型免疫缺陷(CVID)、IgA 缺陷病、免疫缺陷综合征及假性淋巴瘤继发 IgA、IgG2 及 IgG1 缺陷等。22% CVID 患者可伴发 ES。

5.免疫接种　三联疫苗(麻疹、腮腺炎、风疹,MMR)、三联菌苗(白喉、百日咳、破伤风,PPT)、六联菌(疫)苗(白喉、百日咳、破伤风、流感嗜血杆菌、脊髓灰质炎及丙型肝炎)等接种有时可引起 ES。

6.药物　使用消炎药、磺胺类、卡比马唑、大剂量青霉素及重组人白介素等。

7. 器官移植　造血干细胞移植及肾移植等。

8. 其他　胰岛素依赖性糖尿病、慢性肾上腺皮质功能减退、间质性肾炎、慢性肾衰竭及大疱性类天疱疮等。

二、发病机制

ES发病机制尚未完全阐明，无论特发性或继发性都与免疫异常有关。体液免疫和细胞免疫异常同时存在，前者在发病中可能起更重要作用。由于免疫功能失调，免疫监视和自身识别发生障碍，不仅可产生针对骨髓血细胞（红细胞、血小板，甚至白细胞）自身抗体而引起相应血细胞破坏增多，还可以产生针对骨髓血细胞以外的多系统自身抗体而并发多脏器受累。因此，ES是全身性疾病。

（一）抗血细胞自身抗体

1. 抗红细胞自身抗体与红细胞破坏　多数为温抗体型，以不完全抗体形式存在。温抗体在37℃时与红细胞结合最为活跃，70%~80%抗体为IgG，个别为IgA或IgM。由于巨噬细胞表面有IgG（IgG1及IgG2）受体，红细胞吸附IgG1及IgG2受体后被巨噬细胞识别、破坏及吞噬，引起血管外溶血。少数为冷抗体型[冷凝集素（CA）及D-L抗体]，CA抗体主要为IgM，D-L抗体主要为IgG，可引起冷凝集素综合征（CAS）或阵发性冷性血红蛋白尿（PCH）。个别为温冷双抗体型，有温抗体和冷抗体同时引起上述温冷双抗体型AIHA。

2. 抗血小板抗体与血小板破坏　ES患者同时有抗血小板抗体，血小板表面可检测到血小板相关免疫球蛋白（PAIg），包括PAIgG、PAIgM及PAIgA，大多数为PAIgG或血小板相关补体C3（PAC3）。血小板与PAIg或PAC3结合后，易被巨噬细胞破坏、吞噬。关于抗血小板抗体的产生机制，认为病毒或其他血小板抗原决定簇相似，微生物通过分子模拟机制，激活B细胞产生交叉反应，导致抗血小板抗体产生。

3. 抗白细胞抗体　ES患者除上述有抗红细胞抗体和抗血小板抗体外，个别患者表现有抗白细胞抗体而引起全血细胞减少。

（二）抗多系统抗体与多脏器受累

部分ES患者也同时产生抗核抗体（ANA）、抗双链DNA（dsDNA）抗体、抗ss-DNA抗体、抗线粒体抗体、抗甲状腺素抗体、抗Sm抗体、抗促甲状腺素（TSH）受体抗体、抗胰岛素抗体及抗磷脂抗体等。ES发病过程中，出现2种或多种免疫相关性疾病，如SLE、类风湿性关节炎、甲状腺功能亢进、甲状腺功能减退、桥本甲状腺炎、溃疡性结肠炎及抗磷脂抗体综合征等。所有这些自身抗体介导的多系统损伤性疾病与ES相继或同时发生，实际上都属于同一类疾病，是自身免疫性疾病的不同系统表现，称为"多发性自身免疫综合征"或"免疫相关性多脏器损伤综合征"或"免疫相关性多腺体综合征"。ES可与一种或多种自身免疫性疾病并存。

（三）淋巴细胞免疫调节异常

ES患者T细胞活化和凋亡减少，CD4减少，CD4/CD8比值下降，Th1/Th2失衡，白细胞介素16（IL-16）及干扰素γ（IFN-γ）增加，淋巴细胞$CD4^+CD45RA^+/CD4^+$的比值随ES病情缓解而上升，复发而下降，提示$CD4^+CD45RA^+/CD4^+$细胞与ES发病有关。ES（或ITP）患

者病情活动期 $CD4^+CD25^+$ 调节性 T 细胞显著降低,随着病情缓解,$CD4^+CD25^+$ 调节性 T 细胞升高。因此,提示 $CD4^+CD25^+$ 调节性 T 细胞免疫调节异常可能与 ES(或 ITP)的发病和预后有关。

(四)巨核细胞改变

ES 患者血中 β 血小板球蛋白(β-TG)及血小板因子 4(PF4)升高,从而抑制骨髓巨核细胞成熟过程,使巨核细胞产生血小板减少。血小板和巨核细胞具有相同的抗原,PAIg 可与巨核细胞结合,使巨核细胞增殖能力降低,导致血小板生成障碍。

三、临床表现

儿童 ES 以 ITP 起病,随后出现 AIHA,或以 AIHA 起病继而发展成 ITP 者分别为 66.7% 和 16.7%。AIHA 和 ITP 同时发病者少见。ES 患者均有不同程度的贫血症状,85% 患者有出血,主要为皮肤黏膜出血、女性月经过多,重者有内脏出血。50% 患者有黄疸;20% 患者有轻、中度肝脾大;17.6% 患者有酱油色尿、寒战、发热及腰痛等。部分患者还有雷诺现象,指(趾)端发绀或坏疽。少数患者可出现眼底视网膜病变及神经系统并发症(结核性脑膜炎、真菌性脑膜脑炎、脱髓鞘病、颅内高压及脑出血)。

四、实验室检查

外周血血红蛋白、红细胞有不同程度降低,血小板明显减少,大多为 $(10\sim50)\times10^9/L$,白细胞计数多正常或轻度升高,个别可减少。血涂片可见幼红细胞、球形红细胞及多染性红细胞增多。网织红细胞呈轻、中度增多;骨髓象呈增生性贫血,幼红细胞增多。巨核细胞正常或增多,以幼稚巨核细胞和颗粒巨核细胞为主,无血小板形成(成熟受阻),有的患者巨核细胞减少;温抗体型 AIHA,直接抗人球蛋白试验(DAT)呈阳性,其亚型分布表现为 IgG+C3 型 70.6%,C3 型 17.6%,IgG 型 11.8%,儿童均为 IgG+C3 型。病情缓解后 DAT 可转阴,复发后 DAT 又呈阳性。治疗后亚型可转化,IgG+C3 型可转化为 IgG 型或 C3 型,也有 IgG 型或 C3 型转化为 IgG+C3 型,但也有 DAT 阴性的 ES 患者;少数 ES 患者 CA 效价增高或 D-L 抗体呈阳性;ES 患者中,PAIgG 阳性率为 80%~90%,PAIgM 2%~5%,PAIgA 为 2%~3%,PACS 为 30%~60%;38.5% 患者 ANA 阳性,20% ES 患者类风湿因子(RF)阳性,甚至抗 dsDNA 抗体及抗 ssDNA 抗体阳性,少数患者有 5 型线粒体抗体阳性;ES 患者有高胆红素血症,以间接胆红素增高为主。有血管内溶血者血浆游离血红蛋白增高,结合珠蛋白降低或缺如,有血红蛋白尿及含铁血黄素尿阳性。五、诊断与鉴别诊断

(一)诊断

迄今国内外尚无统一的 ES 诊断标准,鉴于本病为 AIHA 及 ITP 相关综合征,凡符合 AIHA 和 ITP 的诊断标准而找不到病因者可诊断为特发性(原发性)ES,能找到原因或基础疾病者为继发性 ES,但还需作出病因诊断。

(二)鉴别诊断

1. 血栓性血小板减少性紫癜(TTP)和溶血性尿毒综合征(HUS)。
2. 自身免疫性淋巴细胞增生综合征(ALPS),见表19-1。

表19-1　ES与ALPS鉴别

项目	ES	ALSP
家族史	无	多数有
发病年龄	各种年龄,成人较儿童多见	出生后不久,儿童期或成人发病
淋巴结肿大	少见	常见,呈慢性非恶性淋巴结肿大
肝脾肿大	可见	脾肿大常见,50%患者肝肿大
自身免疫性血细胞减少	AIHA及ITP有无或中性粒细胞减少	免疫性全血细胞减少
DAT	常阳性	有时阳性
α/β^+ CD4$^-$/CD8$^-$ DNT细胞>1.0%(外周血或淋巴组织)	未见	有确诊价值
体外淋巴细胞凋亡缺陷	未见	有确诊价值
分子异常	不清楚	7.8%有Fas-Fasl、caspase8突变或caspa-se10突变
发生肿瘤风险	偶见(淋巴瘤,急性白血病)	发生率为10%,尤其是淋巴瘤
血清免疫球蛋白	不定	多克隆高丙种球蛋白血症,IgA/lgG升高

五、治疗

与慢性ITP基本相同。首选糖皮质激素治疗对溶血性贫血疗效达80%,对血小板减少的疗效约30%。减量或病毒感染可复发。部分激素耐药者对免疫抑制剂有效,疗法及用量与难治性ITP相似。亦可试用霉酚酸酯(MMF)、FK506或环孢素A。目前报道大剂量丙种球蛋白对该病的疗效较好,且副作用少。对药物治疗无效者,可切脾,约半数有效。经药物治疗无效的顽固性病例可试用。对危及生命的出血或贫血者,可输经洗涤后的红细胞悬液及单采血小板,血小板以HLA相合者为佳。

六、预后

儿童ES多为继发于感染,急性发病,通常1～3周内可以好转。ES患者进行长期随访,随访中位时间分别为3、7、8个月及8年(4个月～19年),其病死率分别为7%、36%、33%及30%,死亡原因主要是出血或感染。近年来随着综合治疗的进展,尤其单克隆抗体和造血干细胞移植的应用,部分难治性患者的预后有所改观。由于长期免疫抑制剂的应用,使感染(细菌及真菌)的发生率增加,个别患者引起继发性肿瘤(淋巴瘤及急性白血病)。

第三节 药物性免疫性血小板减少症

　　药物性免疫性血小板减少症系指某些药物诱发的免疫性血小板减少性紫癜。主要是由于作为半抗原的药物(表19-2)或其代谢产物与血浆中大分子蛋白质或载体结合形成抗原,吸附于血小板膜形成抗原复合物,使体内形成相应抗体(7S球蛋白,主要为IgG,其次IgM),抗原复合物或在补体参与下附着于血小板表面,导致血小板在巨噬细胞系统内破坏增多,或直接损伤血小板,导致血小板凝聚、溶解或被单核、吞噬细胞系统早期清除,致血小板减少。本病多见于成人,小儿少见。

表 19-2　引起免疫性血小板减少的常见药物

类别	药名
镇痛药	金盐△、阿司匹林*、消炎痛*、安乃近、保泰松、舒林酸、炎痛喜康、扑热息痛、布洛芬、对乙酰氨基酚、双氯芬酸、非若洛芬
抗菌素	磺胺类*、青霉素、土霉素、氟哌酸、两性霉素B、万古霉素、先锋霉素、氨苄青霉素、利福平*、异烟肼、乙胺丁醇
抗癌药	博来霉素、更生霉素
抗疟药	奎宁△、氯喹
镇静剂	氯丙嗪、导眠能
抗痉药	苯妥英钠*、卡马西平*
利尿剂	乙酰唑胺、双氢克尿塞、呋喃苯胺酸、氯噻酮*
降糖药	优降糖、氯磺丙脲、甲苯磺丁脲
H$_2$受体阻断剂	西咪替丁、雷尼替丁、法莫替丁
抗心律失常药	奎尼丁△、普鲁卡因胺、安他唑啉
正性肌力药	氨吡酮*、洋地黄
其他	肝素△、泌剂、干扰素、可卡因、派甲酯、甲基多巴、巯甲丙脯酸

注:△发病率高,*发病率较高

一、临床表现

　　发病前数小时~数月(一般5~10天)的服药史,其发生前的潜伏期长短常随所服用药物的性质不同而异。已致敏者服用敏感药物后可在服药后的几分钟内发生。临床症状随血小板减少的程度而异。主要为皮肤瘀斑或瘀点,黏膜出血(口腔血疱及鼻出血)。严重病例可出现发热、寒战、嗜睡、瘙痒及全身皮肤发红等症状,继之出现鼻出血、牙龈出血、皮肤淤点、瘀斑及口腔黏膜血疱,甚至消化道及泌尿生殖系出血,急性期可发生颅内出血及致死性肺出血。

二、实验室检查

血小板严重减少,束臂试验阳性,BT 延长,血块收缩不良。骨髓象呈巨核细胞增生(骨髓抑制者则减少),成熟障碍。血小板凝集试验和(或)血小板抗人球蛋白试验阳性。

特殊试验:①血块退缩抑制试验:在有对照情况下,加入一定量的可疑药物,然后观察其血块退缩抑制情况,如对照组阴性,试验组阳性,表示患者血清中有抗血小板抗体;②血小板 PF_3 释放试验:加入定量可疑药物,然后进行该试验,如对照组阴性,试验组阳性,则有临床意义。尚有补体结合试验最为敏感,特异性高。

三、诊断标准

①可靠的临床病史;②排除其他病因;③再用药后再发血小板减少;④体外可疑药物作用于受试血小板试验阳性。

四、治疗及预后

立即停用敏感药物,一般 1~2 周内即可恢复。但药物半衰期长者则血小板减少持续时间可长达数月。血小板减少明显,出血严重者可用 2~3 周激素治疗,必要时输血小板、大剂量丙种球蛋白或部分血浆交换,亦有报告采用脾切除治疗。部分患者对环磷酰胺和长春新碱有效。以后忌用有关药物,以免再发。

第四节 新生儿血小板减少症

一、新生儿免疫性血小板减少性紫癜

新生儿免疫性血小板减少性紫癜是由于新生儿体内存在来自母体的抗血小板抗体引起血小板减少性紫癜。它包括新生儿先天性被动免疫性血小板减少性紫癜(抗体是同时破坏母、胎血小板的自身免疫性抗体)和新生儿同族免疫性血小板减少性紫癜(仅有破坏胎儿血小板的同种免疫抗体)。胎儿自身不产生抗血小板抗体,故为一自限性疾病,来自母体的抗体耗尽,则自然痊愈。

(一)新生儿同族免疫性血小板减少性紫癜

新生儿同族免疫性血小板减少性紫癜(INTP)是新生儿血小板减少的常见病因,与血型不合所致同族免疫性溶血病一样,当母胎血小板抗原不合时母体内产生抗胎儿血小板抗原的同族免疫抗体(IgG),经胎盘进入胎儿血循环,覆盖了 IgG 抗体的血小板在婴儿网状内皮系统被破坏,导致新生儿血小板减少性紫癜。血小板抗原有 PL^{A1}(占正常人群 98%), $PlGrLY^{B1}$(40%),$PlGrLY^{C1}$(30%)及 PLE2(5%),Buk,Yuk,Ko 和 Br 抗原等。PL^{A1} 及 PLE2 仅存在于血小板,余者为血小板、粒细胞和淋巴细胞的共同抗原,与 INTP 有关的最常见血小板抗原系统为 PL^{A1}(或 ZWA),抗原性最强。人群中 PL^{A1} 阴性者 2%,其中 41% PL^{A1} 阴性首次妊娠被致敏,继续妊娠而发病者达 85%。INTP 发病率为 0.1%~0.2%。

1. 临床表现　第一胎发病者有 25%~50%,亦可前数胎发病,以后数胎不发病。母亲的姐妹可能有分娩 INTP 婴儿病史。再发率达 90%。患儿外观健康,出生或生后数分钟至数天出现广泛淤点、淤斑、头颅血肿、脐带、皮肤穿刺部位渗血。胃肠道及泌尿生殖器出血少见。常见中枢神经系统出血(因产伤),颅内出血占 25%。致死者 12%~15%。产前发生颅内出血者达 10%,B 超产前可监测发现脑积水或其他出血表现。早期黄疸(约 20%),无肝脾肿大。

2. 实验室检查　血小板减少。常 $<30\times10^9/L$,甚至 $<10\times10^9/L$,有些病例脐血血小板亦减少,血小板减少持续 2~3 天至 2 周,最长 2 个月。母体血小板正常。$PlGrLY^{C1}$ 或 $PlGrLY^{B1}$ 抗原致敏者,白细胞数可减少。血清免疫学试验免疫荧光试验或补体结合试验可测出同族免疫抗体 PAIgG(IgG1 89%,IgG3 31%,IgG4 10%),50%~88% 为抗 PL^{A1} 抗体,有报道检出抗 HLA 抗体(41%~67%)。血小板酶联免疫吸附分析(ELISA)检测 PL^{A1} 抗原为母阴性、父阳性。骨髓象巨核细胞正常或增多,红细胞系统增生活跃。抗原为 $PlGrLY^{B1}$ 或 $PlGrLY^{C1}$ 致敏者可出现补体结合抗体,破坏巨核细胞,致巨核细胞减少或缺乏。

3. 诊断　诊断标准:①先天性血小板减少症。②母亲血小板数正常,无 ITP 病史;母亲血清中有抗婴儿血小板的特异性同种抗体,可诊断。③新生儿无其他全身性疾病、感染、恶性肿瘤和先天畸形证据。④病程自限,生后 2~4 周内血小板数恢复正常。⑤无肝脾肿大。⑥输注抗原阴性血小板,婴儿血小板明显升高者可最后确诊。

4. 鉴别诊断　主要应与先天性被动免疫性血小板减少性紫癜、遗传性血小板减少症、新生儿用药及早期先天性再障鉴别。

5. 治疗　本病为自限性疾病,血小板 $\geq30\times10^9/L$ 时,出血倾向不重,无需治疗,应严密监测血小板数 3 天以上。若血小板 $\leq30\times10^9/L$ 时,为防止颅内出血,则需处理。

(1)皮质激素:泼尼松 1~2mg/(kg·d),疗程 1 个月。

(2)IVIG:严重出血倾向者可应用 IVIG,1.0g/(kg·d),一连 2 天。

(3)换血:血小板 $\leq20\times10^9/L$ 的重症病例,或合并高胆红素血症者以 PL^{A1} 阴性新鲜血交换治疗。

(4)输注血小板:婴儿血小板减少原因未明,出血严重时,可立即输注 1.0U 血小板,同时作母血小板 PL^{A1} 分型及抗体检查,若输注血小板后婴儿血小板增加不多,母亲为 PL^{A1} 阴性,应输 PL^{A1} 阴性血小板(或母亲洗涤过血小板),若母亲 PL^{A1} 阳性或无 PL^{A1} 阴性血小板,也可输母亲洗涤过血小板。

(5)高危妊娠:应作血小板分型(PL^{A1}),血小板数监测。①胎龄 26 周起每周给胎儿输小量抗原(为 PL^{A1})阴性血小板,至 32 周后择期剖腹产。②经皮穿刺胎儿采血计血小板降低者,20 周开始 IVIG 1.0g/kg 给孕母。③37 周时血小板 $\leq50\times10^9/L$,输血小板后,明显增加者可经阴道分娩。

(二)先天性被动免疫性血小板减少性紫癜

先天性被动免疫性血小板减少性紫癜系患特发性血小板减少性紫癜或 SLE 的孕妇,其抗血小板的自身免疫抗体(IgG)通过胎盘进入胎儿血循环,破坏胎儿及新生儿的血小板,引起新生儿血小板减少性紫癜。平均持续时间约 1 个月,偶可至 4~6 个月。母患 ITP 时其新生儿血小板减少发生率为 18%~73%,主要与孕妇分娩时疾病的活动性有关。慢性 ITP 经切脾缓解后仍有 20%的新生儿发病。新生儿死亡率为 13%~25%,75%以上于分娩前死亡,颅内出血占围生期新生儿死亡的 10%~30%。

1. 临床特点　①母患 ITP 或 SLE。②新生儿血小板减少的临床表现与 INTP 相似,轻型病例可延至生后 3 周才发病,一般于 1~3 周至 2~3 月内恢复。③血小板减少程度不一,有出血倾向者血小板多 $<50\times10^9$/L。④补体结合试验证实母、婴体内有抗血小板抗体。

2. 处理

(1) 母孕期试用激素可减轻患儿病情或 IVIG,每周 1 次。

(2) 选择性剖腹产,可减少或防止患儿颅内出血。

(3) 皮质激素:泼尼松 1~2mg/(kg·d),血小板数正常时停药。

(4) IVIG:0.4g/(kg·d),Ⅳ,连用 3~4 天。

(5) 血小板 $<10\times10^9$/L,危及患儿生命时,可考虑换血或以 IVIG、皮质激素及输血小板等综合治疗。

(6) 出血严重而有明显贫血时可输新鲜血。

二、新生儿药物性免疫性血小板减少性紫癜

新生儿因药物引起免疫性血小板减少,可分为先天性(孕妇服用某些药物致敏,产生抗血小板抗体,进入胎儿血循环所致)及后天性(婴儿服用某些药物引起免疫性血小板减少)。此类药物有奎宁、奎尼丁、地高辛、氢氯噻嗪、磺胺衍生物、保泰松及 PAS 等。

先天性紫癜一般于数日消失,但婴儿血内抗体可存在数月;后天性紫癜停药数日后出血减轻或停止,血小板逐渐恢复正常。出血严重时可用皮质激素或输新鲜血。

三、感染性新生儿血小板减少性紫癜

感染性新生儿血小板减少性紫癜系指胎儿(孕妇感染经胎盘血行播散)和/或新生儿期感染并发生血小板减少性紫癜,在新生儿尤其是胎内病毒、细菌、螺旋体和原虫等严重的全身感染,均易合并血小板减少性紫癜。引起血小板减少的机制是:①细菌感染(尤其是革兰阴性菌)通过对骨髓的毒性抑制(巨核细胞)和末梢血小板的破坏消耗(细菌直接损伤血小板,血小板寿命缩短,血小板移向炎症部位或 DIC)。②病毒(许多病毒对巨核细胞具特殊亲和力),则直接损害骨髓巨核细胞产生血小板及补体参与血小板免疫复合物的破坏,病毒诱发者极少与 DIC 有关。③脾肿大和网状系统功能亢进。

（一）可引起血小板减少症的病毒

1.先天性感染巨细胞病毒,风疹病毒,弓形体病毒。

2.后天感染

(1)发热性出血性病毒。

(2)疱疹病毒:单纯疱疹病毒、带状疱疹病毒、EB病毒。

(3)发疹性疾病:风疹、麻疹、猝发疹。

(4)肠道病毒:流行性腮腺炎,腺病毒,天花,肝炎病毒。

3.疫苗麻疹疫苗,风疹疫苗。

（二）临床表现

先天性病毒感染者:①生后即出现全身淤斑、出血性紫蓝色斑疹。②血小板减少,骨髓巨核细胞常减少。后天感染者:①原发性疾病表现。②细菌感染者可伴DIC。

（三）治疗

治疗原发病。血小板减少极少发生致命出血,无需特殊治疗。

四、巨大血管瘤

巨大血管瘤是新生儿血小板减少性紫癜罕见而重要的病因。一岁以下婴儿海绵状毛细血管瘤发生率为1%～8%,而婴幼儿血管瘤发生血小板减少者占1/700～1/300。本症血小板减少主要是由于血小板滞留于血管瘤内及合并DIC,血小板消耗过多及遗传免疫因素(抗血小板抗体)致血小板破坏增加和巨核细胞生成障碍等所致。血管瘤内可伴出血、凝血或炎症。

1.临床表现

(1)血管瘤:生后即见血管瘤,可为肥大型、血管内皮型、毛细血管型及海绵窦瘤型。多见于体表的下肢、躯干、颈部、面部皮肤(多浅表),或于骨骼和某些内脏(舌、肺、结肠、腹膜后、肾被膜、横膈、肌肉、内分泌腺、生殖器及肝脾),可单发或多发性。血管瘤直径<6cm者亦可伴血小板减少。

(2)出血症状:一般发生于生后一天至数周,可迟至数月或数年,出血前血管瘤体积可急速增大,呈紫色伴周围皮肤紫癜和淤斑、皮肤黏膜出血或内脏出血,重者可致DIC。

(3)其他:血管瘤在深部肌肉或器官(肺、肝、脾、肠等)者,临床表现似ITP。肝脏内病灶可因动-静脉短路,发生充血性心力衰竭。

2.实验室检查　一般于出生6个月后,血管瘤迅速增大,血小板随之减少。血小板急剧下降,多数患儿血小板数<$50×10^9$/L。血浆纤维蛋白原、因子Ⅴ及Ⅷ减少,FDP增加。可发生微血管病性溶血性贫血,外周血象可见异形红细胞及碎片。

3.预后　本病多数病例的病灶可于1～5岁之间自发消退,但应密切追踪和查血小板数。可因致命性出血、气道阻塞和感染死亡。死亡率约20%。

4.治疗

(1)皮质激素:泼尼松2～4mg/(kg·d),8周,以后逐渐减量,4～5周后停药。可促瘤内血栓形成及减少纤溶,使病灶缩小,血小板和凝血异常恢复。

(2)抗血小板凝集剂:阿司匹林和双嘧达莫有一定疗效(血小板恢复正常,病灶缩小)。

(3)放射治疗:内科保守治疗无效或威胁重要功能部位(如颈、胸)的血管瘤增大,需用β射线或浅(或中)层X线或局部(镭针)放疗,有效率90%,年龄越小,疗效愈好。手术切除病灶需持谨慎态度。

(4)IFNγ及平阳霉素瘤体内注射:IFNγ$_2$b每次10万U/kg,分点注入,每周2次,4周为一疗程。平阳霉素每次0.2mg/kg+生理盐水2ml分多点注射,每周1次,共5次。适用于病灶广泛,无法手术者。

(5)消痔灵注射液:1∶1的消痔灵与1%普鲁卡因混合液3~6ml,注入血管瘤内,每周1次,2~5次即可。

(6)激光治疗:DN:YAG激光,波长1.06μm。照射功率为3.0264~4.935W,功率密度:(1.71~2.97)×10^{4}W/cm^2,连续扫描。适于软组织的血管瘤,有效率92%。治疗反应:红斑、水泡、渗出,2~3天后坏死结痂,3周后愈合。亦可行冷冻疗法。

(7)其他:严重出血者可输新鲜血或血小板,并发DIC可用肝素加纤维蛋白原治疗。

第五节 感染性血小板减少症

感染可诱发血小板减少症(ITP),常见原发性疾病:①病毒感染:50%以上的患儿曾有过病毒感染史,提示病毒感染可能是导致ITP的主要原因。目前已知与ITP发生有关的病毒有10余种,其中主要包括有人类微小病毒B$_{19}$、EB病毒、人类巨细胞病毒(HCMV)、水痘-带状疱疹病毒(VZV)、乙型肝炎病毒(HBV)、人类免疫缺陷病毒(HIV)、风疹病毒以及流行性腮腺炎等。②细菌感染:革兰阳性及阴性菌败血症,多见于阴性杆菌所致的重症感染,脑膜炎双球菌、结核分枝杆菌、链球菌及布氏杆菌等。③疟疾。④支原体。

一、发病机制

感染性血小板减少性紫癜的发病机制随病原体和感染的严重程度不同而异。发病机制可能有:①直接损害巨核细胞,致血小板产生减少;②病原体直接破坏或消耗血小板,血小板生存时间缩短;③免疫介导血小板破坏。小儿急性ITP中病毒感染是主要发病原因之一,病毒感染导致血小板减少的发病机制有:①病毒可能直接作用于巨核细胞,导致血小板产生减少;②病毒抗原与相应抗体结合形成免疫复合物沉积到血小板和巨核细胞上,使其破坏增多;③机体产生的抗病毒抗体通过分子模拟机制与血小板表面糖蛋白发生交叉反应,或激活补体导致血小板破坏;④病毒改变血小板膜糖蛋白结构,血小板抗原性发生改变使机体免疫系统识别它,将血小板当成异物清除;⑤病毒对外周血小板的直接破坏作用,严重麻疹及流行性出血热患者因DIC导致血小板消耗;肝炎病毒尚可直接侵入早期多能干细胞而引起损害。

二、临床特征

出血症状一般较轻,有时无出血症状。病毒血症后 7～10 天可呈现严重的血小板减少;全身紫癜和严重黏膜出血,偶可致死,特别在败血症时,死亡率随血小板数降低而增加。一般在感染控制后约 1 个月,血小板数可恢复正常。可有脾大,尤其是巨细胞包涵体病毒感染及 EB 病毒感染。

三、实验室检查

血小板轻度或中度减少,严重时可降至 $(10～20)×10^9/L$。骨髓象视病因和发病机制不同而异。直接损害巨核细胞时,巨核细胞数明显减少,甚至缺失;血小板破坏过多或消耗过多,巨核细胞可增多;若导致再生障碍性贫血时,则巨核细胞增生减低,且红系和粒系明显减少。

四、诊断

1. 血小板减少或伴出血。
2. 常有风疹、猩红热、传染性单核细胞增多症及败血症等感染性原发性疾病。
3. 感染控制后,血小板水平逐渐恢复正常。
4. 病原体检查阳性,若为 CMV/EBV 需有新近感染或活动性感染证据。

本病主要与特发性血小板减少性紫癜(ITP)和药物性血小板减少性紫癜鉴别。

五、治疗

1. **病因治疗** 急性的病毒或细菌感染者给予相应的抗菌或抗病毒治疗,α-干扰素既具有广谱抗病毒作用,还可以治疗 ITP;亦可试用阿昔洛韦、更昔洛韦和可耐等抗病毒药物。对于幽门螺旋杆菌导致的 ITP 应给予清除幽门螺旋杆菌的治疗。败血症所致者在抗感染治疗的同时可使用 IVIG。

2. **类固醇激素治疗** 明显出血者可按 ITP 治疗,血小板极度减少,出血严重者可给予血小板输注。出血不严重,血小板 $≥30×10^9/L$ 者可观察。

第六节 血栓性血小板减少性紫癜

血栓性血小板减少性紫癜(TTP),最早于 1924 年由 Moschcowitz 报道,又称为 Moschcowitz 综合征。为一罕见的微血管血栓—出血综合征。TTP 在人群中的年发病率为 4.5/100 万,男女比例约为 1∶2。

一、病因及临床分型

TTP分为遗传性TTP和获得性TTP，后者根据有无原发病分为特发性TTP和继发性TTP。继发性TTP的主要病因为感染、药物过敏、异常免疫、肿瘤、妊娠及造血干细胞移植后等。血浆VWF与ADAMTS13之间的功能失衡是TTP发病的主要机制。TTP发病需要多种因素的联合参与，单一因素的改变并不一定预示疾病的发生，即使是ADAMTS13缺乏者。遗传性TTP患者多数在妊娠、损伤及感染等诱因下发病。有学者提出TTP的发病"二次打击"机制，即在ADAMTS13活性缺乏的基础上，因各种原因导致内皮细胞损伤等诱因的激发，UL-VWF异常释放而导致TTP的发病。

1. 遗传性TTP 遗传性TTP又称Upshaw-Schulman综合征，是由于编码vWF裂解蛋白酶（ADAMTS13）的基因发生突变导致先天性ADAMTS13缺乏所致，是一种罕见的常染色体隐性遗传性疾病。目前共报道90余种基因突变，突变位点为整个ADAMT513基因编码区。最常见的为无意义突变，其次为错义突变、移框插入或缺失突变。患者ADAMTS13合成与分泌减少，血浆中缺乏ADAMTS13，在感染、应急及妊娠等诱因下引起疾病发作。遗传性TTP患者每周需要输注最少1~2U新鲜冰冻血浆，补充血浆ADAMTS13活性至5%~10%方可预防临床症状的发生。重组ADAMTS13治疗TTP，疗效良好。

2. 特发性TTP 占TTP的40%~77%，大多数与自身免疫紊乱有关，但确切的机制不明。由于体内产生抗ADAMTS13抗体，导致ADAMTS13消耗性减少及活性降低，使得vWF不能被裂解和灭活。一般来说，高滴度抗体的患者往往伴有ADAMTS13的严重缺乏（<10%），但血浆置换效果良好。

3. 继发性TTP 常继发于自身免疫性疾病（多为SLE）、肿瘤或与妊娠有关。近年来，药物和干细胞移植诱导TTP的报道逐渐增多。药物诱导TTP最常见于噻吩并吡啶类抗血小板聚集类药物，如噻氯匹定和氯吡格雷。其发病机制可能与药物诱导体内产生ADAMTS13抗体及药物对血管内皮细胞的损伤有关。血浆置换对噻氯匹定诱导的TTP或2周内出现的TTP患者疗效好，而对于氯吡格雷诱导的TTP或服药2周后出现的TTP疗效欠佳。内皮细胞损伤是造血干细胞移植相关TTP（TA-TTP）发病的主要原因。高剂量放化疗、感染及GVHD等各种危险因素直接或间接通过释放IL-1、TNF-α及IFN-γ等细胞因子造成血管内皮损伤或凋亡是TA-TTP发病的主要病理生理机制。

二、临床表现

大多数患者急性起病，主要表现为典型的"五联征"。但TTP患者的临床表现往往是不典型的，不同TTP患者的临床表现存在较大差异。一方面原发病的临床表现可能掩盖本病相关症状，应仔细辨别；另一方面，出现典型"五联症"者仅占20%~40%，且多为病程的晚期。而在疾病早期，可能仅表现为血小板减少性出血和微血管病性溶血，如能在此时及时给予血浆置换等治疗可以显著改善预后。部分患者因心、肺及消化道受累,产生相应症状,如胸痛、心肌梗死、ARDS、腹痛及腹泻等,罕有胰腺炎及肠系膜血管缺血性改变等。

1. 出血症状　以皮肤黏膜为主,表现为瘀点、瘀斑或紫癜、视网膜出血、胃肠道出血、血尿、鼻出血及牙龈出血等。严重时发生颅内出血。

2. 微血管病性溶血性贫血　96%患者有中-重度贫血;42%患者有不同程度的黄疸。

3. 中枢神经症状　92%患者可出现意识障碍、失语、偏身感觉异常、共济失调、视野缺损、大脑或脑干小血管病变等。其严重程度决定了本病的预后。神经系统的多变性为本病的特点。

4. 肾脏受累症状　88%以上有血尿、蛋白尿管型或氮质血症。

5. 发热　98%患者发热达38～40℃,可能与继发感染、下丘脑体温调节功能紊乱、组织坏死、溶血产物的释放及抗原抗体反应有关。

6. 其他　肝脾大、腹痛及胰腺炎,少数有淋巴结肿大、皮疹、恶性高血压、动脉周围炎及高丙种球蛋白血症等。心脏损害较少见。

TA-TTP起病较急,多出现于移植后120天内,与预后密切相关,早起病死率极高。至2010年,国内文献报道13例TA-TTP,10例获得长期存活,3例由于在早期同时合并肠道出血、肝静脉闭塞病及多器官功能衰竭死亡。由于移植相关的并发症如GVHD及严重感染等均能引起与TTP相似的临床表现,并且可能与TTP共存,故TA-TTP诊断困难。由于TA-TTP的病死率很高,加之血浆置换疗效差,因此关键在于早期发现和及时处理,包括迅速减停免疫抑制剂,去除潜在的诱发因素如感染及GVHD等。

三、实验室检查

1. 血常规和血细胞涂片检查　该项检查的重要性往往被忽略,所有TTP患者均存在程度不同的贫血,1/3患者Hb<60g/L;血小板计数显著降低,半数以上患者血小板数<2.0×10^9/L。最具特征性的改变是在外周血涂片破碎红细胞增多,破碎红细胞达1%。在尿毒症、产前子痫、人工心瓣膜及异基因造血干细胞移植者破碎红细胞比例多<0.6%。破碎红细胞>1%,高度提示TTP。

2. 血液生化检查　TTP患者血清游离血红蛋白和间接胆红素升高,血清结合珠蛋白下降,血清乳酸脱氢酶明显升高(多数患者>1000U/L)。肾功能异常。部分心肌受损者血肌钙蛋白T浓度升高,且与病情和预后有关。

3. 凝血功能检查　如APTT、PT与纤维蛋白原均在正常范围,FDP及D-二聚体正常或轻度升高。Coomb试验阴性。

4. 血浆ADAMTS13活性及其抑制物检查　ADAMTS13活性缺乏(<5%正常水平)见于80%以上的特发性TTP患者,血浆ADAMTS13抑制物检测对特发性TTP的诊断有较大价值;遗传性TTP患者ADAMTS13活性降低程度与疾病严重程度相关;继发性TTP患者极少ADAMTS13活性缺乏,腹泻相关HUS患者ADAMTS13活性多正常。由于受检测时限影

响,应根据临床特征做出诊断及时开始治疗;ADAMTS13 活性缺乏和(或)ADAMTS13 抑制物阳性对特发性 TTP 的诊断有重要的辅助价值,患者常对血浆置换治疗反应良好,可作为疾病预后判断指标。血浆 ADAMTS13 活性降低也见于新生儿、妊娠、术后、肝硬化、炎症反应及其他原因血细胞减少症,可出现轻中度 ADAMTS13 活性降低;严重感染、重症肝硬化、造血干细胞移植后并发肝静脉栓塞病者,ADAMTS13 活性缺乏。

四、诊断与鉴别诊断

TTP 临床表现缺乏特异性,与其他类型的血栓性微血管病表现有重叠,特别是在有原发病临床表现的基础上。及时准确地诊断,TTP 有一定难度。根据典型"五联征"表现特征,不难作出诊断。

Cuttorman 诊断标准:

1. 主要指标　①血小板计数小于 $100\times10^9/L$;②微血管病性溶血,外周血片可见破碎红细胞。

2. 次要指标　①发热:体温超过 38℃;②特征性的神经系统症状;③肾脏损害:Cr>177μmmol/L 或尿常规发现血尿、蛋白尿及管型尿。

两个主要指标加上一个次要指标诊断可以成立。但此时重要脏器多已受累及,不利于患者的及时治疗和恢复。目前一致认为,如患者出现血小板减少和微血管病性溶血性贫血,不伴有 DIC 证据、不存在腹泻相关的溶血尿毒综合征(HUS),就可以初步诊断 TTP,并开始进行血浆置换或输注治疗。一般出现血小板减少,血涂片中增多的破碎红细胞及血清 LDH 显著升高则高度支持诊断。血浆活性缺乏及 ADAMTS13 抑制物对诊断有十分重要的价值。即使该酶活性正常也不排除 TTP 的诊断。

必须与其他类型的血栓性微血管病和类似疾病相鉴别(表 19-3),并积极寻找原发病因。严重感染及转移性肿瘤可引发 DIC,也可导致继发性 TTP 患者血小板减少和微血管病改变较为显著,但凝血功能的异常改变较轻微,血浆 ADAMTS13 活性多正常,常规血浆置换治疗无效。自身免疫相关的血小板减少,如抗磷脂综合征等,也可存在一定程度的血栓性微血管病改变,但这类患者可检出相应的特异性自身抗体,血浆 ADAMTS13 活性正常,血浆置换治疗效果不肯定。

表 19-3　血栓性血小板减少性紫癜的鉴别

病名	溶血性贫血	血小板减少	神经症状	肾病变	发热	Coombs 试验	白细胞减少
TTP	+++	++++	++++	++++	++++	±	0
HUS	+++	++++	+	++++	++	0	0
ITP	0	++++	±	0	0	+++	0
自身免疫性溶血性贫血	++++	+	0	0	0	++++	0

续表

病名	溶血性贫血	血小板减少	神经症状	肾病变	发热	Coombs 试验	白细胞减少
症状性溶血性贫血	+++	+++	+	+	++	++	++
Evans 综合征	++	+++	0	0	0	++	±
SLE	+++	++	++	++	++	++	+++

近百种药物可引起 TTP,其中以抗血小板药、抗肿瘤药及免疫移植药为多见。除噻氯吡啶和氯吡格雷与抗 ADAMTS13 自身抗体有关外,其他病例血浆 ADAMTS13 活性正常,血浆置换治疗常无效。移植相关的 TTP 及其他血栓性微血管病,血浆 ADAMTS13 活性正常,血浆置换治疗常无效。

五、治疗

目前血浆置换仍然是治疗 TTP 的最佳治疗方案。在血浆置换的基础上,联合免疫抑制剂如糖皮质激素、环孢素及硫唑嘌呤等,有助于控制疾病的进展。近年来,抗 CD20 单抗(利妥昔单抗)的使用取得了一定的疗效,新的药物如重组 ADAMTS13、vWF 与血小板 GP I b-α 结合抑制剂等正在进行相关的临床试验。

1.血浆置换 临床一旦确诊,应尽早开始血浆置换术。可以去除体内 ADAMTS13 自身抗体、补充新鲜的 ADAMTS13;去除促血小板聚集物如 UL vWF 及 vWF CP 抗体等不利因子,补充 vWF CP 酶等正常抗聚集物。血浆置换使患者的生存率提高到 70%~85%。一般每次交换的新鲜冷冻血浆量为 1~1.5 个血浆总量(每天约 40ml/kg),每天 1 次,作为补充物,至少用 5~7 天。血浆置换中不宜用冷沉淀物(含大量 vWF),以免加重血管内血小板的聚集。对移植相关 TTP 患者血浆置换的疗效不如原发性 TTP。血浆置换的疗效主要取决于血小板计数的恢复。一般来说,治疗有效者 2~3 次血浆置换之后血小板计数开始逐渐上升,1 周左右能够基本恢复正常,血 LDH 水平逐渐降至正常。临床上可见中枢神经系统症状好转。但贫血症状恢复较慢,肾脏损害是否能完全恢复尚不能明确。血小板恢复至少 2 天后,可以考虑停止血浆置换。大多数患者停止血浆置换后,病情控制良好,不需要间歇血浆置换维持。但停止置换后需要给予糖皮质激素[如泼尼松 1mg/(kg·d)]维持治疗以预防 TTP 复发。每周至少 2 次血小板计数评估病情,如果血小板计数在 4 周内稳定在正常范围,糖皮质激素可以逐渐减量,直至停用。血浆置换的并发症包括感染、置管不畅或堵塞、低血压、静脉血栓形成、置管导致的出血或气胸、心脏停搏。

2.血浆输注 适用于慢性型或复发型。采用血浆冷上清(去除 UL vWF,纤维蛋白原,纤维连接蛋白)治疗效果显著,此方法对移植相关 TTP 有一定疗效。但血浆置换的效果明显优于血浆输注,一般在无条件进行血浆置换时选用血浆输注。

3.免疫抑制剂

(1)肾上腺皮质激素:能稳定血小板和内皮细胞膜,抑制 vWF CP 抗体的产生。治疗时可选用甲基泼尼松龙或泼尼松等,连续使用至病情缓解。对移植相关 TTP 患者如同时存在 GVHD,可适当加大肾上腺皮质激素的用量。

(2)对急性自身免疫性 TTP 患者,血浆置换联合 CD20 单抗治疗可以去除效应性 B 细胞以提高临床疗效。

(3)长春新碱(VCR):能够改变血小板膜糖蛋白受体,阻止 vWF 多聚体的附着,主要用于难治复发 TTP,剂量 1mg,每隔 3~4 天重复 1 次,共 4 次。其他免疫抑制剂如环孢素 A 也是有效的辅助治疗方法,环磷酰胺可用于治疗 TTP,尤其是复发的患者。

4. 抗 CD20 抗体(利妥昔单抗)　虽然血浆置换使 TTP 的死亡率明显下降,但至少有 30% 的患者复发,特发性 TTP 患者体内产生抗 ADAMTS13 自身抗体。对于复发和特发性 TTP 患者,采用 CD20 单抗治疗 59 例复发难治性 TTP(84% 患者 ADAMTS13 活性<10%),54 例(92%)患者完全缓解,平均随访 23.5 个月,仅 8 例(15%)复发,复发者再次采用利妥昔单抗治疗,5 例再次缓解。用量为 375mg/m^2,每周 1 次,连用 4 周。对于小剂量利妥昔单抗(100mg/m^2)是否有效尚无文献报道。高滴度 ADAMTS13 自身抗体或严重 ADAMTS13 缺乏者,发病初期即加用利妥昔单抗是否可以减少血浆置换次数、是否可以减少复发率均值得进一步研究。

5. 重组人 ADAMTS13 及 vWF 与血小板 GPⅠb-α 结合抑制剂　补充重组人 ADAMTS13 (rhADAMTS13)及抑制 vWF 与血小板 GPⅠb-α 结合抑制剂(ARC1779),具有阻断 TTP 病情发展及复发的作用。目前这两种药物均小规模用于Ⅱ期临床实验。

6. 抗血小板药物或抗凝

(1)阿司匹林与双嘧达莫:小剂量口服,可抑制血小板聚集。双嘧达莫为磷酸二酯酶抑制剂,作用与阿司匹林相似。

(2)低分子右旋糖酐能覆盖血管内皮,降低血小板聚集,对部分患者有效。

7. 脾切除　能消除抗体产生部位,避免早期死亡。

8. 继发 TTP 的治疗　AIDS 相关性的 TTP 患者,糖皮质激素及细胞毒药慎用。葡萄球菌蛋白 A 过滤血浆及免疫吸附等治疗 TTP 疗效显著,也适用于 TA-TTP。

六、预后

本病以往预后差,未经治疗的死亡率高达 90% 以上,采用血浆置换术后,死亡率下降至 8%~30%。CD20 单克隆抗体并不能明显提高治愈率。不同类型的 TTP 患者之间生存率的差异较大,特发性 TTP 生存率达 80%,而继发性 TTP 的生存率仅 30% 左右。约 40% 的 TTP 患者最终复发,严重 ADAMTS13 缺乏或存在高滴度 ADAMTS13 抗体的患者易复发。ADAMTS13 活性持续减低,以及疾病缓解期仍检出 ADAMTS13 自身抗体的患者,复发的危险性高。

第七节　输血后紫癜

输血后紫癜(PTP)是输血或输富血小板血浆后引起的急性、同种免疫性和暂时性的血小板减少综合征。发病率约 1/100000。本病病因不明,绝大多数 PTP 患者既往有妊娠或输血史,血小板 PL^{A1}(ZWa)抗原阴性,也偶见于 PL^{A1} 血小板抗原阳性和男性患者。其发病机制可能主要是由于同族或自身抗体作用,PL^{A1} 阴性患者输入 PL^{A1} 阳性的血液后被致敏,产生抗 PL^{A1} 血小板抗体,属 IgG3,该抗体结合于血小板糖蛋白Ⅲa 上。PTP 还和其他血小板特异性抗体有关,如 PLA2(抗 ZWb),ZWb 是 ZWa 的等位基因;抗 Leka(即抗 Baka)以及抗 Bakb。Baka 及 Bakb 抗原是在糖蛋白Ⅱb 上。ZWa 及其抗体复合物吸附在患者的血小板上或使血小板糖蛋白Ⅲa 与血小板糖蛋白Ⅱb 相互连接形成Ⅱb/Ⅲa 复合物,致血小板破坏,补体 C3 也起一定作用。

一、临床表现

多于输血后 5~12 天(平均 7 天)左右急性发病,畏寒或寒战、高热、荨麻疹,重者头痛、呼吸困难、支气管痉挛,甚至休克。广泛的皮肤瘀点、瘀斑,其次为口腔、鼻腔或手术切口处出血,重者伴黑便、血尿或阴道出血,罕见颅内出血。死亡率高达 10%,大多呈自限性。

二、实验室检查

外周血血小板减少,最低 $0.6×10^9/L$,若 $≤10×10^9/L$ 者约需一个月才能恢复正常。网织红细胞增加,有核红细胞及血细胞比容下降。白细胞数正常或增加。骨髓象可见有核细胞增生活跃,巨核细胞数正常或增加,成熟抑制。BT 延长,血块收缩不良,凝血象筛选试验正常。血浆和血清抗 PL^{A1} 抗体和抗血小板抗体增高,抗体滴度高低与病情轻重成正比,通常于 6~8 周后抗体滴度逐渐降低至消失,血小板上升。血清中有抗 E 和抗 C 的红细胞抗体及抗 HLA 抗体,淋巴细胞毒性试验强阳性。

三、治疗

PTP 多为自限性疾病,通常于紫癜发作后 40 天内患者恢复正常,但因病情重,仍需积极治疗。

1. 皮质类固醇　大剂量、短程(1~6 天)静脉滴注甲基泼尼松龙 30mg/(kg·d),连用 3~5 天,可迅速改善症状,紫癜逐渐减少,血小板上升。

2. IVIG 与治疗 ITP 相同　0.4g/(kg·d),连用 5 天,大多数第 2 天血小板就开始回升,出血症状减轻。近几年,大剂量IVIG很大程度上取代了血浆置换,成为治疗PTP的标准方法。

3.换血治疗　每次换血量应大于2个血容量。可去除部分抗原抗体复合物,抗体活性降低,血小板上升,症状改善。PL^{A1}抗原引起的PTP,以血型相合PL^{A1}阴性的新鲜血进行换血。血浆去除术优于换血疗法。

4.血小板输注　仅用于严重血小板减少危及生命者,同时给予大剂量肾上腺皮质激素或IVIG。最好选用PL^{A1}阴性的血小板。

第二十章 血小板增多症

血小板增多症是指外周血中血小板数量明显增多($>400\times10^9/L$)。按病因不同,可分为两类:一类是骨髓增殖性疾患,包括原发性血小板增多症、真性红细胞增多症、骨髓纤维化等,特点为血小板显著增多,易有出血及血栓形成,常有血小板功能异常;另一类由其他原因引起(疾病或生理因素),统称继发性血小板增多症,血小板中等量增多,临床很少引起出血及血栓形成,血小板功能正常。

第一节 原发性血小板增多症

原发性或特发性血小板增多症是一种原因不明的克隆性骨髓增生综合征,特征为外周血中血小板显著增多,且有功能不正常,骨髓中巨核细胞过度增殖,临床上有自发出血倾向及血栓形成,半数患者有脾肿大。本病发病率不高,多见于40岁以上成人,儿童少见。

本病病因未明,有认为本病是一种多能干细胞的克隆性疾病,与其他骨髓增殖性疾病可共同存在或相互转化,约16%患者可转化为其他骨髓增生性疾病如白血病、真性红细胞增多症、骨髓纤维化等。由于多能干细胞异常,导致骨髓中巨核细胞持续性增殖,血小板生成增多。加上过多的血小板从脾、肝储存部位释放入血中,血小板寿命大多正常,故血小板数明显增高。出血可能与血小板功能缺陷、血小板膜的异常或血小板破坏溶解释放血小板促凝物质有关。部分病人有凝血功能异常,如纤维蛋白原、凝血酶原、凝血因子Ⅴ、Ⅷ减少;因血小板过多,活化的血小板强烈聚集及释放,形成微血栓。

一、临床特征

1.出血倾向　为自发性不同部位、不同程度的出血倾向,以胃肠道出血最常见,也可有鼻出血、齿龈出血、血尿、呼吸道出血及皮肤黏膜淤斑,偶有脑出血。

2.血栓形成　好发于肠系膜静脉及下肢静脉,表现为呕吐、腹痛或肢体麻木、疼痛,甚至坏疽。脑微血管血栓形成,可致短暂性脑缺血发作;其他部位如肺、肾、肾上腺等发生栓塞可引起相应症状。20%患者可发生无症状的脾梗死,导致脾萎缩。

3.脾肿大　脾肿大占60%,如发生脾萎缩可无脾肿大。少数有肝肿大。

4.血小板数升高　血小板数持续升高,多在$(1000\sim2000)\times10^9/L$,甚至更高。血小板聚集成堆,可见畸形或巨大血小板,偶见巨核细胞碎片及裸核。白细胞数正常或增高,多在$(10\sim30)\times10^9/L$,偶可达$(40\sim50)\times10^9/L$,以中性分叶核粒细胞为主。30%患者红细胞数正常或轻度增多,少数因失血可致低色素性贫血。

5.骨髓有核细胞增生　骨髓有核细胞增生活跃或明显活跃,以巨核细胞增生显著,可达有核细胞之0.05%(正常为0.0058%),多为成熟型,核分叶增多,少数原、幼稚巨核细胞增多。血小板聚集成堆。

6.出血时间延长　毛细血管脆性试验阳性,凝血酶原消耗时间缩短,血块收缩不良或过度收缩。血小板黏附及肾上腺素和ADP诱导的聚集功能降低,PF_3降低,少数有高凝状态。

7.血尿酸、乳酸脱氢酶等增加　血尿酸、乳酸脱氢酶、酸性磷酸酶均增加,中性粒细胞碱性磷酸酶活性增加。部分病人有假性高钾血症。

8.其他　部分患者有21号染色体长臂缺失(21q-),或有21号染色体长臂大小不一的变异。骨髓祖细胞培养有自发的巨核细胞或红细胞克隆形成。

二、国内诊断标准

有原因不明的血小板持续增多($>1000\times10^9/L$);骨髓中巨核细胞显著增加并有大量血小板生成及血小板形态、功能异常;结合脾大、出血及血栓形成表现,除外继发性血小板增多症,可诊断本病。本病需与继发性(反应性)血小板增多症及其他骨髓增生性疾病(如真性红细胞增多症、慢性粒细胞白血病、骨髓纤维化等)鉴别。

三、治疗

治疗的目的是为了将血小板数减至正常或接近正常,以预防血栓及出血发生。

1.骨髓抑制性药物

(1)羟基脲:为首选药物。剂量为$15\sim20mg/(kg\cdot d)$,分$2\sim3$次口服。80%患者用药8周内血小板数降至$500\times10^9/L$,出血及血栓症状获改善。

(2)阿那格雷(氯咪喹酮):是一种强有力的血小板生存抑制剂,90%以上患者有效。开始剂量每次0.5mg,每天$2\sim3$次口服,每日剂量不超过4mg,以血小板数维持在$(400\sim600)\times10^9/L$为宜;维持剂量每天$1.5\sim2.5mg$,对青少年患者适用。本药无致白血病或致癌作用。

(3)其他:苯丁酸氮芥、环磷酰胺、三尖杉酯碱、白消安等均有一定疗效,可按个体敏感度分别选用。

2.治疗性血小板单采术　治疗性血小板单采术,即用血细胞分离机进行血小板单采,再自体回输,能迅速有效降低血小板数,改善症状。

3.α-干扰素(IFNα)　成人诱导剂量:$(1\sim9)\times10^6 IU/d$,维持剂量$(2\sim3.5)\times10^6 IU/d$。儿童尚未确定安全有效剂量。一般用药4周内,血小板数可降低大于50%,控制血小板数在$600\times10^9/L$以下,有效率达87%。但停药后血小板数可反弹,且有10%~20%患者可产生抗α-干扰素的中和抗体而降低疗效。

4.司莫司汀(MCNU) 主要用于有出血及血栓并发症的患者,剂量为每次150mg,静滴30分钟以上,若4周内血小板不下降,可再输注100mg。治疗后78%患者血小板数明显降低($<450\times10^9$/L),有效期长,无严重的白细胞减少或贫血副作用。

5.其他抗血栓形成及抗血小板聚集药

(1)阿司匹林及双嘧达莫:小剂量阿司匹林6mg/(kg·d)联用双嘧达莫剂量4~5mg/(kg·d),治疗本病效果更好。

(2)其他抗血小板聚集药:其他抗血小板聚集药物如右旋糖酐40、复方丹参液、肝素及低分子肝素、活血化淤中药等均有一定作用。

过去用放射性磷32(^{32}P)治疗本病,因其有诱发白血病的可能,现在一般不主张应用。本病禁忌做切脾手术,因切脾后可促使血小板增多,将增加出血及血栓形成的危险。

第二节 继发性血小板增多症

继发性血小板增多症(ST)包括由于某种刺激因素导致血小板反应性生成增多,或血小板由脾池向外周血再分布引起的血小板计数增多。儿童血小板增多较成人更为常见。不同文献采用的血小板增多标准不等[(400~1000)$\times10^9$/L],发病率差别也很大。我国通常以血小板计数$>400\times10^9$/L为血小板增多。儿童ST发病率随年龄不同而不同,2岁以内婴幼儿所占比例最高,约为72%,男:女性别比例为1:1~1.7:1。特点为巨核细胞数增高而体积稍变小,血小板功能无异常。临床上极少出现与血小板增多有关的症状,主要的临床表现由基础疾病引起,小儿较常见。

一、发病机制

巨核细胞是血小板的前体细胞,巨核细胞生成血小板一方面受骨髓巨核细胞及循环中血小板数量的影响,同时受体内多种调节因子的影响,包括正调控因子和负调控因子。一般认为,继发性血小板增多症与多种正调控因子刺激巨核细胞增殖,血小板生成增多有关。血小板生成素(TPO)及其受体c-mpl(髓细胞增殖性白血病)是巨核细胞增殖分化和血小板生成的基本调节因子,其他细胞因子如白细胞介素-6(IL-6)、白细胞介素-11(IL-11)及白细胞介素-3(IL-3)等也参与了这一调控过程。TPO可以刺激骨髓早期造血干细胞向巨核祖细胞分化,刺激巨核祖细胞增殖、成熟,促进巨核细胞的多倍体化,并支持功能性血小板的形成。此外,血小板重新分布也是血小板增多的原因之一。由于人体约有1/3的血小板储存在脾池内,脾切除术可导致血小板再分布,且血小板在单核-吞噬细胞系统破坏减少。血小板再分布也与应用肾上腺素药物、剧烈活动及应激状态等因素有关。

二、常见诱因

儿童 ST 的常见病因分布与成人有所不同。

1.急慢性感染是儿童 ST 的最常见病因,其中最常见为呼吸道感染,占 60%～80%;其次为消化道及泌尿系感染。细菌、病毒及真菌感染均可导致反应性血小板增多,其中细菌感染占 73%,另外 41.4%(29/70)的儿童肺炎支原体感染患者伴有血小板增高。

2.自身免疫性疾病(包括幼年类风湿关节炎、炎症性肠病、结节性多动脉炎、川崎病及过敏性紫癜等)是儿童 ST 的另一重要原因,占 4%～18%。多发生在年长儿童中。过敏性紫癜患儿血小板通常仅轻度增高,但有作者注意到 ST 常与出血及血栓形成所致的腹痛同时存在。

3.各种原因贫血占儿童 ST 的 6%～13%,其中主要为缺铁性贫血。此外各种溶血性贫血可导致血小板增多。需要注意的是应行血涂片检查以除外细胞自动计数仪将小红细胞或红细胞碎片误认为血小板导致的假性血小板增多。

4.儿童恶性肿瘤导致血小板增多仅占儿童 ST 的 1%～3%,有人提出不明原因血小板增多伴上腹部包块的儿童应考虑肝母细胞瘤的可能。

5.婴儿维生素 K 缺乏、血友病或其他出血性疾病导致急性出血患儿中也常可见反应性血小板增多。外伤及手术等造成组织损伤可导致血小板增多。

6.年长儿童 ST 中组织损伤可占较大比例。脾切除术是其中较常见的病因,通常可持续 2 个月左右。

7.多种药物可致 ST,包括肾上腺素、糖皮质激素、环孢素、长春碱类药物、咪康唑、青霉胺及环磷酰胺等。母亲应用美沙酮等多种药物导致新生儿血小板增多。多数 ST 患者存在明显的原发病表现,故可确诊为继发性血小板增多,但少数患者原发病症状隐匿,应仔细追问病史以及进行详细的体格检查以免漏诊潜在的严重疾病。

三、临床表现

ST 虽然血小板产生过多,但其寿命和功能正常。一般不伴肝脾大,不伴出血或血栓形成等并发症,临床呈良性经过。导致血栓形成的其他危险因素包括血管损伤、持续铁缺乏、血黏滞度高(如发绀型先天性心脏病)及制动等。新生儿及婴儿 ST 患者如果同时存在留置中心静脉插管,或其他血栓形成高危因素如败血症、宫内生长发育迟滞、心脏畸形、母亲患糖尿病以及母亲患抗磷脂抗体综合征等,其血栓形成的危险性较高。

四、诊断标准

ST 的诊断标准为:①暂时性血小板增多至$(400～800)\times 10^9/L$,持续时间一般不超过 3 个月;②血小板形态和功能正常;③骨髓象正常,骨髓巨核细胞轻度增生或增生不明显;④存在原发病或诱因,如运动、发热、脾切除等原发病和病因去除后逐渐恢复至正常水平;⑤很少有出血和栓塞症状；⑥原发性疾病治愈，血小板即降至正常。

五、治疗

无需预防性抗凝或降血小板治疗，甚至在血小板极度增多（>1000×10^9/L）的情况下通常也不会发生血栓形成或出血并发症。仅在伴有其他血栓形成危险因素，或血栓反复发作的情况下可采取抗血小板凝集及降低血小板的治疗。治疗主要在于积极寻找原发病，去除病因。血小板计数超过 1000×10^9/L 可予阿司匹林及双嘧达莫等抑制血小板功能的药物，以防止血栓形成。

第二十一章 血小板功能缺陷病

第一节 遗传性血小板功能缺陷病

遗传性血小板疾病(IPD)是一组具有血小板功能缺陷与巨核细胞生成障碍的异质性疾病。IPD患者多有血小板的减少,又称遗传性血小板减少症(HTP),血小板的数量多轻到中度减少,少部分患者血小板数量严重减少。但血小板无力症的患者血小板数量正常,仅功能障碍。

一、遗传性血小板减少症

遗传性血小板减少症(HTP)是一组罕见的遗传性疾病,表现为不同程度的血小板减少,多为轻到中度。可同时伴有白细胞、红细胞的异常和(或)骨骼畸形。根据血小板的平均体积(MPV),可将HTP分为:①大血小板性HTP(MPV>11fl),为最多见的HTP。如血小板膜糖蛋白(GP)Ⅰb-Ⅸ-Ⅴ复合物相关性疾病、非肌性肌球蛋白重链9(MYH9)相关性疾病、Alport综合征及其变异型、灰色血小板综合征(GPS)、X连锁性血小板减少伴地中海贫血(XLTT)、Paris-trousseau综合征(PTS)和蒙特利尔血小板综合征(MPS,此病罕见)等。②正血小板性HTP(MPV7~11fl),如无巨核细胞性血小板减少症(AMT)及具有AML倾向的家族性血小板疾病(FPD/AML)。③小血小板性HTP(MPV<7fl),主要为威-阿综合征(WAS)和性连锁性血小板减少症。

(一)大血小板性遗传性血小板减少症

【血小板膜蛋白复合物GPⅠb-Ⅸ-Ⅴ相关性疾病】

是一组由血小板膜糖蛋白复合物GPⅠb-Ⅸ-Ⅴ异常所致,以血小板减少为主要特征的疾病。包括Ber-nard-Soulier综合征(BSS)、血小板型或假性血管性血友病(PTvWD)和地中巨血小板减少症(MMT)。

1.发病机制 正常血小板膜上存在糖蛋白GPⅠb,由α和β两条多肽链组成,主要作用是储存唾液酸以维持血小板的寿命,其异常可引起血小板减少,体积增大。GPⅠb还参与血小板膜上的血管性血友病因子(vWF)受体复合物GPⅠb-Ⅸ-Ⅴ,该复合物血小板与血管内皮下基质中的vWF结合,从而发挥血小板黏附功能。编码GPⅠb的基因突变或缺失均可增加GP

Ⅰb-Ⅸ-Ⅴ与高分子量 vWF 的亲和力,可引起血小板聚集成团,从而易被脾脏破坏,导致血小板减少;大量的 vWF 与 GPⅠb-Ⅸ-Ⅴ结合后,使 vWF 血浆浓度降低,凝血功能下降。BSS 是由于编码 GPⅠb-α、GPⅠb-β 和 GPⅠb-Ⅸ的基因异常所致。PTvWF 是由于编码 GPⅠb-α 的基因异常所致。60%MMT 患者编码 GPⅠb-α 链的基因发生 A56V 错义突变,80%MMT 患者血小板 GPⅠbⅨ含量低于 BBS 患者,大多数学者认为 MMT 属于良性病变。

2.临床表现 BSS 多为常染色体隐性或显性遗传,隐性遗传的 BSS 较显性遗传者出血倾向重,部分患者可有溶血性贫血,伴脾脏轻度肿大。PTvWD 和 MMT 均属于常染色体显性遗传性疾病,MMT 患者常无或仅有较轻的出血症状;PTvWD 与血管性血友病(vWD)比较,自发性关节、肌肉出血、关节畸形及致残率较低。

3.实验室检查 ①血小板计数(30～290)×10^9/L,体积增大;②血小板功能:典型的 BSS 主要为血小板黏附功能缺陷,血小板不能在瑞斯托霉素诱导下聚集,并且不能被正常血浆纠正;PTvWD 患者的血小板聚集功能在瑞斯托霉素诱导下增强;MMT 患者血小板功能正常;③出血时间:除 MMT 正常外,其他均延长;④外周血涂片:PTvWD 可见血小板团块,MMT 偶可见口型红细胞,中性粒细胞内无包涵体;⑤凝血因子水平:PTvWD 患者血浆 vWF 浓度下降,凝血因子Ⅷ浓度正常,血浆 vWF:Ag 浓度正常或轻度降低,vWF 活性降低。

【非肌性肌球蛋白重链 9(MYH9)相关性疾病(MYH9-RD)】

为一组常染色体显性遗传性疾病,由 MYH9 基因突变所致,包括 4 种综合征:May-Hegglin 异常(MHA)、Fechtner 综合征(FS)、Sebastian 血小板综合征(SPS)和遗传性巨大血小板病、肾炎及耳聋综合征(ES)和 Alport 综合征。

MYH9 基因位于染色体 22q12.3～q13.2,编码非肌球蛋白重链ⅡA(NMMHCⅡA),是分解 ATP、产生能量、牵动肌动蛋白和引起细胞运动的重要功能区。NMMHCⅡA 异常可引起血小板骨架成分的改变和重组,同时促进未成熟的血小板提前释放入血,从而导致巨血小板性血小板减少。NMMHCⅡA 蛋白的异常凝集可在中性粒细胞内形成包涵体。NMMHCⅡA 突变位点的不同可导致临床表现的差异。MYH9 基因突变超过 40 种,少数 MYH9-RD 的家系无系 YH9 基因突变。MYH9-RD 基因可能不是该病的唯一致病基因。

1.临床表现

(1)出血倾向:各型均可发生,程度不等,表现为皮肤、黏膜或内脏出血,有因颅内出血致死。其中 SPS 常无出血或出血程度轻,ES 的出血症状可随年龄增长逐渐消失。

(2)间质性肾炎:常于成年后出现,表现为蛋白尿、血尿和高血压,部分进展为肾衰竭,MHA、FS 和 ES 可合并间质性肾炎。

(3)眼部症状:如青光眼和白内障等。

(4)神经性耳聋:FS 和 ES 成年后可出现神经性耳聋。

(5)生长激素分泌减少和家族性强制性痉挛等。

2.实验室检查

(1)血小板计数(30～120)×10^9/L,体积增大,血小板功能正常。

(2)出血时间:正常或稍延长。

(3)外周血涂片可见中性粒细胞胞浆出现包涵体。

(4)骨髓象:FS 的骨髓涂片见巨核细胞内出现多个核和高密度的嗜苯胺兰颗粒。

(5)肾小球病理:FS 光镜下可见肾小球系膜细胞增殖及局灶性透明样变;电镜下可见肾小球基底膜广泛增厚伴局部变薄;ES 的肾小球系膜细胞增殖。

【灰色血小板综合征(GPS)】

本病又称 α 颗粒缺失、α 储存池病或 α 血小板综合征,属常染色体隐性或常染色体显性遗传,至 2006 年为止全球报道不足 100 例。正常情况下,每个血小板约含有 50 个球形或长形 α 颗粒,内含多种血小板特异蛋白,如 PF4、β-TG、PDGF、凝血酶敏感蛋白(TSP)以及纤维蛋白原、Ⅷ因子、vWF、Ⅴ因子、Fn 和 IgG 等。GPS 的基本病因在于巨核细胞不能将这些蛋白包装送到 α 颗粒内,导致患者的 α 颗粒内缺乏与凝血有关的因子,在血管损伤时血小板不能起止血作用,表现为不同程度的出血倾向;当 PDGF 不能组装入 α 颗粒内而被错误释放到细胞外的骨髓基质时,即可引起骨髓纤维化;血小板数量减少可能与血小板寿命的缩短、破坏增加以及细胞骨架的结构异常有关。

1. 临床表现　患者自幼有鼻腔、皮肤黏膜等部位轻、中度出血,女性患者可表现为月经期延长;部分患者可出现脾大、肺纤维化和骨髓纤维化。

2. 实验室检查　血小板计数常在 $20×10^9/L$ 至正常之间,MPV 中位数为 13fl;出血时间延长;血小板对 2mg/L 的胶原无聚集反应,将胶原增加至 20mg/L 可有迟发微弱的聚集反应,瑞斯托霉素聚集反应正常;外周血涂片 Wright-Giemsa 染色可见灰蓝色血小板,畸形且巨大;电镜下可见血小板内出现大空泡,α 颗粒及抗血小板胶原受体 GPⅥ明显缺乏;骨髓常见纤维变性,但巨核细胞数量正常。

【X 连锁性血小板减少伴地中海贫血】

X 连锁性血小板减少伴地中海贫血(XLTT)由位于 Xp11.23 的 GATA-1 基因突变引起。GATA--1 基因编码转录因子 GATA-1,与辅助因子 FOG-1 共同调节红系和巨核系的生成和分化。本病为 X 连锁遗传。严重者生后即因血小板减少而出血,因红系造血异常而出现不同程度的贫血,也可发生溶血性贫血。发生多系血细胞减少者预后差。血小板计数$(10～40)×10^9/L$,体积增大;外周血可见大小不等的异型红细胞;血小板功能中度受损,出血时间延长;骨髓检查可见红系病态造血异常和变形的巨核细胞,应注意与 WAS 及 XLT 鉴别;女性携带者有时仅为网织红细胞轻度升高。

【Paris-Trousseau 综合征】

Paris-Trousseau 综合征(PTS)又称 Jacobsen 综合征(JS)由染色体 11q23.3-q24.1 片段缺失所致,该区域包含 FLⅡ基因可编码 ETS 家族的两个转录因子 ETS-1 和 ELI-1。ELI-1 表达于巨核细胞,可促进巨核细胞的生成和分化。本病多为 ELI-1 半合子缺失,引起 ELI-1 表达产物减少,部分巨核细胞分化成熟受阻,血小板生成减少。不能正常释放颗粒内容物,凝血功能减弱。2000～2010 年仅 23 例报道,均为常染色体显性遗传性疾病。

PTS 出血较轻,预后好,部分患儿出生后血小板数量迅速增加甚至可达正常水平;JS 可因血小板数量减少或功能异常而致出血,常合并先天性心脏病、颅面部畸形、身材矮小、智力低下、呼吸道感染和多器官功能衰竭等。

血小板计数减少,多 $<50×10^9/L$,体积增大,储存池功能缺陷,血小板内出现特征性的大

α颗粒,JS较PTS更为明显;骨髓同时存在正常巨核细胞和小而幼稚的巨核细胞。

(二)正血小板性遗传性血小板减少症

【无巨核细胞性血小板减少症】

无巨核细胞性血小板减少症(AMT),本组疾病以血小板体积正常、数目减少,骨髓穿刺及活检可见巨核细胞生成障碍为共同特征。

1.先天性无巨核细胞性血小板减少症　目前先天性无巨核细胞性血小板减少症(CAMT)的报道不超过100例,属于常染色体隐性遗传。目前认为CAMT的发病是由于C-MPL基因突变导致C-MPL表达和功能改变所致。有部分患儿无C-MPL基因突变。

根据平均血小板计数为$21\times10^9/L$,血小板体积和形态正常;骨髓中少或无巨核细胞;血浆TPO明显升高等可作出临床诊断,TPO受体的基因C-MPL基因测序可确诊。

2.血小板减少伴桡骨缺如综合征(TRAS)　较少见。其发病机制和遗传方式目前尚未明确,多认为是常染色体隐性遗传,也可常染色体显性伴多变外显性遗传。患者血小板对TPO的反应性下降。

临床特点:患婴常小于胎龄,90%在4个月前发病(50%于出生时),血小板减少伴不同程度出血(少量出血点至严重出血,甚至发生致死性颅内出血);双侧桡骨缺如发育不全和拇指健存为特征。50%患者伴有其他骨骼畸形,主要是上肢畸形、海豹肢畸形或下肢畸形,部分患儿伴有胃肠炎、牛奶过敏、肾脏异常、心脏异常、面部畸形、身材矮小、巨头和毛细血管血管瘤;50%病例呈类白血病反应,白细胞总数可超过$35\times10^9/L$。少数病例仅有血小板减少和巨核细胞发育不全,无先天性畸形。少数发展为白血病或再生障碍性贫血。

血小板严重减少,体积正常,白细胞增多,其中50%伴核左移和嗜酸性粒细胞增多。骨髓象呈高度增生,粒细胞系统过度增殖,巨核细胞减少甚至缺乏或为未成熟形态。血浆或血清TPO水平升高。TARS必须和Fanconi综合征鉴别。

有些病例用肾上腺皮质激素,脾切除治疗有效。预后与出生时血小板数有关:$<10\times10^9/L$,死亡率50%;$>30\times10^9/L$,无死亡。若1岁后仍存活者预后极好,血小板可达正常水平。

【具有AML倾向的家族性血小板疾病(FPD/AML)】

本病是由位于21q22.1上的RUNX1基因突变所致。RUNX1基因高度表达于胸腺、骨髓及外周血细胞,负责造血后期的转录调控。RUNX1发生突变时,使巨核细胞数量下降,体积缩小;也可干扰造血干细胞自我更新和分化过程,导致多种造血细胞生成障碍。RUNX1还是一种抑癌基因,当RUNX1发生突变时,p53的作用减弱,使患者更容易发生肿瘤。

临床特点:①属常染色体显性遗传,至2010年仅25个家系报道。②临床表现为出血倾向。③20%~65%患者并发MDS或AML(如M1、M2、M4和M5),并发MDS的患者可出现难治性贫血。发生MDS或AML的高峰年龄为40岁,预后较差。④血小板计数(50~100)×$10^9/L$,体积正常。血小板聚集和GPⅡbⅢa与纤维蛋白原结合的功能受损,导致患者的出血程度与血小板减少的程度不一致。⑤并发髓系恶性疾病时可出现相应的骨髓异常。

二、血小板无力症

血小板无力症1918年由Glanzmann首次报道,又称"Glanzmann病"或"Glanzmann

thrombasthenia(GT)病"。本病是一种少见的遗传性出血性疾病,特点为出血时间延长,血小板计数、形态和寿命正常,血涂片中血小板散在不聚,以及血小板对多种诱聚剂聚集不良。男女均可患病,以近亲结婚的子女多见。

【病因及发病机制】

血小板无力症的主要发病基础在于血小板膜 GPⅡb/Ⅲa 复合物(CD41/CD61)存在质或量的先天性缺陷,导致血小板聚集功能障碍和血块退缩不良。GPⅡb 和 GPⅢa 由不同的基因编码,位于第 17 号染色体上(17q21~23)。目前已知的 GPITb 基因有 62 种基因突变类型;GPⅢa 基因有 41 种基因突变类型。这些突变可导致 GPⅡb-Ⅲa 表达质和量异常。

血小板 GPⅡb/Ⅲa 复合物即 αⅡbβ3,属于整合素超家族成员,分布于血小板和巨核细胞的表面,血小板膜上主要黏附蛋白受体。当血小板活化时,随着 α 颗粒的释放和胞内管道系统的开放,部分胞内储存的 αⅡbβ3 复合物转向膜外,可以使血小板表面的 αⅡbβ3 复合物增加 25%~50%。一旦内皮受损,血小板黏附其上时,诱导剂如凝血酶、胶原、凝血酶敏感蛋白及 ADP 等与其相应受体结合后,使 GPIIb-Ⅲa 复合物空间结构形态发生改变,纤维蛋白原受体位点暴露而与血浆纤维蛋白原结合发挥止血作用,并导致血小板的进一步活化和释放反应,加速血小板血栓的形成。GPⅡb/Ⅲa 复合物还可以结合血浆中的 vWF、纤维连接蛋白及玻璃体连接蛋白等多种黏附分子,在血小板黏附聚集过程中起关键作用。GPⅡb 及 Ⅲa 任何一个基因缺陷都可导致 GPⅡb/Ⅲa 复合物在细胞表面的表达缺陷而引起血小板无力症。

【临床表现】

本病有出血表现者多属纯合子,而杂合子患者多无出血表现、通常血小板功能检查也正常。

患者多在 5 岁前发病。临床出血症状不一,而且不可预测,有的仅轻微出血,可中一重度皮肤、黏膜出血,如新生儿紫癜、鼻出血、牙龈出血或月经过多等;外伤、手术或分娩等也常引起严重出血。肌肉、关节、内脏及颅内出血等罕见。即使基因型完全相同的同胞,其临床出血程度也可不同,出血可随年龄增长而减轻,服用影响血小板功能的药物可加重出血。

本病可分为两型:Ⅰ型,临床症状较重,血小板纤维蛋白原严重减少,GP 量少,血小板涎酸减少,血小板群减少,血块不回缩及血栓弹力图最大振幅正常;Ⅱ型,症状较轻,可测出纤维蛋白原和 GP 较多,血小板群及涎酸正常,血块部分回缩及血栓弹力图最大振幅异常。

【实验室检查】

1.血小板数和血涂片血小板数量和形态正常,但血涂片上可见血小板散在不聚。

2.血小板功能检查

(1)血块收缩不良或不收缩。

(2)血小板黏附聚集试验:血小板黏附功能正常,对任何浓度的 ADP、肾上腺素、凝血酶、胶原及花生四烯酸等皆无聚集反应,加瑞斯托霉素后聚集正常或接近正常。

(3)血小板释放试验:对肾上腺素和低浓度 ADP 反应减低(引起的释放反应需要血小板聚集);对高浓度凝血酶和胶原反应正常。

(4)PF_3 有效性减低,血小板玻璃珠柱黏附率下降。血小板促凝活性不同程度异常。体外去内皮血管试验显示血小板血栓形成明显异常;高切变力作用下血小板黏附减少。

3. 血小板 GPⅡb/Ⅲa 和 Vn 受体（αυβ3）检测

(1) GPⅡb/Ⅲa 含量检测：含量减少或缺乏，变异型可正常。GPⅡb/Ⅲa 含量不是判断 GT 出血轻重的指标。检测不到 GPⅡb/Ⅲa 复合物，也仅有轻度出血，而有的患者 GPⅡb/Ⅲa 复合物无明显减少，却有严重的出血倾向。

(2) αυβ3 含量检测：GPⅢa 缺陷引起的血小板无力症时降低；GPⅡb 缺陷时正常或增高。αυβ3 可用来判定是否累及 GPⅢa。

4. APTT 和 PT 时间正常。

【诊断】

依据终生出血史、出血时间延长、血小板计数正常和血小板聚集缺如等临床表现和实验室检查不难诊断该病。

根据 GPⅡb/Ⅲa 减少的程度或质的异常可分为以下三型：

Ⅰ型：约 78% 患者为Ⅰ型，血小板 GPⅡb/Ⅲa 低于正常的 5%，活化的血小板不能结合纤维蛋白原，血小板 α 颗粒纤维蛋白原含量明显减少，血块缺乏回缩反应。

Ⅱ型：占 14%，血小板表面 GPⅡb/Ⅲa 为正常的 5%～25%，活化的血小板结合少量的纤维蛋白原，血块回缩正常。

Ⅲ型：又称"变异型 GT"，为 GPⅡb/Ⅲa 质的异常，占 8%，血小板表面 GPⅡb/Ⅲa 为正常的 40%～100%，但活化的血小板不结合或仅结合少量的纤维蛋白原，血块回缩可以从缺乏到正常。

【鉴别诊断】

本症与巨大血小板综合征、继发性血小板无力症及遗传性凝血因子缺乏症等鉴别。

三、遗传性血小板疾病的治疗

1. 一般治疗　IPD 患者临床症状轻重不等，一般治疗主要是避免使用抗血小板药物如阿司匹林等；局部出血时压迫止血；自幼适当的口腔保健对于预防齿龈出血非常有效；手术或拔牙前应给予血小板预防性输注。

2. 血小板输注　最严重的疾病如 GT、BSS、CAMT 及 WAS 可以有危及生命的出血，有时需要输注血小板阻止严重出血。由于有异体免疫反应的危险，对病情危重者最好使用去白细胞的 HLA 配型相合的血小板。

3. 抗纤溶治疗　氨基己酸或氨甲环酸适用于黏膜皮肤出血、月经过多或胃肠道出血。可能可以降低常规血小板输注，一般在出血早期使用。

4. 去氨加压素治疗　去氨加压素（DDAVP）可以缩短 IPD 患者的出血时间，主要通过刺激内膜细胞释放 vWF，使血小板在血管壁上的黏附机会增多，但对于颗粒缺乏的患者如 BSS 和 GT 患者疗效欠佳。

5. 重组活化的Ⅶ因子　重组活化的Ⅶ因子（rFⅦa）常用于治疗传统治疗无效的出血患者。rFⅦa 在无组织因子下可以激活因子Ⅺ和Ⅹ，增强凝血酶的产生，促进纤维蛋白原的激活，又可作为信号激活血小板，达到止血。用 rFⅦa 作为手术的预防用药，80～120μg/kg，每 1.5～3

小时 1 次，共 3 次或直到止血为止。也用于 IPD 的其他患者。已经出血的患者，rFⅦα 的疗效欠佳。根据 rFⅦα 的作用机制，提示在血小板输注的同时使用 rFⅦα 更加有效。

6.TPO 受体激动剂　　TPO 受体激动剂可提高部分 IPD 患者（MYH9 相关障碍和 CAMT）的血小板，CAMT 的疗效不稳定。

7.造血干细胞移植　　异基因造血干细胞移植是根治 IPD 的唯一治疗方法。

第二节　继发性血小板功能缺陷病

继发性血小板功能异常多继发于其他疾病或使用某些药物所致。很多疾病均可引起血小板功能异常，而且牵涉到血小板功能的各个方面。

临床上共同点为：①有诱发血小板功能障碍的原发性疾病或病因。②无出血性疾病的既往史与家族史。③实验室检查主要表现为血小板第 3 因子功能低下，一般血小板计数在正常范围（>$100×10^9$/L），出血时间延长，血块收缩和血小板对 ADP 凝聚反应均正常。

获得性血小板功能缺陷病的病因：

1.骨髓增殖性疾病

(1)真性红细胞增多症。

(2)骨髓纤维化。

(3)慢性粒细胞性白血病。

2.先天性心脏病。

3.特发性血小板增多症。

4.白血病前期和急性白血病。

5.异常球蛋白血症，免疫性血小板减少性紫癜（抗血小板抗体）。

6.尿毒症。

7.弥散性血管内凝血，严重肝病，坏血病，脾切除术后，库存血小板输注。

8.肿瘤。

一、先天性心脏病

发生血小板功能异常者占 10%～20%，多见于发绀型（可能与低氧血症及多血症有关），其次为室间隔缺损和肺动脉狭窄。其临床特点为：①术前出血倾向极轻或无，但心脏矫正术后可发生严重出血。②BT 延长，血小板对 ADP、肾上腺素和胶原凝集减弱，血小板 ADP 含量和 5-HT 吸收正常，而释放减少。发绀型先天性心脏病在术前 2～3 天减少红细胞容积可使止血和血小板凝集功能于 3 天内恢复正常。

二、尿毒症

尿毒症的出血倾向与血小板功能缺陷、凝血异常和血小板减少等因素有关。血浆因子（PGI类物质）或尿素代谢产物（胍基琥珀酸、石炭酸）及高镁血症等可抑制血小板功能。其特点是：①BT延长。②血块收缩减弱，PF_3有效性减低。③血小板玻璃珠柱滞留减少，血小板黏附性减低。④ADP、肾上腺素和胶原诱发血小板凝聚缺乏。对ADP诱导无第二波。⑤释放反应障碍。⑥PF_3活力减低，凝血酶原消耗异常。

主要治疗方法为腹膜或血液透析，24～48小时后可纠正出血倾向和血小板功能异常。亦可输血浆、冷沉淀物。

三、骨髓增殖性疾病

骨髓增殖性疾病如真性红细胞增多症、慢性粒细胞性白血病、骨髓纤维化等，其血小板数正常或明显增多，而血小板功能异常（缺乏脂肪氧合酶），呈现严重出血倾向。其实验室检查特点：①PF_3活性缺乏，5-HT含量减低。②缺乏血小板初级和继发凝聚反应，释放反应亦缺乏。③血小板凝血活性减弱，前列腺素内过氧化物产生异常。④慢性粒细胞性白血病尚有贮藏池缺陷，ADP、5-HT和致密小体含量减少，ATP/ADP比例升高。

四、药物诱发的血小板功能缺陷

1. 作用于血小板环氧化酶药物　主要见于非特异性抗炎药物如阿司匹林、保泰松、吲哚美辛等。阿司匹林主要抑制血小板环氧化酶（在血管组织中该酶较不敏感，阻止花生四烯酸生成不稳定的内过氧化物（PGG2、PGH2），不能形成血栓素A2（thromboxane A2）（一种最强的血小板凝集和分泌的诱导剂），使血小板不发生凝聚及黏附作用，血小板ADP、5-HT、PF4等释放受抑制，PF_3有效性减弱，服阿司匹林（0.6～1.2g）后上述缺陷可持续3～9天，分娩前一周孕妇服用阿司匹林，其新生儿（尤其是早产儿）可发生紫癜、黏膜出血等，新生儿服后也明显增加出血发生率。尚可引起小儿胃肠隐血或大量出血。

2. 作用于血小板膜的药物

(1) 右旋糖酐及其他大分子化合物能吸附于血小板表面，影响血小板功能。右旋糖酐可抑制血小板黏附于玻璃珠，抑制胶原诱导的血小板聚集及PF_3的有效性。血小板功能障碍和程度与右旋糖酐输入剂量及分子量有关。输入后4～8小时达到高峰。

(2) 肝素可使血小板表面的负电荷明显增高，可抑制血小板的释放反应。

(3) 有一些安定剂、抗组胺药及抗抑郁药，如氯丙嗪、异丙嗪、苯海拉明等，在高浓度下可使血小板变成球形，低浓度下抑制血小板的释放反应。

(4) 高浓度的青霉素G有抑制血小板黏附于胶原，抑制释放反应及ADP诱导血小板聚集反应的作用。由于青霉素G覆盖在血小板表面上，阻断了血小板聚集剂的受体所致。

3.作用于血小板 cAMP 系统的药物　血小板的聚集功能受 cAMP、cGMP 系统的调节。有些药物可使血小板中 cAMP 含量增高,抑制血小板聚集,大致可分为以下三类:

(1)刺激腺苷酸环化酶由 ATP 合成 cAMP,如 α-肾上腺素阻滞剂苄胺唑啉、β-肾上腺素能兴奋剂异丙基肾上腺素、前列腺素 PGE1、PGD2、PGI2、胰高血糖素、安妥明等。

(2)抑制 cAMP 磷酸二酯酶分解 cAMP,如双嘧达莫、咖啡因、氨茶碱。

(3)作用于血小板微管(含血栓收缩蛋白)的药物,如秋水仙碱、长春新碱可使血小板微管断裂,影响血小板收缩,从而抑制血小板释放反应。

第二十二章 凝血因子异常性出血性疾病

第一节 先天性凝血因子缺乏

一、先天性纤维蛋白原缺乏症

根据纤维蛋白原分子的数量和结构的异常，可将遗传性纤维蛋白原缺陷症分为无或低纤维蛋白原血症和异常纤维蛋白原血症。低纤维蛋白原血症是纤维蛋白原含量部分减少，无纤维蛋白原血症则为纤维蛋白原完全缺乏，异常纤维蛋白原血症是指纤维蛋白原含量正常或轻度减少但分子结构及功能异常。

【发病机制】

纤维蛋白原有 Aα、Bβ、γ3 对不相同的有高度同源性的多肽链，分别由 4q31.3 上 3 个单拷贝基因 FGA、FGB 及 FGG 编码。先天性纤维蛋白原缺乏症属常染色体隐性遗传的纯合子状态，主要由 4q31 基因突变导致肝实质细胞合成纤维蛋白原的数量减少，而患者血液循环内的同种纤维蛋白原半衰期仍属正常。迄今已发现 30 多种基因突变（包括核苷酸片段的缺失、无义突变、移码突变、剪接突变及错义突变），60% 发生在 FGA 基因，但难以确定基因型与表型之间的关联。多见于近亲婚配的家系，男女均可罹患，男女比例 1:1。且代代相传，隔代遗传者少见。

【临床表现】

出生后即有出血倾向，以血肿、呕血、黑便或脐带出血为常见，85% 可发生脐带出血。内脏出血，尤其是胃肠道、泌尿道和中枢神经系统的出血在新生儿期也很常见。但延迟发生出血也不罕见。患者自发性出血较轻，与血友病 A、B 相比，关节腔出血少见（仅约 21%），但轻微损伤或手术时也可出血不止。有自发脾破裂倾向。部分患者有形成动脉和静脉血栓的倾向，产生有限的血栓，也可继发大血栓。纤维蛋白原缺乏时凝血酶的清除减弱，产生抗凝血酶的作用。

【实验室检查】

血小板数正常或稍低，但低于 $100 \times 10^9/L$ 者罕见。出血时间正常或稍延长。毛细血管脆性试验阴性（少数也可阳性）。血沉降低。各种凝血实验（如凝血时间、凝血酶原时间、白陶土部分凝血活酶时间、活化部分凝血活酶时间及凝血酶时间）均延长。当患者的血浆加入正常血浆或正常纤维蛋白原后,均可获得纠正。凝血时间显著延长和血液常呈液态,即使加入凝血酶亦不凝固为本病特征之一。用敏感的免疫学测定法可查出微量的血浆纤维蛋白原,一般为50mg/L(正常值2~4g/L;止血浓度:1g/L;出血者常<0.7g/L),血小板黏附和由ADP诱导的血小板凝聚有缺陷,加入纤维蛋白原后,可全部或部分被纠正。而胶原及凝血酶诱导的血小板凝聚正常。简易快速血块观察法:①血浆加热试验:取患者血浆1ml放入洁净试管内,置60℃水浴内10分钟,若无凝块出现或仅浑浊者,说明为纤维蛋白原缺乏症;②硫酸铵沉淀试验:取患者血浆1ml置于试管内,滴加25%饱和硫酸铵数滴,后者可使纤维蛋白原沉淀,若无沉淀或仅混浊者,提示为纤维蛋白原缺乏或减少;③饱和盐水沉淀试验:取血浆1ml置于试管内,加入50%饱和食盐水数滴,后者可使纤维蛋白原沉淀,若无沉淀或仅现混浊者,提示为纤维蛋白原缺乏或减少。

【治疗】

1.一般治疗 避免外伤。可酌情选用各种止血剂如卡巴克络、酚磺乙胺、6-氨基己酸和对羧基苄胺。亦可应用达那唑。

2.替代治疗 按病情给予纤维蛋白原、血浆或冷沉淀。患者反应不同,应给予个体化治疗。纤维蛋白原半衰期为96~144小时,而血浆或纤维蛋白原制剂中的纤维蛋白原回收率约为50%,故输入量应为理论估计量的2倍则较合理。一般输入正常血浆100ml,可供给纤维蛋白原0.2~0.3g;可使血浆纤维蛋白原水平提高约0.1g/L。通常使纤维蛋白原水平保持在0.5~1g/L时,即可维持正常止血功能。输注纤维蛋白原效果更好,每次0.05~0.1g/kg,溶解于2小时内用毕,必须用带滤网装置的输血器。输注剂量和次数取决于临床出血或手术情况,且需参考家系出血和血栓病情。多次输注后可能出现抗纤维蛋白原抗体,发生严重的输注反应,并使输入的纤维蛋白原半衰期明显缩短,另有少数患者输入纤维蛋白原浓缩剂后发生血栓,需加注意。这种病例应合用抗纤溶制剂和低分子肝素。冷沉淀也是替代治疗的良好制剂,每单位含纤维蛋白原0.2~0.25g,一个体重为70kg的纤维蛋白原缺乏症患者,开始给予冷沉淀12U,可使纤维蛋白原浓度上升1.0g/L。但冷沉淀因含其他凝血因子,尤其是vW因子,有形成血栓的风险。有血栓表型的患者手术时,应穿压力袜与应用低分子量肝素。在合并血栓栓子并发症时,应用直接凝血酶抑制药物如重组水蛭素。

3.治疗 黏膜出血或预防拔牙后出血,需补充纤维蛋白原同时应用抗纤溶制剂。表皮出血或拔牙后还可局部应用纤维蛋白凝胶。月经期可用雌激素-孕激素制剂。

肝移植是一种根治手段。

二、先天性异常纤维蛋白原血症

先天性异常纤维蛋白原血症(CDF)是由于编码纤维蛋白原的基因变异,导致其结构、功能异常所引起的疾病。血浆中异常纤维蛋白原按其功能缺陷可分为四型:①纤维蛋白肽释放障碍异常的纤维蛋白原血症:凝血酶作用下,纤维蛋白肽分离障碍,形成纤维蛋白单体减慢。呈常染色体显性遗传。②纤维蛋白单体聚合障碍异常纤维蛋白原血症。③交叉连接障碍性异常纤维蛋白原血症。④功能缺陷的性质未明的异常纤维蛋白原血症。杂合子状态可同时有正常和异常纤维蛋白原。

【病因及发病机制】

纤维蛋白原分子由三对多肽链通过二硫键连接而成,在凝血酶的作用下,纤维蛋白原被裂解,释放出纤维蛋白多肽A和多肽B,形成纤维蛋白单体。然后,纤维蛋白单体聚合成可溶性纤维蛋白凝块。在FⅩⅢa的催化作用下,纤维蛋白单体的Aα和γ链通过供价键交联形成稳定的不溶性纤维蛋白凝块。纤维蛋白原分子结构异常可影响上述纤维蛋白形成过程的各个阶段,如纤维蛋白多肽裂解和释放异常、纤维蛋白单体聚合异常、纤维蛋白共价交联异常,最终造成纤维蛋白凝块形成异常。纤维蛋白凝块形成异常可引起异常出血,但部分患者却表现为血栓形成倾向。

【临床表现】

约40%-55%的异常纤维蛋白原血症患者没有临床异常表现,仅因凝血检查异常而被发现,25%-50%的患者有出血倾向,10%-20%的患者有血栓形成倾向,血栓可为动脉血栓、静脉血栓或两者都有。约2%的患者既有出血倾向,又有血栓形成倾向。

本症需与下列情况鉴别:

1. 获得性纤维蛋白原缺乏症　①纤维蛋白原含量较少;②无家族史;③原发病。
2. 胎儿纤维蛋白原　正常新生儿血浆(尤为先天性梅毒及黄疸)可出现胎儿纤维蛋白原,其功能缺陷,但于生后一个月内消失。

【治疗】

无特殊治疗,输纤维蛋白原效果不定。

三、先天性因子Ⅴ缺乏症

先天性因子Ⅴ缺乏症也称副血友病,为1q23常染色体隐性遗传,已鉴定超过60种的突变。该病甚少见,往往有近亲婚配史,男女均可发病,部分患者可合并其他先天性畸形,如输尿管畸形及动脉导管未闭等。

【临床表现】

仅纯合子有出血表现,多于3岁后出现症状。大多由外伤引起,自发出血少见,为黏膜及皮下出血,女性月经过多。血尿及关节腔出血少见。杂合子通常无出血症状,纯合子出血症状也可轻微,且与血浆中FⅤ水平无关,与血小板Ⅴ因子和血浆组织因子途径抑制物表达减少有关。

【实验室检查】

PT(一期法)延长:纯合子70~80秒,被正常血浆及正常吸附血浆所纠正,不被正常贮存血浆及正常血清所纠正;杂合子:12秒可正常,易漏诊,观察18秒才延长2~3秒;CT及KPTT延长;因子Ⅴ促凝活性(Ⅴ:C)测定降低:纯合子<10%,杂合子为30%~60%;因子Ⅴ抗原测定(Ⅴ:Ag)抗体中和试验显示纯、杂合子均降低。

【治疗】

有活动性出血时输注正常新鲜冰冻血浆或全血进行治疗,FⅤ生物半衰期为12~36小时,欲达止血目的需将FV提高25%即可。一般出血时每次需输新鲜血浆10~15ml/kg,必要时12小时输注1次;手术前应输血浆15~25ml/kg,手术后10~15ml/kg,共5~10天。月经过多者用抑制排卵药物治疗。对输注效果不佳的患者可试输注血小板。

四、先天性因子Ⅶ缺乏症

本病为一种极少见的常染色体(13q34)隐性遗传,发生率约1:500000,男女都可患病。

临床上一般为轻度出血。新生儿型以脐出血多见,黑便,皮肤出血,以及颅内出血也不少见。常见瘀斑、鼻出血、牙龈及胃肠道出血。可反复关节肿痛、出血。3/4女性月经过多。因子Ⅶ活性水平达正常的10%以上可无出血表现。常合并Dubin-Johnson综合征和Rotor综合征。因子Ⅶ:C缺乏症患者可显示多变的临床表现,且因子Ⅶ:C水平与出血之间无明确的相关性,有时Ⅶ:C浓度与血栓形成之间却有一定的联系。

PT延长,正常血清或再次储存血浆可纠正,但硫酸钡吸附血浆不能纠正;因子Ⅶ定量测定可确诊,并明确纯合子或杂合子状态。血浆Ⅶ凝血活性(因子Ⅶ:C)和(或)因子Ⅶ抗原(因子Ⅶ:Ag)测定可降低。

一般无需作特殊处理。伴明显出血或接受小手术时,可给予PPSB(每次5~10U/kg,每天4次)、新鲜血浆或新鲜冰冻血浆(每次15~25ml/kg),使因子Ⅶ等的活性达到20%~30%的水平,就可起到止血或预防出血的效果。

如果凝血因子浓度>10%,在手术时不必给予预防性新鲜冰冻血浆。如果术中或术后发生出血过多,酌情给予新鲜冰冻血浆。在手术过程中给予一剂6-氨基己酸静脉滴注防止凝块溶解。

五、凝血因子Ⅺ缺乏症

血浆凝血因子Ⅺ缺乏症(FⅪ缺乏症),曾名血浆凝血激酶前质(PTA)缺乏症或血友病C,1953年由Rosenthal等首次报道,故又称Rosenthal综合征。为一种常染色体隐性遗传性出血性疾病,是由于血浆FⅪ合成量减少伴有/不伴FⅪ功能缺陷,导致内源性凝血途径障碍而发生出血。本病少见,一般人群中的发病率为1/10⁶~1/10⁵,但在某些特定人群中,如法国巴斯克人和犹太人中较常见,在Ashkenazi地区的东欧犹太人后裔的发病率高达6%~13%,国内仅见个案报道。

【病因和发病机制】

FⅪ基因位于第4号染色体长臂(4q35),全长23kb,含15个外显子和14个内含子。FⅪ缺乏症为常染色体隐性遗传,发病无性别差异。大多数突变引起FⅪ活性和抗原水平共同降低(Ⅰ型),4%的突变仅引起FⅪ活性水平降低而抗原水平可正常(Ⅱ型)。FⅪ的生物半衰期为40~48小时。

FⅪ是一种丝氨酸蛋白酶原,在肝细胞和巨核细胞中合成。血浆中FⅪ由2条相同分子量的多肽链通过二硫键连接形成同源二聚体,分子量12500~16000。在血浆中FⅪ与高分子量激肽原(HWMK)以非共价形式结合,后者再与激肽释放酶原(PK)结合共同形成接触分子。FⅪ在血液循环中以无活性酶原形式存在,凝血过程中其磷脂表面被活化的FⅫa、凝血酶或自身裂解所激活,生成活化的FⅪa,激活FⅨ,促进内源性凝血活酶形成,在内源性凝血途径中起重要作用。

【临床表现】

多数患者出血症状轻,一般无自发性出血。常见表现为鼻出血、瘀斑、月经过多或创伤、手术后出血增多,关节出血和肌肉内出血非常少见。FⅪ缺陷症另一特点是出血表现多样,而出血程度与血浆中FⅪ:C水平高低无明显相关性,FⅪ:C水平的高低并不是决定FⅪ缺陷症患者出血发生及出血程度的唯一因素。有些血浆FⅪ严重缺乏的纯合子,自发性出血并不常见。而部分FⅪ:C水平轻-中度减低的杂合子(正常的50%~70%),却发生出血表现,出血的症状轻重还与所累及的组织有关,出血多发生于黏膜,如口腔、鼻腔和泌尿系统等。

临床分型:纯合子患者的血浆FⅪ:C水平一般为0~20%,杂合子一般为30%~70%。

【实验室检查】

APTT延长,可以被钡或铝盐吸附的血浆部分纠正。BiggsTGT生成不佳。可被正常吸附血浆及正常血清等所纠正。FⅪ:C水平降低,FⅪ:C的正常参考范围为72%~130%,纯合子≤1%~15%,杂合子为20%~70%。各实验室FⅪ:C检测差异很大,可疑病例应反复多次复查。影响FⅪ:C水平的因素:①年龄:小儿出生时FⅪ水平低,至6个月达正常成人水平,与其肝脏功能不成熟有关;②肝脏疾病:肝脏疾病时肝脏合成功能异常导致FⅪ水平降低;③DIC时凝血因子消耗增多导致血浆FⅪ:C水平降低;④糖皮质激素可轻微增高血浆FⅪ水平。FⅪ:Ag降低,有助于Ⅱ型FⅪ缺陷症的诊断。基因检测可确诊FⅪ缺陷症的突变基因,并可通过家系调查发现先证者及携带者。

【治疗】

1.替代治疗　治疗目标是将患者的FⅪ水平提高至60%~70%。

(1)新鲜冷冻血浆(FFP):5~20ml/kg FFP可提高血浆FⅪ水平25%~50%。FFP用于FⅪ严重缺乏的患者输注量比较大,且易引起其他凝血因子水平增高。可在无FⅪ浓缩剂时应用。

(2)FⅪ浓缩剂:目前使用的FⅪ浓缩剂含高浓度的ATⅢ和肝素。有血栓形成风险的人群慎用。输注剂量公式:FⅪ剂量(单位)=[要求达到的FⅪ浓度(U/dl)×体重(kg)]/2。注意输注的单次剂量≯30U/kg,过多有血栓形成风险。

(3)冷沉淀的上层液中约含FⅪ 1000U/L。由于FⅪ半衰期40~48小时,且在4℃下稳定,故无上述制剂时可输注库存血。

2.抗纤溶药物　适于出血程度不严重的患者和某些严重FⅪ缺陷症患者进行小手术时。可选用氨甲环酸和氨基己酸。这类抗纤溶药物与赖氨酸结构相似,能竞争性抑制纤溶酶原上纤维蛋白的结合位点,阻止纤溶酶原转变成纤溶酶而起止血作用。可静脉或口服给药,也可局部用药。一般不与FⅪ替代治疗同时应用,以避免增加血栓生成风险。泌尿系统出血禁忌使用抗纤溶药物。

3.FⅪ抑制物的治疗　FⅪ抑制物少见,在一些无义突变,如Glu117Stop发生率约为

33%,可试用 rFⅦa 治疗。

六、先天性凝血因子 XIII 缺乏症

先天性凝血因子 XIII 缺乏症是血浆凝血因子 XIII(FXIII)异常导致的一种常染色体隐性遗传性出血性疾病,男女均可患病。该病非常罕见,发病率约 0.5×10^7,至 2009 年全世界共报道超过 500 例 FXIII 缺乏症,在某些近亲婚配较常见的地区较其他地区多见。

【病因和发病机制】

血浆 FXIII(pFXIII)为一种谷氨酰胺转移酶原,参与凝血级联反应的最后一步。其主要功能是使疏松的可溶的纤维蛋白多聚体转变为牢固的、不可溶解的交链结构,使血凝块稳定,从而起到止血和促进伤口愈合的作用。FXIII 水平降低或功能异常,导致凝血过程受阻,无法形成血凝块,发生出血。pFXIII 是一个四聚体酶原(FXIII-A2B2),体内半衰期 9~12 天。由两个可活化的 A 亚单位(FXIII-A,分子量 83kD)和两个抑制剂/携带者亚单位(FXIII-B,分子量 80kD)组成。FXIII-A 在骨髓细胞中合成,FXIII-B 则在肝细胞中合成。FXIII-A 亚单位缺陷导致严重的出血,B 亚单位缺陷罕见,出血症状相对较轻。由于 FXIII-A 可以与纤维蛋白和纤连蛋白交叉连接,刺激单个核细胞和纤维干细胞迁移和增殖,促进组织修复,故 FXIII 还参与伤口愈合及血管生成等过程,同时也是维持正常妊娠所必需。

FXIII-A 基因(F13A1)位于 6p24~25。FXIII-B 基因(F13B)定位在 1q31~32.1,已发现 70 种 F13A1 突变,多为无义突变和错义突变,少部分为小片段缺失和插入。基因突变造成 FXIII-A 蛋白不稳定,影响 FXIII-A 二聚体,也可导致 FXIII-A 蛋白合成减少,或降解过快。迄今,仅发现 5 种 F13B 突变。

【临床表现】

出血倾向持续终生,症状出现的频率和(或)严重程度与血浆 FXIII 的水平一致,当 FXIII-A 活性低于 3% 时多数患者严重出血。典型表现为生后数日内脐带残端出血,占 80%,生后接受包皮环切术时发生严重出血。30% 的患者发生中枢神经系统(脑和脊髓)出血,为先天性出血性疾病中发生率最高者,颅内出血占该病全部死亡病例的 80%。鼻出血、瘀斑、血肿及外伤后止血困难亦很常见。30% 的患者反复发生口腔出血,尤其是在牙科手术后出血。自发性或创伤后、运动后软组织出血,关节周围出血较关节腔内出血多见。20% 生育年龄的患者排卵期腹腔内出血,甚至需要切除子宫。其他症状有月经量增多或经期延长、血尿、胃肠道出血和肌肉出血;罕见症状有脾、肺、耳或眼出血。14%~29% 患者表现为伤口愈合困难和异常瘢痕形成。有怀孕期问题(难于怀孕或复发性流产)的女性通常 FXIII-A 活性极低甚至检测不出。FXIII-A 与怀孕的关系原因未明,正常怀孕需要血浆 FXIII-A 水平正常,且替代治疗可以预防流产。目前 FXIII-B 缺乏仅报道 4 例,症状较 FXIII-A 缺乏轻。

【实验室检查】

常规凝血功能筛查实验如 PT、APTT 及 TT 均正常。

1.1% 单氯乙酸溶液或 5M 尿素血浆凝块溶解实验 为传统的筛查实验。在数分钟~1 小时凝块溶解即可诊断。该实验为定性实验,较难标准化,假阴性率高,仅适于非常严重的患者,

FⅩⅢ活性<0.5%时才阳性。目前不推荐其作为筛查实验。

2.FⅩⅢ活性检测 为定量检测。在凝血级联反应最后一步，凝血酶和Ca^{2+}激活FⅩⅢ为FⅩⅢa，检测FⅩⅢa的谷氨酰胺转移酶活性即可。

3.FⅩⅢ抗原测定 该法用于FⅩⅢ缺乏症的分类。不同单抗分别标记FⅩⅢ-A和B后，采用ELISA法进行测定，敏感度高。

4.基因分析。

【诊断】

FⅩⅢ缺乏症较难诊断。需有更专业测量血液样本中FⅩⅢ含量的测试方法。出生时的高出血率特别是脐带残端出血应高度怀疑该病。

【治疗】

FⅩⅢ浓缩剂、冷沉淀及新鲜冰冻血浆（FFP）中FⅩⅢ含量丰富。FFP和冷沉淀物则存在输血传播疾病的危险。应首选FⅩⅢ浓缩剂作为治疗和预防制品。仅严重FⅩⅢ缺乏(pFⅩⅢ 3%~5%)的患者需要预防治疗，FⅩⅢ浓缩剂长期给药（8~20年）无抑制物产生，仅有头痛和肌痛等非常轻微的副作用。FⅩⅢ缺乏症女性患者月经过多可使用激素避孕药或抗纤维蛋白溶解药物进行控制。

七、血友病 A

血友病是一组X连锁隐性遗传性出血性疾病，临床上分为血友病A（凝血因子Ⅷ缺陷症）和血友病B（凝血因子Ⅸ缺陷症）两型，分别由血浆凝血因子Ⅷ（F8）和凝血因子Ⅸ（F9）基因突变所致。世界血友病联盟（WFH）统计，全球约有血友病患者40万。我国的患者估计有6万~10万人，但注册患者仅约8000余人。在男性人群中，血友病A的发病率约为1/5000，血友病B的发病率约为1/25000。血友病男性患者中，血友病A占80%~85%，血友病B占15%~20%。女性血友病患者罕见。随着治疗方法的不断改进，血友病患者的寿命得以延长，生活质量可与健康人接近。

血友病A又称为先天性血浆Ⅷ因子缺乏症，为FⅧ基因缺陷造成血浆FⅧ(AHG)的促凝成分(Ⅷ:C)缺乏或功能障碍所致的遗传性出血性疾病。

【病因和发病机制】

FⅧ基因定位在X染色体长臂末端(Xq28)，编码2351个氨基酸组成的FⅧ前体，后者去除19个氨基酸组成的信号肽并经过一系列加工修饰后形成2332个氨基酸组成的成熟FⅧ，分子量为320kD。FⅧ基因转录起始点上游1kb至下游148kb的范围内共有12个转录因子结合位点。FⅧ是一种血浆蛋白，主要在肝脏、脾脏、肺脏和肾脏合成。刚合成的FⅧ分子由A1-a1-A2-a2-B-a3-A3-C1-C2 6个不同的结构域构成，在细胞内经过蛋白裂解过程，分泌入血浆的FⅧ为一条金属结合重链(A1-a1-A2-a2-B区)和一条轻链(a3-A3-C1-C2区)组成的异二聚体。在A1~A2和B~A3之间有两个富含酸性氨基酸的区域，第一个酸性氨基酸区域是FⅧ凝血活性区域，第二个酸性氨基酸区域是FⅧ与血管性血友病因子的结合区域。FⅧ进入血液循环后，立刻以非共价复合物的形式与VWF紧密结合，后者起载体作用，稳定FⅧ的结构，防止F

Ⅷ过早降解。FⅧ在人体内的生物半衰期为8～12小时。

血友病A是一种X连锁隐性遗传性疾病,男性发病,女性为传递者,女性纯合子和部分杂合子可发病(Lonely学说)。70%的血友病A有阳性家族史,30%的病例为基因突变[突变率为$(2～3.2)×10-5$]或"跳跃传代"的散发病例。FⅧ基因突变类型众多,几乎每一不同的家系都有自己独特的突变类型,同一家族的患者,致病基因的缺陷相同。突变可发生在外显子处,也可出现在内含子处。目前已报道的F8基因突变包括点突变、插入、缺失和倒位突变等共900多种。F8基因突变导致FⅧ促凝活性(FⅧ:C)减少或缺乏是血友病A的发病基础。

血友病A中有一半为重型,此型中约50%的突变为内含子22倒位突变所致(含CpG岛)。另有5%的突变为内含子1倒位,为仅次于内含子22的突变热点。插入突变有20种。F8基因缺失分为大缺失($>50bp$)135种和小缺失($\leq50bp$)197种,基因缺失导致移码突变,影响F8正确表达。

【临床表现】

终生出血为血友病A重要的临床特征。表现为自发性、轻微外伤后出血难止或创伤、手术后严重出血。多数患儿在1～2岁开始爬行、走路后发病,严重病例在生后3周即开始自发性或创伤后出血不止,少数患者可迟至5岁以后发生出血。

关节出血是血友病A患儿(65%)最常见且具有特征性的表现,是患者致残的主要原因。常见于负重的大关节(如膝、肘、踝、腕、髋和肩等关节)。血友病A关节出血临床上分为3个时期:①急性关节出血期:出血主要发生在关节内的滑膜。初期患者有关节内麻木、紧张感,进一步发展出现关节肿、痛、温度升高及活动受限。此时患者若能获得及时治疗,症状可于6～8小时开始减轻,12～24小时缓解。②慢性滑膜炎期:关节反复出血,刺激滑膜炎症反应和增生,滑膜血管脆性增大,更易出血,导致出血-滑膜炎症增生-出血这一恶性循环,造成慢性滑膜炎。如关节慢性肿胀>3个月,出血频率增加且对正常剂量的因子替代治疗反应不佳,应考虑慢性滑膜炎。此时关节肿大明显,关节活动度尚可,关节周围肌肉萎缩,超声或MRI检查证实存在滑膜增厚。③慢性血友病关节病期:持续慢性滑膜炎的反复出血最终导致关节软骨不可逆性损伤。表现为关节软组织挛缩、肌肉萎缩及成角畸形,晚期可表现为滑膜纤维化、节间隙狭窄融合、关节强直畸形及丧失关节功能。

深部肌肉软组织出血的发生率仅次于关节出血,多在外伤、肌肉过度活动后发生。肌肉出血常见于用力肌群,如腰大肌、腹膜后肌群及臀部肌群等。表现为局部肿胀、疼痛及压迫症状,甚至导致远端肌肉缺血、坏死。腹膜后是重型血友病A患者重要的隐性出血部位,出血量大,短期内即可造成失血性休克。髂腰肌出血临床表现独特,早期可表现下腹疼痛,与急性阑尾炎表现相似,随后才出现患侧下肢屈曲及伸展痛,大腿部感觉异常或股神经受压的其他表现。因此,血友病患者在被诊断急性阑尾炎行手术前,应先除外髂腰肌出血。

皮肤黏膜容易受到损伤,也是血友病A患者较常见的出血部位,但皮肤黏膜部位出血并非血友病A的特征性表现。拔牙后延迟出血是血友病A的另一特征性表现。舌下或咽喉部出血严重时可以导致呼吸道阻塞而致死。

危及生命的出血包括中枢神经系统、颅内出血;颈部、舌或喉咽部出血;胃肠道出血;腹腔内出血;严重创伤出血等。中枢神经系统出血是除人类免疫缺陷病毒(HIV)之外引起血友患者死亡的主要原因,死亡率约为20%,存活者多数留有精神神经系统后遗症。泌尿道出血高发年龄为12~21岁,大多为自发性,一般无疼痛感,但若有输尿管血块形成,则有肾绞痛症状。

血友病假肿瘤:由坏死的血液成分和液体组织物等组成,最外为一层厚囊壁,囊壁内有丰富的血管营养着整个假肿瘤。血友病假肿瘤有2种,一种发生于骨骼,主要见于发育中的儿童长骨;另一种发生于软组织,多见于骨盆及其周围的软组织。假肿瘤早期症状可不明显,随着其体积增大,可引起压迫症状,继发感染、败血症,甚至导致患者死亡。

【实验室检查】

1.筛查试验 ①血小板计数(PLT)正常;②出血时间(BT)正常;③血浆凝血酶原时间(PT)正常;④活化部分凝血活酶时间(APTT)延长;⑤凝血酶时间(TT)正常;⑥纤维蛋白原含量(FIB)正常。以上试验提示内源性凝血途径异常。

2.确诊试验 同时检测血浆FⅧ活性(FⅧ:C)和FⅧ抗原(FⅧ:Ag)可确诊血友病A。FⅧ:C的测定也是血友病A亚临床型、轻、中、重度分型的主要依据。此外,如果FⅧ:C和FⅧ:Ag同时减低,提示FⅧ蛋白合成和分泌减少,若FⅧ:C减低而FⅧ:Ag正常,提示FⅧ分子功能异常。

3.基因诊断

(1)直接基因诊断:直接基因测定除可明确患者基因突变类型外,还可用于携带者的检出和产前诊断。可检测出大多数血友病A患者的基因突变。F8内含子22倒位最常见,占重型患者的40%~60%。F8内含子22倒位分析可作为重型血友病A的筛选试验,是目前唯一可用于临床诊断的直接基因检测方法。此外F8内含子22倒位常伴有抑制物发生(发生率为20%~40%),是抑制物发生率最高的基因突变类型,该突变类型的检出有助于预测抑制物的产生。产前诊断可在妊娠8~10周进行绒毛膜活检确定胎儿的性别,以及通过胎儿的DNA检查致病基因;妊娠15周左右可以进行羊水穿刺基因诊断。女性携带者与健康男性所生的男孩中50%为患者,女孩50%为携带者;而健康女性与血友病患者父亲所生男孩100%健康,女孩100%是携带者。

(2)间接基因诊断:FⅧ基因长度186kb,含26个外显子,基因突变具高度异质性,故直接测序进行基因诊断比较困难,目前多采用基因连锁分析进行间接基因诊断。该法检测的并非致病基因本身,而是利用F8致病基因内外8个STR位点,包括DXS15、DXS52、DXS9901、G6PD、DXS1073、DXS1108、F8civs22、F8civs13及性别基因位点等的限制性片段长度多态性(RFLP)作为特异分子遗传标志物,通过家系成员间的连锁关系确定血友病基因的遗传情况,进行DNA多态性分析的遗传学诊断(RFLP、VNTR及STR等方法),诊断率可达99%。RFLP分析的局限性为必须具有先证者的标本;先证者母亲应为该多态位点的杂合子,若为纯合子则无法跟踪。需选取杂合度高的位点,联合多个RFLP才可诊断。对上述检测尚不能诊断者可直接测序以明确。

4.FⅧ抑制物检测 反复应用血制品而对血制品治疗无效的血友病A患者,需高度怀疑是否出现FⅧ抑制物。首先进行APTT纠正试验,若结果呈阳性,再用Bethesda法或改良的Bethesda法测定。Bethesda法对低滴度抑制物不甚敏感,改良的Bethesda法可提高检测的敏感性和准确性。FⅧ抑制物滴度<5BU/ml者为低滴度型,常无出血或仅轻度出血;FⅧ抑制物滴度≥5BU/ml者为高滴度型,常有出血。

【诊断】

血友病完整的诊断包括临床诊断、实验检测、家系调查和基因分析等。通过详细地询问出血病史、家族史、临床表现和实验室检查可以明确诊断;如父亲是血友病患者或兄弟中有血友病患者,应注意女性携带者的诊断。

【鉴别诊断】

1. 血管性假血友病(VWF) 该病为常染色体显性或隐性遗传,两性均可发病,出血以皮肤、黏膜为主,很少累及关节和肌肉。实验室检查BT延长,FⅧ:C正常或降低,VWF:Ag降低(2N型可正常),VWF:RCo降低(2N型可正常),VWF多聚体结构可异常,瑞斯托霉素诱导血小板聚集(RIPA)试验减低。

2. FⅪ缺乏症 本病呈常染色体隐性遗传,两性均可发病,出血部位多以黏膜为主,实验室检查血浆FⅪ:C水平降低。

3. 获得性凝血因子缺乏 比较常见的有维生素K依赖性凝血因子缺乏、肝功能衰竭和弥散性血管内凝血。常有诱因,起病急,病程短,实验室检查有ATPP以外的异常。患儿常在病毒感染后出现一过性凝血因子抑制物,但很快恢复,很少引起严重出血。

4. 获得性FⅧ/FⅨ缺乏 此病儿童罕见。最主要病因为感染,使用青霉素等药物也可致病。临床表现主要为皮肤大片瘀斑、肌肉或软组织血肿。既往无出血史或血友病家族史,抗FⅧ抗体滴度升高可资鉴别。

【治疗】

1. 替代治疗 是目前唯一有效的止血措施。尽早开始治疗,最好在症状出现2小时以内治疗。

(1)凝血因子制品选择

1)重组人凝血因子Ⅷ(rhFⅧ)制品:首选应用。rhFⅧ半衰期与正常人血浆FⅧ极其相似,能够有效地预防和治疗血友病A的出血倾向。rhFⅧ采用基因重组技术制成,不受病毒污染,避免了血液制品相关疾病的发生,安全性好,无明显毒副作用,每次用量少,不易发生血容量过多。目前我国上市的rhFⅧ,用蔗糖代替人血清蛋白作为稳定剂。

2)人血浆源性FⅧ浓缩物(人凝血因子Ⅷ、抗血友病球蛋白及AHG):规格有50U、100U及200U/瓶,该制品的优点是经过病毒灭活、纯度高,可避免大量输注造成血容量过多,且便于存放。

3)新鲜冰冻血浆(FFP):FFP中含有所有凝血因子,FⅧ活性在FFP中较新鲜血浆高5~10倍,若在室温下放置1小时,FⅧ活性即下降50%,故需-20℃以下保存。正常人每毫升新鲜血浆中所含FⅧ为1个国际单位(U)。按患者体重计算,每输入1ml/kg正常人血浆,约可提高患者FⅧ:C水平2%。用新鲜冰冻血浆补充FⅧ,用量过多易导致血容量过大,使其用量受到限制,一次最大安全剂量为10~15ml/kg。治疗轻型和亚临床型血友病A可首选FFP。重型血友病A患者、大出血或手术患者不能单纯应用FFP治疗出血。

4)冷沉淀:是从献血员全血中分离的FFP制备,未经病毒灭活且FⅧ含量不稳定,适用于无以上几种制剂时的轻、中型血友病 A 患者。

5)患者有严重出血时,可选用重组人活化凝血因子 FⅦ(rhFⅦa)制品,该制品从外源性凝血途径(即组织因子途径)激活凝血酶,达到止血目的。

(2)FⅧ制剂的剂量和疗程

1)剂量公式:FⅧ首次需要量(U)=(欲达到的 FⅧ浓度%-患儿基础 FⅧ浓度%)×患儿体重(kg)×0.5。在首剂给予之后,每 8～12 小时输注首剂的一半,以后酌情延长间歇时间,直到出血停止或 FⅧ:C 水平恢复至出血前水平。

2)根据患者的出血程度和 FⅧ:C 实测水平决定其使用 FⅧ制品的剂量,特殊部位出血可将 FⅧ水平提高至>50%。当 FⅧ:C 水平达到正常人的 3%～5%时,患者一般不会有自发性出血,但在外伤和手术时会出血,临床上最低止血水平要求 FⅧ:C 活性达 20%以上,出血严重或行中型以上手术者,要求 FⅧ:C 活性达 40%以上。

2.血友病抑制物的诊治 10%～20%的血友病 A 患者和 1%～3%的血友病 B 患者,在其病程中可出现相应的 FⅧ/FⅨ抑制物,此种抑制物属同种免疫抗体,可特异的中和 FⅧ/FⅨ。目前的研究发现,FⅧ/Ⅸ基因突变类型是抑制物形成最为重要的相关因素,如 FⅧ内含 22 倒位常伴有抑制物发生(发生率为 20%～40%),是抑制物发生率最高的基因突变类型。此种抗体最早可在替代治疗后 10～20 天内产生,表现为突发临床出血加重,对常规替代治疗无效,APTT 纠正试验和 FⅧ/FⅨ抑制物阳性。

治疗上可选用:

(1)大剂量 FⅧ,凝血酶原复合物(PCC)或 rFⅦa。

1)FⅧ或 PCC:一般每中和 1BU 的抑制物,每次需用 20U/kg 制品或首次 60～120U/kg,以后每次 30～60U/kg,每 12 小时一次,直至 FⅧ:C>5%或抑制物滴度<5BU/ml。

2)rhFⅦa 制品:进口 rhFⅦa(诺其,Novo Seven),是从新生仓鼠肾细胞克隆的人 FⅦ基因中表达出来的重组蛋白,能够在"活化"血小板表面将 FⅩ转化为 FⅩa,经过一系列的步骤,最终在损伤部位形成血凝块,起到止血作用。诺其在没有 FⅧ和 FⅨ的情况下也能够安全有效的止血。而且血小板只在损伤局部活化,故诺其仅仅在血管损伤的局部发挥作用,具有很好的安全性,不良反应罕见,极少见 D 二聚体增加和消耗性凝血病。适用范围:①有抑制物的血友病 A/B 出血;②血友病 A/B 难以控制的严重出血;③获得性血友病的治疗。剂量:一般以每次(90～120)μg/kg,加入注射用水中,静脉滴注,3～5 分钟,每 2～3 小时 1 次,连用 2～3 次。

(2)免疫抑制剂:肾上腺皮质激素:醋酸泼尼松 1.0～1.5mg/(kg·d);也可选用地塞米松、甲基泼尼松龙及氢化可的松等。环磷酰胺 100～150mg/d;免疫球蛋白(IVIG)0.4g/(kg·d),连用 5 天。

(3)其他治疗方法:血浆置换、环孢素 A、FK560 或美罗华等。

(4)实验监测:定期监测 APTT、FⅧ:C 及其抑制物滴度,要求抑制物滴度<5BU/ml、FⅧ:C 水平>5%。若抑制物滴度<5BU/ml 而临床出血仍明显,尚需酌情继续使用凝血因子制品,以增加免疫耐受。

2010 年国内《血友病诊断和治疗的专家共识》中建议抑制物治疗原则:①临床无出血或有轻度出血的低滴度抑制物患者:可以不应用凝血因子制品,有条件时用 12 去氨基 28-D-精氨酸加压素(DDAVP)治疗;但需要应用免疫抑制剂以阻止抑制物的产生或加重,并进行临床观察和实验监测;②临床有明显活动性出血、伴高滴度抑制物的患者:需用凝血因子制品止血,并用免疫抑制剂以阻止抑制物的产生或加重;③在抑制物呈高滴度或高反应性者对 rhFⅧ和 PCC 无效时可考虑用 rhFⅦa(诺其)制品。

3.辅助治疗

(1)去氨加压素(1-去氨基-8-D-精氨酸加压素,DDAVP)为一种人工合成的加压素衍生物,兴奋垂体后叶加压素 V2 受体,促进内皮细胞释放血浆 FⅧ和 VWF。常用于治疗轻型血友病 A 患者和 FⅧ:C 水平较低的血友病 A 基因携带者出血,也可用于抑制物滴度<5BU/ml、FⅧ:C 水平>5%的患者的轻度出血,重型血友病 A 和血友病 B 无效。常用剂量为每次 0.3~0.5μg/kg 静脉滴注,12 小时可重复给药 1 次。用药后 30~60 分钟可使 FⅧ水平提高 2~6 倍。鼻腔喷雾法:每次 300μg,每天 1 次。不良反应有面色潮红、心动过速及水钠潴留等,2 岁以下幼儿禁用。反复用药后 FⅧ反应下降,疗效减低。

(2)抗纤溶药物:可用于轻型血友病患者,或与替代治疗同时使用,对口腔、舌、扁桃体、咽喉部出血及拔牙引起的出血效果好;对关节、深部肌肉及内脏出血效果差;血尿、肾功能不全及休克时禁用,避免与 PCC/APCC 等凝血因子制品合用。

1)氨甲环酸(止血环酸):0.25g/次,每天 1~3 次口服。

2)氨基己酸(EACA):每次 50~100mg/kg,每 8 小时一次,最大剂量<5g/d,静脉滴注。

3)氨甲环酸溶液 10g,含漱,每 6 小时一次,用于口腔局部止血等。

(3)糖皮质激素:糖皮质激素可降低血管通透性,减轻关节、肌肉出血所致炎症反应,加速血肿吸收,也适用于产生 FⅧ:C 抗体者,一般用 5~10 天。

(4)止痛药物:对乙酰氨基酚和(或)可待因可用于血友病患者止痛,阿司匹林及含阿司匹林的止痛药品禁用于血友病患者的止痛。

(5)其他治疗措施

1)开展宣教活动:对血友病患者及其家属进行心理健康教育、宣教血友病的基本知识和自我保护方法,教授家庭治疗和自我注射方法。鼓励患者树立战胜疾病的信心,有条件时可聘请心理医师,开展心理咨询活动。

2)急性关节出血时除输注一定剂量的凝血因子外,还需要遵循 RICE 原则:休息、冷敷、压迫和抬高 4 项基本措施。

3)物理治疗:物理治疗可以促进肌肉血肿和关节积血的吸收,在预防残疾以及促进关节肌肉系统功能恢复方面具有无可替代的重要作用。慢性滑膜炎期可以应用脉冲短波、低频脉冲磁疗及水疗等减轻炎症、缓解疼痛、减少渗出并促进渗液吸收。慢性血友病关节病期可以进行水疗、抗阻训练及脉冲磁疗等物理治疗,以改善关节活动度、增强肌力以及使关节功能最大化。

4)滑膜切除:放射性核素滑膜切除术是目前治疗慢性滑膜炎最有效的治疗方法,花费少,损伤小。向关节腔内注射适量放射性核素胶体(32P、198Au、90Y 或 186Re 等),后者释放 β 和(或)γ 射线引起关节滑膜、滑膜下静脉丛和滑膜下结缔组织发生纤维化,部分滑膜静脉闭塞,从而达到减少关节出血的目的。主要用于慢性滑膜炎伴反复关节出血的血友病 A/B 患者:①经 3~6 个月积极保守治疗效果不佳,关节出血频率>3 次/年;②关节功能尚好且影像学无明显关节破坏表现；③关节滑膜尚无明显受累。

【预防治疗】

1. 一般预防 ①增强患儿和家长的保护意识，避免外伤；②尽可能避免肌内、静脉注射，如需注射，注射后至少指压5分钟；③禁用含有影响血小板功能的药物；④产前检查（尤其对有家族史者），控制患儿及携带者的出生，以期达到降低人群的发病率，做到优生优育。

2. 预防治疗 是指出血发生前，定期输注凝血因子制品，使患者体内 FⅧ:C 水平≥1%，最大限度地防止或减少出血的发生。预防治疗的作用：①明显减少出血次数，尤其是威胁生命的出血事件；②明显减缓关节损害程度与进度；③明显改善生活质量。WFH 和 WHO 均推荐预防治疗作为重型血友病患者的最佳治疗策略。预防治疗存在的弊端有增加抑制物产生几率，血浆源性制品有增加输血传染病的危险，大大增加治疗经费负担等。

(1) 预防治疗的方式

1) 临时预防法：在进行较剧烈活动前，一次性注射凝血因子制品，以预防活动引起的出血。

2) 短期预防法：在一段时期内（4～8周），每周注射凝血因子制品2～3次，以防止出血加重或延缓关节并发症的发生。

3) 长期预防法：坚持长期使用凝血因子制品，保持接近正常人的健康生活。

(2) 预防治疗的时机

1) 初级预防，指幼婴儿在确诊后第1～2次出血后即开始实施预防治疗。

2) 次级预防，指有明显的关节出血/关节损害后，才开始预防治疗。

(3) 预防治疗方案

1) 低剂量方案：每次10～20U/kg，每周2～3次。

2) 中剂量方案：每次15～25U/kg，每周2～3次。

3) 欧洲方案：每次25～40U/kg，每周至少3次。

八、血友病 B

血友病 B 为 F9 基因突变造成血浆 FⅨ缺乏或功能障碍，导致凝血功能异常。占全部血友病的15%～20%。

【病因及发病机制】

人类 FⅨ基因位于 Xq27，F9 基因突变十分复杂，已鉴定出400多种，主要有点突变、缺失突变和插入突变等。血浆 FⅨ是由415个氨基酸残基组成的单链糖蛋白，分子量为56kD，在肝脏合成，是一种维生素 K 依赖凝血因子。FⅨ的氨基酸顺序和功能区结构与其他维生素 K 依赖凝血因子惊人的相似，从 N-末端开始，FⅨ由4个功能区即 γ-羧基谷氨酸区（Gla 区）、表皮生长因子样区（EGF 区）、激活肽区和催化区构成。FⅨ在血浆中以酶原形式存在，被内源性凝血途径中形成的 FⅪa 或外源性凝血途径中的组织因子 FⅦa 复合物激活为 FⅨa 后才发挥凝血作用，FⅨ的作用是在凝血过程中激活 FⅩ为 FⅩa。FⅨ的人体内半衰为12～24小时。

血友病 B 是一种 X 连锁隐性遗传性出血性疾病，但患者中有明显家族史者较少，推测该基因存在高度自发性突变。女性血友病患者极为罕见，通常是2个 FⅨ基因同时发生缺陷。

【临床表现】

血友病 B 临床表现与血友病 A 相似,分型也相似,但有以下不同特点:①血友病 B 重型患者较少,而轻型患者较多。②血友病 B 的女性携带者也可出血。血友病 B 的女性携带者血浆 FⅨ 的含量波动范围甚广(9%～90%,平均 50%左右)。约有 70%的携带者,由于 FⅨ 的浓度过低而发生出血。③发生抗 FⅨ 抗体者少,仅占 1%。

【实验室检查】

1. 筛查试验　PT 正常,APTT 延长,提示内源性凝血途径异常。血清能纠正延长的 APTT 时间而硫酸钡(或氢氧化铝凝胶)吸附血浆不能纠正。

2. 确诊试验　血浆 FⅨ 活性(FⅨ:C)测定是目前诊断血友病 B 的常用方法,也是血友病 B 分为重型、中型、轻型及亚临床型的主要依据。常辅以 FⅨ 抗原(FⅨ:Ag)检测,若患者 FⅨ:C 或 FⅨ:Ag 同时减低,提示 FⅨ 蛋白质合成和分泌减少;若其 FⅨ:C 减低而 FⅨ:Ag 正常,则提示 FⅨ 相应的分子功能异常。

3. 基因诊断　遗传连锁分析检测 FⅨ 基因外的 6 个 STR 位点,包括 DXS8094、DXS1211、DXS1192、DXS102、DXS8013、DXS1227 及性别基因位点,基本可得出正确诊断。对上述检测尚不能诊断者可直接测序以明确。

4. FⅨ 抑制物检测　首先进行 APTT 纠正试验,若结果呈阳性,再用 Bethesda 法或改良的 Bethesda 法(Nijmegen 法)测定。FⅨ 抑制物滴度<5BU/ml 者为低滴度型,常无出血或仅轻度出血;FⅨ 抑制物滴度≥5BU/ml 者为高滴度型,常有出血。

【诊断】

根据病史、家族史和实验室检查典型病例诊断并不困难。FⅨ:C 测定具有诊断意义。一些轻型病例或亚临床型病例由于无明显出血病史容易漏诊,应注意女性携带者的诊断。

【鉴别诊断】

本病需与血友病 A、血管性血友病和其他凝血因子缺乏症如遗传性 FⅪ 缺乏症等鉴别。还需与获得性维生素 K 依赖因子缺乏鉴别,肝病、双香豆素类药物以及长期使用抗生素、慢性腹泻可引起维生素 K 缺乏,此时一般有多个维生素 K 依赖因子而不是仅 FⅨ 缺乏,实验室检查可以鉴别。

【治疗】

1. 替代治疗

(1)凝血制剂的选择:首选重组人 FⅨ(rhFⅨ)制品或血浆源性 FⅨ 浓缩制剂,无条件使用上述两种制剂时可用凝血酶原复合物(PCC),PCC 因含有包括 FⅨ 在内的多种凝血因子(凝血因子 FⅡ、FⅦ、FⅨ 及 FⅩ),会增加治疗过程中并发血栓的危险;急性出血时若无 PCC,可选用新鲜冷冻血浆(FFP),1ml FFP 中含 FⅨ 1U,每输入 1ml/kg 正常人血浆,预计可提高患者 FⅨ 水平 1%～2%。在严重出血时,要达到有效止血浓度需血浆量大,有造成循环负荷过重的危险,故严重出血时不适用。重度出血时,还可选用 rhFⅦa 制品。国产 PPSB 浓缩剂,每瓶 200U,相当于 200ml 血浆凝血因子的含量。使用时应注意:①血栓性并发症,因其部分凝血因子可能已被活化;②输血制品相关感染;③异性蛋白反应如发热、寒战及皮疹等;④增加抗 FⅨ 抗体的发生率。

(2)剂量和疗程

公式计算：FⅨ需要量=(需要达到的 FⅨ浓度-患者基础 FⅨ浓度)×体重(kg)×1.0，FⅨ的半衰期为 12～24 小时，在首剂给予之后每 12～24 小时(或每天一次)输注首剂 50%，直到出血停止或伤口结痂。临床上最低止血水平要求 FⅨ活性达 20%以上，出血严重或行中型以上手术者，要求 FⅨ活性达 40%以。

2. FⅨ抑制物的治疗　FⅨ抑制物的产生是血友病 B 替代治疗过程中的一个主要并发症，2%～4%血友病 B 患者可产生 FⅨ抑制物。治疗上可选用大剂量 FⅨ浓缩剂、肾上腺皮质激素、环磷酰胺、免疫球蛋白(IVIG)、PCC 或 rhFⅨ，也可使用血浆置换。使用剂量和方法与血友病 A 抑制物相同。使用期间应定期监测 APTT、FⅧ:C/FⅨ:C 及其抑制物滴度，要求抑制物滴度<5BU/ml，FⅨ:C 水平>5%。

3. 抗纤溶药物　不用于使用凝血酶原复合物的血友病 B 患者。

【预防治疗】

预防治疗方案与血友病 A 预防相似。FⅨ制剂每次 25～40U/kg，每周 1～2 次，使患者体内凝血因子/FⅨ:C 水平≥1%。

第二节　血管性血友病

血管性血友病(VWD)是 VWF 缺乏或功能异常导致的一种遗传性出血性疾病。1924 年芬兰的 Erik von Willebrand 医生接诊了一名 5 岁女孩，继而发现其家族中有 66 名成员同患某种异于血友病的出血性疾病。故该病名为 von Willebrand 病。有统计，在因出血症状就医的患者中 VWD 发病率为 0.0023%～0.01%。

一、病因和发病机制

VWF 基因位于 12 号染色体短臂顶端(12p13.3)，VWF 的 cDNA 编码产生一个 2813 个氨基酸组成的初级转录产物，该前体包括 22 个氨基酸的信号肽、741 个氨基酸的前肽(VWFAg:Ⅱ)和 2050 个氨基酸的成熟亚单位，VWF 的功能与其蛋白质的功能域密切相关。VWF 基因突变包括缺失、移码突变、剪切突变、无义突变和错义突变等。

VWF 是一种重要的血浆糖蛋白，在血管内皮细胞及骨髓巨核细胞中合成。合成过程包括初级转录产物装配成多聚物的过程。大小各异的多聚物组成高、中、低分子量不同的亚单位，亚单位再进一步形成线性条索状结构的 VWF。VWF 多聚化程度对维持其正常的生物活性具有重要意义。血浆 VWF 的大小可被一种特异性金属蛋白水解酶所控制，该酶可在成熟 VWF 的 842 位(Tyr)和 843 位(Met)氨基酸残基间进行裂解作用，将血浆中大分子量的 VWF 多聚物降解成黏附活性低的小分子片段，调节 VWF 多聚物与内皮下胶原和血小板的黏附结合能力。

血管内皮细胞中合成的 VWF 贮存在分泌颗粒中，外界压力或某些药物(如 DDAVP)可刺激其释放。VWF释放时伴随FⅧ水平的升高。骨髓巨核细胞合成的VWF,则贮存在血小板α颗粒中,血小板活化时被释放。血浆中的VWF来自内皮细胞,血小板和内皮细胞内的VWF来自原位释放,参与血栓形成。在血液循环中的VWF具两方面功能:①与FⅧ结合。循环中的FⅧ-VWF复合物松散地盘绕,维持循环中FⅧ的稳定,辅助纤维蛋白凝块的形成。②与血小板膜GPⅠb/Ⅸ及内皮下胶原结合,介导血小板在血管损伤部位的黏附和聚集而在止血早期发挥重要作用。一旦血管损伤发生,VWF与内皮下胶原结合,微循环中高剪切力血流诱导VWF多聚体构象改变,造成血小板黏附,继而激活血小板表面磷脂。所以血浆VWF缺乏或功能障碍,不能完成其正常的止血功能,即发生VWD。

血浆VWF半衰期为12小时(9~15小时)。生理条件下,血浆VWF平均浓度约为10mg/L,其测定值的正常范围(40%~240%)变异较大。影响血浆VWF水平高低的因素较多,包括年龄、种族、ABO血型、Lewis血型、肾上腺素、炎症介质和内分泌激素(特别是与月经周期和妊娠相关的激素)等。VWF水平随年龄增长而增加。甲状腺功能减退时VWF下降。O型血正常人VWF寿命较其他血型短,故该血型正常人的血浆VWF较其他血型者低25%。甲状腺功能亢进、肾功能不全、糖尿病、肝病、炎症和肿瘤时VWF水平可持续升高。

在22q11.2还有一个长25kb的VWF假基因,该基因编码的功能域含有与血小板糖蛋白Ⅰb(GPⅠb)和胶原结合的位点,还含有可被ADAMTS13裂解的位点。这段假基因可干扰VWF基因突变的正确检出。

二、临床表现

VWD多为常染色体显性遗传(AD),少数为常染色体隐性遗传(AR),男女均可患病。家族中不同成员的出血表现及严重程度可不相同,有些仅在家系调查时发现,表现出明显的异质性。主要表现为皮肤黏膜的出血倾向,服用阿司匹林和非类固醇抗炎等药物后更易发生。儿童最常见皮肤瘀斑、鼻出血和牙龈出血,随年龄增长,鼻出血频率可减少,胃肠道出血频率增多。手术后出血,女性患者月经过多等亦常见。不同类型的患者,临床表现轻重不同。轻、中度出血多见于Ⅰ型VWD;危及生命的重度出血见于Ⅲ型VWD及部分Ⅱ型VWD,极少见于Ⅰ型VWD。少见的关节腔出血可见于Ⅲ型VWD患者。

三、实验室检查

1. 血小板计数 在Ⅱ型和假性VWD中可轻度降低。出血时间(BT)延长,但轻症患者可正常。

2. 活化部分凝血活酶时间(APTT) 血浆FⅧ减少,APTT延长。轻型VWD可正常。

3. VWF抗原(VWF:Ag)测定 血浆VWF含量:Ⅰ型降低,Ⅱ型可降低或正常,Ⅲ型检测不到。

4. 瑞斯托霉素辅因子活性测定 该实验检测VWF功能。瑞斯托霉素能够结合VWF,进而改变VWF的构型,促进VWF与血小板GPⅠb/Ⅸ复合物相互作用,从而诱导患者血小板聚集。VWF:Rco 在Ⅰ型、Ⅱ型均减低,但ⅡB型正常,此型患者血小板可被低浓度瑞斯托霉素诱导凝集。

5.FⅧ:C　VWF 减少时血浆 FⅧ稳定性下降,浓度也相应降低。Ⅲ型显著降低(1%~5%),Ⅰ型、Ⅱ型中度降低。因正常人血浆 FⅧ活性与 VWF 浓度的变化范围较大(分别为50%~150%与40%~240%),如患者这些指标改变与正常值下限重叠,应行复查。

6.凝胶电泳或交叉免疫电泳分析 VWF 的构成　Ⅰ型低分子量和高分子量多聚物均减少,Ⅱ型中除ⅡM外均为选择性高分子量多聚物减少。

7.瑞斯托霉素诱导血小板凝集实验　用于VWD各亚型的鉴别,特别是ⅡB型VWD的诊断。RIPA取决于VWF的浓度和VWF对GPⅠb的亲和力。Ⅰ型VWD可正常,Ⅱ,B型和血小板性假性 VWD时反应增高,而Ⅱ型其他亚型明显减低或缺乏,Ⅲ型 VWD在任何浓度的瑞斯托霉素诱导下均检测不到血小板聚集。

8.血浆/血小板混合实验　可以区分ⅡB型和血小板假性 VWD。

9.VWF-FⅧ结合试验　可确定 VWF 与 FⅧ的结合能力,用来鉴别ⅡN型与血友病A。

国内多将血小板计数、BT 及 APTT 作为 VWD 的初筛实验,但这三项实验敏感度不高。闭合时间敏感性好,但假阳性率高,特异性较低。美国国家心肺和血液研究所(NHLBI)《2008年血管性血友病指南》中提出的 VWD 初筛实验为 VWF:Ag、VWF:RCo 和 FⅧ水平检测。

四、分型

国际血栓与止血学会 VWF 委员会根据 VWD 的发病机制与表型将 VWD 分为Ⅲ型。

1.Ⅰ型 VWD　最常见,占全部有症状 VWD 的75%。为常染色体显性遗传,突变造成循环中的 VWF 清除速度增快,VWF 含量减少(正常的20%~50%),但功能正常。此型中VWF:Ag 和 VWF:RCo 同步降低,且因 VWF 降低,血凝块中的 FⅧ也继发下降,但大部分患者的 FⅧ水平尚正常或仅轻度降低。该型大分子量 VWF 多聚物无明显减少。患者出血症状较轻,有半数患者可无出血表现,极易漏诊。

2.Ⅱ型 VWD　为 VWF 的功能异常,约占25%。大部分患者出血症状较Ⅰ型重。按其性质又分为4个亚型:①ⅡA型,突变使大分子量多聚物的合成和分泌减少或提高了 VWF 多聚物对蛋白裂解酶的敏感性,使之易被水解。故表现为 VWF 依赖的血小板黏附降低伴选择性VWF 大分子量多聚物缺乏,VWF:Ag 和 FⅧ正常,但 VWF:RCo 严重异常。②ⅡB型,为VWF 基因 A1区(与血小板 GPⅠb的结合部位)错义突变,造成 VWF 与血小板膜 GPⅠb的亲和力增强,导致蛋白质水解,大分子量多聚物缺失。同时循环中的血小板被突变的 VWF 包裹,影响其在损伤部位的黏附。此型 RIPA 在低浓度瑞斯托霉素时升高。③ⅡM型,是VIVF基因 A1区突变,导致对血小板膜 GPⅠb亲和性降低,但 VWF 的合成未受影响。故表现为VWF 依赖的血小板黏附降低不伴选择性 VWF 大分子量多聚物缺乏。④ⅡN型,为 VWF 基因 D'区或D3区(与 FⅧ结合部位)突变,导致对 FⅧ亲和力降低,血浆 FⅧ失去保护而被降解,FⅧ显著降低。临床表现及实验室检查与血友病A完全相同,但患者 VWF 不能与 FⅧ结合。典型病例中 FⅧ水平低于10%,VWF:Ag 和 VWF:RCo 正常。

3. Ⅲ型　少见(<1%)。突变等导致VWF完全缺乏,FⅧ水平极低,属VWF基因异常的纯合子或双重杂合子,突变发生在VWF基因各个区域,多为无义突变、移码突变或剪切位点突变,患者出血表现严重。

五、诊断

存在皮肤黏膜出血倾向及阳性家族史,VWF:Ag、VWF:RCo及FⅧ等实验室检查异常可诊断VWD。进一步分析VWF多聚物的组成以区分各亚型,更好地指导临床治疗。对于Ⅰ型VWD中症状较轻者的诊断常较困难,需多次重复检测。还应注意ABO血型等因素对血浆VWF和FⅧ的影响。

六、鉴别诊断

1. 血友病A　血友病A患者可表现为皮肤黏膜出血倾向,与VWD相似。但仅男性发病,关节和深部肌肉出血为突出表现,实验室检查FⅧ减低,VWF:Ag和RIPA均正常。

2. 获得性血管性血友病(AVWS)　一种较少见的获得性凝血系统疾病,是由各种非遗传因素引起的VWF浓度、结构或功能缺陷。AVWS主要由三种机制引起:①自身免疫机制清除VWF或抑制其功能。可见于淋巴增殖性疾病、巨丙种球蛋白血症、系统性红斑狼疮等自身免疫性疾病和一些肿瘤。不足20%可检测到VWF自身抗体。②血流剪切变力的提高可诱导AD-AMTS13对VWF蛋白水解增加,造成大分子量多聚物缺失,产生类似ⅡA型的出血倾向。常见于心血管疾病,如室间隔缺损、主动脉狭窄、肺动脉高压或动脉粥样硬化等。可随心血管病变改善而好转。③VWF与血小板或其他细胞的结合增强,因此消耗大量的VWF多聚物,见于某些药物如丙戊酸、环丙沙星、灰黄霉素和羟乙基淀粉。多见于老年人,患者既往无血友病病史及家族史。实验室检查中VWF:Ag、VWF:RCo和FⅧ水平与VWD相似。血浆IgG能与包被固定的VWF结合,但仅部分患者可检测到抗VWF抗体。确诊指标为发现血中有FⅧ-VWF复合物抗体。AVWS可用肾上腺皮质激素、免疫抑制剂、FⅧ-VWF浓缩剂、血浆冷沉淀物或大剂量丙种球蛋白治疗。对常规治疗无效的严重出血者,可给予rFⅦa。

3. 巨血小板综合征　该病为血小板功能异常。患者BT延长,血小板黏附试验和RIPA异常。但本病血涂片可见特征性的巨大血小板,VWF:Ag和VWF:Rco正常。轻型VWD经输入新鲜血浆或冷沉淀物,可使出血好转,而血小板功能障碍性疾病则疗效不明显。

七、治疗

1. 一般治疗　尽量避免创伤和手术,慎用影响血小板功能的药物。对局部轻微创伤、鼻出血或牙龈出血者可用明胶海绵、凝血酶及纤维蛋白凝胶填压止血。

2. 去氨加压素(1-去氨基-8-D-精氨酸加压素,DDAVP)　该药兴奋垂体后叶加压素V_2受体,促进内皮细胞释放VWF和血浆FⅧ。给药剂量为$0.3\mu/kg$,加入50ml生理盐水中缓慢静脉注射30分钟以上。注射后30分钟内血浆FⅧ与VWF升高3～5倍,药物浓度维持8～10小时,12～24小时后可重复给药1次。DDAVP为Ⅰ型VWD治疗首选;对ⅡA型及ⅡM型VWD亦有效;治疗ⅡN型VWD仅可使FⅧ暂时性增高。过去由于DDAVP可促进ⅡB型VWD患者异常VWF释放造成暂时性血小板减少,为避免出血加重,禁用于该型,目前认为DDAVP与该型患者的出血及血栓形成无关,故建议仍可慎重使用。Ⅲ型VWD无VWF生成,故DDAVP治疗无效。DDAVP价格相对较低,无血液制品造成感染的危险。主要副作用有注射后心率加快、头痛、面部潮红以及胃肠道反应等,多数为轻到中度。少见副作用有水潴留与低钠血症,甚至发生惊厥,易见于儿童,故2岁以下儿童多不使用。心血管和脑血管疾病患者慎用或禁用。DDAVP多次给药后由于贮存的VWF及FⅧ逐渐消耗其疗效亦减低。DDAVP制剂也可皮下注射(剂量同静脉滴注)或鼻腔滴注。鼻腔滴注制剂商品名为Stimate(1.5mg/ml,每喷0.1ml),体重<50kg患者1喷,体重≥50kg患者2喷,应在非鼻出血侧给药。与血友病A不同,VWD长期预防给药的经验不多。

3.替代治疗

(1)含FⅧ和VWF的血浆浓缩制剂:用于DDAVP效果不佳、禁用或需手术患者。可单独、也可与DDAVP交替或同时应用。使用较广泛的产品为纯化冻干浓缩制剂Humate P,主要成分为高分子量VWF多聚物,除VWF(含50～100U/ml VWF:RCo)和FⅧ(含20～40U/ml)外,还含有纤维蛋白原和清蛋白。该药被认为是替代治疗的金标准。VWD患者出血时血浆VWF浓度需调整到正常的20%～30%,严重出血时应调高到正常的30%～50%,大手术时应达到正常的50%～70%。VWF在体内半衰期为9～15小时,故对严重出血或手术后的患者应每12小时输注1次。用药后还应注意血浆FⅧ水平,使之维持在50%～150%,以避免静脉血栓形成。该药经过严格的病毒灭活,使用至今未有输注传染感染的报道。

(2)基因重组人FⅧ制剂:可试用于Ⅲ型VWD。

(3)冷沉淀物:冷沉淀物中的VWF浓度较血浆高10倍,且VWF多聚物比例较高,在我国常用于VWD替代治疗。每袋以200ml新鲜冷冻血浆为原料制备的冷沉淀中提取到的VWF量相当于80～140ml血浆中的VWF含量。目前使用的冷沉淀物中的病菌未经灭活,因此有感染疾病(特别是肝炎与艾滋病)的潜在危险,故国际血友病基金会建议仅在威胁生命或关节出血严重而又无法获得VWF纯化冻干制剂时使用。

(4)血小板输注:人血小板中所含VWF为全血的10%～15%,可用于替代治疗反应不佳或无效的Ⅲ型或伴血小板减少的VWD或血小板型VWD。

4.其他治疗 抗纤溶药物抑制纤溶酶原转化为纤溶酶,抑制纤维蛋白溶解,保护凝血块不被溶解而起止血作用。单用抗纤溶药物对不严重的黏膜出血有一定止血效果。可选用氨基己酸,剂量50～60mg/kg,若胃肠道反应严重可减量至25mg/kg,每4～6小时重复给药1次。氨甲环酸,剂量10mg/kg,每8小时重复给药1次。

第三节 弥散性血管内凝血

弥散性血管内凝血(DIC),是由多种病因所引起、发生于许多疾病过程中的一种获得性出血综合征,其特征是凝血系统被激活,发生弥散性血管内(尤其是毛细血管)纤维蛋白沉积和血小板聚集,导致继发性凝血因子、血小板消耗及纤维蛋白溶解亢进,从而在临床上表现出微循环障碍、血栓形成、多脏器功能障碍、出血及溶血等一组综合征。是一种以血液凝血-抗凝血与纤溶-抗纤溶失衡为病理特征的临床一出血综合征,具有起病急、发展迅速的特点,若不及早诊断和有效治疗,其预后凶险,病死率极高。本病致病因素复杂,其中以感染性疾病最常见,其次为恶性肿瘤、严重创伤和病理产科。近年来,医源性 DIC 日益引起重视。

一、发病机制

1. 小儿 DIC 常见基础疾病

(1)严重感染:包括细菌、病毒、立克次体、真菌、钩端螺旋体及疟疾等。如败血症性休克、病毒性肺炎、麻疹肺炎、婴幼儿重症肺炎、播散性水痘、流行性脑脊髓膜炎、暴发性紫癜、流行性出血热及急性重症病毒性肝炎。

(2)肿瘤及血液病:急性白血病(尤为急性早幼粒性白血病)、恶性肿瘤、急性溶血性贫血、溶血尿毒综合征及血栓性血小板减少性紫癜。

(3)组织损伤:外科大手术、挤压伤及烧伤和产科并发症。

(4)心血管疾病:发绀型先天性心脏病,巨大血管瘤、海绵状血管瘤及肾静脉血栓形成(高渗性脱水并发症)。

(5)窒息、休克,呼吸功能紊乱。

(6)血管内抗原抗体反应:溶血性输血反应、药物性疾病、暴发性紫癜及急性肾小球性肾炎。

(7)其他器官受损:胰腺炎、严重肝损伤、重度营养不良、出血性坏死性小肠炎及重型小儿肠炎。

(8)毒性和免疫性损伤:器官移植,ABO 血型输血不符,蛇咬伤及药物(如磺胺类、异戊巴比妥中毒及索米痛片)。

2. 病理生理改变　上述病因主要通过以下重要环节激活促凝因素和导致生理性抗凝系统功能受抑,其实质是凝血酶生成被放大:血管内皮损伤,血管胶原暴露;组织损伤,释放大量组织因子(TF);红细胞、血小板及白细胞损伤、溶解,释放类组织因子及类凝血活酶物质;单核巨噬细胞功能损伤。正常情况下,单核巨噬细胞具有清除血液循环内的凝血酶、凝血活酶、纤溶酶、纤维蛋白及其降解产物的功能。

疾病时上述功能的受损、TF 表达增加、天然抗凝系统功能缺失、纤溶功能失调及带阴离子的磷脂增加等,从而导致连续复杂的病理性凝血过程,呈现高凝血期或播散性微血栓形成期

(早期)→消耗性低凝期(中期)→继发性纤溶亢进期(晚期),但各期并无截然分界,可同时存在。

二、临床表现

DIC 主要有以下较为特异性的四大特征。

1. 多发性出血倾向　发生率达 88% 以上,轻重不一,自发性皮肤黏膜出血点、紫癜、深部组织出血、血肿,或胃肠道、泌尿道或其他器官出血,注射针孔或手术创面渗血不止。

2. 休克及低血压状态　约 60% 的 DIC 患儿发生休克或低血压,临床表现轻重不等,一过性低血压至严重休克,DIC 与休克之间互为因果,形成恶性循环。DIC 引起的休克有以下特点:①突然发生,不能用常见的休克原因(如失血、中毒、过敏或剧烈疼痛)解释;②伴有严重广泛的出血及四肢末梢发绀;③在休克早期即有大脑、肾脏和肺等重要脏器的功能不全;④经抗休克疗效欠佳,病死率高。

3. 多发性微血管栓塞　导致组织及器官缺血坏死或出血,脏器功能衰竭等多脏器病变,脑、肾、肝、肺、胃肠道、肾上腺和皮肤等处最易受累而出现相应症状如突然肾衰竭、血尿、成人呼吸窘迫综合征或衰竭、消化道病变(常见出血)、肝脏损害、严重者肝功能衰竭、心肌损伤、CK-MB 及 LDH 明显增高、脑血栓导致昏迷、抽搐、瘫痪,以及皮肤、皮下栓塞性坏死等。

4. 微血管病性溶血及黄疸　一般较轻,红细胞通过纤维血栓处致机械性损伤、变形、碎裂而发生血管内溶血,可有贫血、血红蛋白尿或黄疸、发热及腹痛。

三、实验室检查

DIC 患者的临床表现极具动态性,而实验室检查能反映这种动态性。在疑似 DIC 的患者,定期进行多项目的实验室检查有利于 DIC 的明确诊断,但患者原发疾病的某些临床状况可影响实验室结果,没有任何一项实验室检查能明确诊断 DIC,必须以患者的临床表现结合实验室检查才是诊断 DIC 最重要的手段。

实验室检查异常,主要表现为血小板(BPC)减少、纤维蛋白降解产物(FDP)增加、PT、APTT 延长及纤维蛋白原(Fg)降低。

(一)反映凝血和抗凝血试验

1. 血小板量和质的试验

(1) BPC 计数:95% 以上 DIC 的血小板计数少于 $100×10^9/L$ 或呈进行性减少更有诊断价值(首次计数后 2~4 小时复查),亚急性、慢性型或 DIC 早期血小板计数减少不明显或正常。$>150×10^9/L$ 时不能确诊 DIC。BPC 下降是血栓形成的标志,BPC 持续下降说明有凝血酶产生,同样,BPC 稳定提示凝血酶形成中止。但 BPC 下降并非 DIC 特有,与 DIC 有关的其他原发疾病如脓毒症和白血病也可见 BPC 下降,非 DIC 的很多其他疾病同样可致 BPC 下降。

(2) β 血栓球蛋白(β-TG)测定:β-TG 增高具诊断价值。

(3) α 颗粒膜糖蛋白(GMP-140):血浆 GMP-140 数增多可特异和敏感地反映血小板激活

或破坏程度。可用单克隆抗体(McAb)双抗体夹心法(RIA)检测。

2.检查凝血因子消耗的试验

(1)凝血时间(CT,试管法):DIC 早期 CT<5 分钟,抽血时血液极易在针管内凝固,晚期大多明显延长。

(2)凝血酶原时间(PT):90%以上 DIC 的 PT 延长(比正常对照延长 3 秒以上有意义)或呈动态变化,部分患者早期正常或缩短,随病情发展而渐延长。

(3)活化部分凝血活酶时间(APTT):DIC 早期明显缩短,消耗性低凝期延长(比正常对照延长 10 秒以上有意义,通常>45 秒)。PT 和 APTT 正常并不能排除凝血系统的活化,需反复检测。通过特殊的光学分析仪显示,APTT 的不规则光转移像与 DIC 有关,根据双相波长形成,APTT 发生明显异常,对 DIC 的诊断具有极强的指示作用,可作为 DIC 诊断的首选指标。

(4)纤维蛋白原(Fg)测定:70%DIC 患者 Fg 含量减低或呈进行性下降,低于 1.6g/L 有意义。DIC 早期部分病者可正常,仅 24% 病者 Fg 减低,仅在重型 DIC 患者中才能见到低 Fg 血症,连续测定 Fg 对 DIC 的诊断更为有用。

(5)Ⅷ:C 和 vWF:Ag 测定:DIC 时Ⅷ:C 被大量消耗而 vWF:Ag 增加,故Ⅷ:C/vWF:Ag<1(正常为 1:1)。

(6)凝血酶原活化肽(F2/F1+2)测定:F1+2 是凝血酶原在凝血活酶的作用下,最早释出的肽片段,标志着凝血活酶已经形成,凝血酶原的激活已经启动。在前 DIC 期(Pre-DIC)患者中,F1+2 明显升高,F2/F1+2 既是因子Ⅹa 的直接标志,又是凝血酶的间接标志。正常血浆仅含微量 F1+2,DIC 时 F2/F1+2 增高。

(7)凝血酶调节蛋白(TM):Pre-DIC 时,TM 明显升高,与正常对照及仅有 DIC 基础疾病而无 DIC 发生倾向者比较有显著性差异,对 Pre-DIC 诊断有重要意义。

(8)抗凝血酶Ⅲ(AT-Ⅲ)测定:是体内重要的抗凝蛋白,正常值 98%~115%。DIC 早期 AT-Ⅲ呈病理性消耗性减低,可早期诊断 DIC。抗凝治疗,尤其肝素治疗,需 AT-Ⅲ参与,故 AT-Ⅲ活性可作为抗凝血疗效的指标之一。

(9)凝血酶-抗凝血酶Ⅲ(TAT)复合物测定:ELISA 法正常值为(2.17+0.43)mg/ml;TAT 复合物的检出提示凝血酶形成,增高见于 DIC、恶性肿瘤及肺栓塞等,TAT 复合物对 DIC 诊断较准确,敏感性为 88%,并有助于分析不同类型 DIC 的发生机制。

(10)组织因子(TF)测定:DIC 时,60010 以上患者 TF 活性升高。

(11)其他凝血标志物:在 DIC 患者中天然抗凝物质如抗凝血酶(AT)和蛋白 C(PC)常下降,对 DIC 的诊断具有提示意义,在少数 DIC 患者中可见继发性蛋白 S 缺陷所致的暴发性紫癜,这种现象多见于水痘感染。

(二)反映纤维蛋白单体形成和纤维蛋白溶解亢进的试验

1.血清纤维蛋白原降解产物(FDP)测定　正常人血清 FDP 含量<10μg/ml,若>20μg/ml,(平均可>100μg/ml),对诊断 DIC 有重要价值,但非 DIC 疾病,如创伤、近期手术后或静脉血栓栓塞性疾病、白血病、脑血管病、尿毒症、肾脏移植排斥反应及结缔组织病等,血清 FDP 可轻度增高。FDPs 是通过肝脏代谢及肾脏分泌的,因此,肝、肾功能不全可影响 FDPs 的水平。当

D-二聚体水平升高,并伴有 BPC 持续下降和凝血试验改变时,FDPs 是一个有效的提示性指标。

2.血浆副凝固试验　血浆鱼精蛋白副凝固试验(3P 试验)及乙醇胶试验是 FDP 纤维蛋白单体(主要为碎片 X)的定性试验。3P 试验阳性率约 75%,DIC 早期及晚期阴性,可有假阳性,65%新生儿脐血有 FDP,生后 24 小时消失,24 小时后仍阳性则示异常。乙醇胶试验阳性率低仅 1/3 且敏感性差。

3.凝血酶时间(TT)测定　TT＞25 秒(正常值 16～18 秒)提示肝素和类肝素物质、FDP 增多及 Fg 减少。

4.纤维蛋白肽 A(FPA)　FPA 是纤维蛋白原在凝血酶的降解作用下,释放的第一个肽片段,可视为纤维蛋白即将形成的早期标志。Pre-DIC 患者 FPA 显著升高,有重要意义。

5.可溶性纤维蛋白单体复合物(sFMC)　纤维蛋白原在凝血酶作用下释出 FPA 及肽 B(FPB),形成纤维蛋白单体,可与 FDP 结合,形成 sFMC,sFMC 是凝血及纤溶激活的重要标志物,反映 Fg 转变为纤维蛋白的过程中凝血酶的活性。

6.D-二聚体　作为体内高凝状态和纤溶亢进的分子标志之一,在 Pre-DIC 的诊断中具有较大价值。正常值为(0.13 ± 0.03)mg/L。DIC 时可增高,敏感性可达 90%。D-二聚体可作为 DIC 早期诊断的标志物并为临床应用肝素提供可靠的指标。

7.纤溶酶-纤溶酶抑制物(PIC)　纤溶酶形成后,小部分与纤维蛋白结合发挥其纤维蛋白降解作用,多数则与 α_2-PI 结合形成 PIC 而被灭活。PIC 是诊断 Pre-DIC 的重要指标。正常值<0.8mg/L。

8.优球蛋白溶解时间(ELT)测定　凝块溶解速度可反映纤溶酶活力。正常值:90～120 分,<70 分提示纤溶活力增加(新生儿<90 分),DIC 时阳性率仅约 1/3,DIC 早期和继发性纤溶时往往阴性。

9.全血或血浆凝块溶解时间测定　反映纤溶总活力。正常者 24 小时凝块不溶解,纤溶活力增强时,凝块很快溶解。

(三)反映红细胞破碎的检查

溶血象:血红蛋白常<90g/L,周围血片中出现 2%以上(正常<0.2%)的红细胞碎片及其裂体细胞(如棘状、盔甲形、三角形及葫芦状等),网织红细胞可增加。增多时,可作为血栓性血小板减少性紫癜(TTP)及其他血栓性微血管病的诊断依据。

四、临床分型

1.急性型　数小时至 1～2 天内发病,病情急剧凶险,出血、休克及血栓形成等症状严重。常见于急性感染(如脓毒症)、溶血、大手术后及急性创伤等。

2.亚急性型　数天内至数周内发病,病情较急性型缓慢,常见于各种癌肿及急性白血病、局部血栓形成及主动脉弓动脉瘤等。

3.慢性型　起病缓慢,病程经过可达数月至数年,临床出血轻,休克及血栓形成少见,多经实验室检查才能确诊(又称亚临床型 DIC),常见于慢性肝病、巨大血管瘤及结缔组织病等。

五、诊断与鉴别诊断

根据疾病发展阶段分为临床前期(前 DIC)、早期(高凝期)、中期(低凝期)及晚期(纤溶亢进期)。

(一) DIC 前状态的诊断标准

前 DIC(Pre-DIC),是指在 DIC 基础疾病存在的前提下,体内与凝血、纤溶过程有关各系统或血液流变学方面等发生了一系列病理变化,但尚未出现典型 DIC 临床症状及体征,或尚未达到 DIC 确诊标准的一种亚临床状态。1999 年全国第六届血栓与止血会议制定的前 DIC 诊断标准:

1. 存在易致 DIC 的疾病基础。

2. 有下列 1 项以上临床表现 ①皮肤、黏膜栓塞,灶性缺血性坏死及溃疡形成等;②原发病的微循环障碍,如皮肤苍白、湿冷及发绀等;③不明原因的肺、肾、脑等轻度或可逆性脏器功能障碍;④抗凝治疗有效。

3. 有下列 3 项以上实验异常 ①正常操作条件下,采集血标本易凝固,或 PT 缩短 3 秒以上,APTT 缩短 3 秒以上;②血浆血小板活化分子标志物含量增加,如 β-TG、TXB2 及 GMP-140;③凝血激活分子标志物含量增加:F1+2、TAT、FPA 及 SFMC;④抗凝活性降低:AT 活性降低,PC 活性降低;⑤血管内皮细胞分子标志物升高:ET-1 及 TM。

(二) DIC 诊断标准

1. 存在易于引起 DIC 的基础疾病,如感染、恶性肿瘤、病理产科、大型手术及创伤等。

2. 有下列两项以上临床表现:①多发性出血倾向;②不易以原发病解释的微循衰竭或休克;③多发性微血管栓塞症状、体征,如皮肤、皮下、黏膜栓塞坏死及早期出现的肾、肺、脑等脏器功能不全;④抗凝治疗有效。

3. 实验室检查有以下三项以上异常:①血小板低于 $100×10^9/L$ 或进行性下降;肝病、白血病的 PLT$<50×10^9/L$;②纤维蛋白原$<1.5g/L$ 或呈进行性下降,或$>4.0g/L$;肝病$<1.0g/L$;白血病及其他恶性肿瘤$<1.8g/L$;③3P 试验阳性或 FDP$>20mg/L$ 或 D-二聚体水平升高(阳性);肝病 FDP$>60mg/L$,或 D-二聚体高于正常 4 倍;④凝血酶原时间缩短或延长 3 秒以上或呈动态变化或 APTT 延长 10 秒以上;⑤抗凝血酶-Ⅲ(AT-Ⅲ)量减少或活性$<60\%$;⑥血浆纤溶酶原$<200mg/L$;⑦血浆Ⅷ:C 活性$<50\%$;⑧血浆内皮素-1$<200ng/L$ 或凝血酶调节蛋白(TM)高于正常 2 倍以上;⑨疑难或其他特殊患者,可考虑行凝血、纤溶及血小板活化分子标记物测定。

(三) 几种特殊疾病的 DIC 诊断标准

1. 肝病并 DIC 的实验室诊断标准 ①血小板$<50×10^9/L$ 或有两项以上血小板活化产物升高(β-TG、PF4、TXB2 及 P-选择素);②纤维蛋白原$<1.0g/L$;③血浆因子Ⅷ:C 活性$<50\%$;④凝血酶原时间延长 5 秒以上或呈动态性变化;⑤3P 试验阳性或血浆 FDP$>60mg/L$ 或 D-二聚体水平升高。

2.流行性出血热并 DIC 的实验室诊断标准

(1)临床及流行病学诊断为流行性出血热。

(2)有下列 2 项以上的临床表现:①多发性严重出血及大块瘀斑、渗出及内脏出血;②持续顽固性低血压或休克;③严重肝、肾功能不全。

(3)实验室诊断具备以下条件:①血小板<$50×10^9$/L 或快速进行性减少;②至少合并以下一项实验室异常:3P 试验阳性或 FDP 含量较正常增加一倍以上;ELT<90 分或纤溶酶原<5 酪氨酸单位/ml。

3.白血病并发 DIC 诊断标准　①血小板<$50×10^9$/L 或呈进行性下降或血小板活化、代谢产物水平增高;②血浆纤维蛋白原含量<1.8g/L;③凝血酶原时间延长 5 秒以上或呈动态性变化;④3P 试验阳性或血浆 FDP>60mg/L 或 D-二聚体水平升高。

4.基层医院 DIC 实验室诊断参考标准(同时有下列三项以上异常)　①血小板<$100×10^9$/L 或呈进行性下降;②血浆纤维蛋白原含量<1.5g/L,或进行性下降;③3P 试验阳性或血浆 FDP>20mg/L;④凝血酶原时间缩短或延长 3 秒以上呈动态性变化;⑤外周血破碎红细胞比例>10%;⑥血沉低于 10mm/h。

(四)DIC 评分系统

2010 年国际血栓与止血委员会(ISTH)制定了 DIC 评分系统,提供了客观的 DIC 诊断和治疗标准,该评分系统与临床和预后有关,积分与患者的致死性呈极强的正相关。伴 DIC 的脓毒症,其致死性明显高于不伴 DIC 者,前者为 43%,而后者仅为 27%。

DIC 评分诊断标准:

1.风险评估　患者有无与典型 DIC 发病有关的潜在疾病:①败血症/严重感染(任何微生物);②创伤(多发性创伤、神经损伤及脂肪栓塞);③器官损坏(重症胰腺炎);④恶性肿瘤(实体瘤、骨髓增殖/淋巴增殖恶性疾病);⑤产科意外(羊水栓塞及胎盘早剥);⑥血管异常(大血管动脉瘤,kasabach-Memtt 综合征);⑦严重肝功能衰竭;⑧严重中毒或免疫反应(毒蛇咬伤、输血反应及移植排斥)。

若有其中任何一项,则进入到下述程序;若无则不进入下述程序。

2.进行全面的凝血指标检测　包括血小板计数、凝血酶原时间、纤维蛋白原浓度、可溶性纤维蛋白单体或纤维蛋白降解产物。

3.检测结果积分

(1)血小板计数($×10^9$/L)(>100=0,<100=1,<50=2)。

(2)纤维蛋白相关标志(包括 D-二聚体/纤维蛋白降解产物/可溶性纤维蛋白单体)(无增加=0,中度增加=2,显著增加=3)。

(3)PT 延长(<3 秒=0,>3 秒但<6 秒=1,>6 秒=2)。

(4)纤维蛋白原浓度(>1.0g/L=0,<1.0g/L=1)。

4.将"3"项中的各分数相加,结果判定　如积分≥5,符合典型 DIC;每天重复积分,如积分<5,提示非典型 DIC,其后 1~2 天重复积分。

六、鉴别诊断

应与以下疾病鉴别。

1. **重症肝病** 重症肝炎患者有多发性出血、黄疸、意识障碍、肾衰竭、血小板和纤维蛋白原下降、PT 延长，但肝病无血栓表现，3P 试验阴性，FDP 和优球蛋白溶解时间正常。

2. **原发性纤维蛋白溶解症** 指因纤溶酶原激活或纤溶酶抑制物减少，引起高纤溶酶血症，造成以低 Fg 血症为主的低凝状态。临床表现为多部位出血。但原发纤溶发生在大血管，血小板、PT、APTT 及 TT 等一般正常，而 DIC 继发纤溶的典型部位局限于微循环。

3. **血栓性血小板减少性紫癜** 本病表现有微血管病性溶血性贫血、BPC 减少性出血及肾脏和神经系统损伤，为广泛性毛细血管微血栓形成，血栓为透明性，血栓中无红细胞及白细胞，PT、Fg 及 AT-Ⅲ一般正常，3P 试验阴性。病理活检可以确诊。

七、治疗

（一）治疗原发病

是终止 DIC 病理过程的最关键措施。恰当治疗原发病，DIC 可以自然痊愈。对伴 DIC 的严重感染和脓毒症患者，抗感染和（或）外科引流是重要处理。

（二）消除诱因

防治休克、纠正酸中毒、改善缺氧、保护肝肾功能和恢复单核-巨噬细胞系统功能（慎重使用抗肿瘤药物、免疫抑制剂及肾上腺皮质激素等），可以预防或阻止 DIC 的发生、发展。肿瘤细胞内含丰富的组织因子及组织因子样物质，为防止化疗诱发 DIC，可选择温和治疗方案及预防性抗凝治疗，如小剂量肝素或其他抗凝物质。

（三）根据动态的实验室检测和临床情况来调整诊治方案

1. **抗凝治疗** DIC 以凝血途径广泛性活化为特征，必须抗凝治疗。

（1）肝素：是最主要的抗凝治疗药物；至少能部分抑制凝血系统的活化。DIC 患者以动、静脉血栓形成为主，也可因末端缺血或皮肤血管梗死而发生严重紫癜，以下情况应使用治疗剂量肝素，肝素治疗剂量尤为重要。

1）适应证：①DIC 早期，高凝状态，PT 及 APTT 缩短；②有明显栓塞症状者，如皮肤黏膜栓塞性坏死、急性肾功能及呼吸功能衰竭；③消耗性凝血期表现为凝血因子、血小板及纤维蛋白原进行性下降，出血逐渐加重，血压下降休克者；④慢性或亚急性 DIC，如继发于恶性肿瘤的 DIC；需补充凝血因子；继发性纤溶亢进需使用抗纤溶药者。已证实发生 DIC 而准备手术去除病因，为防止术中或术后促凝物质进入血液循环而加重 DIC，可短期使用。

2）禁忌证：颅内或脊髓内出血，肺结核空洞出血，溃疡出血；伴血管损伤或新鲜创面；晚期 DIC 以纤溶为主时；原有重度出血症如血友病等；严重肝病，多种凝血因子合成障碍。蛇毒所致 DIC。

3)肝素临床使用:肝素应用应根据原发病、DIC严重程度、高凝或低凝状态而定。临床上使用的肝素分为标准肝素和低分子量肝素:标准普通肝素(UFH)半衰期短(2小时)、排泄快,当患者出现高危出血倾向时,尤其在血栓与出血危险共存的患者,可持续静脉输注UFH;在无出血的严重DIC患者,推荐使用预防剂量的UFH或低分子肝素(LMWH),以预防静脉血栓形成。

UFH是由猪、牛的黏膜或肺提取,常用为钠盐或钙盐,1mg～125～130U。常以静脉注射或皮下注射。用法有:①先以肝素0.5～1.0mg/kg,静脉注射,约1小时完成,以后0.5mg/kg,每隔4～6小时重复一次,以试管法凝血时间等调整肝素用量。②中剂量400～1000U/(kg·24h),或10U/(kg·h)加入葡萄糖或生理盐水500ml持续静脉滴注。③肝素化血:肝素1mg/kg加鲜血5～10mg/kg,加生理盐水100ml静脉滴注。适用于严重出血(处于低凝及纤溶阶段)。④小剂量:120～300U/(kg·24h),持续静脉滴注;目前多用皮下注射,2000～5000U,每8～12小时一次。首剂可静脉注射,继之皮下注射。出血副作用少,无需实验室化验监护。⑤微量肝素疗法:剂量0.25～1mg/kg,每隔12小时皮下注射一次。理论依据为:肝素是通过AT-Ⅲ起抗凝作用,只要小量肝素存在,AT-Ⅲ就能发挥有力的抗凝作用;肝素可从AT-Ⅲ、肝素及因子Ⅹa复合物中分离,重新起作用,其本身不消耗。急性早幼粒细胞白血病(APL)患儿易并发DIC,在治疗过程中出现DIC可以使用小剂量肝素,0.25～1mg/kg,每隔12小时皮下注射一次,并在肝素抗凝基础上同时积极补充血小板和凝血因子。标准肝素治疗实验室监护:每次重复应用肝素前必须酌情作必要化验复查,以确定下次剂量及间隔时间。监护指标:①CT(试管法):维持在20～30分钟;②APTT延长至正常对照的1.5～2.5倍,控制在60～100秒,应用肝素的第1～2天内,应每4～6小时检测一次;③TT<100秒。低于或超过上述指标极限,应调整肝素用量和方法。静脉注射肝素半小时后若病情恶化、出血加重以及CT>30分,应考虑肝素过量,给予与肝素等量的鱼精蛋白中和,以止血(注入鱼精蛋白后均需用生理盐水1.0ml冲洗注射器管腔)。用APTT来监测用药剂量较为困难,所以目前不以APTT进行监测,而应以临床是否出血作为客观指标。

LMWH为一组由标准肝素裂解或分离出的低分子碎片,其仍具AT-Ⅲ结合部位,有以下特点:①抗因子Ⅹa作用更强;②去除了与血小板结合的部位,用药后诱发血小板减少及功能障碍者少见;③用量较小,对凝血酶(AT)的依赖性较低,不诱发AT水平下降;④皮下注射吸收率高达90%(标准肝素<50%),抗因子Ⅹa作用可持续24小时(标准肝素0.68小时),每天皮下注射一次即可满足抗凝治疗需要;⑤促内皮细胞释放t-PA作用强,促纤溶活性高于标准肝素,对早、中期DIC治疗有利。

LMWH用法:①预防:每天50～100U/kg,1次或分2次皮下注射,疗程5～10天或更长。由于用药方便,在DIC预防中更为常用。②治疗:50～100U/(kg·d)静脉滴注,每天50U/kg,分2次皮下注射,用药间隔时间8～12小时,疗程5～8天。③血液学监护:常规剂量下无需血流学监护,如用量过大或疑有用药相关性出血,可监测抗Ⅹa活性,使其维持在0.4～0.7U/ml为最佳治疗剂量。

4)肝素疗效判断指标:①临床症状和出血倾向改善,休克纠正,尿量增加;②各项实验室指标逐步恢复正常,所需时间依次是 PT 约 24 小时(或缩短≥5 秒);ELT 12～72 小时;纤维蛋白原 1～3 天(或比治疗前上升 0.4g/L 以上);3P 试验数天;BPC 约数天至数周恢复正常(或比治疗前上升>50×10^9/L)。

5)疗程:一般 2～3 天,长者 7 天。亚急性或慢性者疗程常需更长。停药指征是凝血缺陷得到纠正、临床情况好转、出血停止以及血压稳定,有关脏器功能恢复正常,原发病已控制或缓解,可逐渐减量停药或代以其他抗凝剂维持治疗。

6)肝素治疗无效的原因:①血中 AT-Ⅲ值低于 0.2g/L 或 40%;②肝素用药时间太短;③用肝素太晚;④血小板显著消耗、破坏,释出血小板因子 4(PFA)中和肝素;⑤已进入纤溶亢进期,或未同时用纤溶抑制剂;⑥滥用纤溶抑制剂及纤维蛋白原助长 DIC;⑦未治疗严重并发症;⑧原发病未控制,未清除诱因;⑨酸中毒未纠正,抗休克改善循环不力。

(2)其他抗凝血治疗:抗凝血因子浓缩物有助于恢复异常的抗凝系统。

适应证:①轻症或亚急性、慢性型 DIC,或病因可很快去除的 DIC 患者;②忌用肝素或无血液学监护条件时;③与肝素合并应用,增强疗效,减少肝素量及其副作用;④肝素治疗取得满意疗效后,用于代替肝素作维持治疗。

1)低分子右旋糖酐:每次 5～10ml/kg,每 6 小时一次,每天 2～3 次,次日酌情减为一次或停用。适于 DIC 早期。

2)双嘧达莫:5～10mg/(kg·d),分 3 次口服,多与肝素联用。

3)阿司匹林:10～20mg/(kg·d)或吲哚美辛 2～3mg/(kg·d),分为 3 次口服,新生儿忌用。

4)抗凝血酶(AT)治疗:药用 AT 目前主要来自血浆 AT-Ⅲ浓缩物。AT-Ⅲ是重要的抗凝物质,凝血酶的灭活 70%～80%由 AT-Ⅲ执行,AT-Ⅲ正常血浆水平为 80～300mg/L,活性为 70%～130%,低于 60%即易于血栓形成。现强调在肝素治疗的同时须补充 AT-Ⅲ,使其在体内的活性达到 100%。AT-Ⅲ的活性低于 50%时,肝素治疗效果不满意;若低于 30%时,肝素治疗无效;DIC 时用量为首剂 40～80U/(kg·d),静脉注射,以后逐日递减,以维持 AT-Ⅲ活性至 80%～160%为度。每天用药一次,疗程 5～7 天。低分子肝素的作用则不依赖于 AT-Ⅲ。如果患者未接受肝素治疗,一般不推荐使用 AT 浓缩物。新鲜血浆(1ml 相当于 1UAT-Ⅲ)、新鲜冰冻血浆或冷沉淀中含有 AT Ⅲ。

5)重组人活化蛋白 C(rhAPC)作用机制:①抗凝作用:抑制因子Ⅴ及Ⅷ功能,防止血栓形成;②抗感染作用:抑制 TNF 及 IL-6 的生成,下调 TF 释放;③增强纤溶活性。

适应证:①DIC 早、中期;②严重脓毒血症(有休克,2 个脏器以上功能障碍及出、凝血异常);脑膜炎球菌脑膜炎可常规使用。12～18μg/(kg·h)或 24～30μg/(kg·h),持续静脉滴注 4 天;活动性脏器出血、PLT 低于 30×10^9/L 者禁用。患者进行侵入性治疗前,应暂停使用 rhAPC(排泄半衰期约 20 分钟);然后根据患者的临床状况,于术后数小时恢复使用该药。

6)基因重组水蛭素:为强力凝血酶抑制剂。主要用于急性早期 DIC,或用于血栓形成为主型 DIC 患者。用量与用法:5μg/(kg·h),持续静脉滴注 4～8 天。

7)中药制剂:丹参或复方丹参注射液(0.4～0.6ml/kg,每天 2～3 次)。或川芎嗪注射液

(2~4ml)加入5%葡萄糖中静脉滴注,无明显副作用。

2.补充血小板及凝血因子

(1)适应证:机体因消耗大量的凝血因子而存在活动性出血、手术或存在出血并发症危险时,应补充凝血因子。

(2)注意事项:①在实验室检查开始前不应使用血制品治疗;②DIC患者血小板和凝血因子的补充,应在充分抗凝治疗基础上进行;③pre-DIC时,病因去除后无需补充凝血因子;④临床使用不主要依赖实验室结果,应主要以患者出血情况而定;⑤补充凝血因子可能增加纤维蛋白的沉积并致MODS,应反复监测提示MODS的指标(LDH、Cr、pH和PaO_2)。

(3)临床可使用制剂

1)新鲜血浆:所含血小板和凝血因子与新鲜全血相似,血浆输入还有助于纠正休克和微循环,每次10~20ml/kg,每毫升血浆加肝素2.5~5U。

2)新鲜冷冻血浆(FFP):FFP含有几乎所有的天然凝血因子和抗凝因子,包括AT-Ⅲ、蛋白C及抗纤溶酶(如α_2-抗纤溶酶和α_2-巨球蛋白)等。在PT、APTT延长并伴出血的DIC患者,输注FFP最为有效,但是否输注FFP并不能单独依赖实验室的检测结果,而应考虑患者是否存在活动性出血以及是否进行侵入性治疗。血浆可导致凝血系统活化;需使用大剂量血浆来纠正凝血因子缺陷时,建议FFP初始剂量为15ml/kg,但FFP30ml/kg对纠正凝血效果更佳。

3)血小板:输注的标准应根据DIC所处的临床阶段决定:①患者有出血或高危出血(术后或经历侵入性治疗)以及血小板计数(BPC)<50×10^9/L者应考虑输注血小板;②在无出血的DIC患者,不需要预防性血小板输注,除非发现有高危出血表现;③对未出血患者,血小板输注的标准为$(10\sim20)\times10^9$/L;但当临床和实验室检查发现患者有高危出血倾向时,BPC高于$(10\sim20)\times10^9$/L时也可考虑输注血小板;④血小板低于20×10^9/L,疑有颅内出血或临床有广泛而严重脏器出血的DIC患者,需紧急输入血小板悬液;⑤要求在抗凝治疗的基础上输注BPC;⑥建议血小板输注的初始剂量为1U(约含血小板>240×10^9/L),输入有效时间约48小时,若DIC未控制,1~3天可重复1次。PLT应维持在50×10^9/L以上。

(4)浓缩的凝血因子制剂

1)纤维蛋白原(Fg):严重的Fg缺乏(<1g/L)可用FFP作替代治疗,也可使用Fg浓缩物或冷沉淀;Fg适用于急性DIC有明显低Fg血症或出血极为严重者,尽管患者使用FFP及Fg浓缩物或冷沉淀治疗,仍可发生严重的低Fg血症。Fg的正常血浆浓度为2~4g/L,最低止血要求0.5~1.0g/L。Fg首次为2~4g静脉滴注,以后根据血浆Fg含量而补充,使血浆Fg含量>1.0g/L为适宜;因其半衰期为100小时,在Fg血浆浓度恢复到1.0g/L以上或无明显纤溶亢进的患者,24小时后不再使用。3gFg浓缩物可升高血浆Fg浓度约1g/L,一般给予患者4UFFP、2U多产冷沉淀(10名供者)或3gFg浓缩物。对严重的低Fg血症,应弃用FFP,而使用Fg浓缩物或冷沉淀。

2)冷沉淀:为FFP在1~5℃条件下形成的白色沉淀物,主要含因子Ⅷ、vWF和纤维蛋白原等。3ml/kg冷沉淀可使Fg水平维持在0.5~1.0g/L。

3)凝血酶原复合物(PCC):含有因子Ⅱ、Ⅶ、Ⅸ、Ⅹ,活动性出血的 DIC 患者,因体液过量而不能输注 FFP 时,可考虑使用 PCC;该浓缩物仅含部分凝血因子,并不能纠正 DIC 患者全方位的凝血因子缺陷,如凝血因子Ⅴ,在浓缩物中可能还残留活化的凝血因子,致使凝血病恶化,故在 DIC 治疗中应慎用。剂量为 20~40U/kg,每次以 5%葡萄糖液 50ml 稀释,要求在 30 分钟内静脉滴注完毕。每天 1~2 次。

4)因子ⅧC 浓缩剂:剂量为每次 20~40U/kg,使用时以缓冲液稀释,20 分钟内静脉输注完毕,每天 1 次。

5)维生素 K:在亚急性和慢性型 DIC 患者,作为一种辅助性凝血因子补充剂有一定价值。

3.抗纤溶疗法 纤维蛋白沉积是 DIC 的一个重要特征,抑制纤溶系统的活性并不合适,一般而言,DIC 患者不需进行抗纤溶治疗,除非患者伴有原发性或继发性高纤溶活性,抗纤溶治疗多用于急性早幼粒细胞白血病(AML-M3)相关的凝血异常及恶性肿瘤(如前列腺癌)并发 DIC 患者。M3 的标准治疗方法是使用全反式维 A 酸(ATRA),但其本身可增加血栓形成的危险,伴有严重血栓形成并发症的患者应同时使用 ATRA 和抗纤溶剂,单独使用抗纤溶剂(如氨甲环酸)作用有限。

主要适应证:①DIC 的病因及诱发因素已经去除或基本控制,已行有效抗凝治疗和补充血小板、凝血因子,出血仍难控制;②纤溶亢进为主型 DIC;③DIC 后期,纤溶亢进已成为 DIC 主要病理过程和再发性出血或出血加重的主要原因;④DIC 时,纤溶实验指标证实有明显继发性纤溶亢进。

抗纤溶常用药物:①氨基己酸(EACA):DIC 治疗一般用注射剂,每次 0.1~0.12g/kg,以 5%葡萄糖或生理盐水 100ml 稀释,维持剂量 1g/h,小剂量每天 Sg 以下,中等剂量每天 10g 以下,大剂量每天可达 20g。本品快速静脉注射可引起血压下降,休克者慎用。②对羧基苄胺(PAMBA):每次 8~10mg/kg 加于葡萄糖液 20ml 中,静脉注射,每天 1~2 次,或加于液体静脉滴注,每小时维持量 100mg。③氨甲环酸(止血环酸):DIC 时多用注射剂。用量为氨基己酸的 1/10(10mg/kg),1~2 次/天,或静脉滴注,每小时维持量 0.lg。小剂量 0.5g/d,中等剂量 1.0g/d 以下,大剂量可达 2g/d。④抑肽酶:抑肽酶兼有抑制纤溶酶和因子Ⅹ等激活的作用,呈纤溶、凝血双相阻断,最适合于 DIC 的治疗。常用剂量每天 8 万~10 万单位,分 2~3 次使用。或首剂 5 万单位,随后每 2 小时 1 万单位,缓慢静脉注射。

4.溶栓治疗

(1)适应证:①血栓形成为主的 DIC,经前述治疗未能有效纠正者;②DIC 后期,凝血和纤溶过程已基本终止,而脏器功能恢复缓慢或欠佳;③有明显血栓栓塞临床和辅助检查证据者。

(2)常用药物

1)尿激酶:可致全身性纤溶激活和纤维蛋白原降解。首剂 4000U/kg,静脉注射,之后以 4000U/h,持续静脉滴注,可连用 3~5 天。

2)单链尿激酶:激活纤溶作用依赖于纤维蛋白的存在,特异性较强,疗效较强而致纤溶亢进作用较弱。剂量与用法:80mg 加入 5%~10%葡萄糖,静脉滴注,60~90 分钟滴注完毕。每天 1~2 次,持续用药 3~5 天。

3）组织型纤溶酶原活化剂（t-PA）：为高效纤溶酶原激活剂，选择性激活纤维蛋白血栓中的纤溶酶原。剂量和用法：首剂100mg，静脉注射，之后50mg/h持续静脉滴注，共2小时，第2~3天可酌情重复。

4）乙酰化纤溶酶原，链激酶复合物：首剂30mg，5分钟内静脉注射完。

八、疗效标准

1. 痊愈 ①引起DIC的基础疾病治愈或病情转为稳定；②DIC引起的出血、休克及血栓栓塞等症状、体征消失，脏器功能不全恢复正常或回到DIC前的状态；③血小板计数、纤维蛋白原含量、其他凝血试验和实验室指标恢复正常或回到DIC前的水平。

2. 显效 以上三项指标中，有两项符合要求者。

3. 无效 经过治疗，DIC症状、体征和实验室指标无好转，或病情恶化、死亡。

第四节 维生素K依赖因子缺乏症

维生素K依赖因子缺乏症是由于体内维生素K依赖因子（凝血因子Ⅱ、Ⅶ、Ⅸ、Ⅹ）缺乏导致的一组出血性疾病。维生素K参与肝脏合成凝血因子Ⅱ、Ⅶ、Ⅸ、Ⅹ的过程，是肝细胞线粒体内羧化酶的辅酶，可使维生素K依赖因子的前体分子N端谷氨酸羧基化，形成γ-羧基谷氨酸和具有活性的凝血因子。维生素K缺乏时，肝脏所合成的凝血酶原是脱羧基凝血酶原（PIVKA-Ⅱ）。此种非羧化的凝血酶原，不能与Ca^{2+}螯合，故不能被激活形成有活性的凝血酶，因此无凝血功能，易导致出血，并可出现因子Ⅱ、Ⅶ、Ⅸ、Ⅹ的异常症。本章节重点论述两种常见的获得性维生素K依赖因子异常：新生儿出血症及婴儿晚发性维生素K缺乏症。

一、新生儿出血症

新生儿出血症，又称新生儿低凝血酶原血症，是由于维生素K依赖因子生理性下降引起的一种自限性出血性疾病。多于生后2~5天内发病，以脐带残端出血、胃肠道出血多见。一般病情较轻，但个别严重者也可引起死亡。本病是新生儿出血疾病中的常见类型，病程一般10天，为自限性。早产儿可延长至2~3周。极个别严重者可发生颅内出血，预后不良。近年来广泛采用维生素K预防，本病发病率已明显降低。

【病因】

肝脏合成凝血因子Ⅱ、Ⅶ、Ⅸ、Ⅹ的过程需要足够的维生素K参与。这些凝血因子称维生素K依赖因子。新生儿出生后维生素K下降的原因为：

1. 贮存量不足 维生素K经胎盘的通透性差，孕妇维生素K不易进入胎儿体内，胎儿的维生素K要靠自身合成，而出生时维生素K贮存量低，正常新生儿初生时维生素K含量为正常人的 30%～60%，为母血维生素 K 含量的 1/2。况且新生儿肝脏发育不完善，合成凝血因子能力不足。早产儿更明显，维生素 K 依赖因子活性降低的持续时间更长，体内维生素 K 含量仅为正常人的 5%～20%，直到 1 周末才逐渐上升。

2.摄入量不足 母乳中维生素 K 含量(15μg/L)显著低于牛乳(60μg/L)，故纯母乳喂养儿维生素 K 缺乏症发病率高于牛乳喂养儿 15～20 倍，加上新生儿进食量少，故维生素 K 摄入量少。

3.肠道合成及吸收减少 新生儿肠道尚未建立合成维生素 K 的正常细菌群，使维生素 K 合成减少。新生儿(尤其早产儿)胆汁中胆酸含量低，也影响维生素 K 吸收。

上述因素导致新生儿生后维生素 K 依赖因子逐渐降低，生后 2～5 天内是"生理性凝血因子低下期"，7～10 天才恢复出生时水平，生后 3 个月才达成人水平。当新生儿维生素 K 依赖因子活性低于正常 30% 时，即有出血倾向；低于 20% 时，即产生自然出血。而新生儿期维生素 K 依赖因子缺乏，可因下列诱因加重或持续：①孕母缺乏维生素 K 或患肝脏疾病。②孕母服用过维生素 K 抑制剂(阿司匹林)、抗凝剂(双香豆素)、抗惊厥药(苯巴比妥、苯妥英钠、扑米酮)、抗结核药(利福平、异烟肼)等，这些药物与维生素 K 竞争性吸收，故影响维生素 K 代谢。③新生儿口服广谱抗生素，抑制了肠道菌群，患肝病或先天性胆道畸形，胆汁分泌不足，更影响维生素 K 吸收。④新生儿产伤、缺氧、感染、肝胆疾病等均可造成体内维生素 K 缺乏及肝功能不良。

【临床表现】

临床表现主要取决于凝血酶原减低的程度。减低 30% 有出血倾向，表现为外伤后出血不止；减低 20% 以下，临床有自发性出血。

新生儿出生时正常，生后 2～5 天内发生脐带残端、胃肠道出血或弥漫性皮下出血，早产儿也可发生在生后 2 周内，如孕母服过抗凝药或抗惊厥药，也可在生后第 1 天发病。一般出血很少发生在 20 小时内或 5 天后。出血可急可缓，自然出血或轻伤引起。出血程度不同，轻者为渗血，常被忽略而自愈；重者有内脏出血，以胃肠道出血最多(呕血、黑便)，也可表现为血尿、肺出血、阴道出血等，偶见颅内出血。皮肤出血可见淤点、淤斑，重者广泛性皮下出血。脐带残端出血与脐带结扎无关。

【实验室检查】

特征为 PT 延长，可达正常对照组的 2 倍以上。严重者 KPTT 也延长，但 TT 正常。因子 Ⅱ、Ⅶ、Ⅸ、Ⅹ 活性明显减少。严重出血可引起贫血，网织红细胞升高，白细胞升高。血小板及 BT 正常。

【诊断及鉴别诊断】

1.诊断依据

(1)新生儿生后 2～5 天内发生自然出血，无外伤史。

(2)PT 延长，可达正常对照组的 2 倍以上，这是重要的诊断依据。血小板数及 BT 正常，TT 正常。

(3)试用维生素 K_1 治疗，给药后 4 小时，PT 转为正常，有效者可确诊。若无效者应考虑其他出血性疾病。

2. 鉴别诊断

(1) 咽血综合征：新生儿出生时吞下母亲产道血或由于口腔、鼻咽部破损或母乳头皲裂,咽入血液再吐出,可表现为呕血水及黑便。一般血量不多,洗胃后即止吐,与新生儿出血症鉴别不难。如出血量较大,可取吐出物或洗胃液作血红蛋白碱变性试验,则可鉴别是母血或儿血。方法为取吐出物加水稀释,旋转后悬液分 5 份,加 1% NaOH 1 份,1~2 分钟后如变棕黄色为母血,红色为儿血。

(2) 新生儿产伤性出血：产伤出血常与本病互为因果且互相混淆。一般产伤出血多为出生时发生,且 PT 正常。

(3) 新生儿血小板减少性出血：各种原因所致新生儿血小板减少($<100\times10^9/L$)可在生后 1 周内发生出血,表现为皮肤、黏膜淤点、淤斑,严重血小板减少也可致内脏出血。但实验室检查有血小板数减少,BT 延长,而 PT 正常。

(4) 新生儿弥散性血管内凝血(DIC)：常为严重疾病的一种预后凶险的综合征,特点为：①有原发基础病,如严重感染、败血症、重度窒息、缺氧、休克、硬肿症、呼吸窘迫综合征等。②出血发生于全身任何部位,分布广泛,包括针刺部位渗血、皮肤淤点、淤斑、血肿、脐出血、内脏出血。③血小板明显减少($<50\times10^9/L$),BT 延长,TT 延长,纤维蛋白原减少,FDP 阳性,3P 试验阳性。④维生素 K 治疗无效。可与本病鉴别。

(5) 血友病甲：重型血友病甲可予生后 1 周内发病,有阳性家族史,脐血 KPTT 延长(>120 秒),PT 及 TT 正常,因子Ⅷ明显减少。

(6) 其他：①胃肠道出血：应与先天性消化道畸形、溃疡、胃穿孔、坏死性肠炎或窒息、缺氧所致的急性应激性溃疡鉴别。这些疾病均无凝血机制障碍表现。②脐出血：应与脐带结扎不紧或脐部感染鉴别,脐带重新结扎可止血,且凝血象正常。

【预防】

1. 孕妇产前有应用抗凝剂、抗惊厥药及大量抗生素者,应产前静注或肌注维生素 K_1,每次 10mg,每天 1 次,连用 3 天。或产前 2 周每天口服维生素 K 2~4mg,可预防本病发生。

2. 新生儿生后 24 小时内,常规注射维生素 K_1 1~2mg,连用 3 天。早产儿每次注射 0.5mg,有预防出血作用。

3. 早产儿、先天性消化道畸形儿、长期胃肠道高营养喂养者,均应使用维生素 K_1 预防本病。但红细胞 G-6-PD 缺陷者忌用水溶性维生素 K_1,以免诱发溶血。

4. 有人建议,乳母应预防性口服维生素 K,每次 20mg,每周 2 次,可预防婴儿晚发性维生素 K 缺乏症。

【治疗】

1. 维生素 K_1　轻型出血者,可单用维生素 K_1 每次 5~10mg 缓慢静注,必要时可重复几次,常于 2~8 小时内止血,维生素 K 依赖因子活性 1 天内恢复,凝血功能 3 天内完全纠正。一般不主张口服或肌注维生素 K,以免发生过敏样反应。

2. 输注新鲜冰冻血浆或普通冰冻血浆　出血严重或因肝病所致者,在静注维生素 K_1 的同时,应输注新鲜冰冻血浆,每次 10~20ml/kg。新生儿(尤其早产儿)肝功能不成熟,不能在肝脏合成足够的凝血因子,故严重出血时,单用维生素 K 仍不能奏效,必须同时输注血浆,才能补充足够的凝血因子。

3.输注凝血酶原复合物(PPSB)浓缩制剂　发生颅内出血者,应改用 PPSB 输注。由于新鲜冰冻血浆输注 10~20ml/kg,仅增加因子Ⅱ、Ⅶ、Ⅸ、Ⅹ 0.1~0.2U/ml,而达到有效止血浓度,需用至成人水平的 50%,PPSB 中富含因子Ⅱ、Ⅶ、Ⅸ、Ⅹ,颅内出血时输注 PPSB 可迅速提高凝血因子水平而止血。剂量:每次 50U/kg。

二、婴儿维生素 K 缺乏症

婴儿维生素 K 缺乏症,又称晚发性维生素 K 缺乏症、新生儿出血症晚发型,是近年来广受临床医生关注的一类小儿出血性疾病。本病临床特点为:突然发生急性或亚急性颅内出血,可伴有其他部位出血、进行性贫血,具有维生素 K 缺乏的实验室依据。本病病死率高,存活者多有明显后遗症。近年来国内对本病报道日趋增多,应提高对本病的认识,力争早期诊断、早期治疗,减少死亡率及后遗症。

【病因及发病机制】

1.维生素 K 摄入不足、合成减少、吸收障碍

(1)婴儿(3个月内)所需维生素 K 的来源主要为饮食及肠道细菌产生,母乳中维生素 K 含量低(15μg/L)仅为牛乳含量(60μg/L)的 1/4。且母乳中含有 SIgA 及较高的 β 型乳糖,使母乳喂养儿肠道内合成维生素 K 的细菌减少,故本病以 1~2 个月的母乳喂养儿多见。

(2)慢性腹泻、病毒性肠炎或长期口服广谱抗生素者,导致肠道菌群失调,维生素 K 合成减少。

(3)肝胆道畸形、肝炎综合征等患儿,其肝脏对脂溶性维生素 K 吸收不良,有资料表明婴儿肝炎综合征与婴儿晚发性维生素 K 缺乏颅内出血关系密切。

2."自发性"出血的解剖学基础　婴儿生后头 3 个月内,生长发育快,尤以脑发育最为迅速,为适应脑组织的迅速发育,其周围血管组织发生相应改变,构成"自发性"出血的解剖学基础。同时婴儿肝酶系统发育不完善,各类凝血因子水平较低,极易构成自发性出血倾向。

3.血清脱羧基凝血酶原(PIVKA-Ⅱ)浓度增高　维生素 K 缺乏时肝脏合成的凝血酶原(因子Ⅱ)是脱羧基凝血酶原(PIVKA-Ⅱ),它不能与 Ca^{2+} 螯合,不能活化为有活性的凝血酶。生后 3 个月内的母乳喂养儿而未补充维生素 K 者,其血中 PIVKA-Ⅱ 浓度明显持续增高,提示这些婴儿大都缺乏维生素 K,有潜在出血的危险,特别颅内出血更与维生素 K 羧化过程中多因素损害及婴儿肝酶系统发育不完善有关(如 $α_1$-抗胰蛋白酶缺乏),故检测血清 PIVKA-Ⅱ 浓度,可作为验证维生素 K 缺乏的一种可靠的生化指标。

4.低钙惊厥与颅内出血的关系　临床发现,维生素 K 缺乏症伴低钙惊厥者,极易诱发或加重颅内出血。而两者均频发惊厥易导致脑缺氧→脑水肿、细胞膜损伤,钙通道开放,Ca^{2+} 内流,造成细胞内钙平衡紊乱,最终导致多脏器功能损害及神经系统严重后遗症,是影响本病预

后的重要因素。

【临床表现】

生后1个月至1岁发病,以1~3个月的乳儿多见(80%以上),未接受过维生素K预防。半数病儿有抗生素应用史。突然发生急性或亚急性颅内出血,发生率为34%~87%,以硬膜下出血最多见,其次为蛛网膜下腔及脑实质出血,或有多部位出血。病情凶险,而无感染中毒表现,多于夜间突然发作,小婴儿有早期颅内压增高征象:烦躁不安或嗜睡、呻吟、前囟膨隆、颅缝增宽、头围增大、呕吐等,随后出现意识丧失,双目凝视、斜视,阵发性肢体屈曲紧张,重者出现呼吸循环衰竭。小婴儿由于前囟及颅缝未闭,故颅内出血早期或出血量不多时,颅内高压征不明显,症状不典型,常易误诊。50%~65%的颅内出血患者,可同时或发生颅内出血前伴有其他部位出血。常有注射、穿刺部位出血不止,呕血、便血,皮肤淤斑或血肿,鼻出血等。多数呈急速进行性贫血(80%~100%)、面色苍白,可伴发热、黄疸(50%)、轻度肝肿大(73%)。

【实验室检查】

1.外周血象 血红蛋白(Hb)急剧下降,降至24~103g/L,红细胞数$(1.3~3.2)×10^{12}/L$。呈低色素性贫血,白细胞偏高,血小板正常。

2.凝血功能试验 凝血酶原时间(PT)延长(是诊断本病的重要依据,可达正常对照2倍以上)。KPTT也可延长,BT及TT正常,CT多数延长。

3.凝血因子活性的测定 因子Ⅱ、Ⅶ、Ⅸ、Ⅹ活性降低,降至30%有出血倾向,降至20%以下可发生自然出血。

4.放射免疫法测定 用放射免疫法测定血清PIVKA-Ⅱ浓度持续升高,可作为验证维生素K缺乏的可靠生化指标。

5.高效液相层析法 如有条件可用高效液相层析法,直接测定血中维生素K含量有降低。

6.其他 肝功能GPT一过性升高(40%),间接胆红素轻度升高。

颅内出血者作眼底检查可见视乳头水肿、出血。脑脊液检查可发现血性脑脊液或皱缩红细胞,对诊断有帮助。但对危重儿腰穿时间的选择很重要,并要小心谨慎,以免引起不良后果。头颅CT及MRI检查,可明确诊断颅内出血及测出出血部位、范围,CT对颅内病变的诊断与病理一致性甚高,有利于锥颅穿刺治疗颅内出血,应尽早进行检查。

【诊断及鉴别诊断】

1.诊断要点

(1)生后1个月至1年内(尤其1~2个月)母乳喂养的小婴儿,未接受过维生素K注射,突然发病而无感染中毒症状。

(2)突发急性或亚急性颅内高压征象及意识障碍,出现脑性尖叫、阵发性惊厥及前囟饱满。

(3)进行性失血性贫血伴有多部位自发性出血倾向,皮下或内脏出血。

(4)颅脑CT、MRI、眼底或硬膜下穿刺证实为颅内出血。

(5)PT延长、维生素K依赖因子活性降低,血清PIVKA-Ⅱ持续升高。

(6)维生素K_1、新鲜冰冻血浆输注或PPSB输注迅速奏效,1~2天内PT恢复正常。

(7)排除产伤、外伤或其他原因致颅内出血。

本病过去误诊率甚高,主要是对本病缺乏认识,警惕性不高,而临床表现无特异性,如早期无明显自然出血,突发神经系统症状,常易误诊为中枢神经系统感染,采用抗生素、止痉剂治疗而延误了有效的治疗。也有些病人被误诊为维生素 D 缺乏手足搐搦症。

2.鉴别诊断

(1)化脓性脑膜炎:有原发感染灶及全身中毒症状,脑脊液混浊而非血性,白细胞>1000,以中性粒细胞为主,涂片可找到革兰阳性或阴性细菌。

(2)败血症并 DIC:有明显发热,中毒症状重,肝脾肿大,血小板进行性降低,PT、KPTT 及 FIB 均可异常。但维生素 K 治疗无效。

(3)维生素 D 缺乏手足搐搦症:也可表现为惊厥,检查血钙常低于 1.87mmol/L,但临床上有时可与本病并存,应注意鉴别。

【治疗】

1.静脉注射维生素 K 诊断一经确立,立即静脉注射维生素 K_1 5～10mg,连续 3～5 天。

2.静脉输注新鲜冰冻血浆(FFP) 每次 10～15mg/kg,连续 3 天,或 PPSB 50U/(kg·d),应与静注维生素 K_1 同时并重。因静注维生素 K 后,维生素 K 依赖因子活性 6～8 小时才恢复正常的 75%～100%,发挥止血功能要在 8～12 小时后,及时输 FFP,补充凝血因子,可在 0.5～1 小时迅速止血。

3.治疗颅内高压症 本病早期一般不必应用甘露醇降低颅内压,因早期应用维生素 K 静注及输新鲜血已能迅速止血,若早期应用甘露醇反而会加重颅内出血。但重症颅内压增高,有脑疝形成可能者,应及时应用"脱水三联针"(地塞米松、甘露醇、呋塞米),强力脱水以降低颅内压,一般在静注维生素 K 后 6 小时,用小剂量甘露醇,除可降低颅内压外,还有清除氧自由基的作用。

4.应用糖皮质激素 用药指征为严重脑水肿、颅内高压。主要作用为降低毛细血管通透性,稳定细胞膜功能,减少脑脊液生成,并能防止和减轻自由基引起的过氧化损伤,保持细胞膜完整性,改善脑水肿。此外还能抑制粒细胞释放自由基,减少对机体损伤。

5.CT 定位导向锥颅穿刺抽吸血肿液或侧脑室及腰穿放液

(1)脑室或蛛网膜下腔出血:可每天行侧脑室或腰椎穿刺放液,降低颅内压,减轻脑室扩张及脑实质损害,并除去脑脊液中的血液及蛋白,防止脑脊液通路粘连和阻塞。

(2)硬膜外、硬膜下及半球脑叶内表浅的血肿:可进行 CT 定位导向锥颅穿刺抽吸血肿液,穿刺前应补充维生素 K_1 及输 FFP 或 PPSB 补充凝血因子,待止血及 PT 正常后施行。如术中发现血凝块,可用小剂量尿激酶 2500～5000U,加 4ml 生理盐水缓注血肿内溶解血凝块,隔日再行穿刺。本法操作简便,损伤少,存活率高,适合基层医院开展。主要并发症为出血、感染、脑水肿及重要功能损害。

6.慎用钙剂 脑缺氧钙离子通道开放下,应用钙剂可加重脑细胞损伤,故除非血钙低于 1.75mmol/L,一般不主张同时补钙。钙离子通道拮抗剂如硝苯地平可酌情应用。

【预防】

1.新生儿生后都应常规肌注维生素 K_1 0.5～1mg,连续 3 天,口服无效。

2.生后 1~2 周及满 1 个月时,重复注射维生素 K_1 1 次。可有效预防晚发性婴儿维生素 K 缺乏所致的颅内出血。

3.加强孕母及乳母的营养指导,多进食绿叶蔬菜、水果。孕母产前 2 周,常规口服维生素 K,每周 2 次,每次 20mg,新生儿后期的乳母也应常规补充维生素 K_1,可提高母乳中维生素 K 含量。

4.有阻塞性黄疸或婴儿肝炎综合征者,应静注维生素 K_1 1~3mg/d。连用 3 天,长期慢性腹泻或脂肪吸收不良患儿,应每天肌注维生素 K_1 1mg,连续 3 天。

【预后】

如无颅内出血者,应用维生素 K 及输新鲜或冰冻血浆后,可迅速治愈;合并颅内出血者,病死率高(18%~50%),存活者也遗留永久性神经系统后遗症如脑性瘫痪、脑积水、智力低下等。

第五节 抗凝物质所致的出血性疾病

抗凝物质性出血是因血液循环中出现继发性抗凝物质增多,干扰正常的凝血机制所致的一类出血性疾病。循环中抗凝物质增多可分为:①肝素或类肝素物质增多,较常见(达 64.3%);②异常蛋白血症,致抗凝物质增多:见于巨球蛋白血症、冷球蛋白血症、高丙种球蛋白血症及 DIC 所致 FDP 增多;③狼疮性抗凝物质增多;④抗凝血活酶活性的抗凝物质增多,见于再生障碍性贫血及 SLE;⑤抗凝血活酶形成的抗凝物质增多,主要有抗 AHG 抗体,见于血友病 A、SLE、类风湿病、溃疡性结肠炎及药物反应。

本病诊断依据:①原发病基础上有不能以其他原因解释的出血现象;②抗凝物质测定。可分为两个步骤:一是血中是否存在抗凝物质,可选用凝血时间交叉试验、复钙时间交叉试验或 KPTT 交叉试验;二是检查抗凝物质是作用于凝血过程哪一阶段:抗凝血活酶生成的抗凝物质作 PCT 交叉试验或 TGT 交叉及纠正试验;抗凝血活酶活性抗凝物质作 PT 交叉试验及纠正试验或组织活酶稀释试验;抗凝血酶活性抗凝物质作 TT 和甲苯胺蓝纠正试验。

一、凝血因子抑制物

凝血因子抑制物是结合于凝血因子的抗体,通常属于 IgG,少数为 IgA、IgM 或混合型,能中和凝血因子的活性或加速它们的清除。发生在遗传性凝血因子缺乏症的患者因多次接受异体血液制品而产生特异性的抑制物,称为同种异体抗体;既往无凝血因子异常而自发产生的抑制物称为自身抗体。临床上以获得性Ⅷ因子抑制物(抗 AHG 抗体及抗因子Ⅷ抗体)最常见。

产生抗 AHG 抗体的机制是:①异体抗原:替代疗法中的Ⅷ因子作为抗体对机体的刺激。②机体对外来Ⅷ因子缺乏免疫耐受,产生抗体。③多形变态:患者血浆中存在结构异常、无生理活性的Ⅷ因子,因而输入的正常Ⅷ因子成为异性蛋白。抗AHG抗体是一种特异性很强的抗因子Ⅷ:C抗体(主要为IgG)。该抗体中和、阻止Ⅷ因子参与的凝血酶原形成,导致出血。④因子Ⅷ基因突变及免疫调控基因的作用。

血友病A产生抗体的机会占10%～15%,其中重型血友病A产生抗体的危险明显增加。血友病B仅占该病1%。非血友病患者主要见于:类风湿病、溃疡性结肠炎、药物(青霉素、磺胺类及马血清等)变态反应、SLE、哮喘、湿疹、肾炎、结核病、肝素、风湿性心脏病、亚急性心内膜炎、异常蛋白血症及恶性肿瘤等。

【临床分型】

1. 弱反应型　约占25%,虽反复接触因子Ⅷ,其抗体滴度<2～5BethesdaU/ml。反应慢,停止输注外源性FⅧ后抑制物可在几周内自行消失,再次暴露于抗原后抗体滴度并不升高。

2. 强反应型　占50%～60%,在接触因子Ⅷ时,能增加滴度,2～3周达高峰,2年后抗体滴度仍>5BethesdaU/ml。反应强烈、迅速,或再次输注FⅧ后抑制物升高明显,体内抑制物长期存在,甚至可达2年。

尚有10%～20%患者无法归类。

【诊断】

1. 血友病A患者抗AHG抗体的诊断

(1) 经因子Ⅷ治疗后出血倾向更严重。

(2) 实验室检查:复钙和(或)KPTT交叉试验作为初筛以决定抗凝物质存在;凝血酶原活动度在血清中高而血浆中正常;凝血酶原消耗、TGT异常,不被正常血浆、正常吸附血浆及正常血清纠正;因子Ⅷ抑制物浓度和滴度证实AHG抗体的存在。

2. 非血友病A患者抗AHG抗体的诊断　①寻找有无引起抗体的原发病;②临床上有血友病样出血倾向,严重者可有肌肉等软组织血肿,但关节出血发生畸形少见;③实验室诊断:先定有无凝血障碍及抗凝物质,然后确定抗AHG抗体滴度。

【治疗】

治疗原则:控制出血和清除抑制物。

1. 针对血友病患者产生抗体的治疗。

2. 非血友病A患者抗AHG抗体的治疗　本症患者的治疗常用持续输注大剂量Ⅷ浓缩剂,联合免疫抑制剂以达到控制出血,中和AHG抗体和降低其抗体滴度的目的。约有半数患者在免疫抑制治疗后,抗体滴度完全消失,其余患者的抗体滴度也降低,无出血症状。

二、系统性红斑狼疮合并的抑制素

系统性红斑狼疮(SLE)可继发独特类型的狼疮性抗凝物质。发生率为10%～15%,其抗凝物质是直接针对磷脂的抗磷脂抗体,通常为多克隆IgG或IgM,作用原理:①阻止已形成的凝血酶原活性(抑制Ⅹa和Ⅴ作用);②类肝素物质;③类抗AHG抗体;④激活血小板及通过内皮细胞抑制前列环素的合成,干扰血栓调节蛋白的功能,促使血栓形成。

【诊断】

1.临床表现　呈现抗 AHG 抗体样出血倾向。部分患者以血栓形成为首发表现。

2.实验室检查　①确定有无抗凝物质的初筛试验；②CT、PTT 延长，大多 PT 延长；③凝血酶原含量降低；阻止已形成凝血酶原活性作用的抗凝物质试验：加入大量凝血酶原后，可使血浆凝血酶原时间部分恢复。

【治疗】

皮质激素和(或)免疫抑制剂(环孢素 A)治疗可迅速止血。

三、肝素或类肝素物质增多

肝脏和许多组织合成肝素类物质，主要存在于血管周围肥大细胞内，当物理、化学刺激肥大细胞时，胞浆内颗粒脱落，肝素释出，其作用是抑制凝血酶及类似肝素的作用。肝素类物质增多见于先天性高肝素血症(AD)及获得性肝素过多(急性白血病、SLE、严重肝功能衰竭、胆道感染、尿毒症、过敏性休克、过敏性紫癜、流行性出血热、DIC、放射线病、恶性肿瘤、某些大手术、肝移植及体外循环等)，后者部分病例伴 Pr 延长，也可继发于服用某些药物。

【诊断】

1.病史　先天性者可有阳性家族史，获得性者有原发病的临床表现。

2.临床表现　多为皮肤、黏膜出血及外伤、手术后渗血不止，严重者可有颅内出血。

3.实验室检查　复钙和(或)KPTT 交叉初筛试验阳性，凝血酶原活动度在血清中低而血浆中高；TT 延长可被甲苯胺蓝纠正，PT 中度延长。

【治疗】

硫酸鱼精蛋白治疗有效，成人剂量 50～100mg，加生理盐水 20ml 静脉注射，每 12 小时 1 次。激素治疗有辅助作用。

第六节　易栓症

易栓症(也称血栓形成倾向)是指由于遗传缺陷或后天获得性因素出现抗凝蛋白、凝血因子及纤溶蛋白等缺陷，致凝血纤溶活性失衡，导致患者容易发生血栓形成的一类病症或状态。临床上通常表现为自发性和反复出现血栓形成，发生栓塞事件。易栓症一般常指静脉血栓(VTE)，包括深静脉血栓形成(DVT)和肺栓塞，可以认为它们是同一疾病的不同表现形式。

一、病因与发病机制

VTE 危险因素包括遗传性危险因素和获得性危险因素，VTE 的常见遗传性危险因素有

Ⅴ因子 Leiden(FⅤL)变异、蛋白 C(PC)缺乏、蛋白 S(PS)缺乏、凝血酶原 G20210A(FⅡG20210A)基因变异、抗凝血酶(AT)缺乏以及异常纤维蛋白原血症等。是基因缺陷导致相应蛋白减少和(或)质量异常所致,可通过基因分析和(或)蛋白活性水平测定明确诊断(详见有关章节)。

获得性易栓症(AT)是指因存在获得性血栓形成危险因素或获得性抗凝蛋白、凝血因子及纤溶蛋白等的异常而容易发生血栓栓塞的一组疾病或状态。AT 往往是遗传性易栓症患者血栓事件的诱发因素,几种获得性易栓症并存时更易发生血栓事件,以静脉血栓栓塞为主。多数血栓形成倾向患者并不发生血栓形成,但在某些诱因存在时则很容易发病。

1. 年龄　年龄是最大的 AT 危险因素,老年人的静脉血栓形成的可能性比儿童高近千倍。与老年人活动减少、肌张力减低、慢性病增多、静脉受损以及凝血因子活性增高等有关。

2. 恶性肿瘤　肿瘤相关的血栓形成和血栓性静脉炎称为 rousseau 综合征。恶性肿瘤患者中静脉血栓形成的发生率高达 3%～18%。肿瘤释放组织凝血活酶样物质、肿瘤机械性阻塞静脉、患病后活动减少、手术以及放化疗等所致。

3. 手术和创伤　如不采取预防血栓的措施,手术相关的静脉血栓发生率可达 50%,由于大多无症状或症状轻微,易被忽视。不同类型的手术发生率有很大差异,髋关节和膝关节矫形术的血栓发生率为 30%～50%,腹部手术可达 30%,妇科和泌尿科手术(特别是前列腺根除术)有较高的静脉血栓危险。严重创伤,尤其是头部创伤、脊髓损伤、骨盆和下肢骨折,静脉血栓形成的危险性高达 50%～60%。手术和外伤导致血栓形成的主要原因是组织因子的释放、血管内皮损伤及术后制动等。

4. 长时间制动　血栓形成有三个主要原因,即血管壁的异常、血流缓慢和血液高凝状态。其中,血流淤滞是静脉血栓形成的重要危险因素。在瘫痪、久病和术后卧床、管形石膏以及长距离司乘旅行等情况下,由于通过肢体肌肉活动,促进静脉回流的功能受到影响,导致血流淤滞,易发生静脉血栓。

5. 口服避孕药(OCs)和激素补充疗法　激素补充疗法(HRT)通常联合应用一种雌激素和一种孕激素,HRT 可使静脉血栓危险增加 2～4 倍;OCs 和 HRT 可使凝血因子Ⅶ、Ⅸ及Ⅹ水平增加,多种抗凝蛋白水平降低,破坏了正常的止血平衡,从而导致血栓形成。

6. 抗磷脂抗体　抗磷脂抗体主要包括狼疮型抗凝物和抗心磷脂抗体,是引起 AT 的最常见原因。由抗磷脂抗体引起的一组相关的临床综合征称为抗磷脂抗体综合征(APS)。抗磷脂抗体可出现于系统性红斑狼疮(SLE)等免疫系统疾病,SLE 患者抗磷脂抗体阳性率约为 50%。抗磷脂抗体也可独立存在。抗磷脂抗体患者血栓形成的发生率为 30%～40%。血栓既可发生于动脉也可发生于静脉,但以静脉为主,占 70% 左右。抗磷脂抗体阳性患者发生静脉血栓的危险性比正常人高约 10 倍。在一些抗磷脂抗体阳性患者的血清中发现了针对蛋白 C、S(PC 及 PS)或凝血酶调节蛋白等抗凝蛋白的抗体,与患者的易栓倾向有关。抗磷脂抗体还可能通过影响血小板活性、凝血或抗凝血机制和血管内皮功能而诱发血栓形成。

7. 凝血因子处于高水平状态　凝血因子活性的正常水平范围较大,一般在 50%～150%。高水平的凝血酶原、Ⅸ以及高水平的凝血酶激活的纤溶抑制物(TAFI)与静脉血栓形成的危险性增加有关。

儿童的血栓栓塞疾病，以继发性血栓栓塞的比例为高。新生儿及青少年两个年龄段是血栓栓塞的最危险时段。在婴幼儿时期面临许多诱发血栓形成的临床和环境因素，如使用血管导管、心血管疾病、红细胞增多症、肾脏疾病（先天性肾病综合征）、新生儿溶血尿毒综合征、新生儿窒息、糖尿病母亲婴儿、脱水、败血症、坏死性小肠炎及 ARDS 等，这些疾病可引起凝血酶消耗增加，导致继发性血栓形成。儿科的一些常见疾病，如川崎病、肾病综合征及哮喘等疾病出现血栓与止血异常，在严重的新生儿窒息、新生儿硬肿、重症肺炎及全身严重感染等危急重症的情况下可发生 DIC 或血栓形成。血栓栓塞包括动脉、静脉、心脏内栓塞、肺栓塞以及中枢神经系统的栓塞。

儿童肿瘤以急性白血病多见，而淋巴瘤和急性白血病患者的血栓发生率相对较高（10%左右），急性早幼粒细胞白血病患者的 VTE 发生率达 40%。白血病细胞可分泌肿瘤促凝物，使凝血酶生成增多，增加血栓风险。肿瘤患者常放置中心静脉导管，大大增加了形成 DVT 的风险，上肢 DVT 的发生率可高达近 70%。

儿童急性淋巴细胞白血病（ALL）发生 VET 的危险因素与原发疾病、遗传相关易栓症、化疗药物使用以及中心静脉置管等有关，但单项因素不足以显著影响 VTE 的发生，而多项因素结合，则使发生率显著提高。ALL 治疗中发生栓塞的几率为 5%，合并急性神经系统事件中，30%由静脉栓塞引起。栓塞的主要部位在中枢神经系统及上肢，尤其有中心静脉置管的血管。大部分栓塞发生在诱导治疗过程，因为在治疗的开始阶段，患者肿瘤负荷高，肿瘤细胞处于活跃期，经强烈化疗，大量幼稚淋巴细胞溶解，导致栓塞的发生率高。化疗中诱发血栓形成的药物主要是门冬酰胺酶（L-ASP）及皮质激素。L-ASP 是儿童 ALL 诱导缓解及巩固治疗中的重要药物，具有水解耗竭门冬酰胺的独特作用，影响体内重要蛋白的合成，最明显的是凝血系统的蛋白变化，减少多种凝血因子（纤维蛋白原、凝血因子Ⅱ、Ⅸ及Ⅹ）的合成，诱发出血，同时亦使抗凝血因子（抗凝血酶、蛋白 C 及蛋白 S）等减少，尤其抗凝血酶Ⅲ（AT-Ⅲ）不足，显著增加了静脉血栓形成的风险（包括中枢神经系统血管血栓形成）。应用 L-ASP，周围静脉的血栓发生率为 10%左右。

糖皮质激素使血浆中凝血酶原、血管性血友病因子和抗凝血酶水平增加，纤维蛋白原和纤溶酶原水平下降，短期使用可伴高血栓倾向，其中泼尼松诱发的 VTE 高于地塞米松，尤其是与 L-ASP 合用时。L-ASP 联合泼尼松方案中 VTE 发生率（10.4%）明显高于 L-ASP 联合地塞米松治疗组（1.8%），诱导后巩固治疗中使用泼尼松的 VTE 发生率（12.2%）较地塞米松组高（1.6%）。ALL 化疗期间发生 VTE 主要在诱导缓解期，可能与该阶段 L-ASP 联合糖皮质激素使用有关。

儿童 ALL 发生 VET 的危险因素与原发疾病、遗传相关易栓症、化疗药物使用以及中心静脉置管等有关，但单项因素不足以显著影响 VTE 的发生，而多项因素结合，则使发生率显著提高。

二、临床表现

根据发病部位、病变性质及程度,本类疾病有以下不同表现:

1. 动脉血栓主要表现为受累脏器和肢体的缺血梗死症状。
2. 静脉系统血栓形成,常表现为下肢深静脉血栓形成,造成受累部位(梗阻)静脉回流障碍,梗阻远端肢体不明原因的瘀血、水肿、青紫、疼痛、麻木、静脉曲张及皮肤营养障碍,少有发生组织坏死。受累的肢体会出现行动不便。肺栓塞可出现胸痛、咳嗽。深静脉血栓形成最大危险是血栓脱落引起肺梗死,可引起猝死,发生率约30%。颅内血管栓塞可表现颅内高压、头痛、呕吐、肢体偏瘫及癫痫发作等;上肢、肠系膜血管及门静脉系统血栓形成发生率虽低,但对诊断易栓症特异性高,一旦发现应怀疑本病。
3. 微循环血栓形成见于:①血栓性血小板减少性紫癜;②溶血性尿毒症综合征;③弥散性血管内凝血;④其他如暴发性紫癜和体外循环血栓形成等。

三、实验室检查

VTE的实验室检查包括:活化的部分凝血活酶时间(APTT)及凝血酶原时间(PT)在深静脉血栓形成时可有缩短,但敏感性不高。D-二聚体增高,特别是在有肺栓塞时D-二聚体明显增高。血浆D-二聚体水平是体内高凝状态和纤溶亢进的重要分子标志物,可作为预测肿瘤患者发生血栓的独立因素。

四、诊断

影像学诊断是金标准。临床常用的影像学诊断方法主要有:

1. 彩色多普勒超声,其优点是实时动态观察,重复性强,无创。
2. 血管造影技术能有效、准确地协助诊断,确诊率较高,特别是近年来数字减影血管造影(DSA)已成为明确诊断DVT的金标准,适用于不同类型的静脉疾病诊断。
3. 磁共振血管成像(MRA)作为一种无创检查,具有准确、可靠、安全的特点,而且不仅能够直接显示血栓,还能反映血栓的新旧。
4. CT血管显像(CTA)特别是自64排CTA图像的重构,三维显像等技术的应用,使得血栓性疾病的诊断更加准确、可靠。

五、治疗

(一)一般治疗

合理饮食。低糖、低脂、低胆固醇饮食。加强锻炼,改善血液循环,降低血浆纤维蛋白原水平及增加纤溶酶原激活剂的释放,提高纤溶系统的活性,以预防血栓形成。

(二)积极治疗原发病

如通过饮食及药物控制血压、血糖、血脂等;存在血液高凝状态的患者可通过服用药物改善血凝状态,预防血栓发生。

(三)抗血栓治疗

1.溶栓 适应证包括急性心肌梗死、心房或心室附壁血栓以及急性脑血栓形成,视网膜血栓闭塞性疾病、动脉血栓形成、深静脉血栓形成及脱落引起急性肺栓塞者以及肝、肾动脉、门静脉系统血栓形成等。溶栓绝对禁忌证:①有出血素质、近期患有活动性出血或出血性疾病者;②近两个月内曾行颅、脊部手术或曾发生外伤者;③存在颅内动脉瘤、动静脉畸形、颅内肿瘤及可疑蛛网膜下腔出血者;④患有活动性溃疡病及活动性结核病者;⑤患有严重高血压,血压＞26.7kPa(200mmHg)/16kPa(120mmHg)及对降压药物过敏者。

2.VTE抗凝治疗的标准方案 肝素类药物与维生素K拮抗剂(如华法林)联合使用,抗凝强度PT-INR达2.0～3.0,疗程3个月为标准方案。为避免肝素诱导的血小板减少并发症,肝素只用5天(应使INR＞2.0以及稳定24小时)。

目前公认D-二聚体对再发的预测意义。D-二聚体结果阴性患者有3.5%的年再发风险,而D-二聚体结果阳性者有8.9%年再发风险。有随机对照临床试验用D-二聚体含量决定患者抗凝治疗的持续时间。低D-二聚体含量的患者在停用抗凝治疗后再发风险较低,而高D-二聚体含量的患者在停用抗凝治疗后6个月再发风险比继续抗凝者高出5倍之多。

90%的儿童按76～100U/kg剂量给予肝素可达到有效的APTT值。肝素的维持剂量也与年龄密切有关,婴儿需要的剂量较高[平均为28U/(kg·h)],大于1岁的儿童所需剂量较低[平均为22U/(kg·h)],年长儿童所需的肝素剂量与成人相似(18U/kg)。婴儿华法林平均用量0.33mg/kg,10余岁的儿童需要0.09mg/kg,可达到靶目标PT-INR不从心2.0～3.0。

美国癌症网络指南推荐对于深静脉血栓患者维持治疗时间至少3～6个月,对于肺栓塞患者维持治疗时间至少6～12个月,直至影像学恢复正常。

(四)血栓性疾病的预防

1.静脉血栓 2008年美国胸科医师协会(ACCP)提出了新的抗凝治疗指南,妇科、泌尿科或普外科较大手术有中度DVT危险,髋关节成形术、大腿骨折、大范围创伤与脊髓损伤有高度DVT危险,都应给予抗凝药物。目前所用的抗凝药物主要为肝素、低分子肝素与华法林。

2.动脉血栓 抗血小板药物是抗栓治疗的重要组成部分。阿司匹林仍是应用最广泛的预防药物。

3.儿童白血病诱导治疗期间VTE的预防,目前无明确的指引尽管文献提到监测FIB等凝血因子并给予纠正可能有利于预防栓塞,但抗凝或凝血因子替代治疗对减少血栓形成是否有利尚无确凿证据。

在ALL儿童接受BFM2000方案中,AT-Ⅲ下降的患儿予补充AT-Ⅲ浓缩剂,以保持AT-Ⅲ＞50%,结果单纯AT-Ⅲ补充的患者血栓发生率为12.7%,而接受AT-Ⅲ浓缩剂加低分子肝素预防者，无一例发生血栓。低分子肝素在预防血栓形成方面安全、有效，联合 AT-Ⅲ 浓缩剂可预防儿童 ALL 在 L-asp 治疗期血栓形成的危险。

中山大学孙逸仙纪念医院儿科的临床观察发现，诱导缓解期间过量补充 FIB 及输注血浆反而增加 VTE 的发生风险。建议监测 FIB 及 AT-Ⅲ 水平，可以适当补充 AT-Ⅲ 浓缩剂以提高 AT-Ⅲ 水平，如有出血倾向补充 FIB，但不提倡输注血浆。

对 ALL 儿童，发生血栓事件后，抗血栓治疗应维持 3 个月，如果影像学未完全吸收，延长至 6 个月；再次使用 L-ASP 前，应该预防性或治疗量抗凝剂，推荐 L-ASP 前 24 小时开始 LMWH，一天 1 次，直至最后一针 L-ASP 后 48 小时。抗凝期间维持血小板 $(20\sim40)\times10^9/L$，必要时暂停抗凝剂。在抗凝治疗期间要进行腰穿时，先停肝素 24 小时。

参考文献

1. 中华医学会儿科学分会.儿科疾病诊疗规范丛书.北京:人民卫生出版社,2016
2. 宋玉敏,安彦平,白彦芬.儿童白血病诊疗手册.北京:人民军医出版社,2013
3. 陈忠英.儿科学.陕西:第四军医大学出版社,2011
4. 伍曼仪,黄绍良.现代小儿血液病学.福建:福建科学技术出版社,2003
5. 沈晓明,桂永浩.临床儿科学(第2版).北京:人民卫生出版社,2013
6. 龚四堂.小儿内科疾病诊疗流程.北京:人民军医出版社,2013
7. 黄绍良,陈纯.实用小儿血液病学(精).北京:人民卫生出版社,2014
8. 黄绍良.小儿血液病临床手册.北京:人民卫生出版社,2010
9. 方建培.儿童白血病的诊断和治疗(精).北京:人民卫生出版社,2008
10. 韩冰虹,范艳玲.常见儿童血液病的中西医诊治研究.黑龙江:黑龙江人民出版社,2011
11. 曹履先,陈虎.骨髓移植学(精).北京:军事医学科学出版社,2008
12. 鞠秀丽.小儿白细胞疾病(精).山东:山东大学出版社,2009
13. 罗建华.小儿血液科临床药师工作实践和体会.齐鲁药事,2010,29(03):154-155
14. 曹玉琳.110例儿童血液病的骨髓细胞学调查分析.中国继续医学教育,2016,8(23):25-26
15. 刘嵘,师晓东,李君惠,胡涛,刘子勤,王天有.26例儿童血液病及恶性肿瘤侵袭性曲霉菌病分层诊断与治疗.中华医院感染学杂志,2011,21(06):1133-1135
16. 王国锋,刘炜,刘俊闪,赵永静.1676例儿童骨髓细胞学诊断结果分析.河南医学研究,2011,20(04):459-460
17. 叶启翔,王嘉怡,江和碧,何映谊,张晓红,张茹,郝文革,江华.丙泊酚联合芬太尼在血液病患儿有创操作中的镇静效果.儿科药学杂志,2017,23(10):22-24
18. 胡涛,李君惠,刘嵘,师晓东,曹静,张蕾,李娟娟,钟笛箫,范玮,冯顺乔,岳梅,胡梦泽.输血支持在儿童异基因造血干细胞移植中的应用.中国输血杂志,2014,27(10):985-988
19. 周海霞,李原,钱江潮,王菊香,方希敏,黄珍,曾炜炜,陈敏,徐智胜.伏立康唑治疗儿童血液病合并侵袭性肺曲霉菌感染的临床分析.中华医院感染学杂志,2012,22(16):3627-3629
20. 刘莉茹.104例儿童血液病的骨髓细胞学调查分析.中国现代药物应用,2015,9(10):39-40
21. 李泰阶,李萌,郭世辉,梁宏洁,李山,秦雪,刘志明.G试验和GM试验对儿童恶性血液病侵袭性真菌感染的诊断价值.山东医药,2015,55(05):4-6

22.任颖,刘述,杨月明,刘洪军.儿童恶性血液病并发毛细血管渗漏综合征的危险因素分析.南方医科大学学报,2015,35(04):606-609

23.郭晔,刘天峰,阮敏,杨文钰,陈晓娟,张丽,王书春,刘芳,邹尧,竺晓凡.Ph染色体阳性儿童急性淋巴细胞白血病92例生物学特征分析.中国实用儿科杂志,2015,30(05):372-376

24.罗荣牡,达万明,司英健,张晓妹,杜振兰,王娅,岳燕,陈伟,邢国胜.新型儿童单倍体造血干细胞移植体系治疗儿童血液病结果初探——一个单中心回顾性分析.中国小儿血液与肿瘤杂志,2015,20(04):181-188

25.徐春晖,林青松,孙福军,吕燕霞,苏东.儿童和成人血液病患者血培养病原菌分布及耐药性分析.国际检验医学杂志,2017,38(07):990-992

26.康慧珠,郑晓丽,王志东,韩冬梅,丁丽,闫洪敏,王恒湘.单倍体相合造血干细胞移植联合脐带间充质干细胞输注治疗儿童恶性血液病的临床研究.中国实验血液学杂志,2017,25(04):1151-1157

27.刘虎,肖佩芳,卢俊,姚艳华,李捷,凌婧,翟宗,胡映歆,万琳,卞馨妮,胡绍燕.脐带血移植治疗儿童血液病疗效的回顾性分析.临床儿科杂志,2017,35(10):769-774

28.祝绚,许健,张励,张利元.儿童血液病患者血培养病原菌分布及耐药性分析.国际检验医学杂志,2017,38(21):3031-3033

29.张自芳.血液病细菌检验技术在儿童血液病患儿中的应用效果.临床检验杂志(电子版),2017,6(03):568-569

30.冯爱君.以家庭为中心护理模式在儿童血液病中的应用.中国实用医药,2017,12(33):178-179

v